内科常见病临床治疗进展

◎ 主编 鲁 侠 孙庆英 吴松亭 张 蕾
李秀娟 鲁 娜 赵允飞

黑龙江科学技术出版社
HEILONGJIANG SCIENCE AND TECHNOLOGY PRESS

图书在版编目（CIP）数据

内科常见病临床治疗进展 / 鲁侠等主编. -- 哈尔滨：
黑龙江科学技术出版社，2023.7
ISBN 978-7-5719-2019-7

Ⅰ．①内… Ⅱ．①鲁… Ⅲ．①内科－常见病－诊疗
Ⅳ．①R5

中国国家版本馆CIP数据核字（2023）第107027号

内科常见病临床治疗进展
NEIKE CHANGJIANBING LINCHUANG ZHILIAO JINZHAN

主　　编　鲁　侠　孙庆英　吴松亭　张　蕾　李秀娟　鲁　娜　赵允飞
责任编辑　陈兆红
封面设计　宗　宁
出　　版　黑龙江科学技术出版社
　　　　　地址：哈尔滨市南岗区公安街70-2号　邮编：150007
　　　　　电话：（0451）53642106　传真：（0451）53642143
　　　　　网址：www.lkcbs.cn
发　　行　全国新华书店
印　　刷　黑龙江龙江传媒有限责任公司
开　　本　787 mm×1092 mm　1/16
印　　张　23.75
字　　数　598千字
版　　次　2023年7月第1版
印　　次　2023年7月第1次印刷
书　　号　ISBN 978-7-5719-2019-7
定　　价　198.00元

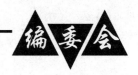

Foreword 前言

　　随着我国社会与经济的不断发展,以及生活水平的不断提高,人们对医疗服务质量提出了越来越高的要求。加之临床新理念层出不穷,信息技术、生物技术和其他高新技术逐步应用于临床诊疗工作之中,各类医学相关学科的专业分化和交叉日益明显,人们对疾病的预防、诊断、治疗、转归、康复的认识也更加深入。

　　内科学是医学专业中一个重要分支,涉及面广、整体性强,在医疗、保健、康复工作中占有重要地位。它不仅是临床医学各分支学科的基础,而且与它们存在着密切的联系,其内容在社会发展过程中也在不断更新变化着。为了让广大医师与时俱进,适应现代医学模式的转变及社会群众的实际就医需求,及时汲取新知识、应用新技术、梳理诊疗思维,并提高综合医疗服务能力,本书编者参考大量国内外文献资料,结合国内医院实际情况,编写了《内科常见病临床治疗进展》一书。

　　本书内容丰富,资料新颖,贴合临床,实用性强,图表清晰,旨在反映内科学各方面研究的新进展。首先从基础知识入手,介绍了内科疾病常见症状与体征,以及常用检查;然后针对临床常见内科疾病,详细叙述了病因、临床表现、诊断、鉴别诊断、治疗、预防等内容,强调了个体化治疗的重要性。本书编者均从事内科诊疗工作多年,具有丰富的临床经验和深厚的理论功底,希望本书能在内科医务人员处理相关问题时为其提供参考,也适合医学院校学生阅读学习。

　　由于本书编者较多,文笔不尽一致,加上编者水平有限,本书难免有不足之处,恳请广大读者见谅,并给予批评指正,以更好地总结经验,起到共同进步、提高内科医务人员工作水平的目的。

《内科常见病临床治疗进展》编委会

2023 年 1 月

Contents 目录

第一章　内科疾病常见症状与体征

第一节　发　热

一、概述

(一)病因

引起发热的病因很多,按有无病原体侵入人体分为感染性发热和非感染性发热两大类。

1.感染性发热

各种病原体侵入人体后引起的发热称为感染性发热。引起感染性发热的病原体有细菌、病毒、支原体、立克次体、真菌、螺旋体及寄生虫。病原体侵入机体后可引起相应的疾病,无论急性还是慢性、局限性还是全身性均可引起发热。病原体及其代谢产物或炎性渗出物等外源性致热原,在体内作用致热原细胞如中性粒细胞、单核细胞及巨噬细胞等,使其产生并释放白细胞介素-1、干扰素、肿瘤坏死因子和炎症蛋白-1等而引起发热。感染性发热占发热病因的 50%～60%。

2.非感染性发热

由病原体以外的其他病因引起的发热称为非感染性发热。常见于以下原因。

(1)吸收热:由于组织坏死,组织蛋白分解和坏死组织吸收引起的发热称为吸收热。①物理和机械因素损伤:大面积烧伤、内脏出血、创伤、大手术后,骨折和热射病等。②血液系统疾病:白血病、恶性淋巴瘤、恶性组织细胞病、骨髓增生异常综合征、多发性骨髓瘤、急性溶血和血型不合输血等。③肿瘤性疾病:各种恶性肿瘤。④血栓栓塞性疾病:静脉血栓形成,如静脉、股静脉和髂静脉血栓形成。动脉血栓形成,如心肌梗死、脑动脉栓塞、肠系膜动脉栓塞和四肢动脉栓塞等。微循环血栓形成,如溶血性尿毒综合征和血栓性血小板减少性紫癜。

(2)变态反应性发热:变态反应产生时形成外源性致热原抗原抗体复合物,激活了致热原细胞,使其产生并释放白细胞介素-1、干扰素、肿瘤坏死因子和炎症蛋白-1等引起的发热。如风湿热、药物热、血清病和结缔组织病等。

(3)中枢性发热:有些致热因素不通过内源性致热原而直接损害体温调节中枢,使体温调定点上移后发出调节冲动,造成产热大于散热,体温升高,称为中枢性发热。①物理因素:如中暑等。②化学因素:如重度安眠药中毒等。③机械因素:如颅内出血和颅内肿瘤细胞浸润等。④功能性因素:如自主神经功能紊乱和感染后低热。

(4)其他：如甲状腺功能亢进、脱水等。

发热都是由于致热因素的作用使人体产生的热量超过散发的热量，引起体温升高超过正常范围。

（二）发生机制

1.外源性致热原的摄入

各种致病的微生物或它们的毒素、抗原抗体复合物、淋巴因子、某些致炎物质（如尿酸盐结晶和硅酸盐结晶）、某些类固醇、肽聚糖和多核苷酸等外源性致热原多数是大分子物质，侵入人体后不能通过血-脑屏障作用于体温调节中枢，但可通过激活血液中的致热原细胞产生白细胞介素-1等。白细胞介素-1等的产生：在各种外源性致热原侵入人体后，能激活血液中的中性粒细胞、单核-巨噬细胞和嗜酸性粒细胞等，产生白细胞介素-1、干扰素、肿瘤坏死因子和炎症蛋白-1。其中研究最多的是白细胞介素-1。

2.白细胞介素-1的作用部位

(1)脑组织：白细胞介素-1可能通过下丘脑终板血管器（此处血管为有孔毛细血管）的毛细血管进入脑组织。

(2)下丘脑视前区（POAH）神经元：白细胞介素-1亦有可能通过下丘脑终板血管器毛细血管到达血管外间隙（血-脑屏障外侧）的POAH神经元。

3.发热的产生

白细胞介素-1作用于POAH神经元或在脑组织内再通过中枢介质引起体温调定点上移，体温调节中枢再对体温重新调节，发出调节命令，一方面可能通过垂体内分泌系统使代谢增加和通过运动神经系统使骨骼肌阵缩（寒战），引起产热增加；另一方面通过交感神经系统使皮肤血管和立毛肌收缩，排汗停止，散热减少。这几方面作用使人体产生的热量超过散发的热量，体温升高，引起发热，一直达到体温调定点的新的平衡点。

二、发热的诊断

（一）发热的程度诊断

(1)低热：人体的体温超过正常，但低于38 ℃。

(2)中度热：人体的体温为38.1～39.0 ℃。

(3)高热：人体的体温为39.1～41.0 ℃。

(4)过高热：人体的体温超过41 ℃。

（二）发热的分期诊断

1.体温上升期

此期为白细胞介素-1作用于POAH神经元或在脑组织内通过中枢介质引起体温调定点上移，使体温调节中枢对体温重新调节，发出调节命令，再通过代谢增加，骨骼肌阵缩（寒战），使产热增加；皮肤血管和立毛肌收缩，使散热减少。因此产热超过散热使体温升高。体温升高的方式有骤升和缓升两种。

(1)骤升型：人体的体温在数小时内达到高热或以上，常伴有寒战。

(2)缓升型：人体的体温逐渐上升，在几天内达高峰。

2.高热期

此期为人体的体温达到高峰后的时期，体温调定点已达到新的平衡。

3.体温下降期

此期由于病因已被清除,体温调定点逐渐降到正常,散热超过产热,体温逐渐恢复正常。与体温升高的方式相对应的有两种体温降低的方式。

(1)骤降型:人体的体温在数小时内降到正常,常伴有大汗。

(2)缓降型:人体的体温在几天内逐渐下降到正常。体温骤升和骤降的发热常见疟疾、大叶性肺炎、急性肾盂肾炎和输液反应。体温缓升缓降的发热常见于伤寒和结核。

(三)发热的分类诊断

1.急性发热

发热的时间在2周以内为急性发热。

2.慢性发热

发热的时间超过2周为慢性发热。

(四)发热的热型诊断

把不同时间测得的体温数值分别记录在体温单上,将不同时间测得的体温数值按顺序连接起来,形成体温曲线,这些曲线的形态称热型。

1.稽留热

人体的体温维持在高热和以上水平达几天或几周。常见于大叶性肺炎和伤寒高热期。

2.弛张热

人体的体温在一天内都在正常水平以上,但波动范围在2℃以上。常见见化脓性感染、风湿热、败血症等。

3.间歇热

人体的体温骤升到高峰后维持几小时,再迅速降到正常,无热的间歇时间持续一到数天,反复出现。常见于疟疾和急性肾盂肾炎等。

4.波状热

人体的体温缓升到高热并持续几天后,再缓降到正常,持续几天后再缓升到高热,反复多次。常见于布鲁杆菌病。

5.回归热

人体的体温骤升到高热并持续几天后,再骤降到正常,持续几天后再骤升到高热,反复数次。常见于恶性淋巴瘤和部分恶性组织细胞病等。

6.不规则热

人体的体温可高可低,无规律性。常见于结核病、风湿热等。

三、发热的诊断方法

(一)详细询问病史

1.现病史

(1)起病情况和患病时间:发热的急骤和缓慢,发热持续时间。急性发热常见细菌、病毒、肺炎支原体、立克次体、真菌、螺旋体及寄生虫感染。其他有结缔组织病、急性白血病、药物热等。长期发热的原因,除中枢性原因外,还可包括以下四大类:①感染是长期发热最常见的原因,常见于伤寒、副伤寒、亚急性感染性心内膜炎、败血症、结核病、阿米巴肝病、黑热病、急性血吸虫病等。在各种感染中,结核病是主要原因之一,特别是某些肺外结核,如深部淋巴结结核、肝结核。②造血系统的新陈代谢率较高,有病理改变时易引起发热,如非白血性白血病、深部恶性淋巴瘤、恶性组织细胞病等。③结缔组织疾病如播散性红斑狼疮、结节性多动脉炎、风湿热等,可成为长期发热的疾病。④恶性肿瘤增长迅速,当肿瘤组织崩溃或附加感染时则可引起长期发热,如肝癌、结肠癌等早期常易漏诊。

(2)病因和诱因:常见的有流行性感冒、其他病毒性上呼吸道感染、急性病毒性肝炎、流行性乙型脑炎、脊髓灰质炎、传染性单核细胞增多症、流行性出血热、森林脑炎、传染性淋巴细胞增多症、麻疹、风疹、流行性腮腺炎、水痘、肺炎支原体肺炎、肾盂肾炎、胸膜炎、心包炎、腹膜炎、血栓性静脉炎、丹毒、伤寒、副伤寒、亚急性感染性心内膜炎、败血症、结核病、阿米巴肝病、黑热病、急性血吸虫病、钩端螺旋体病、疟疾、丝虫病、旋毛虫病、风湿热、血清病、系统性红斑狼疮、皮肌炎、结节性多动脉炎、急性胰腺炎、急性溶血、急性心肌梗死、恶性淋巴瘤、肉瘤、恶性组织细胞病、痛风发作、甲状腺危象、重度脱水、热射病、脑出血、白塞病、高温下工作等。

(3)伴随症状:有寒战、结膜充血、口唇疱疹、肝大、脾大、淋巴结肿大、出血、关节肿痛、皮疹和昏迷等。发热的伴随症状越多,越有利于诊断或鉴别诊断,所以应尽量询问和采集发热的全部伴随症状。寒战常见于大叶肺炎、败血症、急性胆囊炎、急性肾盂肾炎、流行性脑脊髓膜炎、疟疾、钩端螺旋体病、药物热、急性溶血或输血反应等。结膜充血多见于麻疹、咽结膜热、流行性出血热、斑疹伤寒、钩端螺旋体病等。口唇单纯疱疹多出现于急性发热性疾病,如大叶肺炎、流行性脑脊髓膜炎、流行性感冒等。淋巴结肿大见于传染性单核细胞增多症、风疹、淋巴结结核、局灶性化脓性感染、丝虫病、白血病、淋巴瘤、转移癌等。

2.既往史和个人史

如过去曾患的疾病、有无外伤、做过何种手术、预防接种史和过敏史等。个人经历:如居住地、职业、旅游史和接触感染史等。职业:如工种、劳动环境等。发病地区及季节,对传染病与寄生虫病特别重要。某些寄生虫病如血吸虫病、黑热病、丝虫病等有严格的地区性。斑疹伤寒、回归热、白喉、流行性脑脊髓膜炎等流行于冬春季节;伤寒、乙型脑炎、脊髓灰质炎则流行于夏秋季节;钩端螺旋体病的流行常见于夏收与秋收季节。麻疹、猩红热、伤寒等急性传染病病愈后常有较牢固的免疫力,第二次发病的可能性甚小。中毒型菌痢、食物中毒的患者发病前多有进食不洁饮食史;疟疾、病毒性肝炎可通过输血传染。阿米巴肝病可有慢性痢疾病史。

(二)仔细全面体检

(1)记录体温曲线:每天记录4次体温,以此判断热型。

(2)细致、精确、规范、全面和有重点的体格检查。

(三)准确的实验室检查

1.常规检查

血常规、尿常规、大便常规、血沉和肺部X线片。

2.细菌学检查

可根据病情取血、骨髓、尿、胆汁、大便和脓液进行培养。

(四)针对性的特殊检查

1.骨髓穿刺和骨髓活检

骨髓穿刺和骨髓活检对血液系统的肿瘤和骨髓转移癌有诊断意义。

2.免疫学检查

免疫球蛋白电泳、类风湿因子、抗核抗体、抗双链DNA抗体等。

3.影像学检查

如超声波、计算机体层成像(CT)和磁共振成像(MRI)下摄像仪检查。

4.淋巴结活检

淋巴结活检对淋巴组织增生性疾病的确诊有诊断价值。

5.诊断性探查术

诊断性探查术对经过以上检查仍不能诊断的腹腔内肿块可慎重采用。

四、鉴别诊断

(一)急性发热

急性发热指发热在2周以内者。病因主要是感染,其局部定位症状常出现在发热之后。准确的实验室检查和针对性的特殊检查对鉴别诊断有很大的价值。如果发热缺乏定位,白细胞计数不高或减低难以确定诊断的大多为病毒感染。

(二)慢性发热

1.长期发热

长期发热指中高度发热超过2周者。常见的病因有四类:感染、结缔组织疾病、肿瘤和恶性血液病。其中以感染多见。

(1)感染:常见的原因有伤寒、副伤寒、结核、败血症、肝脓肿、慢性胆囊炎、感染性心内膜炎、急性血吸虫病、传染性单核细胞增多症、黑热病等。

(2)结缔组织疾病:常见的原因有系统性红斑狼疮、风湿热、皮肌炎、贝赫切特综合征、结节性多动脉炎等。

结缔组织疾病所致发热的特点:①多发于生育期的妇女。②多器官受累,表现多样。③血清中有高滴度的自身抗体。④抗生素治疗无效且易过敏。⑤水杨酸或肾上腺皮质激素治疗有效。

(3)肿瘤:常见于各种恶性肿瘤和转移性肿瘤。肿瘤所致发热的特点:无寒战、抗生素治疗无效、伴进行性消瘦和贫血。

(4)恶性血液病:常见于恶性淋巴瘤和恶性组织细胞病。恶性血液病所致发热的特点:常伴肝大、脾大、全血细胞计数减少和进行性衰竭,抗生素治疗无效。

2.慢性低热

慢性低热指低度发热超过3周者,常见的病因有器质性和功能性低热。

(1)器质性低热:①感染,常见的病因有结核、慢性泌尿系统感染、牙周脓肿、鼻旁窦炎、前列腺炎和盆腔炎等。注意进行有关的实验室检查和针对性的特殊检查对鉴别诊断有很大的价值。②非感染性发热,常见的病因有结缔组织疾病和甲亢,凭借自身抗体和毛、爪的检查有助于诊断。

(2)功能性低热:①感染后低热。急性传染病等引起高热在治愈后,由于体温调节中枢的功能未恢复正常,低热可持续数周,反复的体检和实验室检查未见异常。②自主神经功能紊乱。多见于年轻女性,一天内体温波动不超过0.5℃,体力活动后体温不升反降,常伴颜面潮红、心悸、手颤、失眠等。并排除其他原因引起的低热后才能诊断。

(鲁 侠)

第二节 眩 晕

眩晕实际上是一种运动幻觉(幻动),发作时患者感到外界旋转而自身不动,或感环境静止而自身旋转,或两者并存,除旋转外有时则为身体来回摆动、上升下降、地面高低不平、走路晃动。多为阵发性,短暂,但也有持续数周、数月。除轻症外,通常均伴程度不等的恶心、呕吐、面色苍白、出汗、眼震、步态不稳,甚至不能坐立,严重时患者卧床不动,头稍转动症状加重。

一、病因

(一)外源性前庭障碍

因前庭神经系统(自内耳至脑干前庭神经核、小脑、大脑额叶)以外的病变或环境影响所致。

1.全身性疾病

心脏病如充血性心力衰竭、心肌梗死、心律不齐、主动脉瓣狭窄、病态窦房结综合征等,高血压和低血压,尤其是直立性低血压、颈动脉窦综合征,血管病如脉管炎、主动脉弓综合征,代谢病如糖尿病、低血糖,内分泌病如甲状腺及甲状旁腺功能不足、肾上腺皮质功能低下、月经、妊娠、绝经期或更年期等,以及贫血、真性红细胞增多症等。

2.药物中毒

耳毒性抗生素如链霉素、卡那霉素、庆大霉素等,其他如酒精、一氧化碳、铅、奎宁、水杨酸钠、苯妥英钠、卡马西平、镇静剂、三环类抗抑郁药等。

3.病灶感染

鼻窦炎、慢性咽炎、龋齿、耳带状疱疹等。

4.晕动病

晕船、晕车、晕飞机。

5.精神病

焦虑症、癔症、精神分裂症。

(二)周围性前庭障碍

周围性前庭障碍即前庭周围性、迷路性或耳源性眩晕,引起眩晕的直接病因在周围性前庭神经系统本身(半规管、椭圆囊、圆囊、前庭神经节、前庭神经)。

1.梅尼埃病

梅尼埃病或称膜迷路积水,主要有三大症状:眩晕、耳鸣、耳聋。多起病于中年,男女发病率相等,影响内耳耳蜗及前庭系统,多为单侧,10%～20%为双侧。起病突然,先有耳鸣、耳聋,随后出现眩晕,持续数分钟至数小时,伴恶心、呕吐等,发作后疲劳、无力、嗜睡;眩晕消失后,耳鸣亦消失,听力恢复。急性期过后,一切如常,或有数小时、数天的平衡失调,间歇期长短不一。起初耳鸣、耳聋可完全消失,但反复发作后,耳鸣持续,听力亦不再恢复,无其他神经症状。间歇期体检,只有听力与前庭功能障碍,眼震为急性发作期的唯一体征,发作过后眼震消失。

2.前庭神经元炎

起病于呼吸道或胃肠道病毒感染之后,为突然发作的视物旋转,严重眩晕伴恶心、呕吐及共济失调,但无耳鸣或耳聋。患者保持绝对静卧,头部活动后眩晕加重,持续数天至数周,消退很慢,急性期有眼震,慢相向病灶侧,一侧或双侧前庭功能减退,见于青年,有时呈流行性。

3.位置性眩晕

其特点是患者转头至某一位置时出现眩晕,20～30秒后消失,伴恶心、呕吐、苍白,几乎都与位置有关,绝对不会自发,不论头和身体活动的快慢,仰卧时转头或站立时头后仰均能引起发作,听力及前庭功能正常,其症状与伴发的眼震可在位置试验时重现。

大多数位置性眩晕的病变在末梢器官,如圆囊自发变性、迷路震荡、中耳炎、镫骨手术后、前庭动脉闭塞等(位置试验时有一过性眼球震颤,易疲劳,而眩晕较重),故称良性阵发性位置性眩晕。部分位置性眩晕病变在中枢,如听神经、小脑、第四脑室及颞叶肿瘤,多发性硬化,后颅凹蛛网膜炎,脑脊液压力增高等。位置试验:当头保持某一特定的位置时,眼震持续,但眩晕不明显。

4.迷路炎

迷路炎为中耳炎的并发症,按病情轻重可分为迷路周围炎、浆液性迷路炎和化脓性迷路炎三种,均有不同程度的眩晕。

5.流行性眩晕

在一段时期内,眩晕患者明显增加。其特点为起病突然,眩晕甚为严重,无耳蜗症状,痊愈后很少再发,以往无类似发作史。可能与病毒感染影响迷路的前庭部位有关。

(三)中枢性前庭障碍

中枢性前庭障碍即前庭中枢性眩晕,任何病变累及前庭径路与小脑及大脑颞叶皮质连接的结构都可表现眩晕。

1.颅内肿瘤

肿瘤直接破坏前庭结构,或当颅内压增高时干扰前庭神经元的血液供应均可产生眩晕。成人以胶质瘤、脑膜瘤和转移性肿瘤居多,这些肿瘤除有中枢性位置性眼震外可无其他体征。儿童应考虑髓母细胞瘤。第四脑室囊肿可产生阵发性眩晕伴恶心和呕吐,称Bruns征(改变头位时突然出现眩晕、头痛、呕吐,甚至意识丧失,颈肌紧张收缩呈强迫头位)。

听神经瘤患者最先出现耳鸣,听力减弱,常缓慢进行。眩晕不严重,多为平衡失调而非旋转感,无眼震,前庭功能减退或消失。当肿瘤自内听道扩展至脑桥小脑角时出现角膜反射消失,同侧颜面麻木;当前庭神经核受压时出现眼震;压迫小脑时可有同侧肢体共济失调;压迫舌咽、迷走神经时则有声嘶、吞咽困难、同侧软腭瘫痪,视盘水肿,面瘫常为晚期症状。

2.脑血管病

(1)小脑后下动脉闭塞:引起延髓背外侧部梗死,可出现眩晕、恶心、呕吐及眼震;病侧舌咽、迷走神经麻痹,表现为饮水呛咳、吞咽困难、声音嘶哑、软腭瘫痪及咽反射消失,病侧小脑性共济失调及Horner征,病侧面部和对侧的躯肢痛觉减退或消失(交叉性感觉障碍),称Wallenberg综合征,此征常见于椎动脉血栓形成。

(2)迷路卒中:内听动脉分为耳蜗支和前庭支,前庭支受累产生眩晕、恶心、呕吐、虚脱,若耳蜗支同时受累则有耳鸣、耳聋,若为耳蜗支单独梗死则出现突发性耳聋。

(3)椎-基底动脉供血不足:典型症状为发作性眩晕和复视,常伴眼震,有时恶心、呕吐,眩晕发作可能是半规管或脑干前庭神经核供血不全影响所致。常见轻偏瘫、偏瘫伴脑神经麻痹,临床表现视脑干损害的不同平面而定,多为一侧下运动神经元型脑神经瘫痪,对侧轻偏瘫,为脑干病变的特征。可有"猝倒发作",突然丧失全身肌张力而倒地,意识清楚,由下部脑干或上部脊髓发作性缺血影响皮质脊髓束或网状结构功能所致。可有枕部搏动性痛,在发作时或梗死进展期还可见到下列症状:①同向偏盲(枕叶缺血或梗死);②幻听、幻视(与颞叶病变有关);③意识障碍,无动性缄默或昏迷;④轻偏瘫,伴颅神经障碍,辨距不良,共济失调,言语、吞咽困难(继发于脑干损害);⑤位置性眼震;⑥核间性眼肌瘫痪;⑦感觉障碍。眩晕作为首发症状时可不伴神经症状。若一次发作无神经症状,反复发作也无小脑、脑干体征时,那么椎-基底动脉供血不足的诊断就不能成立。

(4)锁骨下动脉盗血综合征:系指无名动脉或锁骨下动脉近端部分闭塞发生患侧椎动脉压力下降,血液反流以致产生椎-基底动脉供血不足症状。以眩晕和视力障碍最常见,其次为晕厥。患侧桡动脉搏动减弱,收缩压较对侧相差 2.7 kPa(20 mmHg)以上。锁骨下可听到血管杂音。

(5)小脑、脑干梗死或出血。

3.颞叶癫痫

眩晕较常见,前庭中枢在颞叶,该处刺激时产生眩晕先兆,或为唯一的发作形式,发作时严重旋转感,恶心、呕吐时间短暂。听觉中枢亦在颞叶,故同时可有幻听,也有其他幻觉,如幻嗅等。除先兆外常有其他发作症状,如失神、凝视、梦样状态,并有咀嚼、吮唇等自动症及行为异常。此外,有似曾相识,不真实感,视物变大,恐惧、愤怒、忧愁等精神症状。约 2/3 患者有大发作。病因以继发于产伤、外伤、炎症、缺血最常见,其他如肿瘤、血管畸形、变性等。

4.头部外伤

颅底骨折,尤其颞骨横贯骨折,病情严重,昏迷醒后发现眩晕。多数外伤后眩晕并无颅底骨折,具体损害部位不明。无论有无骨折,临床多为头痛、头晕、平衡失调,转头时更明显。若有迷路或第Ⅷ对脑神经损害,则有自发性眩晕。若脑干损伤,瞳孔不等大,形状改变,光反应消失,复视,眼震,症状持续数周、数月甚至数年。有的颅脑伤患者,出现持久的头晕、头痛、神经过敏、性格改变等,则与躯体及精神因素有关,称脑外伤后综合征。

5.多发性硬化

眩晕作为最初出现的症状占 25%,而在所有病例的病程中可占 75%。耳鸣、耳聋少见。眼震呈水平或垂直型。核间性眼肌麻痹(眼球做水平运动时不能内收而外展正常),其他为肢体无力,感觉障碍,深反射亢进,有锥体束征及小脑损害体征等。以多灶性、反复发作、病情波动为特征,85% 的患者脑脊液中 IgG 指数升高,头颅 CT 或 MRI 有助于诊断。

6.颈源性眩晕

眩晕伴颈枕痛,此外最显著的症状是颈项强直,有压痛,大多由颈椎关节强硬症骨刺压迫通过横突孔的椎动脉所致。

7.眼性眩晕

眼肌瘫痪复视时可产生轻度眩晕;屈光不正,先天性视力障碍,青光眼,视网膜色素变性等也可产生眩晕。

8.其他

延髓空洞症、遗传性共济失调等。

二、诊断

(一)明确是否为眩晕

病史应着重询问:发作时情况,有无自身或外界旋转感,发作与头位及运动的关系,起病缓急,程度轻重,持久或短暂等。鼓励患者详细描述,避免笼统地用"头晕"二字概括病情。询问伴随症状,有无恶心、呕吐、苍白、出汗,有无耳鸣、耳聋、面部和肢体麻木无力、头痛、发热,过去病史中应特别注意耳流脓、颅脑伤、高血压、动脉硬化、应用特殊药物等。根据病史,首先明确是眩晕,还是头重足轻、头晕眼花等一般性头晕。重度贫血、肺气肿咳嗽、久病后或者老年人突然由卧位或蹲位立起,以及神经症患者常诉头晕,正常人过分劳累也头晕,凡此等,都不是真正眩晕,应加以区别。

(二)区别周围性或中枢性眩晕

1.周围性(迷路性)眩晕

其特点是明确的发作性旋转感,伴恶心、呕吐、面色苍白、出汗、血压下降,并有眼震、共济失调等,眩晕与伴发症状的严重性成正比。前庭神经核发出的纤维与迷走神经运动背核等有广泛联系,因此病变时可引起反射性内脏功能紊乱。多突然开始,症状严重,数分钟到数小时症状消失,很少超过数天或数周(因中枢神经有代偿作用),发作时出现眼震,水平型或细微旋转型,眼球转向无病变的一侧时眼震加重。严重发作时患者卧床,头不敢转动,常保持固定姿势。因病变同时侵犯耳蜗,故伴发耳鸣和耳聋。本型眩晕见于梅尼埃病、迷路炎、内耳外伤等。

2.中枢性(脑性)眩晕

无严重旋转感,多为持续不平衡感,如步态不稳。不伴恶心、呕吐及其他自主神经症状,可有自发性眼震,若有位置性眼震则方向多变且不固定,眼震的方向及特征多无助于区别中枢或周围性眩晕,但垂直型眼震提示脑干病变,眼震持续时间较长。此外,常有其他脑神经损害症状及长束征。耳鸣、耳聋少见,听力多正常,冷热水反应(变温)试验亦多正常。眩晕持续时间长,数周、数月、甚至数年。见于椎-基底动脉供血不足、脑干或后颅凹肿瘤、脑外伤、癫痫等。

(三)检查

全面体检,着重前庭功能及听力检查,诸如错定物位试验、Romberg 征、变温试验等,测两臂及立、卧位血压,尤其查有无位置性眼震(患者仰卧,头悬垂于检查台沿之外 30°,头摆向左侧或右侧,每改变位置时维持 60 秒)。正常时无眼震。周围性病变时产生的眩晕感与患者主诉相同,眼震不超过 15 秒;中枢性位置性眼震无潜伏期。

此外,应有针对性地选择各项辅助检查,如听神经瘤患者腰椎穿刺约有 2/3 病例出现脑脊液蛋白增高。可摄 X 线片、头颅 CT 或 MRI 等。怀疑颈源性眩晕时可摄颈椎 X 线片。癫痫患者做脑电图检查。经颅超声多普勒(TCD)可了解颅内血管病变及血液循环情况。眼震电图、脑干诱发电位检查有助于前庭系统眩晕的定位诊断。

(孙庆英)

第三节　头　　痛

狭义的头痛只是指颅顶部疼痛而言,广义的头痛可包括面、咽、颈部疼痛。对头痛的处理首先应找到产生头痛的原因。急性剧烈头痛与既往头痛无关,且以暴发起病或不断加重为特征者,提示有严重疾病存在,可带来不良后果。慢性或复发性头痛,成年累月久治不愈,多半属血管性或精神性头痛。临床上绝大部分患者是慢性或复发性头痛。

一、病因

(一)全身性疾病伴发的头痛

(1)高血压：头痛位于枕部或全头,跳痛性质,晨醒最重为高血压性头痛的特征,舒张压在17.3 kPa(130 mmHg)以上者较常见。

(2)肾上腺皮质功能亢进、原发性醛固酮增多症、嗜铬细胞瘤等,常引起持续性或发作性剧烈头痛,头痛与伴随儿茶酚胺释放时阵发性血压升高有关。

(3)颞动脉炎以50岁以上女性居多,头痛剧烈,常突然发作,并呈持续跳动性,一般限于一侧颞部,常伴有皮肤感觉过敏;受累的颞动脉发硬增粗,如管壁病变严重,颞动脉搏动消失,常有触痛,头颅其他血管也可发生类似病变。其可怕的并发症是单眼或双眼失明。本病不少患者伴有原因不明的风湿性肌肉-关节痛,可有夜汗、发热、血沉加速、白细胞计数增多。

(4)甲状腺功能减退或亢进。

(5)低血糖：当发生低血糖时通常有不同程度的头痛,尤其是儿童。

(6)慢性充血性心力衰竭、肺气肿。

(7)贫血和红细胞增多症。

(8)心脏瓣膜病变：如二尖瓣脱垂。

(9)传染性单核细胞增多症、亚急性细菌性心内膜炎、艾滋病所致的中枢神经系统感染或继发的机会性感染。

(10)头痛型癫痫：脑电图有癫痫样放电,抗癫痫治疗有效,多见于儿童的发作性剧烈头痛。

(11)绝经期头痛：头痛是妇女绝经期常见的症状,常伴有情绪不稳、心悸、失眠、周身不适等症状。

(12)变态反应性疾病引起的头痛常从额部开始,呈弥漫性,双侧或一侧,每次发作都是接触变应原后而发生,伴有变态反应症状。头痛持续几小时甚至几天。

(13)急慢性中毒后头痛。①慢性铅、汞、苯中毒：其特点类似功能性头痛,多伴有头晕、眩晕、乏力、食欲减退、情绪不稳,以及自主神经功能紊乱。慢性铅中毒可出现牙龈边缘的蓝色铅线,慢性汞中毒可伴有口腔炎,牙龈边缘出现棕色汞线。慢性苯中毒伴有白细胞计数减少,血小板和红细胞计数也相继减少。②一氧化碳中毒。③有机磷农药中毒。④乙醇中毒：宿醉头痛是在大量饮酒后隔天早晨出现的持续性头痛,由于血管扩张所致。⑤颠茄碱类中毒：由于阿托品、东莨菪碱过量引起头痛。

(14)脑寄生虫病引起的头痛：如脑囊虫病通常是全头胀痛、跳痛,可伴恶心、呕吐,但无明显定位意义。脑室系统囊虫病头痛的显著特征为由于头位改变突然出现剧烈头痛发作,呈强迫头位伴眩晕及喷射性呕吐,称为Bruns征。流行病学史可以协助诊断。

(二)五官疾病伴发的头痛

1.眼

(1)眼疲劳：如隐斜、屈光不正,尤其是未纠正的老视等。

(2)青光眼：眼深部疼痛,放射至前额。急性青光眼可有眼部剧烈疼痛,瞳孔常不对称,病侧角膜周围充血。

(3)视神经炎：除视物模糊外并有眼内、眼后或眼周疼痛,眼过分活动时产生疼痛,眼球有压痛。

2.耳、鼻、喉

（1）鼻源性头痛：是指鼻腔、鼻窦病变引起的头痛，多为前额深部头痛，呈钝痛和隐痛，无搏动性，上午较重，下午减轻，一般都有鼻病症状，如鼻塞、流脓涕等。

（2）鼻咽癌：除头痛外常有耳鼻症状，如鼻衄、耳鸣、听力减退、鼻塞，以及脑神经损害（第Ⅴ、Ⅵ、Ⅸ、Ⅻ对较常见）及颈淋巴结转移等。

3.齿

（1）龋病或牙根炎感染可引起第2、3支三叉神经痛。

（2）Costen氏综合征：即颞颌关节功能紊乱，患侧耳前疼痛，放射至颞、面或颈部，伴耳阻塞感。

（三）头面部神经痛

1.三叉神经痛

疼痛不超出三叉神经分布范围，常位于口-耳区（自下犬齿向后扩展至耳深部）或鼻-眶区（自鼻孔向上放射至眼眶内或外），疼痛剧烈，来去急骤，约数秒钟即过。可伴面肌抽搐，流涎流泪，结膜充血，发作常越来越频繁，间歇期正常。咀嚼、刷牙、说话、风吹颜面均可触发。须区别系原发性或症状性三叉神经痛，后者检查时往往有神经损害体征，如颜面感觉障碍、角膜反射消失、颞肌咬肌萎缩等。病因有小脑脑桥角病变、鼻咽癌侵蚀颅底等。

2.眶上神经痛

位于一侧眼眶上部，眶上切迹处有持续性疼痛并有压痛，局部皮肤有感觉过敏或减退，常见于感冒后。

3.舌咽神经痛

累及舌咽神经和迷走神经的耳、咽支的感觉分布区域，疼痛剧烈并呈阵发性，但也可呈持续性，疼痛限于咽喉，或波及耳、腭甚至颈部，吞咽、伸舌均可促发。

4.枕神经痛

病变侵犯上颈神经感觉根或枕大神经或耳后神经，疼痛自枕部放射至头顶，也可放射至肩或同侧颞、额、眶后区域，疼痛剧烈，活动、咳嗽、喷嚏使疼痛加重，常为持续性痛，但可有阵发性痛，常有头皮感觉过敏，梳头时觉两侧头皮感觉不一样。病因不一，可见于受凉、感染、外伤、上颈椎类风湿病、寰枢椎畸形、小脑扁桃体下疝畸形（Arnold-Chiari畸形）、小脑或脊髓上部肿瘤。

5.其他

Tolosa-Hunt综合征，带状疱疹性眼炎等。

（四）颈椎病伤引起的头痛

1.颈椎关节强硬及椎间盘病

头痛位于枕部或下枕部，多钝痛，单侧或双侧，严重时波及前额、眼或颞部，甚至同侧上臂，起初间歇发作，后呈持续性，多发生在早晨，颈转动、咳嗽和用力时头痛加重。除由于颈神经根病变或脊髓受压引起者外神经体征少见，头和颈可呈异常姿势，颈活动受限，几乎总有枕下部压痛和肌痉挛，头顶加压可再现头痛。

2.类风湿关节炎和关节强硬性脊椎炎

枕骨下深部的间歇或持续疼痛，头前屈时呈锐痛和刀割样痛，头后仰或固定于两手间可暂时缓解，疼痛可放射至颜面部或眼。

3.枕颈部病变

寰枢椎脱位、寰枢关节脱位、寰椎枕化及颅底压迹均可产生枕骨下疼痛，屈颈或向前弯腰促发疼痛，平卧时减轻。小脑扁桃体疝、枕大孔脑膜瘤、上颈部神经纤维瘤、室管膜瘤、转移性瘤可牵拉神经根而产生枕骨下疼痛，向额部放射。头颅和脊柱本身病变诸如骨髓瘤、转移瘤、骨髓炎、脊椎结核、佩吉特病(变形性骨炎)引起骨膜痛，并产生反射性肌痉挛。

4.颈部外伤后

头痛剧烈，有时枕部一侧较重，持续性，颈活动时加重，运动受限，颈肌痉挛。

(五)颅内疾病所致头痛

1.脑膜刺激性头痛

自发性蛛网膜下腔出血，起病突然，多为全头痛，扩展至头、颈后部，呈"裂开样"痛，常有颈项强直。脑炎、脑膜炎时也为全面性头痛，伴有发热及颈项强直，脑脊液检查有助诊断。

2.牵引性头痛

由脑膜与血管或脑神经的移位或过牵引产生。见于颅内占位病变、颅内高压症和颅内低压症。各种颅内占位病变如硬膜下血肿、脑瘤、脑脓肿等均可产生头痛。脑瘤头痛，起初常是阵发性，早晨最剧，其后变为持续性，可并发呕吐。阻塞性脑积水引起颅内压增高，头痛为主要症状，用力、咳嗽、排便时头痛加重，常并发喷射性呕吐、脉缓、血压高、呼吸不规则、意识模糊、癫痫、视盘水肿等。颅内低压症见于腰穿后、颅脑损伤、脱水等，腰穿后头痛于腰穿后 48 小时内出现，于卧位坐起或站立后发生头痛，伴恶心、呕吐，平卧后头痛缓解，腰穿压力在 0.69 kPa(70 mmH$_2$O)以下，严重时无脑脊液流出，可伴有颈部僵直感。良性高颅压性头痛具有颅压增高的症状，急性或发作性全头痛，有呕吐、眼底视盘水肿，腰穿压力增高，头颅 CT 或 MRI 无异常。

(六)偏头痛

偏头痛可有遗传因素，以反复发作性头痛为特征，头痛程度、频度及持续时间可有很大差别，多为单侧，常有厌食、恶心和呕吐，有些病例伴情绪障碍。又可分为以下几种。

1.有先兆的偏头痛

占 10%～20%，青春期发病，有家族史，劳累、情绪因素、月经期等易发。发作前常有先兆，如闪光、暗点、偏盲、面、舌、肢体麻木等。继之以一侧或双侧头部剧烈搏动性跳痛或胀痛，多伴有恶心、呕吐、面色苍白、畏光或畏声。持续 2～72 小时恢复。间歇期自数天至十余年。

2.没有先兆的偏头痛

最常见，无先兆或有不清楚的先兆，见于发作前数小时或数天，包括精神障碍、胃肠道症状和体液平衡变化，面色苍白、头晕、出汗、兴奋、局部或全身水肿则与典型偏头痛相同，头痛可双侧，持续时间较长，自十多小时至数天，随年龄增长头痛强度变轻。

3.眼肌瘫痪型偏头痛

少见，头痛伴有动眼神经瘫痪，常在持续性头痛 3～5 天后，头痛强度减轻时麻痹变得明显，睑下垂最常见。若发作频繁，动眼神经偶可永久损害。颅内动脉瘤可引起单侧头痛和动眼神经麻痹。

4.基底偏头痛

少见。见于年轻妇女和女孩，与月经周期明显有关。先兆症状包括失明、意识障碍和各种脑干症状，如眩晕、共济失调、构音障碍和感觉异常，历时 20～40 分钟，继之剧烈搏动性枕部头痛和呕吐。

5.偏瘫型偏头痛

以出现偏瘫为特征,头痛消失后神经体征可保留一段时期。

(七)丛集性头痛

丛集性头痛为与偏头痛密切相关的单侧型头痛,男多于女,常在 30～60 岁起病,其特点是一连串紧密发作后间歇数月甚至数年。发作突然,强烈头痛位于面上部、眶周和前额,常在夜间发作,密集的短阵头痛每次 15～90 分钟;有明显的并发症状,包括球结膜充血、流泪、鼻充血,约20％患者同侧有 Horner 综合征(瞳孔缩小,但对光及调节反射正常,轻度上睑下垂,眼球内陷,患侧头面颈部无汗,颜面潮红,温度增高,系交感神经损害所致),发作通常持续 3～16 周。

(八)紧张型头痛

紧张型头痛包括发作性及慢性肌肉收缩性头痛或非肌肉收缩性痛(焦虑、抑郁)。患者叙述含糊的弥漫性钝痛和重压感、箍紧感,几乎总是双侧性。偏头痛的特征样单侧搏动性疼痛少见,无明显恶心、呕吐等伴随症状。慢性头痛可以持续数十年,导致焦虑、抑郁状态,失眠、噩梦、厌食、疲乏、便秘、体重减轻等。镇痛剂短时有效,但长期服用反而可能造成药物依赖性头痛,生物反馈是较好的治疗方法。

(九)脑外伤后头痛

脑外伤后头痛指外伤恢复期后的慢性头痛,主要起源于颅外因素,如头皮局部瘢痕。可表现为肌肉收缩性痛、偏头痛、功能性头痛。有时并发转头时眩晕、恶心、变态反应和失眠。

二、诊断

(一)问诊

不少头痛病例的诊断(如偏头痛、精神性头痛等),主要是以病史为依据,特别要注意下列各点。

1.头痛的特点

(1)起病方式及病程:急、慢、长、短,发作性、持续性或在持续性基础上有发作性加重,注意发作时间长短及次数,以及头痛发作前后情况。

(2)头痛的性质及程度:压榨样痛、胀痛、钝痛、跳痛、闪电样痛、爆裂样痛、针刺样痛,加重或减轻因素,与体位的关系。

(3)头痛的部位:局部、弥散、固定、多变。

2.伴随症状

有无先兆(眼前闪光、黑蒙、口唇麻木及偏身麻木、无力),恶心、呕吐、头晕、眩晕、出汗、排便,五官症状(眼痛、视力减退、畏光、流泪、流涕、鼻塞、鼻出血、耳鸣、耳聋),神经症状(抽搐、瘫痪、感觉障碍),精神症状(失眠、多梦、记忆力减退、注意力不集中、淡漠、忧郁等)及发热等。

3.常见病因

有无外伤、感染、中毒或精神因素、肿瘤病史。

(二)系统和重点检查

在一般检查、神经检查及精神检查中应着重以下几点。

(1)体温、脉搏、呼吸、血压的测量。

(2)眼、耳、鼻、鼻窦、咽、齿、下颌关节有无病变,特别注意有无鼻咽癌迹象。

(3)头、颈部检查:注意有无强迫头位,颈椎活动幅度如何。观察体位改变(直立、平卧、转头)

对头痛的影响。头颈部有无损伤、肿块、压痛、肌肉紧张、淋巴结肿大,有无血管怒张、发硬、杂音、搏动消失等。有无脑膜刺激征。

(4)神经检查:注意瞳孔大小、视力、视野,视盘有无水肿,头面部及肢体有无瘫痪和感觉障碍。

(三)分析方法

根据病史和体检的发现,对照前述病因分类中各种头痛的临床特点,进行细致考虑。一般而论,首先考虑是官能性还是器质性头痛。若属后者,分析是全身性疾病,还是颅内占位性病变,或非占位性病变引起的头痛,或颅外涉及眼、耳、鼻、喉、齿部疾病和头面部神经痛性头痛。对一时诊断不清者,应严密观察,定期复查,切忌"头痛医头",以免误诊。

(四)选择辅助检查

根据前述设想,推断头痛患者可能的病因,依照拟诊,选做针对性的辅助检查,如怀疑蛛网膜下腔出血,可检查脑脊液;怀疑脑瘤,可做头颅 CT 或 MRI;怀疑颅内感染,可行脑电图检查。

(孙庆英)

第四节 心 悸

一、概述

心悸是人们主观感觉心跳或心慌,患者主诉心脏像擂鼓样,心脏停搏,心慌不稳等,常伴心前区不适,是由于心率过快或过缓、心律不齐、心肌收缩力增加或神经敏感性增高等因素引起。一般健康人仅在剧烈运动、神经过度紧张或高度兴奋时才会有心悸的感觉,神经官能症或处于焦虑状态的患者即使没有心律失常或器质性心脏病,也常以心悸为主诉而就诊,而某些患器质性心脏病者或出现频发性期前收缩,甚至心房颤动而并不感觉心悸。

二、诊断

(一)临床表现

由于心律失常引起的心悸,在检查患者的当时心律失常不一定存在,因此务必让患者详细陈述发病的缓急、病程的长短;发生心悸当时的主观症状,如有无心脏活动过强、过快、过慢、不规则的感觉;持续性或阵发性;是否伴有意识改变;周围循环状态如四肢发冷、面色苍白,以及发作持续时间等;有无多食、怕热、易出汗、消瘦等;心悸发作的诱因与体位、体力活动、精神状态,以及麻黄碱、胰岛素等药物的关系。体检重点检查有无心脏疾病的体征,如心脏杂音、心脏扩大及心律改变,有无血压增高、脉压增宽、动脉枪击音、水冲脉等高动力循环的表现,注意甲状腺是否肿大,有无突眼、震颤及杂音,以及有无贫血的体征。

(二)辅助检查

为明确有无心律失常存在及其性质应做心电图检查,如常规心电图未发现异常,可根据患者情况予以适当运动如仰卧起坐、蹲踞活动或 24 小时动态心电图检查,怀疑冠心病、心肌炎者给予运动负荷试验,阳性检出率较高,如高度怀疑有恶性室性心律失常者,应做连续心电图监测。如怀疑有甲状腺功能亢进、低血糖或嗜铬细胞瘤时可进行相关的实验室检查。

三、鉴别诊断

心悸的鉴别需明确其为心脏原发性节律紊乱引起还是继发循环系统以外的疾病所致,进一步需确定其为功能性还是器质性疾病导致的心悸。

(一)心律失常

1.期前收缩

期前收缩为心悸最常见的病因。不少正常人可因期前收缩的发生而以心悸就诊,心突然"悬空""下沉"或"停顿"感是期前收缩的特征。此种感觉不但与代偿间歇的长短有关,且往往与期前收缩后的心搏出量有关。心脏病患者发生期前收缩的机会更多,心肌梗死患者如期前收缩发生在前一心搏的 T 波上,特别容易引起室性心动过速或心室颤动,应及时处理。听诊可发现心跳不规则,第一心音增强,第二心音减弱或消失,以后有一较长的代偿间歇,桡动脉搏动减弱,甚或消失,形成脉搏短细。

2.阵发性心动过速

阵发性心动过速是一种阵发性规则而快速的异位心律,具有突发突止的特点,发作时间长短不一,心率在 160～220 次/分,大多数阵发性室上性心动过速是由折返机制引起,多无器质性心脏病,心动过速发作可由情绪激动、突然用力、疲劳或饱餐所致,亦可无明显诱因出现心悸、心前区不适、精神不安等,严重者可出现血压下降、头晕、乏力,甚至心绞痛。室性心动过速最常发生于冠心病,尤其是发生过心肌梗死有室壁瘤的患者及心功能较差者;也可见于其他心脏病甚至无心脏病的患者。阵发性室上性心动过速和室性心动过速心电图不难鉴别,但宽 QRS 波室上性心动过速有时与室速难以区分,必要时可做心脏电生理检查。

3.心房颤动

心房颤动亦为常见心悸原因之一,特别是初发又未经治疗而心率快速者。多发生在器质性心脏病基础上。由于心房活动不协调,失去有效收缩力,加以快而不规则心室节律使心室舒张期缩短,心室充盈不足,因而心排血量不足,常可诱发心力衰竭。体征主要是心律完全不规则,输出量甚少的心搏可引起脉搏短细,心率越快,脉搏短细越显著。心电图检查示窦性 P 波消失,出现细小而形态不一的心房颤动波,心室率绝对不齐则可明确诊断。

(二)心外因素性心悸

1.贫血

常见病因和诱因有钩虫病、溃疡病、痔、月经过多、产后出血、外伤出血等。心悸因心率代偿性增快所致,头晕、眼花、乏力、皮肤黏膜苍白为贫血疾病的共性,贫血纠正,心悸好转。各种贫血有其特有的临床表现,可有皮肤黏膜出血,上腹部压痛,消瘦,产后出血等。血常规、血小板计数、网织红细胞计数、血细胞比容、外周血及骨髓涂片、粪检寄生虫卵等可资鉴别。

2.甲状腺功能亢进症

以 20～40 岁女性多见。甲状腺激素分泌过多,兴奋和刺激心脏,心悸因代谢亢进心率增快引起,稍活动心悸明显加剧,伴手震颤、怕热、多汗、失眠、易激动、食欲亢进、消瘦;甲状腺弥漫性肿大;有细震颤和血管杂音;眼球突出,持续性心动过速。实验室检查甲状腺摄碘率升高,甲状腺抑制试验阴性,血总 T_3、T_4 升高,基础代谢率升高等。

3.休克

由于全身组织灌注不足,微循环血流减少,致使心率增快,出现心悸。典型临床症状为皮肤苍白,四肢皮肤湿冷,意识模糊,脉快而弱,血压明显下降,脉压小,尿量减少,二氧化碳结合力和血 pH 有不同程度的降低,收缩压下降至 10.7 kPa(80 mmHg)以下,脉压<2.7 kPa(20 mmHg),原有高血压者收缩压较原有水平下降30%以上。

4.高原病

多见于初入高原者,由于在海拔 3 000 m 以上,大气压和氧分压降低,引起人体缺氧,心率代偿性增快而出现心悸,伴头痛、头晕、眩晕、恶心、呕吐、失眠、疲倦、气喘、胸闷、胸痛、咳嗽、咯血色泡沫痰、呼吸困难等,严重者可出现高原性肺脑水肿。X 线检查见肺动脉段隆凸,右心室肥大,心电图见右心室肥厚及肺性 P 波等;血常规检查见红细胞数增多,如红细胞数>6.5×10^{12}/L,血红蛋白>18.5 g/L 等。

5.发热性疾病

由病毒、细菌、支原体、立克次体、寄生虫等感染引起。心悸常与发热有明显关系,热退则心悸缓解。根据原发病不同有其不同临床体征,血、尿、粪常规检查及 X 线、超声检查等可明确诊断。

6.药物作用所致的心悸

肾上腺素、阿托品、甲状腺素等药物使用后心率加快,出现心悸。停药后心悸逐渐消失。临床表现除原有疾病的症状外,尚有心前区不适、面色潮红、烦躁不安、心动过速等,详细询问用药史及停药后症状消失可资鉴别。

(三)妊娠期心动过速

由于胎儿生长需要,血流量增加,流速加快,心率加快而致心悸。多见于妊娠后期,有妊娠期的变化,如子宫增大、乳房增大、呼吸困难等症状,下肢水肿、心动过速、腹部随妊娠月龄的增加而膨大,可伴有高血压。尿妊娠试验、黄体酮试验、超声检查等鉴别不难。

(四)更年期综合征

主要与卵巢功能衰退,性激素分泌失调有关。多发生于 45~55 岁,激素分泌紊乱、自主神经功能异常而引起心悸。主要特征为月经紊乱,全身不适,面部皮肤阵阵发红,忽冷忽热,出汗,情绪易激动,失眠,耳鸣,腰背酸痛,性功能减退等。血、尿中的雌激素及催乳素减少。卵泡刺激素(FSH)与黄体生成激素(LH)增高为诊断依据。

(五)心脏神经官能症

主要由于中枢神经功能失调,影响自主神经功能,造成心脏血管功能异常。患者群多为青壮年(20~40 岁)女性,心悸与精神状态、失眠有明显关系,主诉较多。如呼吸困难、心前区疼痛、易激动、易疲劳、失眠、多梦、头晕、头痛、记忆力差、注意力涣散、多汗、手足冷、腹胀、尿频等。X 线、心电图、超声心动图等检查正常。

(涂 晶)

第五节 胸 痛

胸痛是由多种疾病引起的一种常见症状,胸痛的程度与病情的轻重可无平行关系。因其可能表示患者存在严重的,有时甚至是威胁生命的疾病,故临床医师应重视这一主诉。评价胸痛的首要任务是区别呼吸系统疾病所致的胸痛还是其他系统疾病,尤其是心血管疾病所致的胸痛。疼痛的性质和发生的环境有助于区分心绞痛或心肌梗死的疼痛,体格检查、X线检查和心电图检查通常可用于鉴别诊断。胸膜疼痛的典型表现是深呼吸或咳嗽使之加重,固定胸壁可使之被控制。如果产生胸腔积液,由于发炎的胸膜被隔开可使疼痛消失。胸膜摩擦音常伴随着胸膜疼痛,但也可单独发生。源于胸壁的疼痛也可因深呼吸或咳嗽而加重,但通常能通过局部触痛来鉴别。胸膜疼痛也可存在一些触痛(如肺炎链球菌肺炎伴胸膜疼痛),但通常轻微,定位不明确,并且只有深压才能引出。带状疱疹在出疹以前,可出现难以诊断的胸痛。

一、原因

(一)胸壁疾病
皮肤或皮下组织的化脓性感染、带状疱疹、肌炎、肋间神经炎和外伤等。

(二)胸腔脏器疾病
1.呼吸系统疾病

胸膜炎、胸膜肿瘤、肺梗死、自发性气胸、肺癌、肺炎、肺脓肿等。

2.循环系统疾病

心绞痛、急性心肌梗死、心肌病、心包炎、夹层主动脉瘤、心脏神经官能症等。

3.纵隔及食管疾病

纵隔炎、纵隔肿瘤、纵隔气肿、食管炎、食管肿瘤等。

(三)横膈及腹腔脏器疾病
膈胸膜炎、膈下脓肿、肝胆疾病、脾周围炎、脾梗死、急性胰腺炎等。

二、诊断思维

各种疾病所致的胸痛在疼痛部位、性质及持续时间等方面可有一定特点,有助于鉴别诊断。

(一)疼痛的部位
胸壁疾病的疼痛常固定于局部且有明显压痛;带状疱疹的疼痛沿神经走向分布;肋间神经疼痛限于该神经的支配区;心绞痛、心肌梗死时疼痛位于胸骨后和心前区且可放射至左肩和左臂内侧;食管、纵隔疾病常在胸骨后疼痛,还可向肩部或肩胛间区放射;膈下脓肿、膈胸膜炎时患侧下胸部疼痛,也可向同侧肩部及颈部放射;胸膜炎所致胸痛常在患侧胸廓运动度较大的侧胸壁下部位。

(二)疼痛的性质
肋间神经痛呈阵发性刀割样、触电样灼痛;神经根痛为刺痛;肌原性疼痛呈酸胀痛;骨源性疼痛呈锥刺痛;心绞痛呈压榨样痛;自发性气胸与急性干性胸膜炎多呈撕裂样痛或尖锐刺痛;食管炎多有灼热感或灼痛;肺癌则可有隐闷痛。

(三)疼痛的时间
肌源性疼痛常在肌肉收缩时加剧;食管疾病的疼痛常在吞咽动作时发生;胸膜炎的疼痛常在深吸气或咳嗽时加剧;心绞痛多在劳动或情绪激动时发生,持续数分钟,休息或含服硝酸甘油片后1～2分钟迅速缓解;心肌梗死的胸痛可持续数小时至数天,休息及含服硝酸甘油片无效;骨源性疼痛或肿瘤所致的疼痛则为持续性的。

（四）伴随症状

胸痛伴高热者考虑肺炎；伴咳脓痰者考虑肺脓肿；胸痛突然发生伴呼吸困难者应想到自发性气胸；纵隔和食管疾病胸骨后疼痛常伴咽下困难；带状疱疹在病变的神经支配区先有皮肤变态反应，后出现成簇小丘疹和疱疹。

（五）年龄

青壮年胸痛者多注意肌原性胸痛、肋软骨炎、胸膜炎、肺炎、肺结核；中老年胸痛多考虑心血管疾病、肿瘤侵犯。

（张　倩）

第六节　发　绀

一、发绀的概念

发绀是指血液中脱氧血红蛋白增多，使皮肤、黏膜呈青紫色的表现。广义的发绀还包括由异常血红蛋白衍生物（高铁血红蛋白、硫化血红蛋白）所致皮肤黏膜青紫现象。

发绀在皮肤较薄、色素较少和毛细血管丰富的部位如口唇、鼻尖、颊部与甲床等处较为明显，易于观察。

二、发绀的病因、发生机制及临床表现

发绀的原因有血液中还原血红蛋白增多和血液中存在异常血红蛋白衍生物两大类。

（一）血液中还原血红蛋白增多

血液中还原血红蛋白增多是发绀的主要原因。

血液中还原血红蛋白绝对含量增多。还原血红蛋白浓度可用血氧未饱和度表示，正常动脉血氧未饱和度为 5%，静脉内血氧未饱和度为 30%，毛细血管中血氧未饱和度约为前两者的平均数。每 1 g 血红蛋白约与 1.34 mL 氧结合。当毛细血管血液的还原血红蛋白量超过 50 g/L（5 g/dL）时，皮肤黏膜即可出现发绀。

1.中心性发绀

中心性发绀由心、肺疾病导致动脉血氧饱和度（SaO_2）降低引起。发绀的特点是全身性的，除四肢与面颊外，亦见于黏膜（包括舌及口腔黏膜）与躯干的皮肤，但皮肤温暖。中心性发绀又可分为肺性发绀和心性混血性发绀两种。

（1）肺性发绀。①病因：见于各种严重呼吸系统疾病，如呼吸道（喉、气管、支气管）阻塞、肺部疾病（肺炎、阻塞性肺气肿、弥漫性肺间质纤维化、肺淤血、肺水肿、急性呼吸窘迫综合征）和肺血管疾病（肺栓塞、原发性肺动脉高压、肺动静脉瘘）等。②发生机制：由于呼吸功能衰竭，通气或换气功能障碍，肺氧合作用不足，致使体循环血管中还原血红蛋白含量增多而出现发绀。

（2）心性混血性发绀。①病因：见于发绀型先天性心脏病，如法洛（Fallot）四联症、森门格（Eisenmenger）综合征等。②发生机制：心与大血管之间存在异常通道，部分静脉血未通过肺进行氧合作用，即经异常通道分流混入体循环动脉血中，如分流量超过心排血量的 1/3，即可引起

发绀。

2.周围性发绀

周围性发绀由周围循环血流障碍所致,发绀特点是常见于肢体末梢与下垂部位,如肢端、耳垂与鼻尖,这些部位的皮肤温度低、发凉,若按摩或加温耳垂与肢端,使其温暖,发绀即可消失。此点有助于与中心性发绀相互鉴别,后者即使按摩或加温,青紫也不消失。此型发绀又可分为淤血性周围性发绀、缺血性周围性发绀和真性红细胞增多症3种。

(1)淤血性周围性发绀。①病因:如右心衰竭、渗出性心包炎、心脏压塞、缩窄性心包炎、局部静脉病变(血栓性静脉炎、上腔静脉综合征、下肢静脉曲张)等。②发生机制:由体循环淤血、周围血流缓慢,氧在组织中被过多摄取所致。

(2)缺血性周围性发绀。①病因:常见于重症休克。②发生机制:由于周围血管痉挛收缩,心排血量减少,循环血容量不足,血流缓慢,周围组织血流灌注不足、缺氧,致皮肤黏膜呈青紫、苍白。③局部血液循环障碍:如血栓闭塞性脉管炎、雷诺病、肢端发绀症、冷球蛋白血症、网状青斑、严重受寒等,由于肢体动脉阻塞或末梢小动脉强烈痉挛、收缩,可引起局部冰冷、苍白与发绀。

(3)真性红细胞增多症:所致发绀亦属周围性,除肢端外,口唇亦可发绀。其发生机制是红细胞过多,血液黏稠,致血流缓慢,周围组织摄氧过多,还原血红蛋白含量增高。

3.混合性发绀

中心性发绀与周围性发绀并存,可见于心力衰竭(左心衰竭、右心衰竭和全心衰竭),由肺淤血或支气管-肺病变,血液在肺内氧合不足,周围血流缓慢,毛细血管内血液脱氧过多所致。

(二)异常血红蛋白衍化物

血液中存在着异常血红蛋白衍化物(高铁血红蛋白、硫化血红蛋白),较少见。

1.药物或化学物质中毒所致的高铁血红蛋白血症

(1)发生机制:由于血红蛋白分子的二价铁被三价铁取代,致使失去与氧结合的能力,当血液中高铁血红蛋白含量达30 g/L时,即可出现发绀。此种情况通常由伯氨喹、亚硝酸盐、氯酸钾、碱式硝酸铋、磺胺类、苯丙砜、硝基苯、苯胺等中毒引起。

(2)临床表现:其发绀特点是急骤出现,暂时性,病情严重,经过氧疗青紫不减,抽出的静脉血呈深棕色,暴露于空气中也不能转变成鲜红色,若静脉注射亚甲蓝溶液、硫代硫酸钠或大剂量维生素C,均可使青紫消退。分光镜检查可证明血中高铁血红蛋白的存在。由于大量进食含有亚硝酸盐的变质蔬菜而引起的中毒性高铁血红蛋白血症,也可出现发绀,称"肠源性青紫症"。

2.先天性高铁血红蛋白血症

患者自幼即有发绀,有家族史,而无心肺疾病及引起异常血红蛋白的其他原因,身体健康状况较好。

3.硫化血红蛋白血症

(1)发生机制:硫化血红蛋白并不存在于正常红细胞中。凡能引起高铁血红蛋白血症的药物或化学物质也能引起硫化血红蛋白血症,但患者须同时有便秘或服用硫化物(主要为含硫的氨基酸),在肠内形成大量硫化氢,此为先决条件。所服用的含氮化合物或芳香族氨基酸则起触媒作用,使硫化氢作用于血红蛋白,而生成硫化血红蛋白,当血中含量达5 g/L时,即可出现发绀。

(2)临床表现:发绀的特点是持续时间长,可达几个月或更长时间,因硫化血红蛋白一经形成,无论在体内或体外均不能恢复为血红蛋白,而红细胞寿命仍正常;患者血液呈蓝褐色,分光镜检查可确定硫化血红蛋白的存在。

三、发绀的伴随症状

(一)发绀伴呼吸困难

发绀伴呼吸困难常见于重症心、肺疾病,急性呼吸道阻塞,气胸;先天性高铁血红蛋白血症和硫化血红蛋白血症虽有明显发绀,但一般无呼吸困难。

(二)发绀伴杵状指(趾)

病程较长后出现,主要见于发绀型先天性心脏病及某些慢性肺内部疾病。

(三)急性起病伴意识障碍和衰竭

急性起病伴意识障碍和衰竭见于某些药物或化学物质急性中毒、休克、急性肺部感染等。

(彭丽萍)

第七节 呼 吸 困 难

正常人平静呼吸时,其呼吸运动无须费力,也不易察觉。呼吸困难尚无公认的明确定义,通常是指伴随呼吸运动所出现的主观不适感,如感到空气不足、呼吸费劲等。体格检查时可见患者用力呼吸,辅助呼吸肌参加呼吸运动,如张口抬肩,并可出现呼吸频率、深度和节律的改变。严重呼吸困难时,可出现鼻翼翕动、发绀,患者被迫采取端坐位。许多疾病可引起呼吸困难,如呼吸系统疾病、心血管疾病、神经肌肉疾病、肾脏疾病、内分泌疾病(包括妊娠)、血液系统疾病、类风湿疾病以及精神情绪改变等。正常人运动量大时也会出现呼吸困难。

一、呼吸困难的临床类型

(一)肺源性呼吸困难

肺源性呼吸困难的两个主要原因是肺或胸壁顺应性降低引起的限制性缺陷和气流阻力增加引起的阻塞性缺陷。限制性呼吸困难的患者(如肺纤维化或胸廓变形)在休息时可无呼吸困难,但当活动使肺通气接近其最大受限的呼吸能力时,就有明显的呼吸困难。阻塞性呼吸困难的患者(如阻塞性肺气肿或哮喘),即使在休息时也可因努力增加通气而致呼吸困难,且呼吸费力而缓慢,尤其是在呼气时。尽管详细询问呼吸困难感觉的特性和类型有助于鉴别限制性和阻塞性呼吸困难,然而这些肺功能缺陷常是混合的,呼吸困难可显示出混合和过渡的特征。体格检查和肺功能测定可补充得之于病史的详细信息。体格检查有助于显示某些限制性呼吸困难的原因(如胸腔积液、气胸),肺气肿和哮喘的体征有助于确定其基础的阻塞性肺病的性质和严重程度。肺功能检查可提供限制性或气流阻塞存在的数据,可与正常值或同一患者不同时期的数据做比较。

(二)心源性呼吸困难

在心力衰竭早期,心排血量不能满足活动期间的代谢增加,因而组织和大脑酸中毒使呼吸运动大大增强,患者过度通气。各种反射因素,包括肺内牵张感受器,也可促成过度通气,患者气短,常伴有乏力、窒息感或胸骨压迫感。其特征是"劳力性呼吸困难",即在体力运动时发生或加重,休息或安静状态时缓解或减轻。

在心力衰竭后期,肺充血水肿,僵硬的肺脏通气量降低,通气用力增加。反射因素,特别是肺泡-毛细血管间隔内毛细血管旁感受器,有助于肺通气的过度增加。心力衰竭时,循环缓慢是主要原因,呼吸中枢酸中毒和低氧起重要作用。端坐呼吸是在患者卧位时发生的呼吸不舒畅,迫使患者取坐位。其原因是卧位时回流入左心的静脉血增加,而衰竭的左心不能承受这种增加的前负荷,其次是卧位时呼吸用力增加。端坐呼吸有时发生于其他心血管疾病,如心包积液。急性左心功能不全,患者常表现为阵发性呼吸困难。其特点是多在夜间熟睡时,因呼吸困难而突然憋醒,胸部有压迫感,被迫坐起,用力呼吸。轻者短时间后症状消失,称为夜间阵发性呼吸困难。病情严重者,除端坐呼吸外,尚可有冷汗、发绀、咳嗽、咳粉红色泡沫样痰,心率加快,两肺出现哮鸣音、湿性啰音,称为心源性哮喘。它是由各种心脏病发生急性左心功能不全,导致急性肺水肿所致。

(三)中毒性呼吸困难

糖尿病酸中毒产生一种特殊的深大呼吸类型,然而,由于呼吸能力储存完好,故患者很少主诉呼吸困难。尿毒症患者由于酸中毒、心力衰竭、肺水肿和贫血联合作用造成严重气喘,患者可主诉呼吸困难。急性感染时呼吸加快,是由于体温增高及血中毒性代谢产物刺激呼吸中枢引起的。吗啡、巴比妥类药物急性中毒时,呼吸中枢受抑制,使呼吸缓慢,严重时出现潮式呼吸或间停呼吸。

(四)血源性呼吸困难

由于红细胞携氧量减少,血含氧量减低,引起呼吸加快,常伴有心率加快。发生于大出血时的急性呼吸困难是一个需立即输血的严重指征。呼吸困难也可发生于慢性贫血,除非极度贫血,否则呼吸困难仅发生于活动期间。

(五)中枢性呼吸困难

颅脑疾病或损伤时,呼吸中枢受到压迫或供血减少,功能降低,可出现呼吸频率和节律的改变。病损位于间脑及中脑上部时出现潮式呼吸;中脑下部与脑桥上部受累时出现深快均匀的中枢型呼吸;脑桥下部与延髓上部病损时出现间停呼吸;累及延髓时出现缓慢不规则的延髓型呼吸,这是中枢呼吸功能不全的晚期表现;叹气样呼吸或抽泣样呼吸常为呼吸停止的先兆。

(六)精神性呼吸困难

癔症时,其呼吸困难主要特征为呼吸浅表频速,患者常因过度通气而发生胸痛、呼吸性碱中毒,易出现手足搐搦症。

二、呼吸困难的诊断思维

根据呼吸困难多种多样的临床表现可引导出对某些疾病的诊断思维。以下可供参考。

(一)呼吸频率

每分钟呼吸超过 24 次称为呼吸频率加快,见于呼吸系统疾病、心血管疾病、贫血、发热等。每分钟呼吸少于 10 次称为呼吸频率减慢,是呼吸中枢受抑制的表现,见于安眠药物中毒、颅内压增高、尿毒症、肝性脑病等。

(二)呼吸深度

呼吸加深见于糖尿病及尿毒症酸中毒;呼吸变浅见于肺气肿、呼吸肌麻痹及镇静剂过量。

(三)呼吸节律

潮式呼吸和间停呼吸见于中枢神经系统疾病和脑部血液循环障碍如颅内压增高、脑炎、脑膜炎、颅脑损伤、尿毒症、糖尿病昏迷、心力衰竭、高山病等。

（四）年龄性别

儿童呼吸困难应多注意呼吸道异物、先天性疾病、急性感染等；青壮年则应想到胸膜疾病、风湿性心脏病、结核；老年人应多考虑冠状动脉粥样硬化性心脏病（简称"冠心病"）、肺气肿、肿瘤等。癔症性呼吸困难较多见于年青女性。

（五）呼吸时限

吸气性呼吸困难多见于上呼吸道不完全阻塞如异物、喉水肿、喉癌等，也见于肺顺应性降低的疾病如肺间质纤维化、广泛炎症、肺水肿等。呼气性呼吸困难多见于下呼吸道不完全阻塞，如慢性支气管炎、支气管哮喘、肺气肿等。大量胸腔积液、大量气胸；呼吸肌麻痹、胸廓限制性疾病则呼气、吸气均感困难。

（六）起病缓急

呼吸困难缓起者包括心肺慢性疾病，如肺结核、尘肺、肺气肿、肺肿瘤、肺纤维化、冠心病、先心病等。呼吸困难发生较急者有肺水肿、肺不张、呼吸系统急性感染、迅速增长的大量胸腔积液等。突然发生严重呼吸困难者有呼吸道异物、张力性气胸、大块肺梗死、成人呼吸窘迫综合征等。

（七）患者姿势

端坐呼吸见于充血性心力衰竭患者；一侧大量胸腔积液患者常喜卧向患侧；重度肺气肿患者常静坐而缓缓吹气；心肌梗死患者常叩胸作痛苦貌。

（八）劳力活动

劳力性呼吸困难是左心衰竭的早期症状，肺尘埃沉着症、肺气肿、肺间质纤维化、先天性心脏病往往也以劳力性呼吸困难为早期表现。

（九）职业环境

接触各类粉尘的职业是诊断尘肺的基础；饲鸽者、种蘑菇者发生呼吸困难时应考虑外源性过敏性肺泡炎。

（十）伴随症状

伴咳嗽、发热者考虑支气管-肺部感染；伴神经系统症状者注意脑及脑膜疾病或转移性肿瘤；伴霍纳（Horner）综合征者考虑肺尖瘤；伴上腔静脉综合征者考虑纵隔肿块；触及颈部皮下气肿时立即想到纵隔气肿。

（张　丽）

第八节　恶心、呕吐

一、概述

恶心、呕吐是临床上最常见的症状之一。恶心是一种特殊的主观感觉，表现为胃部不适和胀满感，常为呕吐的前奏，多伴有流涎与反复的吞咽动作。呕吐是一种胃的反射性强力收缩，通过胃、食管、口腔、膈肌和腹肌等部位的协同作用，能迫使胃内容物由胃食管经口腔急速排出体外。恶心、呕吐可由多种迥然不同的疾病和病理生理机制引起。两者可或不相互伴随。

二、病因

恶心、呕吐的病因很广泛,包括多方面因素,几乎涉及各个系统。

(一)感染

急性病毒性胃肠炎、急性细菌性胃肠炎、急性病毒性肝炎、急性阑尾炎、胆囊炎、腹膜炎、急性输卵管炎、盆腔炎等。

(二)腹腔其他脏器疾病

1.脏器疼痛

胰腺炎、胆石症、肾结石、肠缺血、卵巢扭转。

2.胃肠道梗阻

幽门梗阻。

3.溃疡病、胃癌、腔外肿物压迫

胃及十二指肠溃疡、十二指肠梗阻、十二指肠癌、胰腺癌、肠粘连、肠套叠、克罗恩病、肠结核、肠道肿瘤、肠蛔虫、肠扭转、肠系膜上动脉压迫综合征、输出襻综合征;胃肠动力障碍(糖尿病胃轻瘫、非糖尿病胃轻瘫)、假性肠梗阻(结缔组织病、糖尿病性肠神经病、肿瘤性肠神经病、淀粉样变等)。

(三)内分泌代谢性疾病

低钠血症、代谢性酸中毒、营养不良、维生素缺乏症、糖尿病酸中毒、甲状腺功能亢进、甲状腺功能低下、甲状旁腺功能亢进症、垂体功能低下、肾上腺功能低下、各种内分泌危象、尿毒症等。

(四)神经系统疾病

中枢神经系统感染(脑炎、脑膜炎)、脑瘤、脑供血不足、脑出血、颅脑外伤。

(五)药物等理化因素

麻醉剂、洋地黄类、化学治疗(以下简称"化疗")药物、抗生素、多巴胺受体激动剂、非甾体抗炎药、茶碱、乙醇、放射线等。

(六)精神性呕吐

神经性多食、神经性厌食。

(七)前庭疾病

晕动症、梅尼埃病、内耳迷路炎。

(八)妊娠呕吐

妊娠剧吐、妊娠期急性脂肪肝。

(九)其他

心肺疾病(心肌梗死、肺梗死、高血压、急性肺部感染、肺源性心脏病)、泌尿系统疾病(急性肾炎、急性肾盂肾炎、尿毒症)、周期性呕吐、术后恶心和呕吐、青光眼等。

三、发病机制

恶心是人体一种神经精神活动,多种因素可引起恶心,如内脏器官疼痛、颅内高压、迷路刺激、某些精神因素等。恶心发生时,胃蠕动减弱或消失,排空延缓,十二指肠及近端空肠紧张性增加,出现逆蠕动,导致十二指肠内容物反流至胃内。恶心常是呕吐的前兆。

呕吐是一种复杂的病理生理反射过程。反射通路包括以下几个。

(一)信息传入

由自主神经传导(其中迷走神经纤维较交感神经纤维起的作用大)。

(二)呕吐反射中枢

目前认为中枢神经系统的两个区域与呕吐反射密切相关。一是延髓呕吐中枢,二是化学感受器触发区(CTZ)。通常把内脏神经末梢传来的冲动,引起的呕吐称为反射性呕吐,把CTZ受刺激后引起的呕吐称为中枢性呕吐。延髓呕吐中枢位于延髓外侧网状结构背外侧,迷走神经核附近,主要接受来自消化道和内脏神经、大脑皮质、前庭器官、视神经、痛觉感受器和CTZ的传入冲动。化学感受器触发区(CTZ)位于第四脑室底部的后极区,为双侧性区域,有密集多巴胺受体。多巴按受体在CTZ对呕吐介导过程中起重要作用,因为应用阿扑吗啡、左旋多巴、溴隐亭等多巴胺受体激动剂可引起呕吐,而其拮抗剂、甲氧氯普胺、吗丁啉等药物有止呕作用。化学感受器触发区的5-羟色胺、去甲肾上腺素、神经胺物质等也可能参与呕吐反射过程。CTZ主要接受来自血液循环中的化学等方面的呕吐刺激信号,并发出引起呕吐反应的神经冲动。但CTZ本身不能直接引起呕吐,必须在延髓呕吐中枢完整及其介导下才能引起呕吐,但两者的关系尚不明了。CTZ位于血-脑屏障之外,许多药物或代谢紊乱均可作用于CTZ。麻醉剂类药物、麦角衍生物类药物、吐根糖浆等及体内某些多肽物质如甲状腺激素释放激素、P物质、血管紧张素、促胃液素、加压素、血管肠肽等均作用于CTZ,引起恶心呕吐。此外,某些疾病如尿毒症、低氧血症、酮症酸中毒、放射病、晕动症等引起的恶心和呕吐也与CTZ有关。

(三)传出神经

传出神经包括迷走神经、交感神经、体神经和脑神经。上述传出神经将呕吐信号传至各效应器官,引起恶心、呕吐过程,呕吐开始时,幽门口关闭,胃内容物不能排到十二指肠。同时,贲门口松弛,贲门部上升,腹肌、膈肌和肋间肌收缩,胃内压及腹内压增高,下食管括约肌松弛,导致胃内容排出体外。

四、诊断

恶心、呕吐的病因广泛,正确的诊断有赖于详尽的病史以及全面的体检和有针对性的实验室检查。

(一)病史

1.呕吐的伴随症状

呕吐伴发热者,须注意急性感染。呕吐伴有不洁饮食或同食者集体发病者,应考虑食物或药物中毒。呕吐伴胸痛常见于急性心肌梗死或急性肺梗死等。呕吐伴有腹痛者,常见于腹腔脏器炎症、梗阻和破裂。腹痛于呕吐后暂时缓解者,提示消化性溃疡、急性胃炎及胃肠道梗阻疾病。呕吐后腹痛不能缓解者,常见于胆管疾病、泌尿系统疾病、急性胰腺炎等。呕吐伴头痛,除考虑颅内高压的疾病外,还应考虑偏头痛、鼻炎、青光眼及屈光不正等疾病。呕吐伴眩晕,应考虑前庭、迷路疾病、基底-椎动脉供血不足、小脑后下动脉供血不足以及某些药物(如氨基糖苷类抗生素)引起的颅神经损伤。

2.呕吐的方式和特征

喷射性呕吐多见于颅内炎症、水肿出血、占位性病变、脑膜炎症粘连等所致颅内压增高,通常不伴有恶心。此外,青光眼和第Ⅷ对颅神经病变也可出现喷射性呕吐。呕吐不费力,餐后即发生,呕吐物量少,见于精神性呕吐。

应注意呕吐物的量、性状和气味等。呕吐物量大,且含有腐烂食物提示幽门梗阻、胃潴留、胃轻瘫及回肠上段梗阻等。呕吐物为咖啡样或血性,见于上消化道出血;含有未完全消化的食物则提示食管性呕吐(贲门失弛缓症、食管癌等)和神经性呕吐;含有胆汁者,常见于频繁剧烈呕吐、十二指肠乳头以下的十二指肠或小肠梗阻、胆囊炎、胆石症及胃大部切除术后等,有时见于妊娠剧吐、晕动症。呕吐物有酸臭味者,说明为胃内容物。有粪臭味提示小肠低位梗阻、麻痹性肠梗阻、结肠梗阻、回盲瓣关闭不全或胃结肠瘘等。

3.呕吐和进食的时相关系

进食过程或进食后早期发生呕吐常见于幽门管溃疡或精神性呕吐;进食后期或积数餐后呕吐,见于幽门梗阻、肠梗阻、胃轻瘫或肠系膜上动脉压迫导致十二指肠淤积。晨间呕吐多见于妊娠呕吐,有时亦见于尿毒症、慢性酒精中毒和颅内高压症等。

4.药物或放射线接触史

易引起呕吐的常用药物有抗生素、洋地黄、茶碱、化疗药物、麻醉剂、乙醇等。深部射线治疗,镭照射治疗和^{60}Co照射治疗亦常引起恶心、呕吐。

5.其他

呕吐可为许多系统性疾病的表现之一,包括糖尿病、甲状腺功能亢进或减退、肾上腺功能减退等内分泌疾病,硬皮病等结缔组织病,脑供血不足、脑出血、脑瘤、脑膜炎、脑外伤等中枢神经疾病,尿毒症等肾脏疾病。

(二)体格检查

1.一般情况

应注意神志、营养状态、脱水、循环衰竭、贫血及发热等。

2.腹部伴症

应注意胃型、胃蠕动波、振水音等幽门梗阻表现;肠鸣音亢进、肠型等急性肠梗阻表现;腹肌紧张、压痛、反跳痛等急腹症表现。此外,还应注意有无腹部肿块、疝气等。

3.其他

眼部检查注意眼球震颤、眼压测定、眼底有无视盘水肿等;有无病理反射及腹膜刺激征等。

(三)辅助检查

辅助检查主要包括与炎症、内分泌代谢及水盐电解质代谢紊乱等有关的实验室检查。必要时可做 CT、MRI、B 超、胃镜等特殊检查以确定诊断。

五、鉴别诊断

(一)急性感染

急性胃肠炎有许多病因,常见的有细菌感染、病毒感染,化学性和物理性刺激,过敏因素和应激因素作用等,其中急性非伤寒性沙门菌感染是呕吐的常见原因。急性胃肠炎所引起的呕吐常伴有发热、头痛、肌痛、腹痛、腹泻等。另外,恶心、呕吐也是急性病毒性肝炎的前驱症状。某些病毒感染可引起流行性呕吐。其主要的临床特征有突然出现频繁的恶心、呕吐,多于早晨发生,常伴有头晕、头痛、肌肉酸痛、出汗等。该病恢复较快,通常 10 天左右呕吐停止,但 3 周后有可能复发。

(二)脏器疼痛所致恶心、呕吐

脏器疼痛所致恶心、呕吐属反射性呕吐,如急性肠梗阻、胆管结石、输尿管结石、肠扭转、卵巢囊肿扭转等。急性内脏炎症(阑尾炎、胰腺炎、胆囊炎、憩室炎、腹膜炎、重症克罗恩病及溃疡性结肠炎等)常伴有恶心、呕吐。患者多有相应的体征,如腹肌紧张、压痛、反跳痛、肠鸣音变化等。实验室检查可见白细胞计数升高,有的患者血清淀粉酶升高(胰腺炎)或胆红素升高(胆石症)。

(三)机械性梗阻

1.幽门梗阻

急性幽门管或十二指肠球部溃疡可使幽门充血水肿、括约肌痉挛引起幽门梗阻,表现为恶心、呕吐、腹痛。呕吐于进食早期(餐后3~4小时)发生,呕吐后腹痛缓解。经抗溃疡治疗及控制饮食后,恶心、呕吐症状可消失。慢性十二指肠溃疡瘢痕引起的幽门梗阻表现为进食后上腹部饱胀感,迟发性呕吐,呕吐物量大、酸臭、可含隔夜食物。上腹部可见扩张的胃型和蠕动波并可闻及振水音。胃窦幽门区晚期肿瘤也可引起幽门梗阻,表现为恶心、呕吐、食欲缺乏、贫血、消瘦、乏力、上腹疼痛等。

2.十二指肠压迫或狭窄

引起十二指肠狭窄的病变有十二指肠癌、克罗恩病、肠结核等,引起腔外压迫的疾病有胰头、胰体癌及肠系膜上动脉压迫综合征。这类呕吐的特点是餐后迟发性呕吐,伴有上腹部饱胀不适,有时伴有上腹部痉挛性疼痛,呕吐物中常含胆汁,呕吐后腹部症状迅速缓解。肠系膜上动脉压迫综合征,多发生于近期消瘦、卧床、脊柱前凸患者,前倾位或胸膝位时呕吐可消失;胃肠造影示十二指肠水平部中线右侧呈垂直性锐性截断,胃及近端十二指肠扩张,患者有时需做松解或短路手术。

3.肠梗阻

肠腔的肿瘤、结核及克罗恩病等,或肠外粘连压迫均可引起肠道排空障碍,导致肠梗阻。常表现为腹痛、腹胀、恶心、呕吐和肛门停止排便排气。呕吐反复发作,较剧烈。早期呕吐物为食物、胃液或胆汁,之后呕吐物呈棕色或浅绿色,晚期呈粪质样,带恶臭味。呕吐后腹痛常无明显减轻。检查可见肠型,压痛明显,可扪及包块,肠鸣音亢进。结合腹部X线平片等检查,可做出诊断。

(四)内分泌或代谢性疾病

许多内分泌疾病可出现恶心、呕吐,如胃轻瘫、结缔组织病性甲亢危象、甲低危象、垂体肾上腺危象、糖尿病酸中毒等。低钠血症可以反射性地引起恶心、呕吐,另外,恶心、呕吐常出现于尿毒症的早期,伴有食欲缺乏、嗳气、腹泻等消化道症状。根据各种疾病的临床特征及辅助检查,可明确恶心、呕吐的病因。

(五)药物性呕吐

药物是引起恶心、呕吐的最常见原因之一,药物或及其代谢产物,一方面可通过刺激CTZ受体(如多巴胺受体),由此产生冲动并传导至呕吐中枢而引起恶心、呕吐,如化疗药物、麻醉药物、洋地黄类药物等;另一方面可刺激胃肠道,使胃肠道神经兴奋并发出冲动,传入呕吐中枢,引起呕吐中枢兴奋,出现恶心、呕吐,如部分化疗药物、非甾体抗炎药及某些抗生素等。

(六)中枢神经系统疾病

脑血管病、颈椎病及各种原因所致的颅内压增高均可引起恶心、呕吐。

1.脑血管病

常见疾病有偏头痛和基-椎底动脉供血不足。偏头痛可能与5-羟色胺、缓激肽等血管活性物质引起血管运动障碍有关。常见的诱因有情绪激动、失眠、饮酒及过量吸烟等。主要临床表现为阵发性单侧头痛,呕吐常呈喷射状,呕吐胃内容物,呕吐后头痛可减轻,还伴有面色苍白、出冷汗、视觉改变及嗜睡等症状,应用麦角衍生物制剂可迅速缓解症状。椎-基底动脉供血不足也可出现恶心、呕吐,且有眩晕、视力障碍、共济失调、头痛、意识障碍等表现。

2.颅内压增高

脑血管破裂或阻塞,中枢神经系统感染(如急性脑炎、脑膜炎)和颅内肿瘤均可引起颅内压增高而出现呕吐,其特点为呕吐前常无恶心或仅有轻微恶心,呕吐呈喷射状且与饮食无关,呕吐物多为胃内容物,常伴有剧烈头痛和不同程度的意识障碍,呕吐后头痛减轻不明显。脑血管病变常出现剧烈头痛、呕吐、意识障碍、偏瘫等;颅内感染者除头痛、呕吐外,还伴有畏寒、发热,严重者可出现神志、意识障碍。脑肿瘤的呕吐常在头痛剧烈时发生,呕吐后头痛可暂时减轻,常伴有不同程度颅神经损害的症状。

(七)妊娠呕吐

恶心、呕吐是妊娠期最常见的临床表现之一,50%～90%的妊娠妇女有恶心,25%～55%的孕妇出现呕吐。恶心、呕吐常发生于妊娠的早期,于妊娠15周后消失。呕吐多见于早晨空腹时,常因睡眠紊乱、疲劳、情绪激动等情况而诱发。孕妇若为第一次怀孕,更易出现呕吐。妊娠呕吐一般不引起水电解质平衡或营养障碍,也不危及孕妇和胎儿的安全和健康。约3.5%的妊娠妇女有妊娠剧吐,可引起严重的水电解质紊乱和酮症酸中毒。妊娠剧吐较易发生于多胎妊娠、葡萄胎及年轻而精神状态欠稳定的妇女。关于妊娠呕吐的发生机制目前尚不清楚,可能与内分泌因素和精神因素有关。

(八)精神性呕吐

精神性呕吐常见于年轻女性,有较明显的精神心理障碍,包括神经性呕吐、神经性厌食和神经性多食。其特点为呕吐发作与精神受刺激密切相关。呕吐常发生于进食开始或进食结束时,无恶心,呕吐不费力,呕吐物不多,常为食物或黏液,吐毕又可进食,患者可自我控制或诱发呕吐。除少数神经性厌食者因惧怕或拒绝进食可有极度消瘦和营养不良、闭经外,许多神经性呕吐患者食欲及营养状态基本正常。有时患者甚至多食导致营养过剩。

(鲁　侠)

第二章 内科常用检查

第一节 脑电图检查

脑电图(EEG)是指将脑多数神经细胞活动电位或突触电位的电生理现象进行总和,导出、记录两个电极间的电位差。一般经头皮上设置的电极导出,即表面脑电图(一般所说的脑电图);亦可直接由大脑皮质和脑深部所设置的电极记录电活动,分别称皮质脑电图和深部脑电图。

一、脑电图记录法

脑多数神经细胞电现象总和在两个电极间的电位差以 $1\sim100~\mu V$ 的振幅记录下来。电位变动的记录方法有一定的方式。

脑电图导出的方法有单极导程和双极导程两种。前者以耳垂为无关电极,显示与头皮上各处所放置的相关电极间的电位差;后者显示在头皮上的各电极间的电位差。因此,一般来说,单极导程所记录的脑电图波振幅较高。

在阅读脑电图时,要注意记录纸输送的速度及电位单位。一般,记录纸以 3 cm/s 的速度输送。电位的表示有 5 mm=50 μV 或 7 mm=50 μV。这些标志在描绘开始及终了时都要明确地记录下来。

二、脑电图分类

脑电图的电位差以振幅表示,可分为高振幅、中振幅、低振幅及平坦波。以周波数分为 α 波(8～14 Hz),β 波(14 Hz 以上),θ 波(4～8 Hz),δ 波(4 Hz 以下)。β 波又称速波,θ 波、δ 波又称慢波。其他波形还命名有棘波、尖波、棘慢波综合及突发的活动波。

棘波持续时间在 80 毫秒以内呈尖锐的波形;尖波持续在 80 毫秒以上,亦呈尖锐的波形,但较棘波的振幅稍高。

三、正常脑电图

(一)正常成人脑电图

在诊断脑电图时首先要明确被检者是成人(临床脑电图定为 14 岁以上)或是小儿,因为两者在正常脑电图上有很大的差异。

正常成人脑电图 α 波（10/s × 50 μV）与速波相混，α 波主要见于顶、枕部，速波的振幅为 10～20 μV，如呈 50～100 μV 则为异常。在描记脑电图时，于睁眼时记入的 α 波突然消失，而于闭眼时 α 波又出现，此现象被称 α 波抑制，为正常的反应。这种现象不仅见于 α 波，亦可见于速波，特别是老年人常见，称此为低振幅速波，为正常范围脑电图。

（二）正常小儿脑电图

总的来看，小儿脑电图周波数慢、振幅高。随着年龄增长慢波向 α 波转化，即婴幼儿以 δ、θ 波，幼儿期以慢 α 波，学龄期以 α、θ 波为优势，到青春期（14 岁）出现成人脑电图波形。

（三）正常成人睡眠脑电图

正常成人睡眠脑电图与觉醒时脑电图不同，如果不认识睡眠脑电图，则将造成诊断上的很大误解。根据入睡深度的不同脑电图有不同的表现。刚刚入睡时脑电图出现小的细波；随着睡眠的深入，波变快，出现 α、θ 100 μV 以上的大波，多见于顶部，称此为瘤波；继而于全导程出现 14/s 的速波，呈纺锤形排列，称此为纺锤波；当睡眠更加深时则出现非常慢的波形，称之为丘波。

（四）正常小儿睡眠脑电图

与成人脑电图相比最大的差异是，在刚入睡时即出现高振幅、慢波，而成人则相反出现细波。此外，于轻睡眠初期的瘤波振幅在 2～4 岁时才明显出现，轻睡眠期只见明显的纺锤波，中等度或深度睡眠时与成人无大差异。

四、脑电图诱发法

安静闭眼状态描记不出现异常脑电图，而当给予种种刺激时才出现异常脑电图，这些刺激方法即诱发法。

（一）过呼吸诱发法

过呼吸时血中 PCO_2 低下，脑血管收缩，引起可逆性脑缺血症状。如有病灶存在则出现一过性异常波。主要见于小儿及一部分成人，称"增大"。此现象以额、顶部明显，呈高振幅，以 α、θ 波速度一过性但连续出现。在正常状态下过呼吸终止后 30 秒以内消失，但如持续出现 30 秒以上则认为是病态。

（二）睡眠诱发法

睡眠诱发法有自然睡眠及药物诱发睡眠法两种，后者常用于小儿。睡眠诱发的出现率为 82%，较觉醒时出现的异常（36%）明显增高。

其他诱发法还有闪光刺激诱发法、戊四氮和贝美格法。

五、异常脑电图

异常脑电图系指正常应该描记出的脑电图不出现，及正常描计时所见不到的脑电图。前者称基础波异常、非突发性异常，后者称突发性异常。

（一）非突发性脑电图异常

周波数、振幅和持续时间与正常脑电图的基础波形相异的脑电图称非突发性脑电图。主要有下述 4 种改变，即节律变化、慢波化、速波化和振幅低下。

1.节律变化

α 波振幅的递增或递减消失。振幅增大，部位差亦消失称弥散性 α 节律。

2.慢波化

α波周波数减少,向慢波移行称慢波化,其原因为脑功能低下。θ波持续延长,局限于特定部位时或呈明确的非对称性,则意味病态。δ波的出现常被认为是异常的。

3.速波化

α波的周波数增加称速波化,表示脑功能亢进。可是单纯速波化并不能就判定是异常,只在伴有振幅的增加时才是异常。

4.振幅低下

α波的振幅为 $50~\mu V$,电位下降到 $20~\mu V$ 以下时称振幅低下。其极限为平坦化脑电图(flat EEG)。

(二)突发性脑电图异常

正常脑电图不出现的棘波、高振幅慢波,如在基础节律中出现时称突发性脑电图异常。

1.棘波与尖波

棘波是指持续 20~80 毫秒短的尖锐波形,尖波指持续 80~200 毫秒较长的尖锐波形。两者的差异只是神经细胞放电周期同期化的程度不同而出现的波形,其本质为同一机制。

2.高振幅慢波

高振幅慢波见于种种病态,呈高振幅 2~7 Hz 的慢波 1~3 秒群化出现。其特异的是 1~4 Hz慢波群规则地出现于额、枕部,呈间歇的节律慢波,显示脑基底部障碍。

(三)异常脑电图出现的部位及其意义

对异常脑电图要明确下述各点:①是否经常在特定部位局灶性出现(焦点性、局限性);②是否全脑底广泛出现(泛发性);③局限性时为两侧性或一侧性;④是否左右对称;⑤是否同期性或非同期性;⑥诱发后位相是否逆转等。

(四)不同疾病的脑电图所见

除癫痫病外其他疾病无特异性脑电图,但可根据其疾病的特征推断出原因疾病。

1.癫痫

癫痫的脑电图特征为以棘波为主的突发性异常脑电图。依癫痫的局限、分布样式所出现的异常波,在某种程度上有规律性。癫痫的临床分类与脑电图的所见有对应性。

2.全面性癫痫

全面性癫痫发作时左右两半球出现对称性同期性发作波,相当于临床发作型的大发作及小发作。在发作的间歇期可出现散发性慢波或尖波,但亦可为正常脑电图。

3.大发作

大发作发作开始前全导联出现持续几秒钟的低电压速波,继而呈高振幅的脑电图。当大发作开始时,出现与强直性痉挛一致的 15~16 Hz 规律棘波,见于全导联,继而周波数下降振幅增大,痉挛向阵挛性移行。在阵挛性痉挛的脑电图,还混有节律性慢波,有时亦可为棘慢波样,但逐渐周波数减少。痉挛发作终止时呈平坦的脑电图,其后出现慢波化,再恢复到间歇期脑电图。

4.小发作

小发作有 3 种发作型,即纯粹小发作、肌阵挛及失张力发作。纯粹小发作时突然出现2~15 秒的意识丧失,此时的脑电图呈现 3 Hz 的棘慢波综合,见于全部导联。此发作易被过呼吸或睡眠诱发,间歇期多呈正常脑电图(60%)。

5.精神运动发作

精神运动发作亦称颞叶癫痫,有 3 种发作类型,自动性发作、主观性发作及强直性焦点发作。主观发作还包括精神发作、梦幻状态发作及钩回发作。这些类型的脑电图于间歇期在颞叶前部可见棘波存在,觉醒时有 30％存在,睡眠时有 88％出现,因而一定要做睡眠脑电图检查。于发作时脑电图可见规则的或不规则的慢波及平坦波形。

6.焦点发作

焦点发作是指由于外伤或占位性病变,使皮质出现局限性、表在性障碍的焦点。其中,包括反射性癫痫或光源性癫痫,亦有 Jacksonian 癫痫,这些都显示有病灶部位。

7.自主神经性发作

自主神经性发作多合并大发作,通常有自主性先兆。在临床上有自主神经的症状,如因胃痉挛而发生的剧痛。脑电图以在睡眠纺锤期出现 14 c/s 阳性棘波为特征。但是,多数学者认为,这种改变完全是正常的波形;亦有学者认为,是视丘性视丘下部癫痫,提示在间脑有病灶。

(五)脑神经外科领域所见的异常脑电图

脑神经外科领域所见的异常脑电图主要出现大的慢波及棘尖波这两种改变。慢波主要见于肿瘤或慢性全脑功能低下时,皆为脑器质性病变;而突发性出现的棘尖波则代表癫痫类的功能障碍。成为颞叶癫痫原因的小星形细胞瘤即可出现棘波改变。

1.病变的定位

为了使病灶定位得更清楚,要注意以下 4 点。

(1)位相逆转:易见于双极导联,即病灶部所放置的电极为共有的导联,脑波形对着的方向恰恰相反的状态,故于逆转导联,电极共有的部分为病灶。

(2)左右差:虽然与病灶部位的深浅有关,但周期、振幅的左右差,对定位的决定是有意义的。当然,左右差最明显的部位是与病灶一致的。病灶位于脑表面时,在肿瘤部所导出的脑电图为平坦脑电图,肿瘤周围脑水肿区的脑电图为慢波。位于深部的肿瘤,慢波可向两侧半球投射,故可见无左右差的慢波。

(3)懒活动:由于病变轻微,较对侧健部的周波数慢,或正常状态该出现的波形不出现的状态称懒活动,如睡眠脑电图的纺锤波不出现。

(4)局限的异常波:病灶浅表且有皮质破坏时,多形性 S 波连续地见于睡眠时。远隔性病灶(脑底部、脑干部)有时于额部或枕部出现单一节律性慢波。

2.病变所致脑障碍的程度

高度脑障碍时脑电图呈平坦化,脑死亡时脑电图完全平坦。可是,平坦脑电图并非都是脑死亡。脑障碍中度时出现慢波,轻度时出现棘波。

(六)脑血管病脑电图

慢性期脑血管病的脑电图仅仅表现慢波振幅轻度低下,亦可有棘波,但多数为正常脑电图。多发性脑梗死时可见 8/s 振幅大的 α 波呈泛发性。

(七)头部外伤脑电图

头部外伤急性期于挫伤一致的部位出现慢波或全部导联慢波。经 2 周到 1 个月后急性期脑电图变化消失。依外伤的部位及程度,脑电图可为完全正常,亦可出现慢波、电位差及棘波。

六、脑电图的阅读及记录

(一)记录觉醒时基础节律的性状

脑电图的记录首先由基础节律开始(背景脑电图)。要记录有无最标准的 α 波、周波数、振幅、出现频度、连续性、睁闭眼对 α 波抑制是否良好。进而要记录对速波、慢波及基础节律全体的规则性、左右差的有无。

(二)对异常波及诱发法效果的记录

要记录异常波的种类、出现样式(散发性、律动性、持续性)及局在部位(泛发性、局限性)。要记录所使用的各种诱发方法及其结果。

(三)综合判定

综合判定分 3 个等级,即正常、境界和异常(轻度、中度和高度)。

七、脑死亡

脑的功能全部丧失时称脑死亡。脑电图呈平坦化,完全看不到脑波。可是,在通常头皮脑电图上即使呈平坦化,有时对判定其为可逆性或非可逆性会发生困难,只有判定其为非可逆性平坦化脑电图才能判定其为脑死亡。因此,要反复多次描记来观察,同时要用 2~4 倍的增幅度来描记,最后来判定其为非可逆性。

(李秀娟)

第二节 心电图检查

一、心电图的测量方法

(一)时间和电压的标准

心电图记录纸上的小方格是长、宽均为 1 mm 的正方形。横向距离代表时间。常规记录心电图时,心电图纸向前移动的纸速为 25 mm/s。故每个小格 1 mm 代表 0.04 秒。心电图纸纵向距离代表电压,一般在记录心电图前,把定准电压调到 1 mV=10 mm,故每个小格即 1 mm 代表 0.1 mV(图 2-1)。

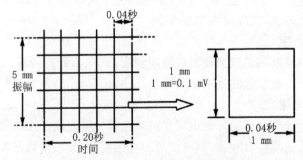

图 2-1 心电图记录纸时间和电压的标准

有时因为心电图电压太高,所以把定准电压改为 1 mV=5 mm;有时因为心电图电压太低,把定准电压调为 1 mV=20 mm。所以测量心电图时应注意定准电压的标准。此外,尚需注意机器本身1 mV发生器的准确性,如标准电池失效等,若不注意会引起错误诊断。

(二)各波间期测量方法

选择波幅较大且清晰的导联测量。一般由曲线突出处开始计算,如波形朝上应从基线下缘开始上升处量到终点,向下波则应从基线上缘开始下降处量到终点,间期长短以秒计算(图 2-2)。

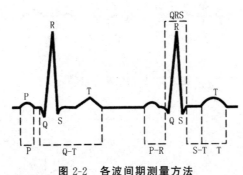

图 2-2 各波间期测量方法

(三)各波高度和深度的测量

测量一个向上的波(R 波)的高度时,应自等电位线的上缘量至电波的顶端。测量一个向下的波(Q 或 S 波)的深度时,应自等电位线的下缘量至电波的底端。测量后,按所示定准电压的标准折合为毫伏(mV)。

(四)常用工具

量角规、计算尺、计算器、放大镜等。

二、心率的测量

若干个(5 个以上)P-P 或 R-R 间隔,求其平均值,若心房与心室率不同时应分别测量,其数值就是一个心动周期的时间(秒数)。

每分钟的心率可按公式计算:心率 $= \dfrac{60}{\text{平均 R-R 或 P-P 间期(秒)}}$

三、心电轴

心电轴是心电平均向量的电轴,一般是指前额面上的心电轴。瞬间综合向量亦称瞬间心电轴,其与标准Ⅰ导联线(水平线)所构成的角度即称为瞬间心电轴的角度。所有瞬间心电轴的综合即为平均心电轴。额面 QRS 电轴的测定法如下所述。

(一)目测法

目测Ⅰ、Ⅲ导联 QRS 波群的主波方向。若Ⅰ、Ⅲ导联 QRS 主波均为正向波,电轴不偏;若Ⅰ导联主波为深的负向波,Ⅲ导联主波为正向波,电轴右偏;若Ⅲ导联主波为深的负向波,Ⅰ导联主波为正向波,电轴左偏(图 2-3)。

(二)Bailey 六轴系统计算测定

将六个肢体导联的导联轴保持各自的方向移置于以 O 点为中心,再将各导联轴的尾端延长作为该导联的负导联轴得到一个辐射状的几何图形,称为 Bailey 六轴系统(每两个相邻导联轴间的夹角为 30°)(图 2-4)。

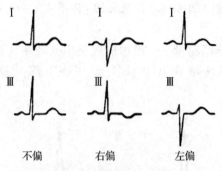

图 2-3　目测法测心电轴

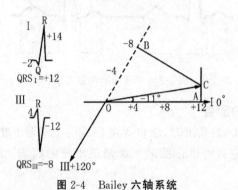

图 2-4　Bailey 六轴系统

(1)画出 Bailey 六轴系统中导联Ⅰ和导联Ⅲ的导联轴 OⅠ和 OⅢ,OⅠ的方向定为 0°,OⅢ的方向定为+120°。

(2)根据心电图导联Ⅰ的 QRS 波形电压将向上的波作为正值,向下的波作为负值,计算各波电压的代数和,然后在 OⅠ上定 A 点,使 OA 的长度相当于电压代数和的数值。

(3)同样,根据心电图导联Ⅲ的 QRS 波形和电压,计算各波电压的代数和,然后在 OⅢ上定 B 点,OB 的长度相当于电压代数和的数值。

(4)通过 A 点作一直线垂直于 OⅠ,通过 B 点作一直线垂直于 OⅢ,这两条直线的交点为 C。

(5)连接 OC,将 OC 画为向量符号,OC 就是测得的心电轴,OC 与 OⅠ的夹角就是心电轴的方向(以度数代表)。

(三)查表法

根据心电图导联Ⅰ、导联Ⅲ的 QRS 波形和电压,计算各导联波形电压的代数和,然后用电压代数和的数值,查心电轴表测得的心电轴数值(图 2-5)。

四、心电图各波形正常范围及测量

(一)P 波

一般呈圆拱状,宽度不超过 0.11 秒,电压高度不超过 0.25 mV,P_{aVF} 直立,P_{aVR} 倒置,P 波在Ⅰ、Ⅱ、$V_3 \sim V_6$ 直立,V_{1ptf} 小于 0.03(mm·s)。选择 P 波清楚高大的测量,如Ⅱ、V_5、V_1 导联等。

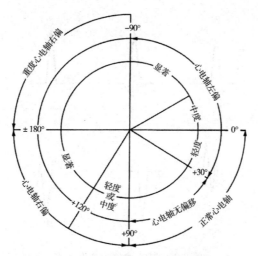

图 2-5 心电轴正常、心电轴偏移范围

①0°～＋90°：正常心电轴。②0°～＋30°：轻度左偏（但属正常范围）。③0°～
－30°：中度左偏。④－30°～－90°：显著左偏。⑤＋90°～＋120°：轻度或中度
右偏。⑥＋120°～±180°：显著右偏。⑦±180°～－90°或 270°：重度右偏（但
部位靠近－90°者可能属于显著左偏）。⑧＋30°～＋90°：心电轴无偏移

(二)P-R 间期

此间期代表自心房开始除极至波动传导至心室肌（包括心室间隔肌）开始除极的时间。正常
成人为 0.12～0.20 秒，P-R 间期的正常范围与年龄、心率快慢有关。例如幼儿心动过速时 P-R 间期
相应缩短。7～13 岁小儿心率 70 次/分以下时 P-R 间期不超过 0.18 秒，而成人心率 70 次/分以
下时 P-R 间期小于 0.20 秒。成人心率 170 次/分时 P-R 间期不超过 0.16 秒。

测量：不是一概以 Ⅱ 导联为准而是选择宽大、清楚的 P 波最好，QRS 波群有明显 Q 波的导
联（或 QRS 起始处清晰的导联）作为测量 P-R 间期的标准。P-R 间期是从 P 波开始到 QRS 波群
开始。若 QRS 波群最初是 Q 波，那么则是 P-Q 间期，但一般仍称 P-R 间期。对多道同步心电图
机描记的图形，多道同步心电图测量应从波形出现最早的位置开始测量。

(三)QRS 波群

QRS 波群代表心室肌的除极过程。

1.QRS 宽度

0.06～0.10 秒，不超过 0.12 秒。

2.QRS 波群形态及命名

以各波形的相对大小，用英文字母大小写表示（图 2-6）。

肢导联：①aVR，主波向下 rS 型或 Qr 型。②aVL、aVF 不恒定。③aVL 以 R 波为主时，R_{aVL}
<1.2 mV。④aVF 以 R 波为主时，R_{aVF}<2.0 mV，各肢导联 R＋S≥0.5 mV。

胸导联：R 或 S 波电压。①V_1 导联 R/S<1，R_{V1}<1.0 mV，R_{V1}＋S_{V5}<1.2 mV。②V_5 导联
R/S>1，R_{V5}<2.5 mV，R_{V5}＋S_{V1}<4.0 mV（男）。R_{V5}＋S_{V1}<3.5 mV（女）。

3.Q 波

Ⅰ、Ⅱ、aVF、V_4～V_6 qR 型时 Q 波时间宽度不应超过 0.04 秒，Q 波深度<1/4 R 波，Q 波宽
度比深度更有意义。V_1、V_2 导联为 QS 型不一定是异常，V_5、V_6 导联经常可见到正常的 Q 波。

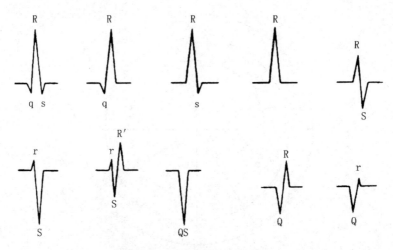

图 2-6 QRS 波群形态及命名

测量:测肢导联最宽的 QRS 波群或胸导联的 V₃ 导联。一般测量胸导联中最宽的 QRS 波群,最好起始及结尾均清楚的导联,最好有 Q 及 RS 波的导联。

(四)ST 段

ST 段指从 QRS 终点到 T 波起点的一段水平线,任何导联水平下降不得超过 0.05 mV。

肢导联、$V_4 \sim V_6$ 导联 ST 段升高不超过 0.1 mV,$V_1 \sim V_3$ 导联 ST 段升高可高达 0.3 mV,ST 段升高的形态更重要。

测量基线的确定:P-R 的延长线、T-P 的延长线。

(五)T 波

T 波反映心室复极过程。T 波的方向和 QRS 波群的方向应该是一致的。

正常成年人 TaVR 向下,T 波在 Ⅰ、Ⅱ、$V_3 \sim V_6$ 直立,T 波在 Ⅲ、aVF、aVL、V_1 可直立、双向或向下。

各波段振幅、时间测量的新规定如下。

各波段振幅的测量:P 波振幅测量的参考水平应以 P 波起始前的水平线为准。测量 QRS 波群、J 点、ST 段、T 波和 u 波振幅,统一采用 QRS 起始部水平线作为参考水平。如果 QRS 起始部为一斜段(例如受心房复极波影响、预激综合征等情况),应以 QRS 波起点作为测量参考点。测量正向波形的高度时,应以参考水平线上缘垂直地测量到波的顶端;测量负向波形的深度时,应以参考水平线下缘垂直地测量到波的底端(图 2-7)。

中华医学会心电生理和起搏分会于 1998 年及《诊断学》(第五版,人民卫生出版社)出版中对各波段时间的测量有新的规定:由于近年来已开始广泛使用 12 导联同步心电图仪记录心电图,各波段时间测量定义已有新的规定,测量 P 波和 QRS 波时间,应从 12 导联同步记录中最早的 P 波起点测量至最晚的 P 波终点以及从最早 QRS 波起点测量至最晚的 QRS 波终点;P-R 间期应从 12 导联同步心电图中最早的 P 波起点测量至最早的 QRS 波起点;Q-T 间期应是 12 导联同步心电图中最早的 QRS 波起点至最晚的 T 波终点的间距。如果采用单导联心电图仪记录,仍应采用既往的测量方法。P 波及 QRS 波时间应选择 12 个导联中最宽的 P 波及 QRS 波进行测量。P-R 间期应选择 12 个导联中 P 波宽大且有 Q 波的导联进行测量。Q-T 间期测量应取 12 个导联中最长的 Q-T 间期。一般规定,测量各波时间应自波形起点的内缘测至波形终点的内缘(图 2-8)。

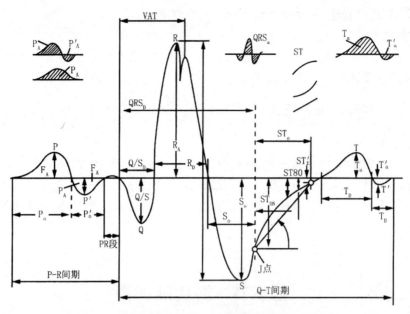

图 2-7 心电图波段振幅、时间测量新的规定示意图

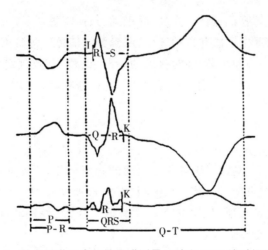

图 2-8 从多通道同步记录导联测量 P 波和 QRS 波时间示意图

五、分析心电图的程序

分析心电图时将各导联心电图按惯例排列,先检查描记时有无技术上的误差,再检查时间的标记及电压的标准,一般时间标记的间隔为 0.04 秒(1 mm),电压的标准一般以 10 mm 代表 1 mV。应注意在特殊情况下电压的标准可能做适当的调整。

(1)找出 P 波:注意 P 波的形状、方向、时间及大小、高度是否正常;P-R 间期是否规则,并测 P-P 间期,若无 P 波,是否有其他波取而代之。根据 P 波的特点确定是否为窦性心律。

(2)找出 QRS 波群:注意 QRS 波群的形状、时间及大小是否正常;R-R 间期是否规则,并测 R-R 间期、QRS 波群及各波电压。

(3)P 波与 QRS 波的关系:测 P-R 间期。

（4）分析 ST 段的变化:ST 段形状及位置,升高或降低。

（5）T 波的形状、大小及方向。

（6）根据 P-P 间期、R-R 间期分别算出心房率、心室率,若心律不齐则至少连续测量 6 个 P-P 间期或 R-R 间期,求其平均值,算出心率。

（7）测定 Q-T 间期,计算 K 值(Q-Tc):$K = \dfrac{Q-T \text{间期}}{\sqrt{R-R}}$。

（8）根据 I、Ⅲ 导推算出心电轴。

（9）根据心电图测量数值、图形形态、规律性和各波形及每个心动周期的相互关系,做出心电图的初步诊断。如果曾多次做心电图,应与过去的心电图比较以观察有无变化,结合临床资料做出进一步诊断以提供临床医师做最终临床诊断之参考。若考虑复查时,则应注明复查的日期。

（孙庆英）

第三节　肺功能检查

肺功能检查内容包括肺容积、通气、换气、呼吸动力、血气等项目。通过肺功能检查可对受检者呼吸生理功能的基本状况做出质和量的评价,明确肺功能障碍的程度和类型,进而可以更深一步地研究疾病的发病机制、病理生理,并对疾病的诊断、治疗、疗效判定、劳动能力评估及手术的耐受性等具有很大的帮助。以下简述临床常用肺功能检查项目。

一、通气功能检查

(一)肺容积

肺容积指在安静情况下,测定一次呼吸所出现的容积变化,不受时间限制,具有静态解剖学意义,是最基本的肺功能检查项目。肺容积由潮气量、补吸气量、补呼气量、残气量及深吸气量、功能残气量、肺活量、肺总量八项组成(图 2-9)。其值与年龄、性别和体表面积有关。以下分别介绍各项指标的含义及其正常值。

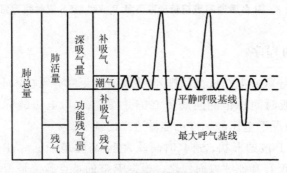

图 2-9　肺容积及其组成

1.潮气量(V_T)

潮气量为平静呼吸时,每次吸入和呼出的气量。成人正常值为 400～500 mL。

2.补呼气量(ERV)

补呼气量指平静呼气末再尽最大力量呼气所呼出的气量。成人正常值:男性约 910 mL、女性约 560 mL。

3.补吸气量(IRV)

补吸气量为平静吸气末再尽最大力量吸气所吸入的气量。成人正常值:男性约 2 160 mL、女性约1 400 mL。

4.深吸气量(IC)

深吸气量为平静呼气末尽最大力量吸气所吸入的最大气量,即潮气量加补吸气量。成人正常值:男性约2 660 mL、女性约 1 900 mL。

5.肺活量(VC)

肺活量是指深吸气末尽力呼气所呼出的全部气量,即深吸气量加补呼气量。成人正常值:男性约3 470 mL、女性约 2 440 mL。VC 实测值占预计值的百分比小于 80% 为减低,其中 60%～79% 为轻度减低、40%～59% 为中度减低、小于 40% 为重度减低。肺活量减低提示限制性通气障碍,也可以提示严重阻塞性通气障碍。

6.功能残气量(FRC)

功能残气量为平静呼气末肺内所含气量,即补呼气量加残气量。正常成人参考值:男性(3 112±611)mL、女性(2 348±479)mL。增加见于阻塞性肺气肿等,减少提示肺间质纤维化、急性呼吸窘迫综合征等。

7.残气量(RV)

残气量为最大呼气末肺内所含气量,即功能残气量减补呼气量。正常成人参考值:男性(1 615±397)mL、女性(1 245±336)mL。其临床意义同功能残气量。然而临床上残气量常以其占肺总量百分比即 RV/TLC% 作为判断指标,成人正常值:男性小于 35%、女性约 29%、老年人可达 50%。超过 40% 提示肺气肿。

8.肺总量(TLC)

肺总量为最大限度吸气后肺内所含气量,即肺活量加残气量。正常成人参考值:男性(5 766±782)mL、女性(1 353±644)mL。肺总量减少见于广泛肺部疾病。

(二)通气功能测定

通气功能又称为动态肺容积,是指单位时间内随呼吸运动进出肺的气量和流速。常用指标如下。

1.静息每分钟通气量(V_E)

静息每分钟通气量指静息状态下每分钟呼出气的量,等于潮气量×每分钟呼吸频率。正常值:男性(6 663±200)mL、女性(4 217±160)mL。V_E>10 L/min 提示通气过度,可发生呼吸性碱中毒,V_E<3 L/min 提示通气不足,可造成呼吸性酸中毒。

2.最大自主通气量(MVV)

最大自主通气量指在 1 分钟内以最大的呼吸幅度和最快的呼吸频率呼吸所得的通气量。可用来评估肺组织弹性、气道阻力、胸廓弹性和呼吸肌的力量,临床上常用作通气功能障碍、胸部手术术前判断肺功能状况、预计肺合并症发生风险的预测指标以及职业病劳动能力鉴定的指标。正常成人参考值:男性(104±2.71)L、女性(82.5±2.17)L。临床常以实测值占预计值的百分比进行判定,实测占预计值小于 80% 为异常。

3.用力肺活量(FVC)和第 1 秒用力呼气容积(FEV$_1$)

FVC 是指深吸气后以最大力量、最快的速度所能呼出的气量。其中第 1 秒用力呼气容积(FEV$_1$)是测定呼吸道有无阻力的重要指标。临床常用 FEV$_1$ 和一秒率(FEV$_1$/FVC%)表示,正常成人 FEV$_1$ 值:男性(3 179±117)mL、女性(2 314＋48)mL;FEV$_1$/FVC%均大于 80%。

4.最大呼气中段流速(MMEF、MMF)

测定方法是将 FVC 起、止两点间分为四等份,取中间 50% 的肺容量与其所用呼气时间相比,所得值可作为早期发现小气道阻塞的指标。正常成人值:男性(3 452±1 160)mL/s、女性(2 836±946)mL/s。

二、小气道功能检查

小气道是指吸气状态下内径不大于 2 mm 的细支气管,是许多慢性肺部阻塞性肺病早期容易受累的部位。因小气道阻力仅占气道总阻力的 20% 以下,故其异常变化不易被常规肺功能测定方法检出。

(一)闭合容积

闭合容积(CV)指平静呼吸至残气位时,肺下垂部小气道开始闭合时所能呼出的气体量。而小气道开始闭合时肺内留存的气体量则称为闭合总量(CC)。正常值随年龄增加而增加:CV/VC%,30 岁为 13%,50 岁为 20%,CC/TLC<45%。

(二)最大呼气流量-容积曲线

最大呼气流量-容积曲线(MEFV)为受试者在最大用力呼气过程中,将呼出的气体容积与相应的呼气流量所记录的曲线,或称流量-容积曲线(V-V 曲线)。临床上常用 VC 50% 和 VC 5% 时的呼气瞬时流量(Vmax$_{50}$ 和 Vmax$_{25}$)作为检测小气道阻塞的指标,凡两指标的实测值/预计值小于 70%,且 V$_{50}$/V$_{25}$<2.5 即认为有小气道功能障碍。

三、换气功能检查

(一)通气/血流比例

在静息状态下,健康成人每分钟肺泡通气量约 4 L,血流量约 5 L,二者比例即通气/血流比例(V/Q)为 0.8。在病理情况下,无论是 V/Q 比例增大或减小,均可导致动脉血氧分压降低,临床常见于肺炎、肺不张、急性呼吸窘迫综合征、肺梗死和肺水肿等情况。

(二)肺泡弥散功能测定

肺泡弥散是肺泡内气体中的氧和肺泡壁毛细血管中的二氧化碳,通过肺泡壁毛细血管膜进行气体交换的过程。临床上弥散障碍主要是指氧的弥散障碍。弥散量如小于正常预计值的 80%,提示弥散功能障碍。常见于肺间质纤维化、气胸、肺水肿、先天性心脏病、风湿性心脏病等情况。弥散量增加可见于红细胞增多症、肺出血等。临床上常用的单次呼吸法的正常值:男 187.52~288.80 mL/(kPa·min);女 156.77~179.70 mL/(kPa·min)。

四、肺顺应性

肺顺应性用以反映肺组织的弹性,通常包括肺顺应性、胸壁顺应性和总顺应性。肺顺应性分为静态顺应性和动态顺应性两种。静态顺应性是指在呼吸周期中气流被短暂阻断时测得的肺顺应性,它反映肺组织的弹性,正常值为 2.0 L/kPa;动态肺顺应性是在呼吸周期中气流未被阻断时的肺顺应性,它受气道阻力影响,正常值为 $1.5 \sim 3.0$ L/kPa。其值降低,见于肺纤维化等疾病;其值增加,见于肺气肿。

五、呼吸道阻力

呼吸道阻力指气体在气道内流动时所产生的摩擦力,通常用产生单位流速所需的压力差来表示。一般采用体容积描记法或强迫脉冲振荡法测定。正常值为每分钟 $0.098 \sim 0.294$ kPa/L(流速 0.5 L/s)。阻塞性肺病呼吸道阻力增加,由于呼吸道阻力的 80% 以上来自大气道的阻力,若阻塞仅影响小气道,则阻力改变不大;限制性疾病呼吸道阻力多降低。

六、血液气体分析

动脉血气分析包括动脉血氧分压、动脉血二氧化碳分压和动脉氢离子浓度(pH 值)的测定,并根据相关的方程式由上述三个测定值计算出其他多项指标,从而判断肺换气功能及酸碱平衡的状况。血气分析的主要指标有以下几种。

(一)动脉血氧分压(PaO_2)

PaO_2 是指血液中物理溶解的氧分子所产生的压力。正常值为 $12.6 \sim 13.3$ kPa($95 \sim 100$ mmHg)。PaO_2 可作为判断低氧血症及呼吸衰竭的指标。

(二)动脉血氧饱和度(SaO_2)

SaO_2 是单位血红蛋白含氧百分数,正常值为 $95\% \sim 98\%$。SaO_2 也是反映机体是否缺氧的一个指标。但由于血红蛋白离解曲线(ODC)呈"S"形的特性,较轻度的缺氧时,尽管 PaO_2 已有明显下降,SaO_2 可无明显变化,因此 SaO_2 反映缺氧并不敏感,且有掩盖缺氧的潜在危险。

(三)动脉血氧含量(CaO_2)

CaO_2 指单位容积的动脉血液中所含氧的总量,包括与血红蛋白结合的氧和物理溶解的氧两个部分。正常值为 $8.55 \sim 9.45$ mmol/L($19 \sim 21$ mL/dL)。CaO_2 是反映动脉血携氧量的综合性指标。慢性阻塞性肺疾病患者的 CaO_2 值随着 PaO_2 降低而降低,但血红蛋白正常或升高;贫血患者虽然 PaO_2 正常,而 CaO_2 随着血红蛋白的降低而降低。

(四)动脉血二氧化碳分压($PaCO_2$)

$PaCO_2$ 是指物理溶解在动脉血中的 CO_2(正常时每 100 mL 中溶解 2.7 mL)分子所产生的张力。其正常值为 $4.7 \sim 6.0$ kPa($35 \sim 45$ mmHg),平均值为 5.3 kPa(40 mmHg)。当呼吸衰竭时,如果 $PaCO_2 > 6.7$ kPa(50 mmHg),称为 Ⅱ 型呼吸衰竭。同时 $PaCO_2$ 也是判断呼吸性酸或碱中毒的指标。

(五)pH

pH 是血液中氢离子浓度的指标或酸碱度。正常值为 $7.35 \sim 7.45$。pH < 7.35 为失代偿性酸中毒,存在酸血症;pH > 7.45 为失代偿性碱中毒,有碱血症。临床上不能单用 pH 来判断代谢性或呼吸性酸碱失衡,应结合其他指标进行综合判断。

(六)标准碳酸氢盐(SB)

SB 是指在 38 ℃,血红蛋白完全饱和,$PaCO_2$ 为 5.3 kPa(40 mmHg)的气体平衡后的标准状态下所测得的血浆 HCO_3^- 浓度。正常值为 $22 \sim 27$ mmol/L,平均值为 24 mmol/L。SB 是单纯反映代谢因素的指标,一般不受呼吸的影响。

(七)实际碳酸氢盐(AB)

AB 是指在实际 $PaCO_2$ 和血氧饱和度条件下所测得的血浆 HCO_3^- 含量,正常值为 22~27 mmol/L,平均值为 24 mmol/L。AB 在一定程度上受呼吸因素的影响。当呼吸性酸中毒时,AB>SB;当呼吸性碱中毒时,AB<SB;相反,代谢性酸中毒时,AB=SB 小于正常值;代谢性碱中毒时,AB=SB 大于正常值。

(八)缓冲碱(BB)

BB 指血液中一切具有缓冲作用的碱性物质的总和,包括 HCO_3^-、Hb^- 和血浆蛋白、HPO_4^{2-}。正常值为 45~50 mmol/L。BB 是反映代谢性因素的指标,减少提示代谢性酸中毒,增加提示代谢性碱中毒。

(九)碱剩余(BE)

BE 是指在标准状态(与 SB 者相同)下,将血液标本滴定至 pH 等于 7.40 所需要的酸或碱的量,反映缓冲碱的增加或减少。BE 是反映代谢性因素的指标,正常值为(0±2.3)mmol/L。碱多,BE 为正值;酸多,BE 为负值。

(十)血浆 CO_2 含量(T-CO_2)

T-CO_2 是指血浆中结合的和物理溶解的 CO_2 总含量。其中 HCO_3^- 占总量的 95% 以上,故 T-CO_2 基本反映 HCO_3^- 的含量。又因其受呼吸影响,故在判断混合性酸碱失调时,其应用受到限制。

(鲁　侠)

第四节　胃　液　检　查

胃液由胃黏膜各种细胞分泌的消化液及其他成分组成,主要含有壁细胞分泌的盐酸,主细胞分泌的胃蛋白酶原,黏膜表面上皮细胞、贲门腺、胃底腺和幽门腺颈黏液细胞分泌的黏液等。胃分泌受神经、内分泌及食物和其他刺激因子等调节。胃、十二指肠及全身性疾病均可引起胃分泌功能异常,使胃液的量和成分发生变化。在其诸多成分中,胃酸分泌功能检查具一定实用价值,受到临床重视,而胃蛋白酶、黏液等检测很少应用。

一、胃液的收集

一般经插入胃管收集胃液。食管癌、食管狭窄、食管静脉曲张、心力衰竭、严重冠心病患者不宜插管。检查前停用一切对胃分泌功能有影响的药物,如抗胆碱能药物至少停用 48 小时,H_2 受体阻滞剂(H_2 RA)、质子泵阻断剂(PPIS)需停用 24 小时。禁食 12~14 小时,患者清晨空腹取坐位或半卧位,经口插入消毒胃管。咽反射敏感者可改经鼻孔插入。操作应敏捷、轻柔,尽量避免诱发咽反射和呕吐。当胃管插至 45 cm 标记处时,提示管端已抵贲门下,可注入少量空气,使胃壁撑开,避免胃管在胃内打折。然后嘱患者改左侧卧位,继续插管至 52~55 cm 标记处,管端达大弯侧胃体中部,即胃最低部位。也可借助 X 线定位。嘱患者饮 20 mL 水后,如能回抽出16 mL 以上,说明胃管定位适当。用胶布将胃管固定于上唇部。在患者改变多种体位,如头低左侧卧位、俯卧位等过程中反复抽吸胃液,力求将空腹胃液抽尽;也可使用电动吸引器负压抽吸,压力维持在 4.0～6.7 kPa(30～50 mmHg)。然后根据临床需要,进行各种试验。此外,可应用胃液采集器获取微量胃液。方法为空腹时用温开水 10 mL 吞服胃液采集器,患者取右侧卧位,15 分钟后由牵引线拉出采集器,可挤出胃液 1.5～2.0 mL,足够用于生化检测。

二、检查内容

(一)一般性状检查

1.量

正常国人空腹 12 小时胃液量为 10～70 mL,不超过 100 mL。超过此值视为基础胃液增多,见于:胃液分泌过多,如十二指肠溃疡、佐林格-埃利森综合征等;胃排空延缓,如胃轻瘫、幽门梗阻等。胃液不足 10 mL 者为分泌减少,主要见于慢性萎缩性胃炎和胃排空亢进。

2.色

正常胃液或为清晰无色,或因混有黏液而呈浑浊的灰白色。如为黄色或绿色,系胆汁反流所致;咖啡色胃液提示上消化道出血。

3.气味

正常胃液有酸味。胃排空延缓时则有发酵味、腐臭味;晚期胃癌患者的胃液常有恶臭味;低位小肠梗阻时可有粪臭味。

4.黏液

正常胃液中有少量黏液,分布均匀。慢性胃炎时黏液增多,使胃液稠度增大。

5.食物残渣

正常空腹胃液不含食物残渣,如其内混有之,提示机械性或功能性胃排空延缓。

(二)化学检查

1.胃酸分泌功能测定

(1)胃液酸度滴定和酸量计算法。胃液中游离酸即盐酸,正常人空腹时为 0～30 mmol/L,平均值为18 mmol/L。结合酸指与蛋白质疏松结合的盐酸。总酸为游离酸、结合酸和各种有机酸之总和,正常值为 10～50 mmol/L,平均值为 30 mmol/L。用碱性溶液滴定胃液首先被中和的是游离酸,然后有机酸和结合酸相继离解,直至被完全中和。根据滴定所用碱性溶液的浓度和毫升数,计算出胃液的酸度。以往用两种不同阈值的 pH 指示剂,如 Topfer 试剂(0.5 g 二甲氨偶氮苯溶于 95% 乙醇 100 mL 中)在 pH 3.5 时由红色转变为黄色,此时酸度代表游离酸;酚酞 pH 8～10 时变为微红且不褪色,可表示总酸。目前,应用酚红做 pH 指示剂,pH 7.0 变红色;用碱性溶液一次滴定至中性,测定总酸。常用碱性液为 100 mmol/L 或 50 mmol/L 浓度的氢氧化钠溶液。用于滴定的胃液取 10 mL 即可,需预先滤去食物残渣。滴定后按下列公式计算酸度。

酸度(mmol/L)＝NaOH 浓度(mmol/L)×NaOH 消耗量(mL)÷被滴定胃液量(mL)。

胃酸分泌试验还常测定每小时酸量或连续 4 个 15 分钟酸量之和。每小时酸量的计算方法如下。

酸量(mmol/h)＝酸度(mmol/L)×每小时胃液量(L/h)。

除上述滴定中和测定胃酸外,还可测定胃液中 Cl^- 浓度和 pH,然后查表求出酸分泌量。

(2)基础酸量、最大酸量和高峰酸量测定。胃酸分泌功能测定结果一般用下列术语来表示:①基础酸量(BAO)为刺激因子刺激前 1 小时分泌的酸量;②最大酸量(MAO)为刺激后 1 小时分泌的酸量;③高峰酸量(PAO)为刺激后 2 个连续分泌最高 15 分钟酸量之和乘以 2,在同一患者 PAO>MAO。刺激因子可选用磷酸组胺或五肽胃泌素。后者系生理性物质,所用剂量为 6 μg/kg 体重时不良反应较小,故临床首选之。

五肽胃泌素胃酸分泌试验方法:在插入胃管后抽尽空腹胃液。收集 1 小时基础胃液,测定 BAO。然后皮下或肌内注射五肽胃泌素,剂量按 6 μg/kg 体重计算。再收集刺激后 1 小时胃液,一般每 15 分钟装 1 瓶,连续收集 4 瓶。计算每瓶的胃液量和酸量,求出 MAO 和 PAO。

临床意义:BAO 常受神经内分泌等因素影响,变异范围较大。如估计其对个别被测者有诊断价值,则需连续 2~3 小时测定 BAO。壁细胞对胃泌素刺激的敏感性及种族、年龄、性别、体重等因素也可影响 MAO 和 PAO。国内外资料表明,正常人和消化性溃疡患者所测得的胃酸值常有重选,故该项检查已不做常规应用。在下列情况下该指标有参考价值:①刺激后无酸,且胃液 pH>6,可诊断为真性胃酸缺乏,见于萎缩性胃炎、恶性贫血和胃癌患者。因此有助于鉴别胃溃疡为良性或恶性。②排除或肯定胃泌素瘤,如果 BAO>15 mmol/L,MAO>60 mmol/L,BAO/MAO 比值>60%,提示有胃泌素瘤可能,应进一步测定血清促胃液素。③对比胃手术前后测定结果,如术后 MAO 较术前下降 70%,<3 mmol/L,提示迷走神经切断完全;术后 MAO>19 mmol/L 则切除不完全;如术后 BAO、PAO 逐渐增高,可能发生了吻合口溃疡。④评定抗酸药物的疗效。

2.胰岛素试验

该试验用于迷走神经切断术后,估计迷走神经切断是否完全。其原理为注射胰岛素诱发低血糖,可刺激大脑的迷走神经中枢,引起迷走神经介导的胃酸和胃蛋白酶原分泌增加。据报道,该试验阳性者 2 年以后溃疡发生率可达 65%。

方法:本试验宜在手术 6 个月后进行。插胃管,收集 1 小时基础分泌胃液。然后静脉注射胰岛素 20 U 或 0.15 U/kg 体重。随后每 15 分钟收集一次胃液标本,连续收集 8 次;分别测定每个标本的量和酸量。另外在注射胰岛素前 45 分钟和注射后 90 分钟分别采血,测血糖,以证实注射后发生了低血糖。标准胰岛素试验可诱发严重低血糖,50% 以上患者发生心律失常。因此原有心脏病、低血钾、年龄超过 50 岁的患者禁做此试验。试验过程中应密切注意患者出现的低血糖反应。

判断标准:出现下列情况为阳性结果。①注射胰岛素后任何一个标本的酸度较注射前最大酸度增加幅度超过 20 mmol/L;或基础标本胃酸缺乏,而用药后酸度≥10 mmol/L。②在上述标准基础上,用药后第 1 小时呈现早期阳性结果。③注射后任何 1 小时胃液量较基础值增加。④基础酸量>2 mmol/L。⑤注射后任何 1 小时酸量较注射前增加 2 mmol/L。

目前已很少开展迷走神经切断术,而且胰岛素试验危险性较大,故已很少应用。

3.胃液内因子检测

测定胃液内因子有助于诊断恶性贫血。对具有一个或多个维生素 B_{12} 吸收不良病因的患者及怀疑成年和青少年类型恶性贫血的患者,该试验是辅助诊断项目之一。

从刺激后抽出的胃液中取样:先将胃液滴定至 pH=10,使胃蛋白酶失活 20 分钟;在检测或储存前再将其 pH 恢复到 7。用放射免疫法或淀粉凝胶电泳法测其中内因子。正常人胃液中内因子大于 200 单位/小时;恶性贫血患者一般低于此值,但有少数患者可在正常范围;而有些吸收维生素 B_{12} 正常的胃酸缺乏患者却不足 200 单位/小时。

恶性贫血在我国罕见,该试验很少开展。

4.隐血试验

正常人胃液中不含血液,隐血试验阴性。当胃液呈咖啡残渣样,怀疑上消化道出血时,常需做隐血试验加以证实。隐血试验方法较敏感,即使口腔少量出血或插胃管时损伤了黏膜也可产生阳性结果,临床判断时应加以注意。

5.胃液多胺检测

多胺是一类分子量很小的羟基胺类有机碱,主要有腐胺、精胺和精脒。多胺与恶性肿瘤的发生、消长和复发有一定内在联系,可视为一种恶性肿瘤标志物。胃癌患者胃液中的多胺水平显著升高,检测之对诊断胃癌,估计其临床分期及预后有一定价值,还可作为胃癌术后或其他治疗后随访的指标。

6.胃液表皮生长因子检测

表皮生长因子(EGF)具有抑制胃酸分泌和保护胃肠黏膜的功能。可用放射免疫法测定胃液中 EGF。轻度浅表性胃炎患者基础胃液 EGF 浓度为(0.65 ± 0.31)ng/mL,排出量为(31.48 ± 7.12)ng/h;消化性溃疡患者基础胃液及五肽胃泌素刺激后胃液中 EGF 均明显降低。目前该检查尚在临床研究阶段,其意义有待进一步阐明。

7.胃液胆汁酸检测

胃液中混有胆汁酸是诊断胆汁反流性胃炎的依据之一。胆汁酸有去垢作用,可损害胃黏膜。采用高效液相色谱法、紫外分光光度法测定胃液中的二羟胆烷酸、三羟胆烷酸、总胆汁酸等。正常人胃液中胆汁酸的含量极微,胆汁反流、慢性浅表性胃炎、慢性萎缩性胃炎、十二指肠溃疡等患者胃液中胆汁酸明显升高。

8.胃液尿素氮检测

幽门螺杆菌含尿素酶,分解尿素。正常人胃液尿素氮以 1.785 mmol/L 为临界值,低于此值提示幽门螺杆菌感染;在治疗过程中随细菌被清除而逐步升高,故可作为观察疗效的指标之一。肾功能不全或其他原因引起血清尿素氮增高时可影响测定结果。

9.胃液癌胚抗原(CEA)检测

检测胃液 CEA 可作为胃癌或癌前期疾病初筛或随访的指标。国内报告用胃液采集器取微量胃液,联合检测其中 CEA、幽门螺杆菌抗体、氨基己糖、总酸、游离酸、胃泌素、pH 和总蛋白等8 项指标,结果用电子计算机程序进行分析判断,诊断胃癌的准确性达 96.42%。

(三)显微镜检查

由于胃液中胃蛋白酶和盐酸能破坏细胞、细菌,即使标本抽取后立即送验,阳性率仍不高,且意义也不大。脱落细胞检查对诊断胃癌有一定帮助。

(张 蕾)

第五节 胃镜检查

消化内镜在临床应用已有悠久的历史,但它的迅速发展和广泛应用是近二三十年的事。尤其是微型 CCD 用于内镜以后,电子内镜使图像更加逼真地显示在电视屏幕上,为开展教学、会诊及内镜下手术创造了条件,使它在消化系管腔中几乎达到"无孔不入,无腔不进"的境界,在临床消化病学领域里发挥着越来越大的作用,消化内镜已成为消化专业的常规诊治工具。上消化道内镜检查包括食管、胃、十二指肠的检查,是应用最早、进展最快的内镜检查,通常亦称胃镜检查。

胃镜检查可清晰地观察食管、胃、十二指肠球部和降部的黏膜,用以诊断或排除上消化道炎症、溃疡、肿瘤、息肉、憩室、食管胃底静脉曲张、消化道狭窄、畸形或异物等。临床上,对胸骨后疼痛、烧灼感、咽下困难、中上腹胀痛、呕吐和上消化道出血的定性定位诊断、上消化道病变的术后随访都应行胃镜检查。尤其是对于上消化道出血者,有条件的应在出血后 24～48 小时内做紧急胃镜检查,否则急性胃黏膜病变易被漏诊。

一、检查前准备

(1)对患者做好解释工作,争取患者配合。

(2)检查当天需禁食至少 5 小时,在空腹时进行检查。

(3)术前常规使用咽部麻醉,一般采用吞服含有利多卡因的麻醉糊剂,必要时可服用去泡剂如二甲硅油。

(4)术前用药:一般均不必使用药物,但对于精神紧张显著者可在检查前 15 分钟肌内注射地西泮 10 mg,为减少胃肠蠕动及痉挛,便于观察及利于内镜下手术,可术前使用阿托品 0.5 mg 或山莨菪碱 10 mg 肌内注射。

二、检查方法

(1)插入口咽部及食管:左手握住操纵部,右手扶持插入管的前端,沿舌根对向咽喉部,对准食管入口,轻轻推进入食管,沿食管腔缓慢进镜入胃。

(2)胃及十二指肠的观察:内镜通过齿状线即进入胃的贲门部,注气后沿胃小弯循腔进镜即可到达幽门,当幽门张开时,将内镜推入即可进入十二指肠球部,将内镜旋转 90°～180°角,并将镜角向上,使前端对向降部的肠腔推进内镜即可进入十二指肠降部,并可视及乳头。由此退镜观察,逐段扫描,配合注气及抽吸,可一一检查十二指肠、胃及食管各段病变。注意胃肠腔的大小形态、胃肠壁及皱襞情况、黏膜、黏膜下血管、分泌物性状,以及胃蠕动情况。在胃窦时注意观察胃角及其附近;再退镜时注意观察贲门及其附近病变;逐段仔细观察,应无盲区,注意勿遗漏胃角上份、胃体垂直部、后壁及贲门下病变。

(3)对有价值部位可摄像、活检、刷取细胞涂片及抽取胃液检查助诊。

(4)术毕尽量抽气,防止腹胀。取活检者嘱其勿立即进食热饮及粗糙食物。

三、适应证

适应证比较广泛。一般说来,一切食管、胃、十二指肠疾病诊断不清者,均可进行此项检查。主要适应证如下。

(1)上腹不适,疑是上消化道病变,临床又不能确诊者。

(2)不明原因的失血,特别是上消化道出血者,可行急诊胃镜检查。

(3)对 X 线钡餐透视检查不能确诊或疑有病变者。

(4)需要随诊的病变,如溃疡、萎缩性胃炎、胃癌前病变等。

(5)需要进行胃镜下治疗者。

四、禁忌证

随着器械的改良,技术的进步,禁忌证较过去减少。虽然多数情况下胃镜检查的禁忌证是相对的,但以下情况为绝对禁忌。

(1)严重心脏病:如严重心律失常、心肌梗死活动期、重度心力衰竭等。

(2)严重肺部疾病:如哮喘、呼吸衰竭不能平卧者。

(3)精神失常不能合作者。

(4)食管、胃、十二指肠穿孔的急性期。

(5)急性重症咽喉部疾病胃镜不能插入者。

(6)腐蚀性食管损伤的急性期。

五、并发症

内镜检查经过多年的临床实践及广泛应用,已证实有很高的安全性,但也会发生一些并发症,严重的甚至死亡。并发症的发生可能是患者不适宜做胃镜检查、患者不配合或是医师操作不当所致。1987年我国全国内镜协作组总结的结果显示严重并发症的发生率约 0.012%,主要包括以下一些情况。

(一)严重并发症

1.心脏意外

主要指心绞痛、心肌梗死、心律失常和心脏骤停。主要发生在原有缺血性心脏病、慢性肺疾病及老年患者。

2.低氧血症

主要与患者紧张憋气、胃镜对呼吸道的压迫、术前使用肌松药等有关。

3.穿孔

穿孔的原因往往是患者不合作,而检查者盲目插镜、粗暴操作所致,最易发生穿孔的部位是咽喉梨状窝和食管下段,最主要的症状是立即出现的胸、背部疼痛,纵隔气肿和颈部皮下气肿,继而出现胸膜渗出和纵隔炎。一旦确诊需行外科手术。

4.感染

比较严重的是吸入性肺炎。大多发生于应用了较大剂量的镇静药物。

(二)一般并发症

1.下颌关节脱臼

下颌关节脱臼较多见,一般无危险,手法复位即可。

2.喉头痉挛

喉头痉挛多发生于胃镜误插入气管所致,拔镜后很快即可缓解。

3.癔症

癔症多发生于有癔病史者,检查前或检查时精神紧张不能自控所致,必要时可应用镇静剂。

4.食管贲门黏膜撕裂

食管贲门黏膜撕裂常发生于患者在检查过程中剧烈呕吐,反应较大时。

5.咽喉部感染或脓肿

咽喉部感染或脓肿多由于插镜时损伤了咽部组织或梨状窝所致的感染。

6.腮腺肿大

由于检查过程中腮腺导管开口阻塞及腮腺分泌增加引起,常可自愈,必要时可给予抗感染治疗。

六、常见病的胃镜所见

(一)食管癌

1.早期食管癌

早期食管癌指癌肿仅侵犯黏膜及黏膜下层者。发生部位以食管中、下段居多。内镜下可分为 3 型:①隆起型(息肉样隆起、轻度隆起型);②平坦型;③凹陷型(糜烂型、溃疡型)。

2.中晚期(进展期)食管癌

中晚期(进展期)食管癌指癌肿已侵及固有肌层或超过固有肌层者。一般直径在 3 cm 以上。内镜下可分为 5 型。

(1)Ⅰ型:肿块型。呈息肉样肿块突入食管腔内,周围黏膜浸润不明显。

(2)Ⅱ型:溃疡型。溃疡基底部污秽、表面不平,有出血,溃疡边缘不整齐,并有小结节状隆起,但范围较小。

(3)Ⅲ型:肿块浸润型。即Ⅰ型食管癌周围黏膜有较广泛的浸润,病灶处往往有出血及坏死,边界不清楚。

(4)Ⅳ型:溃疡浸润型。即Ⅱ型食管癌周围黏膜有广泛的浸润。

(5)Ⅴ型:狭窄型。食管四周由于癌肿浸润引起食管腔严重狭窄,在检查时,内镜无法通过病变处(图 2-10)。

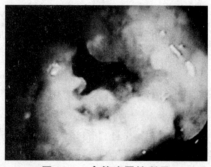

图 2-10 食管癌胃镜所见

无论早期或中晚期食管癌,在可疑病变处做活组织检查,诊断即可明确。食管的其他肿瘤如肉瘤、乳头状瘤等皆需依赖组织学检查确诊。

(二)慢性胃炎

1990 年 8 月在澳大利亚悉尼召开的国际胃肠病学学术交流会上,制定出了一整套慢性胃炎的分类和诊断方法,称为悉尼系统。该系统强调内镜与病理密切结合,胃炎的诊断包括组织学和内镜两部分。并尽可能找到病因或相关的病原,以及炎症的程度、活动性、萎缩程度、肠化生分级、有无幽门螺杆菌等。内镜要求明确炎症的部位(全胃炎、胃窦胃炎、胃体胃炎);对内镜下所见(图 2-11)之异常进行分级,并根据其异常表现将胃炎分成 7 种基本类型,即充血渗出型、平坦糜烂型、隆起糜烂型、萎缩型、出血型、反流型、皱襞增生型。每种类型均要注明程度、部位,还有混合型,加上组织学检查部分,因而全面而客观。

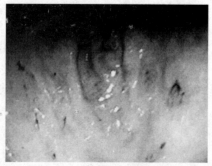

图 2-11 慢性胃炎胃镜所见

(三)胃溃疡

急性胃溃疡即所谓应激性溃疡,常有明显的诱因。内镜下可见多发性、较浅小的溃疡,表面常覆盖白色渗出物,周围黏膜充血。伴出血的急性胃溃疡表面常有血凝块,周围有时可见一圈白色渗出物,用水冲去血凝块后显示溃疡面(图2-12)。

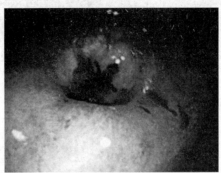

图 2-12　胃溃疡胃镜所见

(四)胃肿瘤

胃肿瘤中胃癌发病率最高,按恶性肿瘤死亡顺序排位,胃癌为我国病死率最高的恶性肿瘤。自纤维胃镜广泛采用以来,胃癌的诊断水平明显提高,尤其是早期胃癌几乎皆依赖胃镜检查发现。胃的恶性肿瘤还有胃肉瘤、胃类癌、恶性黑色素瘤、卡波西肉瘤及低度恶性的血管内皮细胞瘤等。除内镜下表现各有特异外,诊断仍须依赖组织学检查。胃的良性肿瘤中较多见者为胃息肉、胃平滑肌瘤等,亦多依赖胃镜检查确诊。

(五)十二指肠炎

十二指肠炎的内镜表现可有多种,最常见的有黏膜充血、水肿、粗糙不平,点状出血、点状或斑片状糜烂,黏膜细颗粒状,血管显露或小结节状增生(图2-13)。

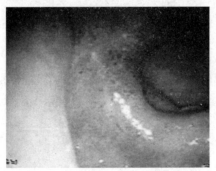

图 2-13　十二指肠炎胃镜所见

(六)十二指肠溃疡

内镜观察十二指肠溃疡需注意其部位、数目、大小、形态及病期等。十二指肠溃疡可为单发或多发,形态大致分为圆(或卵圆)形、不规则形、线形和霜斑样4种。球部恶性溃疡极罕见,因此对球部溃疡无须常规做活检。如溃疡污秽、巨大或周围有浸润疑为恶性时,则应做活检。

(赵允飞)

第三章　神经内科常见病

第一节　脑　出　血

脑出血(intracerebral hemorrhage,ICH)是指原发性非外伤性脑实质内出血,故又称原发性或自发性脑出血。脑出血是脑内的血管病变破裂而引起的出血,绝大多数是高血压伴发小动脉微动脉瘤在血压骤升时破裂所致,称为高血压性脑出血。主要病理特点为局部脑血流变化、炎症反应,以及脑出血后脑血肿的形成和血肿周边组织受压、水肿、神经细胞凋亡。80%的脑出血发生在大脑半球,20%发生在脑干和小脑。脑出血起病急骤,临床表现为头痛、呕吐、意识障碍、偏瘫、偏身感觉障碍等。在所有脑血管疾病患者中,脑出血占20%～30%,年发病率为(60～80)/10万,急性期病死率为30%～40%,是病死率和致残率很高的常见疾病。该病常发生于40～70岁,其中>50岁的人群发病率最高,但近年来发病人群有越来越年轻的趋势。

一、病因与发病机制

(一)病因

高血压及高血压合并小动脉硬化是ICH的最常见病因,约95%的ICH患者患有高血压。其他病因有先天性动静脉畸形或动脉瘤破裂、脑动脉炎血管壁坏死、脑瘤出血、血液病并发脑内出血、烟雾病、脑淀粉样血管病变、梗死性脑出血、药物滥用、抗凝或溶栓治疗等。

(二)发病机制

尚不完全清楚,与下列因素相关。

1.高血压

持续性高血压引起脑内小动脉或深穿支动脉壁脂质透明样变性和纤维蛋白样坏死,使小动脉变脆,血压持续升高引起动脉壁疝或内膜破裂,导致微小动脉瘤或微夹层动脉瘤。血压骤然升高时血液自血管壁渗出或动脉瘤壁破裂,血液进入脑组织形成血肿。此外,高血压引起远端血管痉挛,导致小血管缺氧坏死、血栓形成、斑点状出血及脑水肿,继发脑出血,可能是子痫时高血压脑出血的主要机制。脑动脉壁中层肌细胞薄弱,外膜结缔组织少且缺乏外层弹力层,豆纹动脉等穿动脉自大脑中动脉近端呈直角分出,受高血压血流冲击易发生粟粒状动脉瘤,使深穿支动脉成为脑出血的主要好发部位,故豆纹动脉外侧支称为出血动脉。

2.淀粉样脑血管病

淀粉样脑血管病是老年人原发性非高血压性脑出血的常见病因,好发于脑叶,易反复发生,常表现为多发性脑出血。发病机制不清,可能为血管内皮异常导致渗透性增加,血浆成分包括蛋白酶侵入血管壁,形成纤维蛋白样坏死或变性,导致内膜透明样增厚,淀粉样蛋白沉积,使血管中膜、外膜被淀粉样蛋白取代,弹性膜及中膜平滑肌消失,形成蜘蛛状微血管瘤扩张,当情绪激动或活动诱发血压升高时血管瘤破裂引起出血。

3.其他因素

血液病如血友病、白血病、血小板减少性紫癜、红细胞增多症、镰状细胞病等可因凝血功能障碍引起大片状脑出血。肿瘤内异常新生血管破裂或侵蚀正常脑血管也可导致脑出血。维生素 B_1、维生素 C 缺乏或毒素(如砷)可引起脑血管内皮细胞坏死,导致脑出血,出血灶特点通常为斑点状而非融合成片。结节性多动脉炎、病毒性和立克次体性疾病等可引起血管床炎症,炎症致血管内皮细胞坏死、血管破裂发生脑出血。脑内小动、静脉畸形破裂可引起血肿,脑内静脉循环障碍和静脉破裂亦可导致出血。血液病、肿瘤、血管炎或静脉窦闭塞性疾病等所致脑出血亦常表现为多发性脑出血。

(三)脑出血后脑水肿的发生机制

脑出血后机体和脑组织局部发生一系列病理生理反应,其中自发性脑出血后最重要的继发性病理变化之一是脑水肿。由于血肿周围脑组织形成水肿带,继而引起神经细胞及其轴突的变性和坏死,成为患者病情恶化和死亡的主要原因之一。目前认为,ICH 后脑水肿与占位效应、血肿内血浆蛋白渗出和血凝块回缩、血肿周围继发缺血、血肿周围组织炎症反应、水通道蛋白-4(AQP-4)及自由基级联反应等有关。

1.占位效应

占位效应主要是通过机械性压力和颅内压增高引起的。巨大血肿可立即产生占位效应,造成周围脑组织损害,并引起颅内压持续增高。早期主要为局灶性颅内压增高,随后发展为弥漫性颅内压增高,而颅内压的持续增高可引起血肿周围组织广泛性缺血,并加速缺血组织的血管通透性改变,引发脑水肿形成。同时,脑血流量降低、局部组织压力增加可促发血管活性物质从受损的脑组织中释放,破坏血-脑屏障,引发脑水肿形成。因此,血肿占位效应虽不是脑水肿形成的直接原因,但可通过影响脑血流量、周围组织压力及颅内压等因素,间接地在脑出血后脑水肿形成机制中发挥作用。

2.血肿内血浆蛋白渗出和血凝块回缩

血肿内血液凝结是脑出血超急性期血肿周围组织脑水肿形成的首要条件。在正常情况下,脑组织细胞间隙中的血浆蛋白含量非常低,但在血肿周围组织细胞间隙中却可见血浆蛋白和纤维蛋白聚积,这可导致细胞间隙胶体渗透压增高,使水分渗透到脑组织内形成水肿。此外,血肿形成后由于血凝块回缩,使血肿腔静水压降低,这也将导致血液中的水分渗透到脑组织间隙形成水肿。凝血连锁反应激活、血凝块回缩(血肿形成后血块分离成 1 个红细胞中央块和 1 个血清包绕区)及纤维蛋白沉积等,在脑出血后血肿周围组织脑水肿形成中发挥着重要作用。血凝块形成是脑出血血肿周围组织脑水肿形成的必经阶段,而血浆蛋白(特别是凝血酶)则是脑水肿形成的关键因素。

3.血肿周围继发缺血

脑出血后血肿周围局部脑血流量显著降低,而脑血流量的异常降低可引起血肿周围组织缺血。一般脑出血后6～8小时,血红蛋白和凝血酶释出细胞毒性物质,兴奋性氨基酸释放增多,细胞内钠聚集,则引起细胞毒性水肿;出血后4～12小时,血-脑屏障开始破坏,血浆成分进入细胞间液,则引起血管源性水肿。同时,脑出血后形成的血肿在降解过程中,产生的渗透性物质和缺血的代谢产物,也使组织间渗透压增高,促进或加重脑水肿,从而形成血肿周围半暗带。

4.血肿周围组织炎症反应

脑出血后血肿周围中性粒细胞、巨噬细胞和小胶质细胞活化,血凝块周围活化的小胶质细胞和神经元中白细胞介素-1(IL-1)、白细胞介素-6(IL-6)、细胞间黏附因子-1(ICAM-1)和肿瘤坏死因子-α(TNF-α)表达增加。临床研究采用双抗夹心酶联免疫吸附试验检测41例脑出血患者脑脊液IL-1和S100蛋白含量发现,急性患者脑脊液IL-1水平显著高于对照组,提示IL-1可能促进了脑水肿和脑损伤的发展。ICAM-1在中枢神经系统中分布广泛。研究证明,脑出血后12小时神经细胞开始表达ICAM-1,3天达高峰,持续10天逐渐下降;脑出血后1天时血管内皮开始表达ICAM-1,7天达高峰,持续2周。表达ICAM-1的白细胞活化后能产生大量蛋白水解酶,特别是基质金属蛋白酶(MMP),促使血-脑屏障通透性增加,血管源性脑水肿形成。

5.水通道蛋白-4(AQP-4)

过去一直认为水的跨膜转运是通过被动扩散实现的,而水通道蛋白(AQP)的发现完全改变了这种认识。现在认为,水的跨膜转运实际上是一个耗能的主动过程,是通过AQP实现的。AQP在脑组织中广泛存在,可能是脑脊液重吸收、渗透压调节、脑水肿形成等生理、病理过程的分子生物学基础。迄今已发现的AQP至少存在10种亚型,其中AQP-4和AQP-9可能参与血肿周围脑组织水肿的形成。实验研究脑出血后不同时间点大鼠脑组织AQP-4的表达分布发现,对照组和实验组未出血侧AQP-4在各时间点的表达均为弱阳性,而水肿区从脑出血后6小时开始表达增强,3天时达高峰,此后逐渐回落,1周后仍明显高于正常组。另外,随着出血时间的推移,出血侧AQP-4表达范围不断扩大,表达强度不断增强,并且与脑水肿严重程度呈正相关。以上结果提示,脑出血能导致细胞内外水和电解质失衡,细胞内外渗透压发生改变,激活位于细胞膜上的AQP-4,进而促进水和电解质通过AQP-4进入细胞内导致细胞水肿。

6.自由基级联反应

脑出血后脑组织缺血缺氧发生一系列级联反应造成自由基浓度增加。自由基通过攻击脑内细胞膜磷脂中多聚不饱和脂肪酸和脂肪酸的不饱和双键,直接造成脑损伤发生脑水肿;同时引起脑血管通透性增加,亦加重脑水肿,从而加重病情。

二、病理

(一)肉眼观察

脑出血病例尸检时脑外观可见到明显动脉粥样硬化,出血侧半球膨隆肿胀,脑回宽、脑沟窄,有时可见少量蛛网膜下腔积血,颞叶海马与小脑扁桃体处常可见脑疝痕迹,出血灶一般在2～8 cm,绝大多数为单灶,仅1.8%～2.7%为多灶。常见的出血部位为壳核出血,出血向内发展可损伤内囊,出血量大时可破入侧脑室。丘脑出血时,血液常穿破第三脑室或侧脑室,向外可损伤内囊。脑桥和小脑出血时,血液可穿破第四脑室,甚至可经中脑导水管逆行进入侧脑室。原发性脑室出血,出血量小时只侵及单个脑室或多个脑室的一部分;大量出血时全部脑室均可被血液充满,脑室扩张积血形成铸型。脑出血血肿周围脑组织受压,水肿明显,颅内压增高,脑组织可移位。幕上半球出血,血肿向下破坏或挤压丘脑下部和脑干,使其变形、移位和继发出血,并常出现小脑幕疝;如中线部位下移可形成中心疝;颅内压增高明显或小脑出血较重时均易发生枕骨大孔疝,这些都是患者死亡的直接原因。急性期后,血块溶解,含铁血黄素和破坏的脑组织被吞噬细胞清除,胶质增生,小出血灶形成胶质瘢痕,大者形成囊腔,称为中风囊,腔内可见黄色液体。

(二)显微镜观察

显微镜观察可分为3期。

1.出血期

可见大片出血,红细胞多新鲜。出血灶边缘多出现软化的脑组织,神经细胞消失或呈局部缺血改变,常有多形核白细胞浸润。

2.吸收期

出血24~36小时即可出现胶质细胞增生,小胶质细胞及来自血管外膜的细胞形成格子细胞,少数格子细胞含铁血黄素。星形胶质细胞增生及肥胖变性。

3.修复期

血液及坏死组织渐被清除,组织缺损部分由胶质细胞、胶质纤维及胶原纤维代替,形成瘢痕。出血灶较小可完全修复,较大则遗留囊腔。血红蛋白代谢产物长久残存于瘢痕组织中,呈现棕黄色。

三、临床表现

(一)症状与体征

1.意识障碍

多数患者发病时很快出现不同程度的意识障碍,轻者可嗜睡,重者可昏迷。

2.高颅压征

高颅压征表现为头痛、呕吐。头痛以病灶侧为重,意识朦胧或浅昏迷者可见患者用健侧手触摸病灶侧头部。呕吐多为喷射性,呕吐物为胃内容物,如合并消化道出血可为咖啡样物。

3.偏瘫

病灶对侧肢体瘫痪。

4.偏身感觉障碍

病灶对侧肢体感觉障碍,主要是痛觉、温度觉减退。

5.脑膜刺激征

脑膜刺激征见于脑出血已破入脑室、蛛网膜下腔及脑室原发性出血之时,可有颈项强直或强迫头位、克尼格征阳性。

6.失语症

优势半球出血者多伴有运动性失语症。

7.瞳孔与眼底异常

瞳孔可不等大、双瞳孔缩小或散大。眼底可有视网膜出血和视盘水肿。

8.其他症状

如心律不齐、呃逆、呕吐咖啡色样胃内容物、呼吸节律紊乱、体温迅速上升及心电图异常等变化。脉搏常有力或缓慢,血压多升高,可出现肢端发绀,偏瘫侧多汗,面部苍白或潮红。

(二)不同部位脑出血的临床表现

1.基底节区出血

基底节区出血为脑出血中最多见者,占 60%~70%。其中壳核出血最多,约占脑出血的 60%,主要是豆纹动脉尤其是其外侧支破裂引起;丘脑出血较少,约占 10%,主要是丘脑穿动脉或丘脑膝状体动脉破裂引起;尾状核及屏状核等出血少见。虽然各核出血有其特点,但出血较多时均可侵及内囊,出现一些共同症状。现将常见的症状分轻、重两型叙述如下。

(1)轻型:多属壳核出血,出血量一般为少于 30 mL,或为丘脑小量出血,出血量仅数毫升,出血限于丘脑或侵及内囊后肢。患者突然头痛、头晕、恶心、呕吐、意识清楚或轻度障碍,出血灶对侧出现不同程度的偏瘫,亦可出现偏身感觉障碍及偏盲(三偏征),两眼可向病灶侧凝视,优势半球出血可有失语。

(2)重型:多属壳核大量出血,向内扩展或穿破脑室,出血量可为 30~160 mL;或丘脑较大量出血,血肿侵及内囊或破入脑室。发病突然,意识障碍重,鼾声明显,呕吐频繁,可吐咖啡样胃内容物(由胃部应激性溃疡所致)。丘脑出血病灶对侧常有偏身感觉障碍或偏瘫,肌张力低,可引出病理反射,平卧位时,患侧下肢呈外旋位。但感觉障碍常先于或重于运动障碍,部分病例病灶对侧可出现自发性疼痛。常有眼球运动障碍(眼球向上注视麻痹,呈下视内收状态)。瞳孔缩小或不等大,一般为出血侧散大,提示已有小脑幕疝形成;部分病例有丘脑性失语(言语缓慢而不清、重复言语、发音困难、复述差、朗读正常)或丘脑性痴呆(记忆力减退、计算力下降、情感障碍、人格改变等)。如病情发展,血液大量破入脑室或损伤丘脑下部及脑干,昏迷加深,出现去大脑强直或四肢弛缓,面色潮红或苍白,出冷汗,鼾声大作,中枢性高热或体温过低,甚至出现肺水肿、上消化道出血等内脏并发症,最后多发生枕骨大孔疝死亡。

2.脑叶出血

应用 CT 以后,发现脑叶出血约占脑出血的 15%,发病年龄在 11~80 岁,40 岁以下占 30%,年轻人多由血管畸形(包括隐匿性血管畸形)、烟雾病引起,老年人常见于高血压动脉硬化及淀粉样血管病等。脑叶出血以顶叶最多见,以后依次为颞叶、枕叶、额叶,40% 为跨叶出血。脑叶出血除意识障碍、颅内高压和抽搐等常见症状外,还有各脑叶的特异表现。

(1)额叶出血:常有一侧或双侧的前额痛、病灶对侧偏瘫。部分病例有精神行为异常、凝视麻痹、言语障碍和癫痫发作。

(2)顶叶出血:常有病灶侧颞部疼痛,病灶对侧的轻偏瘫或单瘫、深浅感觉障碍和复合感觉障碍,以及体象障碍、手指失认和结构失用症等,少数病例可出现下象限盲。

(3)颞叶出血:常有耳部或耳前部疼痛,病灶对侧偏瘫,但上肢瘫重于下肢,中枢性面、舌瘫可有对侧上象限盲;优势半球出血可出现感觉性失语或混合性失语;可有颞叶癫痫、幻嗅、幻视、兴奋躁动等精神症状。

(4)枕叶出血:可出现同侧眼部疼痛、同向性偏盲和黄斑回避现象,可有一过性黑蒙和视物变形。

3.脑干出血

(1)中脑出血:中脑出血少见,自 CT 应用于临床后,临床已可诊断。轻症患者表现为突然出现复视、眼睑下垂、一侧或两侧瞳孔扩大、眼球不同轴、水平或垂直眼震,同侧肢体共济失调,也可表现为韦伯综合征(Weber 综合征)或贝内迪克特综合征(Benedikt 综合征)。重者出现昏迷、四肢迟缓性瘫痪、去大脑强直,常迅速死亡。

（2）脑桥出血：占脑出血的 10% 左右。病灶多位于脑桥中部的基底部与被盖部之间。患者表现突然头痛，同侧第Ⅵ、Ⅶ、Ⅷ对脑神经麻痹，对侧偏瘫（交叉性瘫痪），出血量大或病情重者常有四肢瘫，很快进入意识障碍、针尖样瞳孔、去大脑强直、呼吸障碍，多迅速死亡。可伴中枢性高热、大汗和应激性溃疡等。一侧脑桥小量出血可表现为福维尔综合征（Foville 综合征）、闭锁综合征和米亚尔-居布勒综合征（Millard-Gubler 综合征）。

（3）延髓出血：延髓出血更为少见，突然意识障碍，血压下降，呼吸节律不规则，心律失常，轻症病例可呈延髓背外侧综合征（Wallenberg 综合征），重症病例常因呼吸心跳停止而死亡。

4.小脑出血

小脑出血约占脑出血的 10%。多见于一侧半球的齿状核部位，小脑蚓部也可发生。发病突然，眩晕明显，频繁呕吐，枕部疼痛，病灶侧共济失调，可见眼球震颤，同侧周围性面瘫，颈项强直，如不仔细检查，易误诊为蛛网膜下腔出血。当出血量不大时，主要表现为小脑症状，如病灶侧共济失调，眼球震颤，构音障碍和吟诗样语言，无偏瘫。出血量增加时，还可表现为脑桥受压体征，如展神经麻痹、侧视麻痹等，以及肢体偏瘫和/或锥体束征。病情如继续加重，颅内压增高明显，昏迷加深，极易发生枕骨大孔疝死亡。

5.脑室出血

脑室出血分原发与继发两种，继发性系脑实质出血破入脑室者；原发性指脉络丛血管出血及室管膜下动脉破裂出血，血液直流入脑室者。以前认为脑室出血罕见，现已证实占脑出血的 3%～5%。55% 的患者出血量较少，仅部分脑室有血，脑脊液呈血性，类似蛛网膜下腔出血。临床常表现为头痛、呕吐、克尼格征阳性、意识清楚或一过性意识障碍，但常无偏瘫体征，脑脊液血性，酷似蛛网膜下腔出血，预后良好，可以完全恢复正常；出血量大，全部脑室均被血液充满者，其临床表现符合既往所谓脑室出血的症状，即发病后突然头痛，呕吐，昏迷，瞳孔缩小或时大时小，眼球浮动或分离性斜视，四肢肌张力增高，病理反射阳性，早期出现去大脑强直，严重者双侧瞳孔散大，呼吸深，鼾声明显，体温明显升高，面部充血多汗，预后极差，多迅速死亡。

四、辅助检查

（一）头颅 CT

发病后 CT 平扫可显示近圆形或卵圆形均匀高密度的血肿病灶，边界清楚，可确定血肿部位、大小、形态及是否破入脑室，血肿周围有无低密度水肿带及占位效应（脑室受压、脑组织移位）和梗阻性脑积水等。早期可发现边界清楚、均匀的高密度灶，CT 值为 60～80 Hu，周围环绕低密度水肿带。血肿范围大时可见占位效应。根据 CT 影像估算出血量可采用简单易行的多田计算公式：出血量（mL）＝0.5×最大面积长轴（cm）×最大面积短轴（mL）×层面数。出血后 3～7 天，血红蛋白破坏，纤维蛋白溶解，高密度区向心性缩小，边缘模糊，周围低密度区扩大。病后 2～4 周，形成等密度或低密度灶。病后 2 个月左右，血肿区形成囊腔，其密度与脑脊液近乎相等，两侧脑室扩大；增强扫描，可见血肿周围有环状高密度强化影，其大小、形状与原血肿相近。

（二）头颅磁共振成像/磁共振血管成像

磁共振成像的表现主要取决于血肿所含血红蛋白量的变化。发病 1 天内，血肿呈 T_1 等信号或低信号，T_2 高信号或混合信号；第 2 天至 1 周，T_1 为等信号或稍低信号，T_2 为低信号；第 2～4 周，T_1 和 T_2 均为高信号；4 周后，T_1 呈低信号，T_2 为高信号。此外，磁共振血管成像（MRA）可帮助发现脑血管畸形、肿瘤及血管瘤等病变。

(三)数字减影血管造影(DSA)

DSA 对脑叶出血、原因不明或怀疑脑血管畸形、血管瘤、烟雾病和血管炎等患者有意义,尤其血压正常的年轻患者应通过 DSA 查明病因。

(四)腰椎穿刺检查

在无条件做 CT 时,且患者病情不重,无明显颅内高压者可进行腰椎穿刺检查。脑出血者脑脊液压力常增高,若出血破入脑室或蛛网膜下腔者脑脊液多呈均匀血性。有脑疝及小脑出血者应禁做腰椎穿刺检查。

(五)经颅多普勒超声(TCD)

TCD 由于简单及无创性,可在床边进行检查,已成为监测脑出血患者脑血流动力学变化的重要方法。通过检测脑动脉血流速度,间接监测脑出血的脑血管痉挛范围及程度,脑血管痉挛时其血流速度增高。测定血流速度、血流量和血管外周阻力可反映颅内压增高时脑血流灌注情况,如颅内压超过动脉压时收缩期及舒张期血流信号消失,无血流灌注。提供脑动静脉畸形、动脉瘤等病因诊断的线索。

(六)脑电图(EEG)

EEG 可反映脑出血患者脑功能状态。意识障碍可见两侧弥漫性慢活动,病灶侧明显;无意识障碍时,基底节和脑叶出血出现局灶性慢波,脑叶出血靠近皮质时可有局灶性棘波或尖波发放;小脑出血无意识障碍时脑电图多正常,部分患者同侧枕颞部出现慢活动;中脑出血多见两侧阵发性同步高波幅慢活动;脑桥出血患者昏迷时可见 $8\sim12$ Hz α 波、低波幅 β 波、纺锤波或弥漫性慢波等。

(七)心电图

心电图可及时发现脑出血合并心律失常或心肌缺血,甚至心肌梗死。

(八)血液检查

重症脑出血急性期白细胞计数可增为 $(10\sim20)\times10^9/L$,并可出现血糖含量升高、蛋白尿、尿糖、血尿素氮含量增加,以及血清肌酶含量升高等。但均为一过性,可随病情缓解而消退。

五、诊断与鉴别诊断

(一)诊断要点

1.一般性诊断要点

(1)急性起病,常有头痛、呕吐、意识障碍、血压增高和局灶性神经功能缺损症状,部分病例有眩晕或抽搐发作。饮酒、情绪激动、过度劳累等是常见的发病诱因。

(2)常见的局灶性神经功能缺损症状和体征包括偏瘫、偏身感觉障碍、偏盲等,多于数分钟至数小时达到高峰。

(3)头颅 CT 扫描可见病灶中心呈高密度改变,病灶周边常有低密度水肿带。头颅 MRI/MRA有助于脑出血的病因学诊断和观察血肿的演变过程。

2.各部位脑出血的临床诊断要点

(1)壳核出血:①对侧肢体偏瘫,优势半球出血常出现失语。②对侧肢体感觉障碍,主要是痛觉、温度觉减退。③对侧偏盲。④凝视麻痹,呈双眼持续性向出血侧凝视。⑤尚可出现失用、体象障碍、记忆力和计算力障碍、意识障碍等。

(2)丘脑出血:①丘脑型感觉障碍,对侧半身深浅感觉减退、感觉过敏或自发性疼痛。②运动障碍,出血侵及内囊可出现对侧肢体瘫痪,多为下肢重于上肢。③丘脑性失语,言语缓慢而不清、重复言语、发音困难、复述差,朗读正常。④丘脑性痴呆,记忆力减退、计算力下降、情感障碍、人格改变。⑤眼球运动障碍,眼球向上注视麻痹,常向内下方凝视。

(3)脑干出血:①中脑出血,突然出现复视,眼睑下垂,一侧或两侧瞳孔扩大,眼球不同轴,水平或垂直眼震,同侧肢体共济失调,也可表现为 Weber 综合征或 Benedikt 综合征;严重者很快出现意识障碍,去大脑强直。②脑桥出血,突然头痛,呕吐,眩晕,复视,眼球不同轴,交叉性瘫痪或偏瘫、四肢瘫等。出血量较大时,患者很快进入意识障碍,针尖样瞳孔,去大脑强直,呼吸障碍,并可伴有高热、大汗、应激性溃疡等,多迅速死亡;出血量较少时可表现为一些典型的综合征,如Foville 综合征、Millard-Gubler 综合征和闭锁综合征等。③延髓出血,突然意识障碍,血压下降,呼吸节律不规则,心律失常,继而死亡。轻者可表现为不典型的 Wallenberg 综合征。

(4)小脑出血:①突发眩晕、呕吐、后头部疼痛,无偏瘫。②有眼震,站立和步态不稳,肢体共济失调、肌张力降低及颈项强直。③头颅 CT 扫描示小脑半球或小脑蚓高密度影及第四脑室、脑干受压。

(5)脑叶出血:①额叶出血,前额痛、呕吐、痫性发作较多见;对侧偏瘫、共同偏视、精神障碍;优势半球出血时可出现运动性失语。②顶叶出血,偏瘫较轻,而偏侧感觉障碍显著;对侧下象限盲,优势半球出血时可出现混合性失语。③颞叶出血,表现为对侧中枢性面、舌瘫及上肢为主的瘫痪;对侧上象限盲;优势半球出血时可有感觉性或混合性失语;可有颞叶癫痫、幻嗅、幻视。④枕叶出血,对侧同向性偏盲,并有黄斑回避现象,可有一过性黑蒙和视物变形;多无肢体瘫痪。

(6)脑室出血:①突然头痛、呕吐,迅速进入昏迷或昏迷逐渐加深。②双侧瞳孔缩小,四肢肌张力增高,病理反射阳性,早期出现去大脑强直,脑膜刺激征阳性。③常出现丘脑下部受损的症状及体征,如上消化道出血、中枢性高热、大汗、应激性溃疡、急性肺水肿、血糖增高、尿崩症等。④脑脊液压力增高,呈血性。⑤轻者仅表现为头痛、呕吐、脑膜刺激征阳性,无局限性神经体征。临床上易误诊为蛛网膜下腔出血,需通过头颅 CT 检查来确定诊断。

(二)鉴别诊断

1.脑梗死

脑梗死发病较缓,或病情呈进行性加重,头痛、呕吐等颅内压增高症状不明显,典型病例一般不难鉴别;但脑出血与大面积脑梗死、少量脑出血与脑梗死临床症状相似,鉴别较困难,常需头颅 CT 鉴别。

2.脑栓塞

脑栓塞起病急骤,一般缺血范围较广,症状常较重,常伴有风湿性心脏病、心房颤动、细菌性心内膜炎、心肌梗死或其他容易产生栓子来源的疾病。

3.蛛网膜下腔出血

蛛网膜下腔出血好发于年轻人,突发剧烈头痛,或呈爆裂样头痛,以颈枕部明显,有的可痛牵颈背、双下肢。呕吐较频繁,少数严重患者呈喷射状呕吐。约50%的患者可出现短暂、不同程度的意识障碍,尤以老年患者多见。常见一侧动眼神经麻痹,其次为视神经、三叉神经和展神经麻痹,脑膜刺激征常见,无偏瘫等脑实质损害的体征,头颅 CT 可帮助鉴别。

4.外伤性脑出血

外伤性脑出血是闭合性头部外伤所致,发生于受冲击颅骨下或对冲部位,常见于额极和颞极,外伤史可提供诊断线索,CT 可显示血肿外形不整。

5.内科疾病导致的昏迷

(1)糖尿病昏迷：①糖尿病酮症酸中毒，多数患者在发生意识障碍前数天有多尿、烦渴多饮和乏力，随后出现食欲缺乏、恶心、呕吐，常伴头痛、嗜睡、烦躁、呼吸深快，呼气中有烂苹果味(丙酮)。随着病情进一步发展，出现严重失水，尿量减少，皮肤弹性差，眼球下陷，脉细速，血压下降，至晚期时各种反射迟钝甚至消失，嗜睡甚至昏迷。尿糖、尿酮体呈强阳性，血糖和血酮体均有升高。头部 CT 结果阴性。②高渗性非酮症糖尿病昏迷，起病时常先有多尿、多饮，但多食不明显，或反而食欲缺乏，以致常被忽视。失水随病程进展逐渐加重，出现神经精神症状，表现为嗜睡、幻觉、定向障碍、偏盲、上肢拍击样粗震颤、痫性发作(多为局限性发作)等，最后陷入昏迷。尿糖强阳性，但无酮症或较轻，血尿素氮及肌酐升高。突出的表现为血糖常在 33.3 mmol/L (600 mg/dL)以上，一般为 33.3～66.6 mmol/L(600～1 200 mg/dL)；血钠升高可达 155 mmol/L；血浆渗透压显著增高为 330～460 mmol/L，一般在 350 mmol/L 以上。头部 CT 结果阴性。

(2)肝性昏迷：有严重肝病和/或广泛门体侧支循环，精神紊乱、昏睡或昏迷，明显肝功能损害或血氨升高，扑翼(击)样震颤和典型的脑电图改变(高波幅的 δ 波，每秒少于 4 次)等，有助于诊断与鉴别诊断。

(3)尿毒症昏迷：少尿(<400 mL/d)或无尿(<50 mL/d)，血尿，蛋白尿，管型尿，氮质血症，水电解质紊乱和酸碱失衡。

(4)急性酒精中毒：①兴奋期，血乙醇浓度达到 11 mmol/L(50 mg/dL)即感头痛、欣快、兴奋；血乙醇浓度超过 16 mmol/L(75 mg/dL)，健谈、饶舌、情绪不稳定、自负、易激怒，可有粗鲁行为或攻击行动，也可能沉默、孤僻；浓度达到 22 mmol/L(100 mg/dL)时，驾车易发生车祸。②共济失调期，血乙醇浓度达到 33 mmol/L(150 mg/dL)时，肌肉运动不协调，行动笨拙，言语含糊不清，眼球震颤，视物模糊，复视，步态不稳，出现明显共济失调；浓度达到 43 mmol/L (200 mg/dL)时，出现恶心、呕吐、困倦。③昏迷期，血乙醇浓度升至 54 mmol/L(250 mg/dL)时，患者进入昏迷期，表现为昏睡、瞳孔散大、体温降低；血乙醇浓度超过 87 mmol/L(400 mg/dL)时，患者陷入深昏迷，心率快、血压下降，呼吸慢而有鼾音，可出现呼吸、循环麻痹而危及生命。实验室检查可见血清乙醇浓度升高，呼出气中乙醇浓度与血清乙醇浓度相当；动脉血气分析可见轻度代谢性酸中毒；电解质失衡，可见低血钾、低血镁和低血钙；血糖可降低。

(5)低血糖昏迷：低血糖昏迷是指各种原因引起的重症的低血糖症。患者突然昏迷、抽搐，表现为局灶神经系统症状的低血糖易被误诊为脑出血。化验血糖低于 2.8 mmol/L，推注葡萄糖后症状迅速缓解，发病后 72 小时复查头部 CT 结果阴性。

(6)药物中毒：①镇静催眠药中毒，有服用大量镇静催眠药史，出现意识障碍和呼吸抑制及血压下降。胃液、血液、尿液中检出镇静催眠药。②阿片类药物中毒，有服用大量吗啡等阿片类药物史，或有吸毒史，除出现昏迷、针尖样瞳孔(哌替啶的急性中毒瞳孔反而扩大)、呼吸抑制"三联征"等特点外，还可出现发绀、面色苍白、肌肉无力、惊厥、牙关禁闭、角弓反张，呼吸先浅而慢，后叹息样或潮式呼吸、肺水肿、休克、瞳孔对光反射消失，死于呼吸衰竭。血、尿阿片类毒物成分定性试验呈阳性。使用纳洛酮可迅速逆转阿片类药物所致的昏迷、呼吸抑制、缩瞳等毒性作用。

(7)CO 中毒：①轻度中毒，血液碳氧血红蛋白(COHb)可高于 20%。患者有剧烈头痛、头晕、心悸、口唇黏膜呈樱桃红色、四肢无力、恶心、呕吐、嗜睡、意识模糊、视物不清、感觉迟钝、谵妄、幻觉、抽搐等。②中度中毒，血液 COHb 浓度可高达 40%。患者出现呼吸困难、意识丧失、昏迷，对疼痛刺激可有反应，瞳孔对光反射和角膜反射可迟钝，腱反射减弱，呼吸、血压和脉搏可有改变。经治疗可恢复且无明显并发症。③重度中毒,血液 COHb 浓度可高于 50% 以上。深昏迷,各种反射消失。患者可呈去大脑皮质状态(患者可以睁眼,但无意识,不语,不动,不主动进食或大小便,呼之不应,推之不动,肌张力增强),常有脑水肿、惊厥、呼吸衰竭、肺水肿、上消化道出血、休克和严重的心肌损害,出现心律失常,偶可发生心肌梗死。有时并发脑局灶损害,出现锥体系或锥体外系损害体征。监测血中 COHb 浓度可明确诊断。

应详细询问病史,内科疾病导致昏迷者有相应的内科疾病病史,仔细查体,局灶体征不明显;脑出血者则同向偏视,一侧瞳孔散大、一侧面部船帆现象、一侧上肢出现扬鞭现象、一侧下肢呈外旋位,血压升高。CT 检查可助鉴别。

六、治疗

急性期的主要治疗原则:保持安静,防止继续出血;积极抗脑水肿,降低颅内压;调整血压;改善循环;促进神经功能恢复;加强护理,防治并发症。

(一)一般治疗

1.保持安静

(1)卧床休息 3～4 周,脑出血发病后 24 小时内,特别是 6 小时内可有活动性出血或血肿继续扩大,应尽量减少搬运,就近治疗。重症需严密观察体温、脉搏、呼吸、血压、瞳孔和意识状态等生命体征变化。

(2)保持呼吸道通畅,头部抬高 15°～30° 角,切忌无枕仰卧;疑有脑疝时应床脚抬高 45° 角,意识障碍患者应将头歪向一侧,以利于口腔、气道分泌物及呕吐物流出;痰稠不易吸出,则要行气管切开,必要时吸氧,以使动脉血氧饱和度维持在 90% 以上。

(3)意识障碍或消化道出血者宜禁食 24～48 小时,发病后 3 天,仍不能进食者,应鼻饲以确保营养。过度烦躁不安的患者可适量用镇静药。

(4)注意口腔护理,保持大便通畅,留置尿管的患者应做膀胱冲洗以预防尿路感染。加强护理,经常翻身,预防压疮,保持肢体功能位置。

(5)注意水、电解质平衡,加强营养。注意补钾,液体量应控制在 2 000 mL/d 左右,或以尿量加 500 mL 来估算,不能进食者鼻饲各种营养品。对于频繁呕吐、胃肠道功能减弱或有严重的应激性溃疡者,应考虑给予肠外营养。如有高热、多汗、呕吐或腹泻者,可适当增加入液量,或 10% 脂肪乳 500 mL 静脉滴注,每天 1 次。如需长期采用鼻饲,应考虑胃造瘘术。

(6)脑出血急性期血糖含量增高可以是原有糖尿病的表现或是应激反应。高血糖和低血糖都能加重脑损伤。当患者血糖含量增高超过 11.1 mmol/L 时,应立即给予胰岛素治疗,将血糖控制在 8.3 mmol/L 以下。同时应监测血糖,若发生低血糖,可用葡萄糖口服或注射纠正低血糖。

2.亚低温治疗

亚低温治疗能够减轻脑水肿,减少自由基的产生,促进神经功能缺损恢复,改善患者预后。降温方法:立即行气管切开,静脉滴注冬眠肌松合剂(0.9% 氯化钠注射液 500 mL＋氯丙嗪 100 mg＋异丙嗪 100 mg),同时冰毯机降温。行床旁监护仪连续监测体温(T)、心率(HR)、血压(BP)、呼吸(R)、脉搏(P)、血氧饱和度(SPO$_2$)、颅内压(ICP)。直肠温度(RT)维持在 34～36 ℃,持续 3～5 天。冬眠肌松合剂用量和速度根据患者 T、HR、BP、肌张力等调节。保留自主呼吸,必要时应用同步呼吸机辅助呼吸,维持 SPO$_2$ 在 95% 以上,10～12 小时将 RT 降为 34～36 ℃。

当ICP降至正常后72小时,停止亚低温治疗。采用每天恢复1~2 ℃,复温速度不超过0.1 ℃/h。在24~48小时,将患者RT复温为36.5~37.0 ℃。局部亚低温治疗实施越早,效果越好,建议在脑出血发病6小时内使用,治疗时间最好持续48~72小时。

(二)调控血压和防止再出血

脑出血患者一般血压都高,甚至比平时更高,这是因为颅内压增高时机体保证脑组织供血的代偿性反应,当颅内压下降时血压亦随之下降,因此一般不应使用降血压药物,尤其是注射利血平等强有力降压剂。目前理想的血压控制水平还未确定,主张采取个体化原则,应根据患者年龄、病前有无高血压、病后血压情况等确定适宜血压水平。但血压过高时,容易增加再出血的危险性,则应及时控制高血压。一般来说,收缩压≥26.7 kPa(200 mmHg),舒张压≥15.3 kPa(115 mmHg)时,应降血压治疗,使血压控制于治疗前原有血压水平或略高水平。收缩压≤24.0 kPa(180 mmHg)或舒张压≤15.3 kPa(115 mmHg)时,或平均动脉压为17.3 kPa(130 mmHg)时可暂不使用降压药,但需密切观察。收缩压在24.0~30.7 kPa(180~230 mmHg)或舒张压在14.0~18.7 kPa(105~140 mmHg)宜口服卡托普利、美托洛尔等降压药,收缩压在24.0 kPa(180 mmHg)以内或舒张压在14.0 kPa(105 mmHg)以内,可观察而不用降压药。急性期过后(约2周),血压仍持续过高时可系统使用降压药,急性期血压急骤下降表明病情严重,应给予升压药物以保证足够的脑供血量。

止血剂及凝血剂对脑出血并无效果,但如合并消化道出血或有凝血障碍时仍可使用。消化道出血时,还可经胃管鼻饲或口服云南白药、三七粉、氢氧化铝凝胶和/或冰牛奶、冰盐水等。

(三)控制脑水肿

脑出血后48小时水肿达到高峰,维持3~5天或更长时间后逐渐消退。脑水肿可使ICP增高和导致脑疝,是影响功能恢复的主要因素和导致早期死亡的主要,病因。积极控制脑水肿、降低ICP是脑出血急性期治疗的重要环节,必要时可行ICP监测。治疗目标是使ICP降为2.7 kPa(20 mmHg)以下,脑灌注压大于9.3 kPa(70 mmHg),应首先控制可加重脑水肿的因素,保持呼吸道通畅,适当给氧,维持有效脑灌注,限制液体和盐的入量等。应用皮质类固醇减轻脑出血后脑水肿和降低ICP,其有效证据不充分;脱水药只有短暂作用,常用20%甘露醇、利尿药如呋塞米等。

1.20%甘露醇

20%甘露醇为渗透性脱水药,可在短时间内使血浆渗透压明显升高,形成血与脑组织间渗透压差,使脑组织间液水分向血管内转移,经肾脏排出,每8 g甘露醇可由尿带出水分100 mL,用药后20~30分钟开始起效,2~3小时作用达峰。常用剂量为125~250 mL,每次6~8小时,疗程7~10天。如患者出现脑疝征象可快速加压经静脉或颈动脉推注,可暂时缓解症状,为术前准备赢得时间。冠心病、心肌梗死、心力衰竭和肾功能不全者慎用,注意用药不当可诱发肾功能衰竭(简称"肾衰竭")和水盐及电解质失衡。因此,在应用甘露醇脱水时,一定要严密观察患者尿量、血钾和心肾功能,一旦出现尿少、血尿、无尿时应立即停用。

2.利尿药

呋塞米注射液较常用,脱水作用不如甘露醇,但可抑制脑脊液产生,用于心肾功能不全不能用甘露醇的患者,常与甘露醇合用,减少甘露醇用量。每次20~40 mg,每天2~4次,静脉注射。

3.甘油果糖氯化钠注射液

该药为高渗制剂,通过高渗透性脱水,能使脑水分含量减少,降低颅内压。本品降低颅内压作用起效较缓,持续时间较长,可与甘露醇交替使用。推荐剂量为每次 250～500 mL,每天 1～2 次,静脉滴注,连用 7 天左右。

4.10%人血清蛋白

10%人血清蛋白通过提高血浆胶体渗透压发挥对脑组织脱水降颅压作用,改善病灶局部脑组织水肿,作用持久。适用于低蛋白血症的脑水肿伴高颅压的患者。推荐剂量每次 10～20 g,每天 1～2 次,静脉滴注。该药可增加心脏负担,心功能不全者慎用。

5.地塞米松

地塞米松可防止脑组织内星形胶质细胞肿胀,降低毛细血管通透性,维持血-脑屏障功能。抗脑水肿作用起效慢,用药后 12～36 小时起效。剂量为每天 10～20 mg,静脉滴注。由于易并发感染或使感染扩散,可促进或加重应激性上消化道出血,影响血压和血糖控制等,临床不主张常规使用,病情危重、不伴上消化道出血者可早期短时间应用。

若药物脱水、降颅压效果不明显,出现颅高压危象时可考虑转外科手术开颅减压。

(四)控制感染

发病早期或病情较轻时通常不需使用抗生素,老年患者合并意识障碍易并发肺部感染,合并吞咽困难易发生吸入性肺炎,尿潴留或导尿易合并尿路感染,可根据痰液或尿液培养、药物敏感试验等选用抗生素治疗。

(五)维持水电解质平衡

患者液体的输入量最好根据其中心静脉压(CVP)和肺毛细血管楔压(PCWP)来调整,CVP保持在 0.7～1.6 kPa(5～12 mmHg)或者 PCWP 维持在 1.3～1.9 kPa(10～14 mmHg)。无此条件时每天液体输入量可按前 1 天尿量＋500 mL 估算。每天补钠 50～70 mmol/L,补钾 40～50 mmol/L,糖类 13.5～18.0 g。使用液体种类应以 0.9%氯化钠注射液或复方氯化钠注射液(林格液)为主,避免用高渗糖水,若用糖时可按每 4 g 糖加 1 U 胰岛素后再使用。由于患者使用大量脱水药、进食少、合并感染等,极易出现电解质紊乱和酸碱失衡,应加强监护和及时纠正,意识障碍患者可通过鼻饲管补充足够热量的营养和液体。

(六)对症治疗

1.中枢性高热

宜先行物理降温,如头部、腋下及腹股沟区放置冰袋,戴冰帽或睡冰毯等。效果不佳者可用多巴胺受体激动剂如溴隐亭 3.75 mg/d,逐渐加量至 7.5～15.0 mg/d,分次服用。

2.痫性发作

可静脉缓慢推注(注意患者呼吸)地西泮 10～20 mg,控制发作后可予卡马西平片,每次100 mg,每天 2 次。

3.应激性溃疡

丘脑、脑干出血患者常合并应激性溃疡和消化道出血,机制不明,可能是出血影响边缘系统、丘脑、丘脑下部及下行自主神经纤维,使肾上腺皮质激素和胃酸分泌大量增加,黏液分泌减少及屏障功能削弱。常在病后第 2～14 天突然发生,可反复出现,表现为呕血及黑便,出血量大时常见烦躁不安、口渴、皮肤苍白、湿冷、脉搏细速、血压下降、尿量减少等外周循环衰竭表现。可采取抑制胃酸分泌和加强胃黏膜保护治疗,用 H_2 受体阻滞剂:①雷尼替丁,每次 150 mg,每天2 次,口服。②西咪替丁,0.4～0.8 g/d,加入0.9%氯化钠注射液,静脉滴注。③注射用奥美拉唑钠,每次 40 mg,每 12 小时静脉注射 1 次,连用 3 天。还可用硫糖铝,每次 1 g,每天 4 次,口服;或氢氧化铝凝胶,每次 40~60 mL,每天 4 次,口服。若发生上消化道出血可用去甲肾上腺素4~8 mg加冰盐水 80~100 mL,每天4~6 次,口服;云南白药,每次 0.5 g,每天 4 次,口服。保守治疗无效时可在胃镜下止血,需注意呕血引起窒息,并补液或输血维持血容量。

4.心律失常

心房颤动常见,多见于病后前 3 天。心电图复极改变常导致易损期延长,易损期出现的期前收缩可导致室性心动过速或心室颤动。这可能是脑出血患者易发生猝死的主要原因。心律失常影响心排血量,降低脑灌注压,可加重原发脑病变,影响预后。应注意改善冠心病患者的心肌供血,给予常规抗心律失常治疗,及时纠正电解质紊乱,可试用 β 受体阻滞剂和钙通道阻滞剂治疗,维护心脏功能。

5.大便秘结

脑出血患者由于卧床等原因,常会出现便秘。用力排便时腹压增高,从而使颅内压升高,可加重脑出血症状。便秘时腹胀不适,使患者烦躁不安,血压升高,亦可使病情加重,故脑出血患者便秘的护理十分重要。便秘可用甘油灌肠剂(支),患者侧卧位插入肛门内 6~10 cm,将药液缓慢注入直肠内 60 mL,5~10 分钟即可排便;缓泻剂如酚酞 2 片,每晚口服,亦可用中药番泻叶3~9 g 泡服。

6.高容量性低钠血症

高容量性低钠血症又称稀释性低钠血症,10%的脑出血患者可发生。因血管升压素分泌减少,尿排钠增多,血钠降低,可加重脑水肿,每天应限制水摄入量在 800~1 000 mL,补钠9~12 g;宜缓慢纠正,以免导致脑桥中央髓鞘溶解症。另有脑耗盐综合征,是心钠素分泌过高导致低钠血症,应输液补钠治疗。

7.下肢深静脉血栓形成

急性脑卒中患者易并发下肢和瘫痪肢体深静脉血栓形成,患肢进行性水肿和发硬,肢体静脉血流图检查可确诊。勤翻身、被动活动或抬高瘫痪肢体可预防;治疗可用肝素 5 000 U,静脉滴注,每天 1 次;或低分子量肝素,每次 4 000 U,皮下注射,每天 2 次。

(七)外科治疗

外科治疗可挽救重症患者的生命及促进神经功能恢复,手术宜在发病后 6~24 小时进行,预后直接与术前意识水平有关,昏迷患者通常手术效果不佳。

1.手术指征

(1)脑叶出血:患者清醒、无神经障碍和小血肿(<20 mL)者,不必手术,可密切观察和随访。患者意识障碍、大血肿和在 CT 片上有占位征,应手术。

(2)基底节和丘脑出血:大血肿、神经障碍者应手术。

(3)脑桥出血:原则上内科治疗。但对非高血压性脑桥出血如海绵状血管瘤,可手术治疗。

(4)小脑出血:血肿直径≥2 cm 者应手术,特别是合并脑积水、意识障碍、神经功能缺失和占位征者。

2.手术禁忌证

(1)深昏迷患者(GCS 3~5 级)或去大脑强直。

(2)生命体征不稳定,如血压过高、高热、呼吸不规则,或有严重系统器质病变者。

(3)脑干出血。

(4)基底节或丘脑出血影响到脑干。

（5）病情发展急骤，发病数小时即深昏迷者。

3.常用手术方法

（1）小脑减压术：高血压性小脑出血最重要的外科治疗，可挽救生命和逆转神经功能缺损，病程早期患者处于清醒状态时手术效果好。

（2）开颅血肿清除术：占位效应引起中线结构移位和初期脑疝时外科治疗可能有效。

（3）钻孔扩大骨窗血肿清除术。

（4）钻孔微创颅内血肿清除术。

（5）脑室出血脑室引流术。

（八）早期康复治疗

原则上应尽早开始康复治疗。在神经系统症状不再进展，没有严重精神、行为异常，生命体征稳定，没有严重的并发症、合并症时即可开始康复治疗的介入，但需注意康复方法的选择。早期康复治疗对恢复患者的神经功能，提高生活质量是十分有利的。早期对瘫痪肢体进行按摩及被动运动，开始有主动运动时即应根据康复要求按阶段进行训练，以促进神经功能恢复，避免出现关节挛缩、肌肉萎缩和骨质疏松；对失语患者需加强言语康复训练。

（九）加强护理，防治并发症

常见的并发症有肺部感染、上消化道出血、吞咽困难、下肢静脉血栓形成、肺栓塞、肺水肿、冠状动脉性疾病、心肌梗死、心脏损伤、痫性发作等。脑出血预后与急性期护理有直接关系，合理的护理措施十分重要。

1.体位

头部抬高 15°～30°角，既能保持脑血流量，又能保持呼吸道通畅。切忌无枕仰卧。凡意识障碍患者宜采用侧卧位，头稍前屈，以利口腔分泌物流出。

2.饮食与营养

营养不良是脑出血患者常见的易被忽视的并发症，应充分重视。重症意识障碍患者急性期应禁食 1～2 天，静脉补给足够能量与维生素，发病 48 小时后若无活动性消化道出血，可鼻饲流质饮食，应考虑营养合理搭配与平衡。患者意识转清、咳嗽反射良好、能吞咽时可停止鼻饲，应注意喂食时宜取 45°角半卧位，食物宜做成糊状，流质饮料均应选用茶匙喂食，喂食出现呛咳可拍背。

3.呼吸道护理

脑出血患者应保持呼吸道通畅和足够通气量，意识障碍或脑干功能障碍患者应行气管插管，指征是 $PaO_2 < 8.0$ kPa（60 mmHg）、$PaCO_2 > 6.7$ kPa（50 mmHg）或有误吸危险者。鼓励勤翻身、拍背，鼓励患者尽量咳嗽，咳嗽无力痰多时可超声雾化治疗，呼吸困难、呼吸道痰液多、经鼻抽吸困难者可考虑气管切开。

4.压疮防治与护理

昏迷或完全性瘫痪患者易发生压疮，预防措施包括定时翻身，保持皮肤干燥清洁，在骶部、足跟及骨隆起处加垫气圈，经常按摩皮肤及活动瘫痪肢体促进血液循环，皮肤发红可用 70％乙醇溶液或温水轻柔，涂以 3.5％安息香酊。

七、预后与预防

(一)预后

脑出血的预后与出血量、部位、病因及全身状况等有关。脑干、丘脑及大量脑室出血预后差。脑水肿、颅内压增高及脑疝、并发症及脑-内脏(脑-心、脑-肺、脑-肾、脑-胃肠)综合征是致死的主要原因。早期多死于脑疝,晚期多死于中枢性衰竭、肺炎和再出血等继发性并发症。影响本病的预后因素:①年龄较大;②昏迷时间长和程度深;③颅内压高和脑水肿重;④反复多次出血和出血量大;⑤小脑、脑干出血;⑥神经体征严重;⑦出血灶多和生命体征不稳定;⑧伴癫痫发作、去大脑皮质强直或去大脑强直;⑨伴有脑-内脏联合损害;⑩合并代谢性酸中毒、代谢障碍或电解质紊乱者,预后差。及时给予正确的中西医结合治疗和内外科治疗,可大大改善预后,减少病死率和致残率。

(二)预防

总的原则是定期体检,早发现、早预防、早治疗。脑出血是多危险因素所致的疾病。研究证明,高血压是最重要的独立危险因素,心脏病、糖尿病是肯定的危险因素。多种危险因素之间存在错综复杂的相关性,它们互相渗透、互相作用、互为因果,从而增加了脑出血的危险性,也给预防和治疗带来困难。目前,我国仍存在对高血压知晓率低、用药治疗率低和控制率低等"三低"现象,恰与我国脑卒中患病率高、致残率高和病死率高等"三高"现象形成鲜明对比。因此,加强高血压的防治宣传教育是非常必要的。在高血压治疗中,轻型高血压可选用尼群地平和吲达帕胺,对其他类型的高血压则应根据病情选用钙通道阻滞剂、β受体阻滞剂、血管紧张素转化酶抑制剂(ACEI)、利尿药等联合治疗。

有些危险因素是先天决定的,而且是难以改变甚至不能改变的(如年龄、性别);有些危险因素是环境造成的,很容易预防(如感染);有些是人们生活行为的方式,是完全可以控制的(如抽烟、酗酒);还有些疾病常常是可治疗的(如高血压)。虽然大部分高血压患者都接受过降压治疗,但规范性、持续性差,这样非但没有起到降低血压、预防脑出血的作用,反而使血压忽高忽低,易于引发脑出血。所以控制血压除进一步普及治疗外,重点应放在正确的治疗方法上。预防工作不可简单、单一化,要采取突出重点、顾及全面的综合性预防措施,才能有效地降低脑出血的发病率、病死率和复发率。

除针对危险因素进行预防外,日常生活中须注意经常锻炼,戒烟酒,合理饮食,调理情绪。饮食上提倡"五高三低",即高蛋白质、高钾、高钙、高纤维素、高维生素及低盐、低糖、低脂。锻炼要因人而异,方法灵活多样,强度不宜过大,避免激烈运动。

(李秀娟)

第二节 脑 栓 塞

脑栓塞以前称栓塞性脑梗死,是指来自身体各部位的栓子,经颈动脉或椎动脉进入颅内,阻塞脑部血管,中断血流,导致该动脉供血区域的脑组织缺血缺氧而软化坏死及相应的脑功能障碍。临床表现出相应的神经系统功能缺损症状和体征,如急骤起病的偏瘫、偏身感觉障碍和偏盲等。大面积脑梗死还有颅内高压症状,严重时可发生昏迷和脑疝。脑栓塞约占脑梗死的15%。

一、病因与发病机制

(一)病因

脑栓塞按其栓子来源不同,可分为心源性脑栓塞、非心源性脑栓塞及来源不明的脑栓塞。其中,心源性栓子占脑栓塞的60%~75%。

1.心源性

风湿性心脏病引起的脑栓塞,占整个脑栓塞的50%以上。二尖瓣狭窄或二尖瓣狭窄合并关闭不全者最易发生脑栓塞,因二尖瓣狭窄时,左心房扩张,血流缓慢瘀滞,又有涡流,易于形成附壁血栓,血流的不规则更易使之脱落成栓子,故心房颤动时更易发生脑栓塞。慢性心房颤动是脑栓塞形成最常见的原因。其他还有心肌梗死、心肌病的附壁血栓,以及细菌性心内膜炎时瓣膜上的炎性赘生物脱落、心脏黏液瘤和心脏手术等病因。

2.非心源性

主动脉及发出的大血管粥样硬化斑块和附着物脱落引起的血栓栓塞也是脑栓塞的常见原因。另外,还有炎症的脓栓、骨折的脂肪栓、人工气胸和气腹的空气栓、癌栓、虫栓和异物栓等。还有来源不明的栓子等。

(二)发病机制

各个部位的栓子通过颈动脉系统或椎动脉系统时,栓子阻塞血管的某一分支,造成缺血、梗死和坏死,产生相应的临床表现;还有栓子造成远端的急性供血中断,该区脑组织发生缺血性变性、坏死及水肿;另外,由于栓子的刺激,该段动脉和周围小动脉反射性痉挛,结果不仅造成该栓塞的动脉供血区的缺血,同时因其周围的动脉痉挛,进一步加重脑缺血损害的范围。

二、病理

脑栓塞的病理改变与脑血栓形成基本相同。但是,有以下几点不同。

(1)脑栓塞的栓子与动脉壁不粘连;而脑血栓形成是在动脉壁上形成的,所以血栓与动脉壁粘连不易分开。

(2)脑栓塞的栓子可以向远端移行,而脑血栓形成的栓子不能。

(3)脑栓塞所致的梗死灶,有60%以上合并出血性梗死;脑血栓形成所致的梗死灶合并出血性梗死较少。

(4)脑栓塞往往为多发病灶,脑血栓形成常为一个病灶。

另外,炎性栓子可见局灶性脑炎或脑脓肿,寄生虫栓子在栓塞处可发现虫体或虫卵。

三、临床表现

(一)发病年龄

风湿性心脏病引起者以中青年为多,冠心病及大动脉病变引起者以中老年人为多。

(二)发病情况

发病急骤,在数秒钟或数分钟之内达高峰,是所有脑卒中发病最快者,有少数患者因反复栓塞可在数天内呈阶梯式加重。一般发病无明显诱因,安静和活动时均可发病。

(三)症状与体征

约有 4/5 的脑栓塞发生于前循环,特别是大脑中动脉,病变对侧出现偏瘫、偏身感觉障碍和偏盲,优势半球病变还有失语。癫痫发作很常见,因大血管栓塞,常引起脑血管痉挛,有部分性发作或全面性发作。椎-基底动脉栓塞约占 1/5,起病有眩晕、呕吐、复视、交叉性瘫痪、共济失调、构音障碍和吞咽困难等。栓子进入一侧或两侧大脑后动脉有同向性偏盲或皮质盲。基底动脉主干栓塞会导致昏迷、四肢瘫痪,可引起闭锁综合征及基底动脉尖综合征。

心源性栓塞患者有心慌、胸闷、心律不齐和呼吸困难等。

四、辅助检查

(一)胸部 X 线检查

胸部 X 线检查可发现心脏肥大。

(二)心电图检查

心电图检查可发现陈旧或新鲜心肌梗死、心律失常等。

(三)超声心动图检查

超声心动图检查是评价心源性脑栓塞的重要依据之一,能够显示心脏立体解剖结构,包括瓣膜反流和运动、心室壁的功能和心腔内的肿块。

(四)多普勒超声检查

多普勒超声检查有助于测量血流通过狭窄瓣膜的压力梯度及狭窄的严重程度。彩色多普勒超声血流图可检测瓣膜反流程度并可研究与血管造影的相关性。

(五)经颅多普勒超声(TCD)

TCD 可检测颅内血流情况,评价血管狭窄的程度及闭塞血管的部位,也可检测动脉粥样硬化的斑块及微栓子的部位。

(六)神经影像学检查

头颅 CT 和 MRI 检查可显示缺血性梗死和出血性梗死改变。合并出血性梗死高度支持脑栓塞的诊断,许多患者继发出血性梗死临床症状并未加重,发病 3～5 天内复查 CT 可早期发现继发性梗死后出血。早期脑梗死 CT 难于发现,常规 MRI 假阳性率较高,MRI 弥散成像(DWI)和灌注成像(PWI)可以发现超急性期脑梗死。磁共振血管成像(MRA)是一种无创伤性显示脑血管狭窄或阻塞的方法,造影特异性较高。数字减影血管造影(DSA)可更好地显示脑血管狭窄的部位、范围和程度。

(七)腰椎穿刺脑脊液检查

脑栓塞引起的大面积脑梗死可有脑脊液压力增高和蛋白含量增高。出血性脑梗死时可见红细胞。

五、诊断与鉴别诊断

(一)诊断

(1)多为急骤发病。

(2)多数无前驱症状。

(3)一般意识清楚或有短暂意识障碍。

(4)有颈内动脉系统或椎-基底动脉系统症状和体征。

(5)腰椎穿刺脑脊液检查一般不应含血,若有红细胞可考虑出血性脑栓塞。

(6)栓子的来源可为心源性或非心源性,也可同时伴有脏器栓塞症状。

(7)头颅CT和MRI检查有梗死灶或出血性梗死灶。

(二)鉴别诊断

1.血栓形成性脑梗死

二者均为急性起病的偏瘫、偏身感觉障碍,但血栓形成性脑梗死发病较慢,短期内症状可逐渐进展,一般无心房颤动等心脏病症状,头颅CT很少有出血性梗死灶,以资鉴别。

2.脑出血

脑栓塞与脑出血均为急骤起病的偏瘫,但脑出血多数有高血压、头痛、呕吐和意识障碍,头颅CT为高密度灶可以鉴别。

六、治疗

(一)抗凝治疗

对抗凝治疗预防心源性脑栓塞复发的利弊,仍存在争议。有的学者认为脑栓塞容易发生出血性脑梗死和大面积脑梗死,可有明显的脑水肿,所以在急性期不主张应用较强的抗凝药物,以免引起出血性梗死,或并发脑出血及加重脑水肿。也有学者认为,抗凝治疗是预防随后再发栓塞性脑卒中的重要手段。心房颤动或有再栓塞风险的心源性病因、动脉夹层或动脉高度狭窄的患者,可应用抗凝药物预防再栓塞。栓塞复发的高风险可完全抵消发生出血的风险。常用的抗凝药物有以下几种。

1.肝素

肝素有妨碍凝血活酶的形成作用;能增强抗凝血酶、中和活性凝血因子及纤溶酶;还有消除血小板的凝集作用,通过抑制透明质酸酶的活性而发挥抗凝作用。肝素每次12 500~25 000 U(100~200 mg)加入5%葡萄糖注射液或0.9%氯化钠注射液1 000 mL中,缓慢静脉滴注或微泵注入,以每分钟10~20滴为宜,维持48小时,同时第1天开始口服抗凝药。

有颅内出血、严重高血压、肝肾功能障碍、消化道溃疡、急性细菌性心内膜炎和出血倾向者禁用。根据部分凝血活酶时间(APTT)调整剂量,维持治疗前APTT值的1.5~2.5倍,及时检测凝血活酶时间及活动度。用量过大,可导致严重自发性出血。

2.那曲肝素钙

那曲肝素钙又名低分子肝素钙,是一种由普通肝素钠通过硝酸分解纯化而得到的低分子肝素钙盐,其平均分子量为4 500。目前认为低分子肝素钙是通过抑制凝血酶的生长而发挥作用。另外,还可溶解血栓和改善血流动力学。对血小板的功能影响明显小于肝素,很少引起出血并发症。因此,那曲肝素钙是一种比较安全的抗凝药。每次4 000~5 000 U(WHO单位),腹部脐下外侧皮下垂直注射,每天1~2次,连用7~10天,注意不能用于肌内注射。可能引起注射部位出血性瘀斑、皮下淤血、血尿和过敏性皮疹。

3.华法林

华法林为香豆素衍生物钠盐,通过拮抗维生素K的作用,使凝血因子Ⅱ、Ⅶ、Ⅸ和Ⅹ的前体物质不能活化,在体内发挥竞争性的抑制作用,为一种间接性的中效抗凝剂。第1天给予5~10 mg口服,第2天半量;第3天根据复查的凝血酶原时间及活动度结果调整剂量,凝血酶原活动度维持在25%~40%给予维持剂量,一般维持量为每天2.5~5.0 mg,可用3~6个月。不良反应可有牙龈出血、血尿、发热、恶心、呕吐、腹泻等。

(二)脱水降颅内压药物

脑栓塞患者常为大面积脑梗死、出血性脑梗死,常有明显脑水肿,甚至发生脑疝的危险,对此必须立即应用降颅内压药物。心源性脑栓塞应用甘露醇可增加心脏负荷,有引起急性肺水肿的风险。20%甘露醇每次只能给 125 mL 静脉滴注,每天 4~6 次。为增强甘露醇的脱水力度,同时必须加用呋塞米,每次 40 mg 静脉注射,每天 2 次,可减轻心脏负荷,达到保护心脏的作用,保证甘露醇的脱水治疗;甘油果糖每次 250~500 mL 缓慢静脉滴注,每天 2 次。

(三)扩张血管药物

1.丁苯酞

每次 200 mg,每天 3 次,口服。

2.葛根素注射液

每次 500 mg 加入 5%葡萄糖注射液或 0.9%氯化钠注射液 250 mL 中静脉滴注,每天 1 次,可连用10~14 天。

3.复方丹参注射液

每次 2 支(4 mL)加入 5%葡萄糖注射液或 0.9%氯化钠注射液 250 mL 中静脉滴注,每天 1 次,可连用 10~14 天。

4.川芎嗪注射液

每次 100 mg 加入 5%葡萄糖注射液或 0.9%氯化钠注射液 250 mL 中静脉滴注,每天 1 次,可连用 10~15 天,有脑水肿和出血倾向者忌用。

(四)抗血小板聚集药物

早期暂不应用,特别是已有出血性梗死者急性期不宜应用。当急性期过后,为预防血栓栓塞的复发,可较长期应用阿司匹林或氯吡格雷。

(五)原发病治疗

对感染性心内膜炎(亚急性细菌性心内膜炎),在病原菌未培养出来时,给予青霉素每次320 万~400 万单位加入 5%葡萄糖注射液或 0.9%氯化钠注射液 250 mL 中静脉滴注,每天 4~6 次;已知病原微生物,对青霉素敏感的首选青霉素,对青霉素不敏感者选用头孢曲松钠,每次2 g 加入 5%葡萄糖注射液 250~500 mL 中静脉滴注,12 小时滴完,每天 2 次。对青霉素过敏和过敏体质者慎用,对头孢菌素类药物过敏者禁用。对青霉素和头孢菌素类抗生素不敏感者可应用去甲万古霉素,30 mg/(kg·d),分 2 次静脉滴注,每 0.8 g 药物至少加 200 mL 液体,在 1 小时以上时间内缓慢滴入,可用 4~6 周,24 小时内最大剂量不超过 2 g,此药有明显的耳毒性和肾毒性。

七、预后与预防

(一)预后

脑栓塞急性期病死率为 5%~15%,多死于严重脑水肿、脑疝。心肌梗死引起的脑栓塞预后较差,多遗留严重的后遗症。如栓子来源不消除,半数以上患者可能复发,约 2/3 在 1 年内复发,复发的病死率更高。10%~20%的脑栓塞患者可能在病后 10 天内发生第 2 次栓塞,病死率极高。栓子较小、症状较轻、及时治疗的患者,神经功能障碍可以部分或完全缓解。

(二)预防

最重要的是预防脑栓塞的复发。目前认为对于心房颤动、心肌梗死、二尖瓣脱垂患者可首选华法林作为二级预防的药物,阿司匹林也有效,但效果低于华法林。华法林的剂量一般为每天 2.5~3.0 mg,老年人每天 1.5~2.5 mg,并可采用国际标准化比值(INR)为标准进行治疗,既可获效,又可减少出血的危险性。1993 年,欧洲 13 个国家 108 个医疗中心联合进行了一组临床试验,共入选 1 007 例非风湿性心房颤动发生短暂性脑缺血发作(TIA)或小卒中的患者,分为 3 组,一组应用香豆素,一组用阿司匹林,另一组用安慰剂,随访 2~3 年,计算脑卒中或其他部位栓塞的发生率。结果发现应用香豆素组每年可减少 9% 脑卒中发生率,阿司匹林组减少 4%。前者出血发生率为 2.8%(每年),后者为 0.9%(每年)。

关于脑栓塞发生后何时开始应用抗凝剂仍有不同看法。有的学者认为过早应用可增加出血的危险性,因此建议发病后数周再开始应用抗凝剂比较安全。据临床研究结果表明,高血压是引起出血的主要危险因素,如能严格控制高血压,华法林的剂量强度控制在 INR 2.0~3.0,则其出血发生率可以降低。因此,目前认为华法林可以作为某些心源性脑栓塞的预防药物。

(李秀娟)

第三节　短暂性脑缺血发作

短暂性脑缺血发作(transient ischemic attack,TIA)是指因脑血管病变引起的短暂性、局限性脑功能缺失或视网膜功能障碍。临床症状一般持续 10~20 分钟,多在 1 小时内缓解,最长不超过 24 小时,不遗留神经功能缺失症状,结构性影像学(CT、MRI)检查无责任病灶。凡临床症状持续超过 1 小时且神经影像学检查有明确病灶者不宜称为 TIA。

1975 年,曾将 TIA 定义限定为 24 小时,这是基于时间的定义。2002 年,美国 TIA 工作组提出了新的定义,即由于局部脑或视网膜缺血引起的短暂性神经功能缺损发作,典型临床症状持续不超过 1 小时,且无急性脑梗死的证据。TIA 新的基于组织学的定义以脑组织有无损伤为基础,更有利于临床医师及时进行评价,使急性脑缺血能得到迅速干预。

流行病学统计表明,15% 的脑卒中患者曾发生过 TIA。不包括未就诊的患者,美国每年 TIA 发作人数估计为 20 万~50 万人。TIA 发生脑卒中率明显高于一般人群,TIA 后第 1 个月内发生脑梗死者占 4%~8%;1 年内 12%~13%;5 年内增至 24%~29%。TIA 患者发生脑卒中在第 1 年内较一般人群高 13~16 倍,是最严重的"卒中预警"事件,也是治疗干预的最佳时机,频发 TIA 更应以急诊处理。

一、病因与发病机制

(一)病因

TIA 病因各有不同,主要是动脉粥样硬化和心源性栓子。多数学者认为微栓塞或血流动力学障碍是 TIA 发病的主要原因,90% 左右的微栓子来源于心脏和动脉系统,动脉粥样硬化是 50 岁以上患者 TIA 的最常见原因。

(二)发病机制

TIA 的真正发病机制至今尚未完全阐明。主要有血流动力学改变学说和微栓子学说。

1.血流动力学改变学说

TIA 的主要原因是血管本身病变。动脉粥样硬化造成大血管的严重狭窄,由于病变血管自身调节能力下降,当一些因素引起灌注压降低时,病变血管支配区域的血流就会显著下降,同时又可能存在全血黏度增高、红细胞变形能力下降和血小板功能亢进等血液流变学改变,促进了微循环障碍的发生,而使局部血管无法保持血流量的恒定,导致相应供血区域 TIA 的发生。血流动力学型 TIA 在大动脉严重狭窄基础上合并血压下降,导致远端一过性脑供血不足症状,当血压回升时症状可缓解。

2.微栓子学说

大动脉的不稳定粥样硬化斑块破裂,脱落的栓子随血流移动,阻塞远端动脉,随后栓子很快发生自溶,临床表现为一过性缺血发作。动脉的微栓子来源最常见的部位是颈内动脉系统。心源性栓子为微栓子的另一来源,多见于心房颤动、心瓣膜疾病及左心室(简称"左室")血栓形成。

3.其他学说

脑动脉痉挛、受压学说,如脑血管受到各种刺激造成的痉挛或由于颈椎骨质增生压迫椎动脉造成缺血;颅外血管盗血学说,如锁骨下动脉严重狭窄,椎动脉脑血流逆行,导致颅内灌注不足。

TIA 常见的危险因素包括高龄、高血压、抽烟、心脏病(冠心病、心律失常、充血性心力衰竭、心脏瓣膜病)、高血脂、糖尿病和糖耐量异常、肥胖、不健康饮食、体力活动过少、过度饮酒、口服避孕药或绝经后雌激素的应用、高同型半胱氨酸血症、抗心磷脂抗体综合征、蛋白 C/蛋白 S 缺乏症等。

二、病理

发生缺血部位的脑组织常无病理改变,但部分患者可见脑深部小动脉发生闭塞而形成的微小梗死灶,其直径常小于 1.5 mm。主动脉弓发出的大动脉、颈动脉可见动脉粥样硬化性改变、狭窄或闭塞。颅内动脉也可有动脉粥样硬化性改变,或可见动脉炎性浸润。另外可有颈动脉或椎动脉过长或扭曲。

三、临床表现

TIA 多发于老年人,男性多于女性。发病突然,恢复完全,不遗留神经功能缺损的症状和体征,多有反复发作的病史。持续时间短暂,一般为 10～15 分钟,颈内动脉系统平均为 14 分钟,椎-基底动脉系统平均为 8 分钟,每天可有数次发作,发作间期无神经系统症状及阳性体征。颈内动脉系统 TIA 与椎-基底动脉系统 TIA 相比,发作频率较少,但更容易进展为脑梗死。

TIA 神经功能缺损的临床表现依据受累的血管供血范围而不同,临床常见的神经功能缺损有以下两种。

(一)颈动脉系统 TIA

颈动脉系统 TIA 最常见的症状为对侧面部或肢体的一过性无力和感觉障碍、偏盲,偏侧肢体或单肢的发作性轻瘫最常见,通常以上肢和面部较重,优势半球受累可出现语言障碍。单眼视力障碍为颈内动脉系统 TIA 所特有,短暂的单眼黑蒙是颈内动脉分支——眼动脉缺血的特征性症状,表现为短暂性视物模糊、眼前灰暗感或云雾状。

（二）椎-基底动脉系统 TIA

椎-基底动脉系统 TIA 常见症状为眩晕、头晕、平衡障碍、复视、构音障碍、吞咽困难、皮质性盲、视野缺损、共济失调、交叉性肢体瘫痪或感觉障碍。脑干网状结构缺血可能由于双下肢突然失张力，造成跌倒发作。颞叶、海马、边缘系统等部位缺血可能出现短暂性全面性遗忘症，表现为突发的一过性记忆丧失，时间、空间定向力障碍，患者有自知力，无意识障碍，对话、书写、计算能力保留，症状可持续数分钟至数小时。

血流动力学型 TIA 与微栓塞型 TIA 在临床表现上也有所区别（表 3-1）。

表 3-1　血流动力学型 TIA 与微栓塞型 TIA 的临床鉴别要点

临床表现	血流动力学型	微栓塞型
发作频率	密集	稀疏
持续时间	短暂	较长
临床特点	刻板	多变

四、辅助检查

治疗的结果与确定病因直接相关，辅助检查的目的就在于确定病因及危险因素。

（一）TIA 的神经影像学表现

普通 CT 和 MRI 扫描正常。灌注加权成像（PWI）表现可有局部脑血流减低，但不出现弥散加权成像（DWI）的影像异常。TIA 作为临床常见的脑缺血急症，要进行快速的综合评估，尤其是 MRI 检查，以便鉴别脑卒中、确定半暗带、制定治疗方案和判断预后。CT 检查可以排除脑出血、硬膜下血肿、脑肿瘤、动静脉畸形和动脉瘤等临床表现与 TIA 相似的疾病，必要时需行腰椎穿刺以排除蛛网膜下腔出血。CT 血管成像（CTA）、磁共振血管成像（MRA）有助于了解血管情况。梗死型 TIA 的概念是指临床表现为 TIA，但影像学上有脑梗死的证据，早期的 DWI 检查发现，20%～40%临床上表现为 TIA 的患者存在梗死灶。但实际上根据 TIA 的新概念，只要出现了梗死灶就不能诊断为 TIA。

（二）血浆同型半胱氨酸检查

血浆同型半胱氨酸浓度与动脉粥样硬化程度密切相关，血浆同型半胱氨酸水平升高是全身性动脉硬化的独立危险因素。

（三）其他检查

经颅多普勒超声（TCD）检查可发现颅内动脉狭窄，并且可进行血流状况评估和微栓子检测。血常规和生化检查也是必要的，神经心理学检查可能发现轻微的脑功能损害。双侧肱动脉压、桡动脉搏动、双侧颈动脉及心脏有无杂音、全血和血小板检查、血脂、空腹血糖及糖耐量、纤维蛋白原、凝血功能、抗心磷脂抗体、心电图、心脏及颈动脉超声、TCD、DSA 等，有助于发现 TIA 的病因和危险因素、评判动脉狭窄程度、评估侧支循环建立程度和进行微栓子的检测；有条件时应考虑经食管超声心动图检查，可能发现卵圆孔未闭等心源性栓子的来源。

五、诊断与鉴别诊断

（一）诊断

诊断只能依靠病史，根据血管分布区内急性短暂神经功能障碍与可逆性发作特点，结合 CT

排除出血性疾病可考虑 TIA。确立 TIA 诊断后应进一步进行病因、发病机制的诊断和危险因素分析。TIA 和脑梗死之间并没有截然的区别,两者应被视为一个疾病动态演变过程的不同阶段,应尽可能采用"组织学损害"的标准界定两者。

(二)鉴别诊断

鉴别需要考虑其他可以导致短暂性神经功能障碍发作的疾病。

1.局灶性癫痫后出现的 Todd 麻痹

局限性运动性发作后可能遗留短暂的肢体无力或轻偏瘫,持续 0.5～36.0 小时后可消除。患者有明确的癫痫病史,EEG 可见局限性异常,CT 或 MRI 可能发现脑内病灶。

2.偏瘫型偏头痛

偏瘫型偏头痛多于青年期发病,女性多见,可有家族史,头痛发作的同时或过后出现同侧或对侧肢体不同程度瘫痪,并可在头痛消退后持续一段时间。

3.晕厥

晕厥为短暂性弥漫性脑缺血、缺氧所致,表现为短暂性意识丧失,常伴有面色苍白、大汗、血压下降,EEG 多数正常。

4.梅尼埃病

发病年龄较轻,发作性眩晕、恶心、呕吐可与椎-基底动脉系统 TIA 相似,反复发作常合并耳鸣及听力减退,症状可持续数小时至数天,但缺乏中枢神经系统定位体征。

5.其他

血糖异常、血压异常、颅内结构性损伤(如肿瘤、血管畸形、硬膜下血肿、动脉瘤等)、多发性硬化等,也可能出现类似 TIA 的临床症状。临床上可以依靠影像学资料和实验室检查进行鉴别诊断。

六、治疗

TIA 是缺血性血管病变的重要部分。TIA 既是急症,也是预防缺血性血管病变的最佳和最重要时机。TIA 的治疗与二级预防密切结合,可减少脑卒中及其他缺血性血管事件发生。TIA 症状持续 1 小时以上,应按照急性脑卒中流程进行处理。根据 TIA 病因和发病机制的不同,应采取不同的治疗策略。

(一)控制危险因素

TIA 需要严格控制危险因素,包括调整血压、血糖、血脂、同型半胱氨酸,以及戒烟、治疗心脏疾病、避免大量饮酒、有规律的体育锻炼、控制体重等。已经发生 TIA 的患者或高危人群可长期服用抗血小板药物。肠溶阿司匹林为目前最主要的预防性用药之一。

(二)药物治疗

1.抗血小板聚集药物

阻止血小板活化、黏附和聚集,防止血栓形成,减少动脉微栓子。常用药物如下。

(1)阿司匹林肠溶片:通过抑制环氧化酶减少血小板内花生四烯酸转化为血栓烷 A_2(TXA_2)防止血小板聚集,各国指南推荐的标准剂量不同,我国指南的推荐剂量为 $75～150 \text{ mg/d}$。

(2)氯吡格雷(75 mg/d):被广泛采用的抗血小板药,通过抑制血小板表面的二磷酸腺苷(ADP)受体阻止血小板积聚。

(3)双嘧达莫:血小板磷酸二酯酶抑制剂,缓释剂可与阿司匹林联合使用,效果优于单用阿司匹林。

2.抗凝治疗

考虑存在心源性栓子的患者应予抗凝治疗。抗凝剂种类很多,肝素、低分子量肝素、口服抗凝剂(如华法林、香豆素)等均可选用,但除低分子量肝素外,其他抗凝剂如肝素、华法林等应用过程中应注意检测凝血功能,以避免发生出血不良反应。低分子量肝素,每次 4 000～5 000 U,腹部皮下注射,每天 2 次,连用 7～10 天,与普通肝素比较,生物利用度好,使用安全。口服华法林6～12 mg/d,3～5 天后改为 2～6 mg/d 维持,目标国际标准化比值(INR)范围为 2.0～3.0。

3.降压治疗

血流动力学型 TIA 的治疗以改善脑供血为主,慎用血管扩张药物,除抗血小板聚集、降脂治疗外,需慎重管理血压,避免降压过度,必要时可给予扩容治疗。在大动脉狭窄解除后,可考虑将血压控制在目标值以下。

4.生化治疗

防治动脉硬化及其引起的动脉狭窄和痉挛以及斑块脱落的微栓子栓塞造成 TIA。主要用药:维生素 B_1,每次 10 mg,3 次/天;维生素 B_2,每次 5 mg,3 次/天;维生素 B_6,每次 10 mg,3 次/天;复合维生素 B,每次 10 mg,3 次/天;维生素 C,每次 100 mg,3 次/天;叶酸片,每次5 mg,3 次/天。

(三)手术治疗

颈动脉内膜切除术(CEA)和颈动脉支架治疗(CAS)适用于症状性颈动脉狭窄 70％以上的患者,实际操作上应从严掌握适应证。仅为预防脑卒中而让无症状的颈动脉狭窄患者冒险手术不是正确的选择。

七、预后与预防

(一)预后

TIA 可使发生缺血性脑卒中的危险性增加。传统观点认为,未经治疗的 TIA 患者约 1/3 发展成脑梗死,1/3 可反复发作,另 1/3 可自行缓解。但如果经过认真细致的中西医结合治疗应会减少脑梗死的发生比例。一般第一次 TIA 后,10％～20％的患者在其后 90 天出现缺血性脑卒中,其中 50％发生在第 1 次 TIA 发作后 24～28 小时。预示脑卒中发生率增高的危险因素包括高龄、糖尿病、发作时间超过 10 分钟、颈内动脉系统 TIA 症状(如无力和语言障碍);椎-基底动脉系统 TIA 发生脑梗死的比例较小。

(二)预防

近年来以中西医结合治疗本病的临床研究证明,在注重整体调节的前提下,病证结合,中医学辨证论治能有效减少 TIA 发作的频率及程度并减少形成脑梗死的危险因素,从而起到预防脑血管病事件发生的作用。

（李秀娟）

第四节　血栓形成性脑梗死

血栓形成性脑梗死主要是脑动脉主干或皮质支动脉粥样硬化导致血管增厚、管腔狭窄闭塞和血栓形成；还可见于动脉血管内膜炎症、先天性血管畸形、真性红细胞增多症及血液高凝状态、血流动力学异常等，均可致血栓形成，引起脑局部血流减少或供血中断，脑组织缺血、缺氧导致软化坏死，出现局灶性神经系统症状和体征，如偏瘫、偏身感觉障碍和偏盲等。大面积脑梗死还有颅内高压症状，严重者可发生昏迷和脑疝。约90%的血栓形成性脑梗死是在动脉粥样硬化的基础上发生的，因此称动脉粥样硬化性血栓形成性脑梗死。

脑梗死的发病率约为110/10万，占全部脑卒中的60%～80%；其中血栓形成性脑梗死占脑梗死的60%～80%。

一、病因与发病机制

(一)病因

1.动脉壁病变

血栓形成性脑梗死最常见的病因为动脉粥样硬化，常伴高血压，与动脉粥样硬化互为因果。其次为各种原因引起的动脉炎、血管异常（如夹层动脉瘤、先天性动脉瘤）等。

2.血液成分异常

真性红细胞增多症、血小板增多症、高脂血症等，都可使血液黏度增高，血液淤滞，引起血栓形成。如果没有血管壁的病变为基础，不会发生血栓。

3.血流动力学异常

在动脉粥样硬化的基础上，当血压下降、血流缓慢、脱水、严重心律失常及心功能不全时，可导致灌注压下降，有利于血栓形成。

(二)发病机制

动脉内膜深层的脂肪变性和胆固醇沉积，形成粥样硬化斑块及各种继发病变，使管腔狭窄甚至阻塞。病变逐渐发展，则内膜分裂，内膜下出血和形成内膜溃疡。内膜溃疡易发生血栓形成，使管腔进一步狭窄或闭塞。由于动脉粥样硬化好发于大动脉的分叉处及拐弯处，故脑血栓的好发部位为大脑中动脉、颈内动脉的虹吸部及起始部，椎动脉及基底动脉的中下段等。由于脑动脉有丰富的侧支循环，管腔狭窄需达到80%以上才会影响脑血流量，逐渐发生的动脉硬化斑块一般不会出现症状，当内膜损伤破裂形成溃疡后，血小板及纤维素等血中有形成分黏附、聚集、沉着形成血栓。当血压下降、血流缓慢、脱水等使血液黏度增加，致供血减少或促进血栓形成，即出现急性缺血症状。

病理生理学研究发现，脑的耗氧量约为总耗氧量的20%，故脑组织缺血缺氧是以血栓形成性脑梗死为代表的缺血性脑血管疾病的核心发病机制。脑组织缺血缺氧将会引起神经细胞肿胀、变性、坏死、凋亡以及胶质细胞肿胀、增生等一系列继发反应。脑血流阻断1分钟后神经元活动停止，缺血缺氧4分钟即可造成神经元死亡。脑缺血的程度不同而神经元损伤的程度也不同。脑神经元损伤导致局部脑组织及其功能损害。缺血性脑血管疾病的发病是多方面而且相当复杂的过程,脑缺血损害也是一个渐进的过程,神经功能障碍随缺血时间的延长而加重。目前的研究发现氧自由基损伤、钙离子超载、一氧化氮(NO)和一氧化氮合成酶的作用、兴奋性氨基酸毒性作用、炎症细胞因子损害、凋亡调控基因的激活、半暗区功能障碍等方面参与了其发生机制。这些机制作用于多种生理、病理过程的不同环节,对脑功能演变和细胞凋亡给予调节,同时也受到多种基因的调节和制约,构成一种复杂的相互调节与制约的网络关系。

1.氧自由基损伤

脑缺血时氧供应下降和腺苷三磷酸(ATP)减少,导致过氧化氢、羟自由基以及起主要作用的过氧化物等氧自由基的过度产生和超氧化物歧化酶等清除自由基的动态平衡状态遭到破坏,攻击膜结构和DNA,破坏内皮细胞膜,使离子转运、生物能的产生和细胞器的功能发生一系列病理生理改变,导致神经细胞、胶质细胞和血管内皮细胞损伤,增加血-脑屏障通透性。自由基损伤可加重脑缺血后的神经细胞损伤。

2.钙离子超载

研究认为,Ca^{2+} 超载及其一系列有害代谢反应是导致神经细胞死亡的最后共同通路。细胞内 Ca^{2+} 超载有多种原因。

(1)在蛋白激酶C等的作用下,兴奋性氨基酸(EAA)、内皮素和NO等物质释放增加,导致受体依赖性钙通道开放使大量 Ca^{2+} 内流。

(2)细胞内 Ca^{2+} 浓度升高可激活磷脂酶等物质,使细胞内储存的 Ca^{2+} 释放,导致 Ca^{2+} 超载。

(3)ATP合成减少,Na^+,K^+-ATP酶功能降低而不能维持正常的离子梯度,大量 Na^+ 内流和 K^+ 外流,细胞膜电位下降产生去极化,导致电压依赖性钙通道开放,大量 Ca^{2+} 内流。

(4)自由基使细胞膜发生脂质过氧化反应,细胞膜通透性发生改变和离子运转,引起 Ca^{2+} 内流使神经细胞内 Ca^{2+} 浓度异常升高。

(5)多巴胺、5-羟色胺和乙酰胆碱等水平升高,使 Ca^{2+} 内流和胞内 Ca^{2+} 释放。Ca^{2+} 内流进一步干扰了线粒体氧化磷酸化过程,且大量激活钙依赖性酶类,如磷脂酶、核酸酶及蛋白酶,以及自由基形成、能量耗竭等一系列生化反应,最终导致细胞死亡。

3.一氧化氮(NO)和一氧化氮合成酶的作用

有研究发现,NO作为生物体内重要的信使分子和效应分子,具有神经毒性和脑保护双重作用,即低浓度NO通过激活鸟苷酸环化酶使环鸟苷酸(cGMP)水平升高,扩张血管,抑制血小板聚集、白细胞-内皮细胞的聚集和黏附,阻断N-甲基-D-天冬氨酸(NMDA)受体,减弱其介导的神经毒性作用起保护作用;而高浓度NO与超氧自由基作用形成过氧亚硝酸盐或者氧化产生亚硝酸阴离子,加强脂质过氧化,使ATP酶活性降低,细胞蛋白质损伤,且能使各种含铁硫的酶失活,从而阻断DNA复制及靶细胞内的能量合成和能量衰竭,亦可通过抑制线粒体呼吸功能实现其毒性作用而加重缺血脑组织的损害。

4.兴奋性氨基酸毒性作用

兴奋性氨基酸(EAA)是广泛存在于哺乳动物中枢神经系统的正常兴奋性神经递质,参与传递兴奋性信息,同时又是一种神经毒素,以谷氨酸(Glu)和天冬氨酸(Asp)为代表。脑缺血使物质转化(尤其是氧和葡萄糖)发生障碍,使维持离子梯度所必需的能量衰竭和生成障碍。因为能量缺乏,膜电位消失,细胞外液中谷氨酸异常增高导致神经元、血管内皮细胞和神经胶质细胞持续去极化,并有谷氨酸从突触前神经末梢释放。胶质细胞和神经元对神经递质的再摄取一般均需耗能,神经末梢释放的谷氨酸发生转运和再摄取障碍,导致细胞间隙EAA异常堆积,产生神经毒性作用。EAA 毒性可以直接导致急性细胞死亡,也可通过其他途径导致细胞凋亡。

5.炎症细胞因子损害

脑缺血后炎症级联反应是一种缺血区内各种细胞相互作用的动态过程,是脑缺血后的第2次损伤。在脑缺血后,由于缺氧及自由基增加等因素均可通过诱导相关转录因子合成,淋巴细胞、内皮细胞、多形核白细胞和巨噬细胞、小胶质细胞以及星形胶质细胞等一些具有免疫活性的细胞均能产生细胞因子,如肿瘤坏死因子(TNF-α)、血小板活化因子(PAF)、白细胞介素(IL)系列、转化生长因子(TGF)-β_1 等,细胞因子对白细胞又有趋化作用,诱导内皮细胞表达细胞间黏附分子(ICAM-1)、P-选择素等黏附分子,白细胞通过其毒性产物、巨噬细胞作用和免疫反应加重缺血性损伤。

6.凋亡调控基因的激活

细胞凋亡是由体内外某种信号触发细胞内预存的死亡程序而导致的以细胞 DNA 早期降解为特征的主动性自杀过程。细胞凋亡在形态学和生化特征上表现为细胞皱缩,细胞核染色质浓缩,DNA 片段化,而细胞的膜结构和细胞器仍完整。脑缺血后,神经元生存的内外环境均发生变化,多种因素如过量的谷氨酸受体的激活、氧自由基释放和细胞内 Ca^{2+} 超载等,通过激活与调控凋亡相关基因、启动细胞死亡信号转导通路,最终导致细胞凋亡。缺血性脑损伤所致的细胞凋亡可分 3 个阶段:信号传递阶段、中央调控阶段和结构改变阶段。

7.半暗区功能障碍

半暗区(IP)是无灌注的中心(坏死区)和正常组织间的移行区。半暗区是不完全梗死,其组织结构存在,但有选择性神经元损伤。围绕脑梗死中心的缺血性脑组织的电活动中止,但保持正常的离子平衡和结构上的完整。假如再适当增加局部脑血流量,至少在急性阶段突触传递能完全恢复,即半暗区内缺血性脑组织的功能是可以恢复的。半暗区是兴奋性细胞毒性、梗死周围去极化、炎症反应、细胞凋亡起作用的地方,使该区迅速发展成梗死灶。半暗区的最初损害表现为功能障碍,有独特的代谢紊乱。主要表现在葡萄糖代谢和脑氧代谢这两方面:①当血流速度下降时,蛋白质合成抑制,启动无氧糖酵解、神经递质释放和能量代谢紊乱。②急性脑缺血缺氧时,神经元和神经胶质细胞由于能量缺乏、K^+ 释放和谷氨酸在细胞外积聚而去极化,缺血中心区的细胞只去极化而不复极;而半暗区的细胞以能量消耗为代价可复极,如果细胞外的 K^+ 和谷氨酸增加,这些细胞也只去极化,随着去极化细胞数量的增大,梗死灶范围也不断扩大。

医学领域尽管对缺血性脑血管疾病一直进行着研究,但对其病理生理机制的了解尚不够深入,希望随着对缺血性脑损伤治疗的研究进展,其发病机制也随之更深入地阐明,从而更好地为临床和理论研究服务。

二、病理

动脉闭塞 6 小时以内脑组织改变尚不明显,属可逆性,8～48 小时缺血最重的中心部位发生软化,并出现脑组织肿胀、变软,灰白质界限不清。如病变范围扩大、脑组织高度肿胀时,可向对侧移位,甚至形成脑疝。镜下见组织结构不清,神经细胞及胶质细胞坏死,毛细血管轻度扩张,周围可见液体和红细胞渗出,此期为坏死期。动脉阻塞 2～3 天后,特别是 7～14 天,脑组织开始液化,脑组织水肿明显,病变区明显变软,神经细胞消失,吞噬细胞大量出现,星形胶质细胞增生,此期为软化期。3～4 周后液化的坏死组织被吞噬和移走,胶质增生,小病灶形成胶质瘢痕,大病灶形成中风囊,此期称恢复期,可持续数月至 2 年。上述病理改变称白色梗死。少数梗死区,由于血管丰富,于再灌流时可继发出血,呈现出血性梗死或称红色梗死。

三、临床表现

(一)症状与体征

患者多在 50 岁以后发病,常伴有高血压;多在睡眠中发病,醒来才发现肢体偏瘫。部分患者先有头昏、头痛、眩晕、肢体麻木、无力等短暂性脑缺血发作的前驱症状,多数经数小时甚至 1～2 天症状达高峰,通常意识清楚,但大面积脑梗死或基底动脉闭塞时可有意识障碍,甚至发生脑疝等危重症状。神经系统定位体征视脑血管闭塞的部位及梗死的范围而定。

(二)临床分型

有的根据病情程度分型,如完全性缺血性中风,系指起病 6 小时内病情即达高峰,一般较重,可有意识障碍。还有的根据病程进展分型,如进展型缺血性中风,则指局限性脑缺血逐渐进展,数天内呈阶梯式加重。

1.按病程和病情分型

(1)进展型:局限性脑缺血症状逐渐加重,呈阶梯式加重,可持续 6 小时至数天。

(2)缓慢进展型:在起病后 1～2 周症状仍逐渐加重,血栓逐渐发展,脑缺血和脑水肿的范围继续扩大,症状由轻变重,直到出现对侧偏瘫、意识障碍,甚至发生脑疝,类似颅内肿瘤,又称类脑瘤型。

(3)大块梗死型:又称爆发型,如颈内动脉或大脑中动脉主干等较大动脉的急性脑血栓形成,往往症状出现快,伴有明显脑水肿、颅内压增高,患者头痛、呕吐、病灶对侧偏瘫,常伴意识障碍,很快进入昏迷,有时发生脑疝,类似脑出血,又称类脑出血型。

(4)可逆性缺血性脑疾病(reversible ischemic neurologic deficit,RIND):此型患者症状、体征持续超过 24 小时,但在 2～3 周完全恢复,不留后遗症。病灶多数发生于大脑半球半卵圆中心,可能由于该区尤其是非优势半球侧侧支循环迅速而充分代偿,缺血尚未导致不可逆的神经细胞损害,也可能是一种较轻的梗死。

2.OCSP 分型

OCSP 分型即英国牛津郡社区脑卒中规划(Oxfordshire Community Stroke Project,OCSP)的分型。

(1)完全前循环梗死(TACI):表现为三联征,即完全大脑中动脉(MCA)综合征的表现。①大脑高级神经活动障碍(意识障碍、失语、失算、空间定向力障碍等);②同向偏盲;③对侧 3 个部位(面、上肢和下肢)较严重的运动和/或感觉障碍。多为 MCA 近段主干,少数为颈内动脉虹吸段闭塞引起的大面积脑梗死。

(2)部分前循环梗死(PACI):有以上三联征中的两个,或只有高级神经活动障碍,或感觉运动缺损较 TACI 局限。提示是 MCA 远段主干、各级分支闭塞引起的中、小梗死。

(3)后循环梗死(POCI):表现为各种不同程度的椎-基底动脉综合征。可表现为同侧脑神经瘫痪及对侧感觉运动障碍;双侧感觉运动障碍;双眼协同活动及小脑功能障碍,无长束征或视野缺损等。POCI 为椎-基底动脉及分支闭塞引起的大小不等的脑干、小脑梗死。

(4)腔隙性梗死(LACI):表现为腔隙综合征,如纯运动性偏瘫、纯感觉性脑卒中、共济失调性轻偏瘫、手笨拙-构音不良综合征等。大多是基底节或脑桥小穿支病变引起的小腔隙灶。

OCSP 分型方法简便,更加符合临床实际的需要,临床医师不必依赖影像或病理结果即可对急性脑梗死迅速分出亚型,并做出有针对性的处理。

(三)临床综合征

1.颈内动脉闭塞综合征

颈内动脉闭塞综合征指颈内动脉血栓形成,主干闭塞。病史中可有头痛、头晕、晕厥、半身感觉异常或轻偏瘫;病变对侧有偏瘫、偏身感觉障碍和偏盲;可有精神症状,严重时有意识障碍;病变侧有视力减退,有的还有视盘萎缩;病灶侧有霍纳综合征;病灶侧颈动脉搏动减弱或消失;优势半球受累可有失语,非优势半球受累可出现体象障碍。

2.大脑中动脉闭塞综合征

大脑中动脉闭塞综合征指大脑中动脉血栓形成,大脑中动脉主干闭塞,引起病灶对侧偏瘫、偏身感觉障碍和偏盲,优势半球受累还有失语。累及非优势半球可有失用、失认和体象障碍等顶叶症状。病灶广泛,可引起脑肿胀,甚至死亡。

(1)皮质支闭塞:引起病灶对侧偏瘫、偏身感觉障碍,面部及上肢重于下肢,优势半球病变有运动性失语,非优势半球病变有体象障碍。

(2)深穿支闭塞:出现对侧偏瘫和偏身感觉障碍,优势半球病变可出现运动性失语。

3.大脑前动脉闭塞综合征

大脑前动脉闭塞综合征指大脑前动脉血栓形成,大脑前动脉主干闭塞。在前交通动脉以前发生阻塞时,因为病损脑组织可通过对侧前交通动脉得到血供,故不出现临床症状;在前交通动脉分出之后阻塞时,可出现对侧中枢性偏瘫,以面瘫和下肢瘫为重,可伴轻微偏身感觉障碍,并可有排尿障碍(旁中央小叶受损)、精神障碍(额极与胼胝体受损)、强握及吸吮反射(额叶受损)等。

(1)皮质支闭塞:引起对侧下肢运动及感觉障碍,轻微共济运动障碍,排尿障碍和精神障碍。

(2)深穿支闭塞:引起对侧中枢性面、舌及上肢瘫。

4.大脑后动脉闭塞综合征

大脑后动脉闭塞综合征指大脑后动脉血栓形成。约 70% 的患者两条大脑后动脉来自基底动脉,并有后交通动脉与颈内动脉联系交通。有 20%～25% 的人一条大脑后动脉来自基底动脉,另一条来自颈内动脉;其余的人两条大脑后动脉均来自颈内动脉。

大脑后动脉供应颞叶的后部和基底面、枕叶的内侧及基底面,并发出丘脑膝状体及丘脑穿动脉供应丘脑血液。

(1)主干闭塞:引起对侧同向性偏盲,上部视野受损较重,黄斑回避(黄斑视觉皮质代表区为大脑中、后动脉双重血液供应,故黄斑视力不受累)。

(2)中脑水平大脑后动脉起始处闭塞:可见垂直性凝视麻痹、动眼神经麻痹、眼球垂直性歪扭斜视。

(3)双侧大脑后动脉闭塞:有皮质盲、记忆障碍(累及颞叶)、不能识别熟悉面孔(面容失认症)、幻视和行为综合征。

(4)深穿支闭塞:丘脑穿动脉闭塞则引起红核丘脑综合征,有病侧小脑性共济失调,意向性震颤,舞蹈样不自主运动和对侧感觉障碍。丘脑膝状体动脉闭塞则引起丘脑综合征,有病变对侧偏身感觉障碍(深感觉障碍较浅感觉障碍为重),病变对侧偏身自发性疼痛,轻偏瘫,共济失调和舞蹈-手足徐动症。

5.椎-基底动脉闭塞综合征

椎-基底动脉闭塞综合征指椎-基底动脉血栓形成。椎-基底动脉实为一连续的脑血管干并有着共同的神经支配,无论是结构、功能还是临床病症的表现,两侧互为影响,实难予以完全分开,故常总称为"椎-基底动脉系疾病"。

(1)基底动脉主干闭塞综合征:基底动脉主干血栓形成。发病虽然不如脑桥出血那么急,但病情常迅速恶化,出现眩晕、呕吐、四肢瘫痪、共济失调、昏迷和高热等。大多数在短期内死亡。

(2)双侧脑桥正中动脉闭塞综合征:双侧脑桥正中动脉血栓形成,为典型的闭锁综合征,表现为四肢瘫痪、假性延髓性麻痹、双侧周围性面瘫、双眼球外展麻痹、两侧的侧视中枢麻痹。但患者意识清楚,视力、听力和眼球垂直运动正常,所以患者可通过听觉、视觉和眼球上下运动表示意识和交流。

(3)基底动脉尖综合征:基底动脉尖分出两对动脉——小脑上动脉和大脑后动脉,分支供应中脑、丘脑、小脑上部、颞叶内侧及枕叶。血栓性闭塞多发生于基底动脉中部,栓塞性病变通常发生在基底动脉尖。栓塞性病变导致眼球运动及瞳孔异常,表现为单侧或双侧动眼神经部分或完全麻痹、眼球上视不能(上丘受累)、光反射迟钝而调节反射存在(顶盖前区病损)、一过性或持续性意识障碍(中脑或丘脑网状激活系统受累)、对侧偏盲或皮质盲(枕叶受累)、严重记忆障碍(颞叶内侧受累)。如果是中老年人突发意识障碍又较快恢复,有瞳孔改变、动眼神经麻痹、垂直注视障碍、无明显肢体瘫痪和感觉障碍,应想到该综合征的可能。如果还有皮质盲或偏盲、严重记忆障碍更支持本综合征的诊断,需做头部 CT 或 MRI 检查,若发现有双侧丘脑、枕叶、颞叶和中脑病灶则可确诊。

(4)中脑穿动脉综合征:中脑穿动脉血栓形成,亦称 Weber 综合征,病变位于大脑脚底,损害锥体束及动眼神经,引起病灶侧动眼神经麻痹和对侧中枢性偏瘫。中脑穿动脉闭塞还可引起Benedikt 综合征,累及动眼神经髓内纤维及黑质,引起病灶侧动眼神经麻痹及对侧锥体外系症状。

(5)脑桥支闭塞综合征:脑桥支血栓形成引起的 Millard-Gubler 综合征,病变位于脑桥的腹外侧部,累及展神经核和面神经核以及锥体束,引起病灶侧眼球外直肌麻痹、周围性面神经麻痹和对侧中枢性偏瘫。

(6)内听动脉闭塞综合征:内听动脉血栓形成(内耳卒中)。内耳的内听动脉有两个分支,较大的耳蜗动脉供应耳蜗及前庭迷路下部;较小的耳蜗动脉供应前庭迷路上部,包括水平半规管及椭圆囊斑。由于口径较小的前庭动脉缺乏侧支循环,以致前庭迷路上部对缺血选择性敏感,故迷路缺血常出现严重眩晕、恶心、呕吐。若耳蜗支同时受累则有耳鸣、耳聋。耳蜗支单独梗死则会突发耳聋。

(7)小脑后下动脉闭塞综合征:小脑后下动脉血栓形成,也称 Wallenberg 综合征。表现为急性起病的头晕、眩晕、呕吐(前庭神经核受损)、交叉性感觉障碍,即病侧面部感觉减退、对侧肢体痛觉、温度觉障碍(病侧三叉神经脊束核及对侧交叉的脊髓丘脑束受损)、同侧 Horner 综合征(下行交感神经纤维受损)、同侧小脑性共济失调(绳状体或小脑受损)、声音嘶哑、吞咽困难(疑核受损)。小脑后下动脉常有解剖变异,常见不典型临床表现。

四、辅助检查

(一)影像学检查
1.胸部 X 线检查

胸部 X 线检查可了解心脏情况及肺部有无感染和癌肿等。

2.CT 检查

CT 检查不仅可确定梗死的部位及范围,而且可明确是单发还是多发。在缺血性脑梗死发病 12~24 小时,CT 常没有明显的阳性表现。梗死灶最初表现为不规则的稍低密度区,病变与血管分布区一致。常累及基底节区,如为多发灶,亦可连成一片。病灶大、水肿明显时可有占位效应。在发病后 2~5 天,病灶边界清晰,呈楔形或扇形等。1~2 周,水肿消失,边界更清,密度更低。发病第 2 周,可出现梗死灶边界不清楚,边缘出现等密度或稍低密度,即模糊效应;在增强扫描后往往呈脑回样增强,有助于诊断。4~5 周,部分小病灶可消失,而大片状梗死灶密度进一步降低和囊变,后者 CT 值接近脑脊液。

在基底节和内囊等处的小梗死灶(一般在 15 mm 以内)称为腔隙性脑梗死,病灶亦可发生在脑室旁深部白质、丘脑及脑干。

在 CT 排除脑出血并证实为脑梗死后,CT 血管成像(CTA)对探测颈动脉及其各主干分支的狭窄准确性较高。

3.MRI 检查

MRI 检查是对病灶较 CT 敏感性、准确性更高的一种检测方法,其无辐射、无骨伪迹、更易早期发现小脑、脑干等部位的梗死灶,并于脑梗死后 6 小时左右便可检测到由于细胞毒性水肿造成 T_1 和 T_2 加权延长引起的 MRI 信号变化。近年除常规应用 SE 法的 T_1 和 T_2 加权以影像对比度原理诊断外,更需采用功能性磁共振成像,如弥散加权成像(DWI)和表观弥散系数(ADC)、液体抑制反转恢复(FLAIR)序列等进行水平位和冠状位检查,往往在脑缺血发生后 1.0~1.5 小时便可发现脑组织水含量增加引起的 MRI 信号变化,并随即可进一步行 MRA、CTA 或 DSA 以了解梗死血管部位,为超早期施行动脉内介入溶栓治疗创造条件,有时还可发现血管畸形等非动脉硬化性血管病变。

(1)超早期:脑梗死临床发病后 1 小时内,DWI 便可扫描出高信号梗死灶,ADC 序列显示暗区。实际上 DWI 显示的高信号灶仅是血流低下引起的缺血灶。随着缺血的进一步进展,DWI 从高信号渐转为等信号或低信号,病灶范围渐增大;PWI、FLAIR 及 T_2WI 均显示高信号病灶区。值得注意的是,DWI 对超早期脑干缺血性病灶,在水平位不易发现,而往往在冠状位可清楚显示。

(2)急性期:血-脑屏障尚未明显破坏,缺血区有大量水分子聚集,T_1WI 和 T_2WI 明显延长,T_1WI 呈低信号,T_2WI 呈高信号。

(3)亚急性期及慢性期:由于正血红铁蛋白游离,T_1WI 呈边界清楚的低信号,T_2WI 和 FLAIR 均呈高信号;若病灶区水肿消除,坏死组织逐渐产生,囊性区形成,乃至脑组织萎缩,FLAIR 呈低信号或低信号与高信号混杂区,中线结构移向病侧。

(二)脑脊液检查

脑梗死患者脑脊液检查一般正常,大块梗死型患者可有压力增高和蛋白含量增高;出血性梗死时可见红细胞。

(三)经颅多普勒超声

TCD 是诊断颅内动脉狭窄和闭塞的手段之一,对脑底动脉严重狭窄(>65%)的检测有肯定的价值。局部脑血流速度改变与频谱图形异常是脑血管狭窄最基本的 TCD 改变。三维 B 超检查可协助发现颈内动脉粥样硬化斑块的大小和厚度,有没有管腔狭窄及严重程度。

(四)心电图检查

进一步了解心脏情况。

(五)血液学检查

1.血常规、血沉、抗"O"和凝血功能检查

了解有无感染征象、活动风湿和凝血功能情况。

2.血糖

了解有无糖尿病。

3.血清脂质

总胆固醇和甘油三酯有无增高。

4.脂蛋白

低密度脂蛋白胆固醇(LDL-C)由极低密度脂蛋白胆固醇(VLDL-C)转化而来。通常情况下,LDL-C从血浆中清除,其所含胆固醇酯由脂肪酸水解,当体内LDL-C显著升高时,LDL-C附着到动脉的内皮细胞与LDL受体结合,而易被巨噬细胞摄取,沉积在动脉内膜上形成动脉硬化。有一组报道,正常人组LDL-C为(2.051 ± 0.853)mmol/L,脑梗死患者组为(3.432 ± 1.042)mol/L。

5.载脂蛋白B

载脂蛋白B(ApoB)是血浆低密度脂蛋白(LDL)和极低密度脂蛋白(VLDL)的主要载脂蛋白,其含量能精确反映出LDL的水平,与动脉粥样硬化(AS)的发生关系密切。在AS的硬化斑块中,胆固醇并不是孤立地沉积于动脉壁上,而是以LDL整个颗粒形成沉积物;ApoB能促进沉积物与氨基多糖结合成复合物,沉积于动脉内膜上,从而加速AS形成。对总胆固醇(TC)、LDL-C均正常的脑血栓形成患者,ApoB仍然表现出较好的差别性。

ApoA-I的主要生物学作用是激活卵磷脂胆固醇转移酶,此酶在血浆胆固醇(Ch)酯化和HDL成熟($HDL \rightarrow HDL_2 \rightarrow HDL_3$)过程中起着极为重要的作用。ApoA-I与$HDL_2$可逆结合使Ch从外周组织转移到肝脏。因此,ApoA-I显著下降时,可形成AS。

6.血小板聚集功能

近些年来的研究提示血小板聚集功能亢进参与体内多种病理反应过程,尤其是对缺血性脑血管疾病的发生、发展和转归起重要作用。血小板最大聚集率(PMA)、解聚型出现率(PDC)和双相曲线型出现率(PBC),发现缺血型脑血管疾病PMA显著高于对照组,PDC明显低于对照组。

7.血栓烷A_2和前列环素

许多文献强调花生四烯酸(AA)的代谢产物在影响脑血液循环中起着重要作用,其中血栓烷A_2(TXA_2)和前列环素(PGI_2)的平衡更引人注目。脑组织细胞和血小板等质膜有丰富的不饱和脂肪酸,脑缺氧时,磷脂酶A_2被激活,分解膜磷脂使AA释放增加。后者在环氧化酶的作用下血小板和血管内皮细胞分别生成TXA_2和PGI_2。TXA_2和PGI_2水平改变在缺血性脑血管疾病的发生上是原发还是继发的问题,目前还不清楚。TXA_2大量产生,PGI_2的生成受到抑制,使正常情况下TXA_2与PGI_2之间的动态平衡受到破坏。TXA_2强烈的缩血管和促进血小板聚集作用因失去对抗而占优势,对于缺血性低灌流的发生起着重要作用。

8.血液流变学

缺血性脑血管疾病全血黏度、血浆比黏度、血细胞比容升高,血小板电泳和红细胞电泳时间延长。通过对脑血管疾病进行133例脑血流(CBF)测定,并将黏度相关的几个变量因素与CBF

做了统计学处理,发现全部患者的 CBF 均低于正常,证实了血液黏度因素与 CBF 的关系。有学者把血液流变学各项异常作为脑梗死的危险因素之一。

红细胞表面带有负电荷,其所带电荷越少,电泳速度就越慢。有一组报道显示脑梗死组红细胞电泳速度明显慢于正常对照组,说明急性脑梗死患者红细胞表面电荷减少,聚集性强,可能与动脉硬化性脑梗死的发病有关。

五、诊断与鉴别诊断

(一)诊断

(1)血栓形成性脑梗死为中年以后发病。

(2)常伴有高血压。

(3)部分患者发病前有 TIA 史。

(4)常在安静休息时发病,醒后发现症状。

(5)症状、体征可归为某一动脉供血区的脑功能受损,如病灶对侧偏瘫、偏身感觉障碍和偏盲,优势半球病变还有语言功能障碍。

(6)多无明显头痛、呕吐和意识障碍。

(7)大面积脑梗死有颅内高压症状,头痛、呕吐或昏迷,严重时发生脑疝。

(8)脑脊液检查多属正常。

(9)发病 12~48 小时后 CT 出现低密度灶。

(10)MRI 检查可更早发现梗死灶。

(二)鉴别诊断

1.脑出血

血栓形成性脑梗死和脑出血均为中老年人多见的急性起病的脑血管疾病,必须进行 CT/MRI 检查予以鉴别。

2.脑栓塞

血栓形成性脑梗死和脑栓塞同属脑梗死范畴,且均为急性起病,后者多有心脏病病史,或有其他肢体栓塞史,心电图检查可发现心房颤动等,以供鉴别诊断。

3.颅内占位性病变

少数颅内肿瘤、慢性硬膜下血肿和脑脓肿患者可突然发病,表现为局灶性神经功能缺失症状,而易与脑梗死相混淆。但颅内占位性病变常有颅内高压症状和逐渐加重的临床经过,颅脑 CT 对鉴别诊断有确切的价值。

4.脑寄生虫病

如脑囊虫病、脑型血吸虫病,也可在癫痫发作后,急性起病,偏瘫。寄生虫的有关免疫学检查和神经影像学检查可帮助鉴别。

六、治疗

(一)溶栓治疗

理想的治疗方法是在缺血组织出现坏死之前,尽早清除栓子,早期使闭塞脑血管再开通,实现缺血区的供血重建,以减轻神经组织的损害,正因为如此,溶栓治疗脑梗死一直引起人们的广泛关注。国外早在 1958 年即有溶栓治疗脑梗死的报道,由于有脑出血等并发症,益处不大,溶栓疗法一度停止使用。近 30 多年来,由于溶栓治疗急性心肌梗死的患者取得了很大的成功,大大减小了心肌梗死的范围,病死率下降 20%～50%,溶栓治疗脑梗死又受到了很大的鼓舞。再者,CT 扫描能及时排除颅内出血,可在早期或超早期进行溶栓治疗,因而提高了疗效并且能够减少脑出血等并发症。

1.病例选择

(1)临床诊断符合急性脑梗死。

(2)头颅 CT 扫描排除颅内出血和大面积脑梗死。

(3)治疗前收缩压不宜>24.0 kPa(180 mmHg),舒张压不宜>14.7 kPa(110 mmHg)。

(4)无出血素质或出血性疾病。

(5)年龄>18 岁及<75 岁。

(6)溶栓最佳时机为发病后 6 小时内,特别是 3 小时内。

(7)获得患者家属的书面知情同意。

2.禁忌证

(1)病史和体检符合蛛网膜下腔出血。

(2)CT 扫描有颅内出血、肿瘤、动静脉畸形或动脉瘤。

(3)两次降压治疗后血压仍>24.0/14.7 kPa(180/110 mmHg)。

(4)过去 30 天内有手术史或外伤史,3 个月内有脑外伤史。

(5)病史有血液疾病、出血素质、凝血功能障碍或使用抗凝药物史,凝血酶原时间(PT)>15 秒,活化部分凝血活酶时间(APTT)>40 秒,国际标准化比值(INR)>1.4,血小板计数<$100×10^9$/L。

(6)脑卒中发病时有癫痫发作的患者。

3.治疗时间窗

前循环脑卒中的治疗时间窗一般认为在发病后 6 小时内(使用阿替普酶为 3 小时内),后循环闭塞时的治疗时间窗适当放宽到 12 小时。这一方面是因为脑干对缺血耐受性更强,另一方面是由于后循环闭塞后预后较差,更积极的治疗有可能挽救患者的生命。许多研究者尝试放宽治疗时限,有认为脑梗死 12～24 小时早期溶栓治疗有可能对少部分患者有效。但美国卒中协会(ASA)和欧洲卒中促进会(EUSI)都赞同认真选择在缺血性脑卒中发作后 3 小时内早期恢复缺血脑的血流灌注,才可获得良好的转归。其也讨论了超过治疗时间窗溶栓的效果,EUSI 的结论是目前仅能作为临床试验的组成部分。对于不能可靠地确定脑卒中发病时间的患者,包括睡眠觉醒时发现脑卒中发病的病例,不推荐进行静脉溶栓治疗。

4.溶栓药物

(1)尿激酶:从健康人新鲜尿液中提取分离,然后再进行高度精制而得到的蛋白质,没有抗原性,不引起变态反应。其溶栓特点为不仅溶解血栓表面,而且深入栓子内部,但对陈旧性血栓则难起作用。尿激酶是非特异性溶栓药,与纤维蛋白的亲和力差,常易引起出血并发症。尿激酶的剂量和疗程目前尚无统一标准,剂量波动范围也大。

静脉滴注法:尿激酶每次 100 万～150 万单位溶于 0.9%氯化钠注射液 500～1 000 mL 中,静脉滴注,仅用 1 次。另外,还可尿激酶每次 20 万～50 万单位溶于 0.9%氯化钠注射液 500 mL 中,静脉滴注,每天 1 次,可连用 7～10 天。

动脉滴注法:选择性动脉给药有两种途径。一是超选择性脑动脉注射法,即经股动脉或肘动脉穿刺后,先进行脑血管造影,明确血栓所在的部位,再将导管插至颈动脉或椎-基底动脉的分支,直接将药物注入血栓所在的动脉或直接注入血栓处,达到较准确的选择性溶栓作用。在注入溶栓药后,还可立即再进行血管造影了解溶栓的效果。二是采用颈动脉注射法,常规颈动脉穿刺后,将溶栓药注入发生血栓的颈动脉,起到溶栓的效果。动脉溶栓尿激酶的剂量一般是 10 万～30 万单位,有学者报道药物剂量还可适当加大。但急性脑梗死取得疗效的关键是掌握最佳的治疗时间窗,才会取得更好的效果,治疗时间窗比给药途径更重要。

(2)阿替普酶(rt-PA):rt-PA 是第一种获得美国食品药品监督管理局(FDA)批准的溶栓药,特异性作用于纤溶酶原,激活血块上的纤溶酶原,而对血循环中的纤溶酶原亲和力小。因纤溶酶赖氨酸结合部位已被纤维蛋白占据,血栓表面的 α_2-抗纤溶酶作用很弱,但血中的纤溶酶赖氨酸结合部位未被占据,故可被 α_2-抗纤溶酶很快灭活。因此,rt-PA 优点为局部溶栓,很少产生全身抗凝、纤溶状态,而且无抗原性。但 rt-PA 半衰期短(3～5 分钟),而且血循环中纤维蛋白原激活抑制物的活性高于 rt-PA,会有一定的血管再闭塞,故临床溶栓必须用大剂量连续静脉滴注。rt-PA 治疗剂量是 0.85～0.90 mg/kg,总剂量＜90 mg,10％的剂量先予静脉推注,其余 90％的剂量在 24 小时内静脉滴注。

美国卒中协会、美国心脏协会于 2007 年更新的《急性缺血性脑卒中早期处理指南》指出,早期治疗的策略性选择,发病接诊的当时第一阶段医师能做的就是 3 件事:①评价患者。②诊断、判断缺血的亚型。③分诊、介入、外科或内科,0～3 小时的治疗只有一个就是静脉溶栓,而且推荐使用 rt-PA。

《中国脑血管病防治指南》建议:①对经过严格选择的发病 3 小时内的急性缺血性脑卒中患者,应积极采用静脉溶栓治疗,首选阿替普酶(rt-PA),无条件采用 rt-PA 时,可用尿激酶替代。②发病 3～6 小时的急性缺血性脑卒中患者,可应用静脉尿激酶溶栓治疗,但选择患者应更严格。③对发病 6 小时以内的急性缺血性脑卒中患者,在有经验和有条件的单位,可以考虑进行动脉内溶栓治疗研究。④基底动脉血栓形成的溶栓治疗时间窗和适应证,可以适当放宽。⑤超过时间窗溶栓,不会提高治疗效果,且会增加再灌注损伤和出血并发症,不宜溶栓,恢复期患者应禁用溶栓治疗。

美国《急性缺血性脑卒中早期处理指南》(美国卒中协会、美国心脏协会,2007)Ⅰ级建议:MCA 梗死小于 6 小时的严重脑卒中患者,动脉溶栓治疗是可以选择的,或可选择静脉内滴注rt-PA;治疗要求患者处于一个有经验、能够立刻进行脑血管造影,且提供合格的介入治疗的脑卒中心。鼓励相关机构界定遴选能进行动脉溶栓的个人标准。Ⅱ级建议:对于具有使用静脉溶栓禁忌证,诸如近期手术的患者,动脉溶栓是合理的。Ⅲ级建议:动脉溶栓的可获得性不应该一般地排除静脉内给 rt-PA。

(二)降纤治疗

降纤治疗可以降解血栓蛋白质,增加纤溶系统的活性,抑制血栓形成或促进血栓溶解。此类药物亦应早期应用,最好是在发病后 6 小时内,但没有溶栓药物严格,特别适合于合并高纤维蛋白原血症者。目前,国内纤溶药物种类很多,现介绍下面几种。

1.巴曲酶

巴曲酶能分解纤维蛋白原,抑制血栓形成,促进纤溶酶的生成,而纤溶酶是溶解血栓的重要物质。巴曲酶的剂量和用法:第 1 天 10 U,第 3 天和第 5 天各为 5～10 U 稀释于100～250 mL 0.9％氯化钠注射液中,静脉滴注 1 小时以上。对治疗前纤维蛋白原在 4 g/L 以上和突发性耳聋(内耳卒中)的患者,首次剂量为 15～20 U,以后隔天 5 U,疗程 1 周,必要时可增至 3 周。

2.精纯链激酶

精纯链激酶是以我国尖吻蝮蛇(又名"五步蛇")的蛇毒为原料,经现代生物技术分离、纯化而精制的蛇毒制剂。本品为缬氨酸蛋白水解酶,能直接作用于血中的纤维蛋白 α-链释放出肽 A。此时生成的肽 A 血纤维蛋白体的纤维系统,诱发 t-PA 的释放,增加 t-PA 的活性,促进纤溶酶的生成,使已形成的血栓得以迅速溶解。本品不含出血毒素,因此很少引起出血并发症。剂量和用法:首次 10 U 稀释于 100 mL 0.9％氯化钠注射液中缓慢静脉滴注,第 2 天 10 U,第 3 天 5～10 U。必要时可适当延长疗程,1 次5～10 U,隔天静脉滴注 1 次。

3.降纤酶

降纤酶取材于东北白眉蝮蛇蛇毒,是单一成分蛋白水解酶。剂量和用法:急性缺血性脑卒中,首次 10 U 加入 0.9％氯化钠注射液 100～250 mL 中静脉滴注,以后每天或隔天 1 次,连用 2 周。

4.注射用纤溶酶

从蝮蛇蛇毒中提取纤溶酶并制成制剂,其原理是利用抗体最重要的生物学特性——抗体与抗原能特异性结合,即抗体分子只与其相应的抗原发生结合。纤溶酶单克隆抗体纯化技术,就是用纤溶酶抗体与纤溶酶进行特异性结合,从而分离纯化纤溶酶,同时去除蛇毒中的出血毒素和神经毒。剂量和用法:对急性脑梗死(发病后 72 小时内)第 1～3 天每次 300 U 加入 5％葡萄糖注射液或 0.9％氯化钠注射液 250 mL 中静脉滴注,第 4～14 天每次 100～300 U。

5.安康乐得

安康乐得是马来西亚一种蝮蛇毒液的提纯物,是一种蛋白水解酶,能迅速有效地降低血纤维蛋白原,并可裂解纤维蛋白肽 A,导致低纤维蛋白血症。剂量和用法:2～5 AU/kg,溶于 250～500 mL 0.9％氯化钠注射液中,6～8 小时静脉滴注完,每天 1 次,连用 7 天。

《中国脑血管病防治指南》建议:①脑梗死早期(特别是 12 小时以内)可选用降纤治疗,高纤维蛋白血症更应积极降纤治疗。②应严格掌握适应证和禁忌证。

(三)抗血小板聚集药

抗血小板聚集药又称血小板功能抑制剂。随着对血栓性疾病发生机制认识的加深,发现血小板在血栓形成中起着重要的作用。近年来,抗血小板聚集药在预防和治疗脑梗死方面越来越引起人们的重视。

抗血小板聚集药主要包括血栓烷 A_2 抑制剂(阿司匹林)、ADP 受体拮抗剂(噻氯匹定、氯吡格雷)、磷酸二酯酶抑制剂(双嘧达莫)、糖蛋白(GP)Ⅱb/Ⅲa 受体拮抗剂和其他抗血小板药物。

1.阿司匹林

阿司匹林是一种强效的血小板聚集抑制剂。阿司匹林抗栓作用的机制,主要是基于对环氧化酶的不可逆性抑制,使血小板内花生四烯酸转化为血栓烷 A_2(TXA_2)受阻,因为 TXA_2 可使血小板聚集和血管平滑肌收缩。在脑梗死发生后,TXA_2 可增加脑血管阻力、促进脑水肿形成。小剂量阿司匹林,可以最大限度地抑制 TXA_2 和最低限度地影响前列环素(PGI_2),从而达到比较理想的效果。国际脑卒中试验协作组和急性缺血性脑卒中临床试验协作组两项非盲法随机干预研究表明,脑卒中发病后 48 小时内应用阿司匹林是安全有效的。

阿司匹林预防和治疗缺血性脑卒中效果的不恒定,可能与用药剂量有关。有些研究者认为每天给75～325 mg 最为合适。有学者分别给患者口服阿司匹林每天 50 mg、100 mg、325 mg 和1 000 mg,进行比较,发现 50 mg/d 即可完全抑制 TXA_2 生成,出血时间从 5.03 分钟延长到

6.96 分钟,100 mg/d 出血时间 7.78 分钟,但 1 000 mg/d 反而缩减至 6.88 分钟。也有人观察到口服阿司匹林 45 mg/d,尿内 TXA_2 代谢产物能被抑制 95%,而尿内 PGI_2 代谢产物基本不受影响;100 mg/d,则尿内 TXA_2 代谢产物完全被抑制,而尿内 PGI_2 代谢产物保持基线的 25%~40%;若用 1 000 mg/d,则上述两项代谢产物完全被抑制。根据以上实验结果和临床体会提示,阿司匹林 100~150 mg/d 最为合适,既能达到预防和治疗的目的,又能避免发生不良反应。

《中国脑血管病防治指南》建议:①多数无禁忌证的未溶栓患者,应在脑卒中后尽早(最好48 小时内)开始使用阿司匹林。②溶栓患者应在溶栓 24 小时后,使用阿司匹林或阿司匹林与双嘧达莫缓释剂的复合制剂。③阿司匹林的推荐剂量为 150~300 mg/d,分2 次服用,2~4 周后改为预防剂量(50~150 mg/d)。

2.氯吡格雷

由于噻氯匹定有明显的不良反应,已基本被淘汰,被第 2 代 ADP 受体拮抗剂氯吡格雷取代。氯吡格雷和噻氯匹定一样对 ADP 诱导的血小板聚集有较强的抑制作用,对花生四烯酸、胶原、凝血酶、肾上腺素和血小板活化因子诱导的血小板聚集也有一定的抑制作用。与阿司匹林不同的是,它们对 ADP 诱导的血小板第 I 相和第 II 相的聚集均有抑制作用,且有一定的解聚作用。它还可以与红细胞膜结合,降低红细胞在低渗溶液中的溶解倾向,改变红细胞的变形能力。

氯吡格雷和阿司匹林均可作为治疗缺血性脑卒中的一线药物,多项研究都说明氯吡格雷的效果优于阿司匹林。氯吡格雷与阿司匹林合用防治缺血性脑卒中,比单用效果更好。氯吡格雷可用于预防颈动脉粥样硬化高危患者急性缺血事件。有文献报道 23 例颈动脉狭窄患者,在颈动脉支架置入术前常规服用阿司匹林 100 mg/d,介入治疗前晚给予负荷剂量氯吡格雷 300 mg,术后服用氯吡格雷 75 mg/d,3 个月后经颈动脉彩超发现,新生血管内皮已完全覆盖支架,无血管闭塞和支架内再狭窄。

氯吡格雷的使用剂量为每次 50~75 mg,每天 1 次。它的不良反应与阿司匹林比较,发生胃肠道出血的风险明显降低,发生腹泻和皮疹的风险略有增加,但明显低于噻氯匹定。主要不良反应有头昏、头涨、恶心、腹泻,偶有出血倾向。氯吡格雷禁用于对本品过敏者及近期有活动性出血者。

3.双嘧达莫

双嘧达莫通过抑制磷酸二酯酶活性,阻止环腺苷酸(cAMP)的降解,提高血小板 cAMP 的水平,具有抗血小板黏附聚集的能力。双嘧达莫已作为预防和治疗冠心病、心绞痛的药物,而用于防治缺血性脑卒中的效果仍有争议。研究认为双嘧达莫与阿司匹林联合防治缺血性脑卒中,疗效是单用阿司匹林或双嘧达莫的 2 倍,并不会导致更多的出血不良反应。

美国 FDA 批准了阿司匹林和双嘧达莫复方制剂用于预防脑卒中。这一复方制剂每片含阿司匹林 50 mg 和缓释双嘧达莫 400 mg。一项单中心大规模随机试验发现,与单用小剂量阿司匹林比较,这种复方制剂可使脑卒中发生率降低 22%,但这项资料的价值仍有争论。

双嘧达莫的不良反应轻而短暂,长期服用可有头痛、头晕、呕吐、腹泻、面红、皮疹和皮肤瘙痒等。

4.血小板糖蛋白(GP)Ⅱb/Ⅲa 受体拮抗剂

GPⅡb/Ⅲa 受体拮抗剂是一种新型抗血小板药,其通过阻断 GPⅡb/Ⅲa 受体与纤维蛋白原配体的特异性结合,有效抑制各种血小板激活剂诱导的血小板聚集,进而防止血栓形成。GPⅡb/Ⅲa 受体是一种血小板膜蛋白,是血小板活化和聚集反应的最后通路。GPⅡb/Ⅲa 受体拮抗剂能完全抑制血小板聚集反应,是作用最强的抗血小板药。

GPⅡb/Ⅲa受体拮抗剂分3类,即抗体类如阿昔单抗、肽类如依替巴肽和非肽类如替罗非班。这3种药物均获美国FDA批准应用。

该药还能抑制动脉粥样硬化斑块的其他成分,对预防动脉粥样硬化和修复受损血管壁起重要作用。GPⅡb/Ⅲa受体拮抗剂在缺血性脑卒中二级预防中的剂量、给药途径、时间、监护措施以及安全性等目前仍在探讨之中。

有报道对于阿替普酶(rt-PA)溶栓和球囊血管成形术机械溶栓无效的大血管闭塞和急性缺血性脑卒中患者,GPⅡb/Ⅲa受体拮抗剂能够提高治疗效果。阿昔单抗的抗原性虽已减低,但仍有部分患者可引起变态反应。

5.西洛他唑

西洛他唑可抑制磷酸二酯酶(PDE),特别是PDEⅢ,提高cAMP水平,从而起到扩张血管和抗血小板聚集的作用,常用剂量为每次50~100 mg,每天2次。

为了检测西洛他唑对颅内动脉狭窄进展的影响,Kwan进行了一项多中心双盲随机与安慰剂对照研究,将135例大脑中动脉M1段或基底动脉狭窄有急性症状者随机分为两组,一组接受西洛他唑200 mg/d治疗,另一组给予安慰剂治疗,所有患者均口服阿司匹林100 mg/d,在进入试验和6个月后分别做MRA和TCD对颅内动脉狭窄程度进行评价。主要转归指标为MRA上有症状颅内动脉狭窄的进展,次要转归指标为临床事件和TCD的狭窄进展。西洛他唑组,45例有症状颅内动脉狭窄者中有3例(6.7%)进展、11例(24.4%)缓解;而安慰剂组15例(28.8%)进展、8例(15.4%)缓解,两组差异有显著性意义。

有症状的颅内动脉狭窄是一个动态变化的过程,西洛他唑有可能防止颅内动脉狭窄的进展。西洛他唑的不良反应可有皮疹、头晕、头痛、心悸、恶心、呕吐,偶有消化道出血、尿路出血等。

6.三氟柳

三氟柳的抗血栓形成作用是通过干扰血小板聚集的多种途径实现的,如不可逆性抑制环氧化酶(CoX)和阻断血栓素A₂(TXA₂)的形成。三氟柳抑制内皮细胞CoX的作用极弱,不影响前列腺素合成。另外,三氟柳及其代谢产物2-羟基-4-三氟甲基苯甲酸可抑制磷酸二酯酶,增加血小板和内皮细胞内cAMP的浓度,增强血小板的抗聚集效应,该药应用于人体时不会延长出血时间。

有研究将2 113例TIA或脑卒中患者随机分组,进行三氟柳(600 mg/d)或阿司匹林(325 mg/d)治疗,平均随访30.1个月,主要转归指标为非致死性缺血性脑卒中、非致死性心肌梗死和血管性疾病死亡的联合终点,结果两组联合终点发生率、各个终点事件发生率和存活率均无明显差异,三氟柳组出血性事件发生率明显低于阿司匹林组。

7.沙格雷酯

沙格雷酯是5-羟色胺受体阻滞剂,具有抑制由5-羟色胺增强的血小板聚集作用和由5-羟色胺引起的血管收缩的作用,可增加被减少的侧支循环血流量,改善周围循环障碍等。口服沙格雷酯后1~5小时即有抑制血小板的聚集作用,可持续4~6小时。口服每次100 mg,每天3次。不良反应较少,可有皮疹、恶心、呕吐和胃部灼热感等。

8.曲克芦丁

曲克芦丁能抑制血小板聚集,防止血栓形成,同时能对抗5-羟色胺、缓激肽引起的血管损伤,增加毛细血管抵抗力,降低毛细血管通透性。每次200 mg,每天3次,口服;或每次400~

600 mg加入5％葡萄糖注射液或0.9％氯化钠注射液250～500 mL中静脉滴注,每天1次,可连用15～30天。不良反应较少,偶有恶心和便秘。

(四)扩血管治疗

扩张血管药目前仍然是广泛应用的药物,但脑梗死急性期不宜使用,因为脑梗死病灶后的血管处于麻痹状态,此时应用血管扩张药,能扩张正常血管,对病灶区的血管不但不能扩张,还要从病灶区盗血,称"偷漏现象"。因此,血管扩张药应在脑梗死发病2周后才应用。常用的扩张血管药有以下几种。

1.丁苯酞

每次200 mg,每天3次,口服。偶见恶心、腹部不适,有严重出血倾向者忌用。

2.倍他司汀

每次20 mg加入5％葡萄糖注射液500 mL中静脉滴注,每天1次,连用10～15天;或每次8 mg,每天3次,口服。有些患者会出现恶心、呕吐和皮疹等不良反应。

3.盐酸法舒地尔注射液

每次60 mg(2支)加入5％葡萄糖注射液或0.9％氯化钠注射液250 mL中静脉滴注,每天1次,连用10～14天。可有一过性颜面潮红、低血压和皮疹等不良反应。

4.丁咯地尔

每次200 mg加入5％葡萄糖注射液或0.9％氯化钠注射液250～500 mL中,缓慢静脉滴注,每天1次,连用10～14天。可有头痛、头晕、肠胃道不适等不良反应。

5.银杏达莫注射液

每次20 mL加入5％葡萄糖注射液或0.9％氯化钠注射液500 mL中静脉滴注,每天1次,可连用14天。偶有头痛、头晕、恶心等不良反应。

6.葛根素注射液

每次500 mg加入5％葡萄糖注射液或0.9％氯化钠注射液500 mL中静脉滴注,每天1次,连用14天。少数患者可出现皮肤瘙痒、头痛、头昏、皮疹等不良反应,停药后可自行消失。

7.灯盏花素注射液

每次20 mL(含灯盏花乙素50 g)加入5％葡萄糖注射液或0.9％氯化钠注射液250 mL中静脉滴注,每天1次,连用14天。偶有头痛、头昏等不良反应。

(五)钙通道阻滞剂

钙通道阻滞剂是继β受体阻滞剂之后,脑血管疾病治疗中最重要的进展之一。正常时细胞内钙离子浓度为10^{-9} mol/L,细胞外钙离子浓度比细胞内大10 000倍。在病理情况下,钙离子迅速内流到细胞内,使原有的细胞内外钙离子平衡破坏,结果造成:①由于血管平滑肌细胞内钙离子增多,导致血管痉挛,加重缺血、缺氧。②由于大量钙离子激活ATP酶,使ATP酶加速消耗,细胞内能量不足,多种代谢无法维持。③由于大量钙离子破坏了细胞膜的稳定性,使许多有害物质释放出来。④由于神经细胞内钙离子陡增,可加速已经衰竭的细胞死亡。使用钙通道阻滞剂的目的在于阻止钙离子内流到细胞内,阻断上述病理过程。

钙通道阻滞剂改善脑缺血和解除脑血管痉挛的可能机制:①解除缺血灶中的血管痉挛。②抑制肾上腺素能受体介导的血管收缩,增加脑组织葡萄糖利用率,继而增加脑血流量。③有梗死的半球内血液重新分布,缺血区脑血流量增加,高血流区血流量减少,对临界区脑组织有保护作用。以下为几种常用的钙通道阻滞剂。

1.尼莫地平

尼莫地平为选择性扩张脑血管作用最强的钙通道阻滞剂。口服,每次 40 mg,每天 3～4 次;注射液,每次 24 mg,溶于 5％葡萄糖注射液 1 500 mL 中静脉滴注,开始注射时,1 mg/h,若患者能耐受,1 小时后增至 2 mg/h,每天 1 次,连续用药 10 天,以后改用口服。德国 Bayer 药厂生产的尼莫同(Nimotop),每次口服 30～60 mg,每天 3 次,可连用 1 个月;注射液开始 2 小时可按照 0.5 mg/h 静脉滴注,如果耐受性良好,尤其血压无明显下降时,可增至 1 mg/h,连用 7～10 天后改为口服。该药规格为尼莫同注射液 50 mL 含尼莫地平 10 mg,一般每天静脉滴注 10 mg。不良反应比较轻微,口服时可有一过性消化道不适、头晕、嗜睡和皮肤瘙痒等。静脉给药可有血压下降(尤其是治疗前有高血压者)、头痛、头晕、皮肤潮红、多汗、心率减慢或心率加快等。

2.尼卡地平

尼卡地平对脑血管的扩张作用强于外周血管的作用。每次口服 20 mg,每天 3～4 次,连用 1～2 个月。可有胃肠道不适、皮肤潮红等不良反应。

3.氟桂利嗪

每次 5～10 mg,睡前服。可有嗜睡、乏力等不良反应。

4.桂利嗪

每次口服 25 mg,每天 3 次。可有嗜睡、乏力等不良反应。

(六)防治脑水肿

大面积脑梗死、出血性梗死的患者多有脑水肿,应给予降低颅压处理,如床头抬高 30°角,避免有害刺激、解除疼痛、适当吸氧和恢复正常体温等基本处理;有条件行颅内压测定者,脑灌注压应保持在 9.3 kPa(70 mmHg)以上;避免使用低渗和含糖溶液,如脑水肿明显者应快速给予降颅压处理。

1.甘露醇

甘露醇对缩小脑梗死面积与减轻病残有一定的作用。甘露醇除降低颅内压外,还可降低血液黏度、增加红细胞变形性、减少红细胞聚集、减少脑血管阻力、增加灌注压、提高灌注量、改善脑的微循环。同时,还可提高心排血量。每次 125～250 mL 静脉滴注,6 小时 1 次,连用 7～10 天。甘露醇治疗脑水肿疗效快、效果好。不良反应:降颅压有反跳现象,可能引起心力衰竭、肾功能损害、电解质紊乱等。

2.复方甘油注射液

复方甘油注射液能选择性脱出脑组织中的水分,可减轻脑水肿;在体内参加三羧酸循环代谢后转换成能量,供给脑组织,增加脑血流量,改善脑循环,因而有利于脑缺血病灶的恢复。每天 500 mL 静脉滴注,每天 2 次,可连用 15～30 天。静脉滴注速度应控制在 2 mL/min,以免发生溶血反应。由于要控制静脉滴速,并不能用于急救。有大面积脑梗死的患者,有明显脑水肿甚至发生脑疝,一定要应用足量的甘露醇,或甘露醇与复方甘油同时或交替用药,这样可以维持恒定的降颅压作用和减少甘露醇的用量,从而减少甘露醇的不良反应。

3.七叶皂苷钠注射液

七叶皂苷钠注射液有抗渗出、消水肿、增加静脉张力、改善微循环和促进脑功能恢复的作用。每次 25 mg 加入 5％葡萄糖注射液或 0.9％氯化钠注射液 250～500 mL 中静脉滴注,每天 1 次,连用 10～14 天。

4.手术减压治疗

手术减压治疗主要适用于恶性大脑中动脉(MCA)梗死和小脑梗死。

(七)提高血氧和辅助循环

高压氧是有价值的辅助疗法,在脑梗死的急性期和恢复期都有治疗作用。最近研究提示,脑广泛缺血后,纠正脑的乳酸中毒或脑代谢产物积聚,可恢复神经功能。高压氧向脑缺血区域弥散,可使这些区域的细胞在恢复正常灌注前得以生存,从而减轻缺血缺氧后引起的病理改变,保护受损的脑组织。

(八)神经细胞活化剂

据一些药物实验研究报告,这类药物有一定的营养神经细胞和促进神经细胞活化的作用,但确切的效果,尚待进一步大宗临床验证和评价。

1.胞磷胆碱

胞磷胆碱参与体内卵磷脂的合成,有改善脑细胞代谢和促进意识恢复的作用。每次750 mg加入5%葡萄糖注射液250 mL中静脉滴注,每天1次,连用15~30天。

2.三磷酸胞苷二钠

三磷酸胞苷二钠主要药效成分是三磷酸胞苷,该物质不仅能直接参与磷脂与核酸的合成,而且还间接参与磷脂与核酸合成过程中的能量代谢,有营养神经、调节物质代谢和抗血管硬化的作用。每次60~120 mg加入5%葡萄糖注射液250 mL中静脉滴注,每天1次,可连用10~14天。

3.小牛血去蛋白提取物

小牛血去蛋白提取物是一种小分子肽、核苷酸和寡糖类物质,不含蛋白质和致热原。此药物可促进细胞对氧和葡萄糖的摄取和利用,使葡萄糖的无氧代谢转向为有氧代谢,使能量物质生成增多,延长细胞生存时间,促进组织细胞代谢、功能恢复和组织修复。每次1 200~1 600 mg加入5%葡萄糖注射液500 mL中静脉滴注,每天1次,可连用15~30天。

4.依达拉奉

依达拉奉是一种自由基清除剂,有抑制脂自由基的生成、抑制细胞膜脂质过氧化连锁反应及抑制自由基介导的蛋白质、核酸不可逆的破坏作用,是一种脑保护药物。每次30 mg加入5%葡萄糖注射液250 mL中静脉滴注,每天2次,连用14天。

(九)其他内科治疗

1.调节和稳定血压

急性脑梗死患者的血压检测和治疗是一个存在争议的领域。因为血压偏低会减少脑血流灌注,加重脑梗死。在急性期,患者会出现不同程度的血压升高。原因是多方面的,如脑卒中后的应激反应、膀胱充盈、疼痛及机体对脑缺氧和颅内压升高的代偿反应等,且其升高的程度与脑梗死病灶大小和部位、疾病前是否患高血压有关。脑梗死早期的高血压处理取决于血压升高的程度及患者的整体情况。美国卒中协会(ASA)和欧洲卒中促进会(EUSI)都赞同:收缩压超过29.3 kPa(220 mmHg)或舒张压超过16.0 kPa(120 mmHg),则应给予谨慎缓慢降压治疗,并严密观察血压变化,防止血压降得过低。然而有一些脑血管治疗中心,主张只有在出现下列情况才考虑降压治疗,如合并夹层动脉瘤、肾衰竭、心脏衰竭及高血压脑病时。但在溶栓治疗时,需及时降压治疗,应避免收缩压>24.7 kPa(185 mmHg),以防止继发性出血。降压推荐使用微输液泵静脉注射硝普钠,可迅速、平稳地降低血压至所需水平,也可用盐酸乌拉地尔、卡维地洛等。血压过低对脑梗死不利,应适当提高血压。

2.控制血糖

糖尿病是脑卒中的危险因素之一,并可加重急性脑梗死和局灶性缺血再灌注损伤。《缺血性脑卒中和短暂性脑缺血发作处理指南》[欧洲脑卒中促进会(EUSI),2008 年]指出,已证实急性脑卒中后高血糖与大面积脑梗死、皮质受累及其功能转归不良有关,但积极降低血糖能否改善患者的临床转归,尚缺乏足够证据。如果过去没有糖尿病史,只是急性脑卒中后血糖应激性升高,则不必应用降糖措施,输液中尽量不用葡萄糖注射液似可降低血糖水平;有糖尿病史的患者必须同时应用降糖药适当控制高血糖;血糖超过 10 mmol/L(180 mg/dL)时需降糖处理。

3.心脏疾病的防治

对并发心脏疾病的患者要采取相应防治措施,如果要应用甘露醇脱水治疗,则必须加用呋塞米以减少心脏负荷。

4.防治感染

对有吞咽困难或意识障碍的脑梗死患者,常常容易合并肺部感染,应给予相应抗生素和止咳化痰药物,必要时行气管切开,有利吸痰。

5.保证营养和水、电解质的平衡

特别是对有吞咽困难和意识障碍的患者,应采用鼻饲,保证营养、水与电解质的补充。

6.体温管理

在实验室脑卒中模型中,发热与脑梗死体积增大和转归不良有关。体温升高可能是中枢性高热或继发感染的结果,均与临床转归不良有关。应积极迅速找出感染灶并予以适当治疗,并可使用乙酰氨基酚进行退热治疗。

(十)康复治疗

脑梗死患者只要生命体征稳定,应尽早开始康复治疗,主要目的是促进神经功能的恢复。早期进行瘫痪肢体的功能锻炼和语言训练,防止关节挛缩和足下垂,可采用针灸、按摩、理疗和被动运动等措施。

七、预后与预防

(一)预后

(1)如果得到及时的治疗,特别是能及时在卒中单元获得早期溶栓疗法等系统规范的中西医结合治疗,可提高疗效,减少致残率,30%～50%的患者能自理生活,甚至恢复工作能力。

(2)脑梗死国外病死率为 6.9%～20%,其中颈内动脉系梗死为 17%,椎-基底动脉系梗死为 18%。有研究者观察随访经 CT 证实的脑梗死 1～7 年的预后,发现:①累计生存率,6 个月为 96.8%,12 个月为 91%,2 年为 81.7%,3 年为 81.7%,4 年为 76.5%,5 年为 76.5%,6 年为 71%,7 年为 71%。急性期病死率为 22.3%,其中颈内动脉系 22%,椎-基底动脉系 25%。意识障碍、肢体瘫痪和继发肺部感染是影响预后的主要因素。②累计病死率在开始半年内迅速上升,一年半达高峰,说明发病后一年半不能恢复自理者,继续恢复的可能性较小。

(二)预防

1.一级预防

一级预防是指发病前的预防,即通过早期改变不健康的生活方式,积极主动地控制危险因素,从而达到使脑血管疾病不发生或发病年龄推迟的目的。从流行病学角度看,只有一级预防才能降低人群发病率,所以对于病死率及致残率很高的脑血管疾病来说,重视并加强开展一级预防的意义远远大于二级预防。

对血栓形成性脑梗死的危险因素及其干预管理有下述几方面：服用降血压药物，有效控制高血压，防治心脏病，冠心病患者应服用小剂量阿司匹林，定期监测血糖和血脂，合理饮食和应用降糖药物和降脂药物，不抽烟、不酗酒，对动脉狭窄患者及无症状颈内动脉狭窄患者一般不推荐手术治疗或血管内介入治疗，对重度颈动脉狭窄（≥70%）的患者在有条件的医院可以考虑行颈动脉内膜切除术或血管内介入治疗。

2.二级预防

脑卒中首次发病后应尽早开展二级预防工作，可预防或降低再次发生率。二级预防有下述几个方面：正确评估首次发病机制，管理和控制血压、血糖、血脂和心脏病，应用抗血小板聚集药物，颈内动脉狭窄的干预同一级预防，有效降低同型半胱氨酸水平。

（鲁　侠）

第五节　腔隙性脑梗死

腔隙性脑梗死是指大脑半球深部白质和脑干等中线部位，由直径为 $100\sim400\ \mu m$ 的穿支动脉血管闭塞导致的脑梗死。所引起的病灶为 $0.5\sim15.0\ mm^3$ 的梗死灶。大多由大脑前动脉、大脑中动脉、前脉络膜动脉和基底动脉的穿支动脉闭塞引起。脑深部穿动脉闭塞导致相应灌注区脑组织缺血、坏死、液化，由吞噬细胞将该处组织移走而形成小腔隙。好发于基底节、丘脑、内囊、脑桥的大脑皮质贯通动脉供血区。反复发生多个腔隙性脑梗死，称多发性腔隙性脑梗死。临床引起相应的综合征，常见的有纯运动性轻偏瘫、纯感觉性卒中、构音障碍-手笨拙综合征、共济失调性轻偏瘫和感觉运动性卒中。高血压和糖尿病是主要原因，特别是高血压尤为重要。腔隙性脑梗死占脑梗死的 20%～30%。

一、病因与发病机制

(一)病因
真正的病因和发病机制尚未完全清楚，但与下列因素有关。
1.高血压
长期高血压作用于小动脉及微小动脉壁，致脂质透明变性，管腔闭塞，产生腔隙性病变。舒张压增高是多发性腔隙性脑梗死的常见原因。
2.糖尿病
糖尿病时血浆低密度脂蛋白及极低密度脂蛋白的浓度增高，引起脂质代谢障碍，促进胆固醇合成，从而加速、加重动脉硬化的形成。
3.微栓子(无动脉病变)
各种类型小栓子阻塞小动脉导致腔隙性脑梗死，如胆固醇、红细胞增多症、纤维蛋白等。
4.血液成分异常
如红细胞增多症、血小板增多症和高凝状态，也可导致发病。

(二)发病机制

腔隙性脑梗死的发病机制还不完全清楚。微小动脉粥样硬化被认为是症状性腔隙性脑梗死常见的发病机制。在慢性高血压患者中，在粥样硬化斑为 $100\sim400\ \mu m$ 的小动脉中，也能发现动脉狭窄和闭塞。颈动脉粥样斑块，尤其是多发性斑块，可能会导致腔隙性脑梗死；脑深部穿动脉闭塞，导致相应灌注区脑组织缺血、坏死，由吞噬细胞将该处脑组织移走，遗留小腔，因而导致该部位神经功能缺损。

二、病理

腔隙性脑梗死灶呈不规则圆形、卵圆形或狭长形。累及管径在 $100\sim400\ \mu m$ 的穿动脉，梗死部位主要在基底节(特别是壳核和丘脑)、内囊和脑桥的白质。大多数腔隙性脑梗死位于豆纹动脉分支、大脑后动脉的丘脑深穿支、基底动脉的旁中央支供血区。阻塞常发生在深穿支的前半部分，因而梗死灶均较小，大多数直径为 $0.2\sim15.0\ mm$。病变血管可见透明变性、玻璃样脂肪变、玻璃样小动脉坏死、血管壁坏死和小动脉硬化等。

三、临床表现

本病常见于 40 岁以上的中老年人。腔隙性脑梗死患者中高血压的发病率约为 75%，糖尿病的发病率为 $25\%\sim35\%$，有 TIA 史者约有 20%。

(一)症状和体征

临床症状一般较轻，体征单一，一般无头痛、颅内高压症状和意识障碍。由于病灶小，又常位于脑的静区，故许多腔隙性脑梗死在临床上无症状。

(二)临床综合征

Fisher 根据病因、病理和临床表现，将其归纳为 21 种综合征，常见的有以下几种。

1.纯运动性轻偏瘫(pure motor hemiparesis，PMH)

PMH 最常见，约占 60%，有病灶对侧轻偏瘫，而不伴失语、感觉障碍和视野缺损，病灶多在内囊和脑干。

2.纯感觉性卒中(pure sensory stroke，PSS)

PSS 约占 10%，表现为病灶对侧偏身感觉障碍，也可伴有感觉异常，如麻木、烧灼和刺痛感。病灶在丘脑腹后外侧核或内囊后肢。

3.构音障碍-手笨拙综合征(dysarthria-clumsy hand syndrome，DCHS)

DCHS 约占 20%，表现为构音障碍、吞咽困难，病灶对侧轻度中枢性面、舌瘫，手的精细运动欠灵活，指鼻试验欠稳。病灶在脑桥基底部或内囊前肢及膝部。

4.共济失调性轻偏瘫(ataxic-hemiparesis，AH)

病灶同侧共济失调和病灶对侧轻偏瘫，下肢重于上肢，伴有锥体束征。病灶多在放射冠汇集至内囊处，或为脑桥基底部皮质脑桥束受损所致。

5.感觉运动性卒中(sensorimotor stroke，SMS)

SMS 少见，以偏身感觉障碍起病，再出现轻偏瘫，病灶位于丘脑腹后核及邻近内囊后肢。

6.腔隙状态

多次腔隙性脑梗死后，有进行性加重的偏瘫、严重的精神障碍、痴呆、平衡障碍、二便失禁、假性延髓性麻痹、双侧锥体束征和类帕金森综合征等。由于有效控制血压及治疗的进步，现在已很少见。

四、辅助检查

(一)神经影像学检查

1.颅脑 CT

非增强 CT 扫描显示为基底节区或丘脑呈卵圆形低密度灶,边界清楚,直径为 $10\sim15$ mm。由于病灶小,占位效应轻微,一般仅为相邻脑室局部受压,多无中线移位,梗死密度随时间逐渐减低,4 周后接近脑脊液密度,并出现萎缩性改变。增强扫描于梗死后 3 天至 1 个月可能发生均一或斑块性强化,以 $2\sim3$ 周明显,待达到脑脊液密度时,则不再强化。

2.颅脑 MRI

MRI 显示比 CT 优越,尤其是对脑桥的腔隙性脑梗死和新旧腔隙性脑梗死的鉴别有意义,增强后能提高阳性率。颅脑 MRI 检查在 T_2WI 像上显示高信号,是小动脉阻塞后新的或陈旧的病灶。T_1WI 和 T_2WI 分别表现为低信号和高信号斑点状或斑片状病灶,呈圆形、椭圆形或裂隙形,最大直径常为数毫米,一般不超过 1 cm。急性期 T_1WI 的低信号和 T_2WI 的高信号,常不及慢性期明显,由于水肿的存在,使病灶看起来常大于实际梗死灶。注射造影剂后,T_1WI 急性期、亚急性期和慢性期病灶显示增强,呈椭圆形、圆形,也可呈环形。

3.CT 血管成像(CTA)、磁共振血管成像(MRA)

了解颈内动脉有无狭窄及闭塞程度。

(二)超声检查

经颅多普勒超声(TCD)了解颈内动脉狭窄及闭塞程度。三维B超检查了解颈内动脉粥样硬化斑块的大小和厚度。

(三)血液学检查

了解有无糖尿病和高脂血症等。

五、诊断与鉴别诊断

(一)诊断

(1)中老年人发病,多数患者有高血压病史,部分患者有糖尿病史或 TIA 史。

(2)急性或亚急性起病,症状比较轻,体征比较单一。

(3)临床表现符合 Fisher 描述的常见综合征之一。

(4)颅脑 CT 或 MRI 发现与临床神经功能缺损一致的病灶。

(5)预后较好,恢复较快,大多数患者不遗留后遗症状和体征。

(二)鉴别诊断

1.小量脑出血

小量脑出血均为中老年发病,有高血压和急起的偏瘫和偏身感觉障碍。但小量脑出血头颅 CT 显示高密度灶即可鉴别。

2.脑囊虫病

CT 均表现为低信号病灶。但是,脑囊虫病 CT 呈多灶性、小灶性和混合灶性病灶,临床表现常有头痛和癫痫发作,血和脑脊液囊虫抗体阳性,可供鉴别。

六、治疗

(一)抗血小板聚集药物

抗血小板聚集药物是预防和治疗腔隙性脑梗死的有效药物。

1.肠溶阿司匹林

每次 100 mg,每天 1 次,口服,可连用 6～12 个月。

2.氯吡格雷

每次 50～75 mg,每天 1 次,口服,可连用半年。

3.西洛他唑

每次 50～100 mg,每天 2 次,口服。

4.曲克芦丁

每次 200 mg,每天 3 次,口服;或每次 400～600 mg 加入 5％葡萄糖注射液或 0.9％氯化钠注射液 500 mL 中静脉滴注,每天 1 次,可连用 20 天。

(二)钙通道阻滞剂

1.氟桂利嗪

每次 5～10 mg,睡前口服。

2.尼莫地平

每次 20～30 mg,每天 3 次,口服。

3.尼卡地平

每次 20 mg,每天 3 次,口服。

(三)血管扩张药

1.丁苯酞

每次 200 mg,每天 3 次,口服。偶见恶心、腹部不适,有严重出血倾向者忌用。

2.丁咯地尔

每次 200 mg 加入 5％葡萄糖注射液或 0.9％氯化钠注射液 250 mL 中静脉滴注,每天 1 次,连用 10～14 天;或每次 200 mg,每天 3 次,口服。可有头痛、头晕、恶心等不良反应。

3.倍他司汀

每次 6～12 mg,每天 3 次,口服。可有恶心、呕吐等不良反应。

(四)内科病的处理

有效控制高血压、糖尿病、高脂血症等,坚持药物治疗,定期检查血压、血糖、血脂、心电图和有关血液流变学指标。

七、预后与预防

(一)预后

Marie 和 Fisher 认为腔隙性脑梗死一般预后良好,下述几种情况影响本病的预后。

(1)梗死灶的部位和大小,如腔隙性脑梗死发生在脑的重要部位——脑桥和丘脑,以及大的和多发性腔隙性脑梗死者预后不良。

(2)有反复 TIA 发作,有高血压、糖尿病和严重心脏病(缺血性心脏病、心房颤动、心脏瓣膜病等),症状没有得到很好控制者预后不良。据报道,1 年内腔隙性脑梗死的复发率为10％～

18%;腔隙性脑梗死,特别是多发性腔隙性脑梗死半年后约有 23%的患者发展为血管性痴呆。

(二)预防

控制高血压、防治糖尿病和 TIA 是预防腔隙性脑梗死发生和复发的关键。

(1)积极处理危险因素。①血压的调控:长期高血压是腔隙性脑梗死主要的危险因素之一。在降血压药物方面无统一规定应用的药物。选用降血压药物的原则是既要有效持久地降低血压,又不至于影响重要器官的血流量。可选用钙通道阻滞剂,如硝苯地平缓释片,每次 20 mg,每天 2 次,口服;或尼莫地平,每次 30 mg,每天 1 次,口服。也可选用血管紧张素转换酶抑制剂(ACEI),如卡托普利,每次 12.5~25.0 mg,每天 3 次,口服;或贝拉普利,每次 5~10 mg,每天 1 次,口服。②调控血糖:糖尿病也是腔隙性脑梗死主要的危险因素之一。要积极控制血糖,注意饮食与休息。③调控高血脂:可选用辛伐他汀,每次 10~20 mg,每天 1 次,口服;或洛伐他汀,每次 20~40 mg,每天 1~2 次,口服。④积极防治心脏病:要减轻心脏负荷,避免或慎用增加心脏负荷的药物,注意补液速度及补液量;对有心肌缺血、心肌梗死者应在心血管内科医师的协助下进行药物治疗。

(2)可以较长时期应用抗血小板聚集药物,如阿司匹林、氯吡格雷和中药活血化瘀药物。

(3)生活规律,心情舒畅,饮食清淡,适宜的体育锻炼。

(李秀娟)

第六节 帕金森病

帕金森病(Parkinson disease,PD)也称为震颤麻痹,是一种常见的神经系统变性疾病,临床上特征性表现为静止性震颤、运动迟缓、肌强直及姿势步态异常。病理特征是黑质多巴胺能神经元变性缺失和路易(Lewy)小体形成。

一、病因及发病机制

研究显示,农业环境如杀虫剂和除草剂使用,以及遗传因素等是 PD 较确定的危险因素。居住农村或橡胶厂附近、饮用井水、从事田间劳动、在工业化学品厂工作等也可能是危险因素。吸烟与 PD 发病间存在负相关,被认为是保护因素,但吸烟有众多危害性,不能因其是 PD 的保护因素而提倡吸烟。饮茶和喝咖啡者患病率也较低。

本病的发病机制复杂,可能与下列因素有关。

(一)环境因素

例如,20 世纪 80 年代初美国加州一些吸毒者因误用 1-甲基-4-苯基-1,2,3,6-四氢吡啶(MPTP),出现酷似原发性 PD 的某些病理变化、生化改变、症状和药物治疗反应,给猴注射 MPTP 也出现相似效应。鱼藤酮为脂溶性,可穿过血-脑屏障,研究表明鱼藤酮可抑制线粒体复合体 I 活性,导致大量氧自由基和凋亡诱导因子产生,使多巴胺(DA)能神经元变性。与 MPP^+ 结构相似的百草枯及其他吡啶类化合物,也被证明与帕金森病发病相关。利用 MPTP 和鱼藤酮制作的动物模型已成为帕金森病实验研究的有效工具。锰剂和铁剂等也被报道参与了帕金森病的发病。

(二)遗传因素

流行病学资料显示,10%～15%的 PD 患者有家族史,呈不完全外显的常染色体显性或隐性遗传,其余为散发性 PD。目前已定位 13 个 PD 的基因位点,分别被命名为 PARK1-13,其中 9 个致病基因已被克隆。

1.常染色体显性遗传性帕金森病致病基因

常染色体显性遗传性帕金森病致病基因包括 α-突触核蛋白基因(*PARK1/PARK4*)、UCH-L1 基因(*PARK5*)、LRRK2 基因(*PARK8*)、GIGYF2 基因(*PARK11*)和 HTRA2/Omi 基因(*PARK13*)。①α-突触核蛋白基因(*PARK1*)定位于 4 号染色体长臂 4q21～23,α-突触核蛋白可能增高 DA 能神经细胞对神经毒素的敏感性,α-突触核蛋白基因 A la53Thr 和 A la39Pro 突变导致 α-突触核蛋白异常沉积,最终形成路易小体;②富亮氨酸重复序列激酶 2(LRRK2)基因(*PARK8*),是目前为止帕金森病患者中突变频率最高的常染色体显性帕金森病致病基因,与晚发性帕金森病相关;③HTRA2 也与晚发性 PD 相关;④泛素蛋白 C 末端羟化酶-L1(UCH-L1)为 *PARK5* 基因突变,定位于 4 号染色体短臂 4p14。

2.常染色体隐性遗传性帕金森病致病基因

常染色体隐性遗传性帕金森病致病基因包括 Parkin 基因(*PARK2*)、PINK1 基因(*PARK6*)、DJ-1 基因(*PARK7*)和 ATP13A2 基因(*PARK9*)。

(1)Parkin 基因定位于 6 号染色体长臂 6q25.2～27,基因突变常导致 Parkin 蛋白功能障碍,酶活性减弱或消失,造成细胞内异常蛋白质沉积,最终导致 DA 能神经元变性。Parkin 基因突变是早发性常染色体隐性家族性帕金森病的主要病因之一。

(2)ATP13A2 基因突变在亚洲人群中较为多见,与常染色体隐性遗传性早发性帕金森病相关,该基因定位在 1 号染色体,包含 29 个编码外显子,编码 1 180 个氨基酸的蛋白质,属于三磷酸腺苷酶的 P 型超家族,主要利用水解三磷酸腺苷释能驱动物质跨膜转运,ATP13A2 蛋白的降解途径主要有 2 个:溶酶体通路和蛋白酶体通路。蛋白酶体通路的功能障碍是导致神经退行性病变的因素之一,蛋白酶体通路 E3 连接酶 Parkin 蛋白的突变可以导致 PD。

(3)PINK1 基因最早在 3 个欧洲帕金森病家系中发现,该基因突变分布广泛,在北美、亚洲及中国台湾地区均有报道,该基因与线粒体的融合、分裂密切相关,且与 Parkin、DJ-1 和 Htra2 等帕金森病致病基因间存在相互作用,提示其在帕金森病发病机制中发挥重要作用。

(4)DJ-1 基因是氢过氧化物反应蛋白,参与机体氧化应激。DJ-1 基因突变后 DJ-1 蛋白功能受损,增加氧化应激反应对神经元的损害。DJ-1 基因突变与散发性早发性帕金森病的发病有关。

3.细胞色素 P4502D6 基因和某些线粒体 DNA 突变

细胞色素 P4502D6 基因和某些线粒体 DNA 突变可能是 PD 发病易感因素之一,可能使 P450 酶活性下降,使肝脏解毒功能受损,易造成 MPTP 等毒素对黑质纹状体损害。

(三)氧化应激与线粒体功能缺陷

氧化应激是 PD 发病机制的研究热点。自由基可使不饱和脂肪酸发生脂质过氧化(LPO),后者可氧化损伤蛋白质和 DNA,导致细胞变性死亡。PD 患者由于 B 型单胺氧化酶(MAO-B)活性增高,可产生过量羟基自由基,破坏细胞膜。在氧化的同时,黑质细胞内 DA 氧化产物聚合形成神经黑色素,与铁结合产生 Fenton 反应可形成羟基自由基。在正常情况下细胞内有足够的抗氧化物质,如脑内的谷胱甘肽(GSH)、谷胱甘肽过氧化物酶(GSH-PX)和超氧化物歧化酶

(SOD)等,因而 DA 氧化产生自由基不会产生氧化应激,保证免遭自由基损伤。PD 患者黑质部还原型 GSH 降低和 LPO 增加,铁离子(Fe^{2+})浓度增高和铁蛋白含量降低,使黑质成为易受氧化应激侵袭的部位。近年发现线粒体功能缺陷在 PD 发病中起重要作用。对 PD 患者线粒体功能缺陷认识源于对 MPTP 作用机制的研究,MPTP 通过抑制黑质线粒体呼吸链复合物Ⅰ活性导致 PD。体外实验证实 MPTP 活性成分 MPP^+ 能造成 MES 23.5 细胞线粒体膜电势下降,氧自由基生成增加。PD 患者黑质线粒体复合物Ⅰ活性可降低 32%～38%,复合物Ⅰ活性降低使黑质细胞对自由基损伤敏感性显著增加。在多系统萎缩及进行性核上性麻痹患者黑质中未发现复合物Ⅰ活性改变,表明 PD 黑质复合物Ⅰ活性降低可能是 PD 相对特异性改变。PD 患者存在线粒体功能缺陷可能与遗传和环境因素有关,研究提示 PD 患者存在线粒体 DNA 突变,复合物Ⅰ是由细胞核和线粒体两个基因组编码翻译,两组基因任何片段缺损都可影响复合物Ⅰ功能。近年来 PARK1 基因突变受到普遍重视,它的编码蛋白就位于线粒体内。

(四)免疫及炎性机制

阿布拉姆斯基(Abramsky)提出 PD 发病与免疫及炎性机制有关。研究发现 PD 患者细胞免疫功能降低,白介素-1(IL-1)活性降低明显。PD 患者脑脊液(CSF)中存在抗 DA 能神经元抗体。细胞培养发现,PD 患者的血浆及 CSF 中的成分可抑制大鼠中脑 DA 能神经元的功能及生长。采用立体定向技术将 PD 患者血 IgG 注入大鼠一侧黑质,黑质酪氨酸羟化酶(TH)及 DA 能神经元明显减少,提示可能有免疫介导性黑质细胞损伤。许多环境因素如 MPTP、鱼藤酮、百草枯、铁剂等诱导的 DA 能神经元变性与小胶质细胞激活有关,小胶质细胞是脑组织主要的免疫细胞,在神经变性疾病发生中小胶质细胞不仅是简单地"反应性增生",而且参与了整个病理过程。小胶质细胞活化后可通过产生氧自由基等促炎因子,对神经元产生毒性作用。DA 能神经元对氧化应激十分敏感,而活化的小胶质细胞是氧自由基产生的主要来源。此外,中脑黑质是小胶质细胞分布最为密集的区域,决定了小胶质细胞的活化在帕金森病发生发展中有重要作用。

(五)年龄因素

PD 主要发生于中老年,40 岁以前很少发病。研究发现自 30 岁后黑质 DA 能神经元、酪氨酸羟化酶(TH)和多巴脱羧酶(DDC)活力,以及纹状体 DA 递质逐年减少,DA 的 D_1 和 D_2 受体密度减低。然而,罹患 PD 的老年人毕竟是少数,说明生理性 DA 能神经元退变不足以引起 PD。只有黑质 DA 能神经元减少 50% 以上,纹状体 DA 递质减少 80% 以上,临床才会出现 PD 症状,老龄只是 PD 的促发因素。

(六)泛素-蛋白酶体系统功能异常

泛素-蛋白酶体系统(ubiquitin-proteasome system,UPS)可选择性降低细胞内的蛋白质,在细胞周期性增殖及凋亡相关蛋白的降解中发挥重要作用。Parkin 基因突变常导致 UPS 功能障碍,不能降解错误折叠的蛋白,错误折叠蛋白的过多异常聚集则对细胞有毒性作用,引起氧化应激增强和线粒体功能损伤。应用蛋白酶体抑制剂已经构建成模拟 PD 的细胞模型。

(七)兴奋性毒性作用

应用微透析及高压液相色谱(HPLC)检测发现,由 MPTP 制备的 PD 猴模型纹状体中兴奋性氨基酸(谷氨酸、天冬氨酸)含量明显增高。若细胞外间隙谷氨酸浓度异常增高,过度刺激受体可对 CNS 产生明显毒性作用。动物实验发现,脑内注射微量谷氨酸可导致大片神经元坏死,谷氨酸兴奋性神经毒作用是通过 N-甲基-D-天冬氨酸(NMDA)受体介导的,与 DA 能神经元变性有关。谷氨酸可通过激活 NMDA 受体产生一氧化氮(NO)损伤神经细胞,并释放更多的兴奋性氨基酸,进一步加重神经元损伤。

(八)细胞凋亡

PD 发病过程存在细胞凋亡及神经营养因子缺乏等。细胞凋亡是帕金森病患者 DA 能神经元变性的基本形式,许多基因及其产物通过多种机制参与 DA 能神经元变性的凋亡过程。此外,多种迹象表明多巴胺转运体和囊泡转运体的异常表达与 DA 能神经元的变性直接相关。其他如神经细胞自噬、钙稳态失衡可能也参与帕金森病的发病。

目前,大多数学者认同帕金森病并非单一因素引起,是由遗传因素、环境因素、免疫及炎性因素、线粒体功能缺陷、兴奋性氨基酸毒性、神经细胞自噬及老化等多种因素通过多种机制共同作用所致。

二、病理及生化病理

(一)病理

PD 主要病理改变是含色素神经元变性、缺失,黑质致密部 DA 能神经元最显著。镜下可见神经细胞减少,黑质细胞黑色素消失,黑色素颗粒游离散布于组织和巨噬细胞内,伴不同程度神经胶质增生。正常人黑质细胞随年龄增长而减少,黑质细胞 80 岁时从原有 42.5 万减至 20 万个,PD 患者少于 10 万个,出现症状时 DA 能神经元丢失 50% 以上,蓝斑、中缝核、迷走神经背核、苍白球、壳核、尾状核及丘脑底核等也可见轻度改变。

残留神经元胞浆中出现嗜酸性包涵体路易(Lewy)小体是本病重要的病理特点,Lewy 小体是细胞质蛋白质组成的玻璃样团块,中央有致密核心,周围有细丝状晕圈。一个细胞有时可见多个大小不同的 Lewy 小体,见于约 10% 的残存细胞,黑质明显,苍白球、纹状体及蓝斑等亦可见,α-突触核蛋白和泛素是 Lewy 小体的重要组分。α-突触核蛋白在许多脑区含量丰富,多集中于神经元突触前末梢。在小鼠或果蝇体内过量表达 α-突触核蛋白可产生典型的帕金森病症状。尽管 α-突触核蛋白基因突变仅出现在小部分家族性帕金森病患者中,但该基因表达的蛋白是路易小体的主要成分,提示它在帕金森病发病过程中起重要作用。

(二)生化病理

PD 最显著的生物化学特征是脑内 DA 含量减少。DA 和乙酰胆碱(ACh)作为纹状体两种重要神经递质,功能相互拮抗,两者平衡对基底核环路活动起重要的调节作用。脑内 DA 递质通路主要为黑质-纹状体系,黑质致密部 DA 能神经元自血流摄入左旋酪氨酸,在细胞内酪氨酸羟化酶(TH)作用下形成左旋多巴(L-dopa),经多巴胺脱羧酶(DDC)形成 DA,通过黑质-纹状体束,DA 作用于壳核、尾状核突触后神经元,最后被分解成高香草酸(HVA)。由于特发性帕金森病 TH 和 DDC 减少,使 DA 生成减少。单胺氧化酶 B(MAO-B)抑制剂减少神经元内 DA 分解代谢,增加脑内 DA 含量。儿茶酚-氧位-甲基转移酶(COMT)抑制剂减少 L-dopa 外周代谢,维持 L-dopa 稳定血浆浓度(图 3-1),可用于 PD 治疗。

PD 患者黑质 DA 能神经元变性丢失,黑质-纹状体 DA 通路变性,纹状体 DA 含量显著降低(>80%),使 ACh 系统功能相对亢进,是导致肌张力增高、动作减少等运动症状的生化基础。此外,中脑-边缘系统和中脑-皮质系统 DA 含量亦显著减少,可能导致智能减退、行为情感异常、言语错乱等高级神经活动障碍。DA 递质减少程度与患者症状严重度一致,病变早期通过 DA 更新率增加(突触前代偿)和 DA 受体失神经后超敏现象(突触后代偿),临床症状可能不明显(代偿期),随疾病的进展可出现典型 PD 症状(失代偿期)。基底核其他递质或神经肽如去甲肾上腺素(NE)、5-羟色胺(5-HT)、P 物质(SP)、脑啡肽(ENK)、生长抑素(SS)等也有变化。

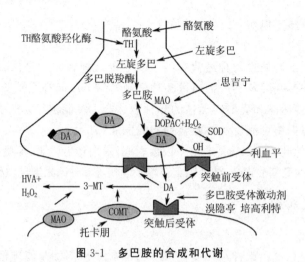

图 3-1　多巴胺的合成和代谢

三、临床表现

帕金森病通常在 40～70 岁发病,60 岁后发病率增高,在 30 岁前发病者少见,男性略多。起病隐袭,发展缓慢,主要表现为静止性震颤、肌张力增高、运动迟缓和姿势步态异常等,症状出现孰先孰后可因人而异。首发症状以震颤最多见(60％～70％),其次为步行障碍(12％)、肌强直(10％)和运动迟缓(10％)。症状常自一侧上肢开始,逐渐波及同侧下肢、对侧上肢与下肢,呈N 字形的进展顺序(65％～70％);25％～30％的病例可自一侧的下肢开始,两侧下肢同时开始极少见,不少病例疾病晚期症状仍存在左右差异。

(一)静止性震颤

静止性震颤常为 PD 的首发症状,多由一侧上肢远端(手指)开始,逐渐扩展到同侧下肢及对侧肢体,上肢震颤幅度较下肢明显,下颌、口唇、舌及头部常最后受累。典型表现为静止性震颤,拇指与屈曲示指呈搓丸样动作,节律 4～6 Hz,静止时出现,精神紧张时加重,随意动作时减轻,睡眠时消失;常伴交替旋前与旋后、屈曲与伸展运动。令患者活动一侧肢体如握拳或松拳,可引起另侧肢体出现震颤,该试验有助于发现早期轻微震颤。少数患者尤其 70 岁以上发病者可能不出现震颤。部分患者可合并姿势性震颤。

(二)肌强直

锥体外系病变导致屈肌与伸肌张力同时增高,关节被动运动时始终保持阻力增高,似弯曲软铅管,称为铅管样强直,如患者伴有震颤,检查者感觉在均匀阻力中出现断续停顿,如同转动齿轮,称为齿轮样强直,是肌强直与静止性震颤叠加所致。这两种强直与锥体束受损的折刀样强直不同,后者可伴腱反射亢进及病理征。以下的临床试验有助于发现轻微的肌强直:①令患者运动对侧肢体,被检肢体肌强直可更明显;②头坠落试验,患者仰卧位,快速撤离头下枕头时头常缓慢落下,而非迅速落下;③令患者把双肘置于桌上,使前臂与桌面成垂直位,两臂及腕部肌肉尽量放松,正常人此时腕关节与前臂约成 90°角屈曲,PD 患者腕关节或多或少保持伸直,好像竖立的路标,称为"路标现象"。老年患者肌强直可能引起关节疼痛,是肌张力增高使关节血供受阻所致。

(三)运动迟缓

患者表现为随意动作减少,包括始动困难和运动迟缓,因肌张力增高、姿势反射障碍出现一系列特征性运动障碍症状,如起床、翻身、步行和变换方向时运动迟缓,面部表情肌活动减少,常双眼凝视,瞬目减少,呈面具脸,以及手指精细动作如扣纽扣、系鞋带等困难,书写时字越写越小,称为写字过小征等。口、咽、腭肌运动障碍,使讲话缓慢,语音低沉单调,流涎,严重时吞咽困难。

(四)姿势步态异常

患者四肢、躯干和颈部肌强直呈特殊屈曲体姿,头部前倾,躯干俯屈,上肢肘关节屈曲,腕关节伸直,前臂内收,指间关节伸直,拇指对掌。下肢髋关节与膝关节均略呈弯曲,随疾病进展姿势障碍加重,晚期自坐位、卧位起立困难。早期下肢拖曳,逐渐变为小步态,起步困难,起步后前冲,越走越快,不能及时停步或转弯,称慌张步态,行走时上肢摆动减少或消失;因躯干僵硬,转弯时躯干与头部连带小步转弯,与姿势平衡障碍导致重心不稳有关。患者害怕跌倒,遇小障碍物也要停步不前。

(五)非运动症状

PD的非运动症状包括疾病早期常出现的嗅觉减退、快动眼期睡眠行为障碍、便秘等。

(1)嗅觉缺失经常出现在运动症状前,是PD的早期特征,嗅觉检测作为一种可能的生物学标记物,有助于将来对PD高危人群的识别。

(2)抑郁症在PD患者中常见,约占患者的50%,多为疾病本身的表现,患者可能同时伴有5-羟色胺递质功能减低;通常应用5-羟色胺再摄取抑制剂,如舍曲林50 mg、西酞普兰20 mg等治疗可改善。运动症状好转常可使抑郁症状缓解。

(3)快动眼期睡眠行为障碍(RBD)可见于30%的PD患者,20%～38%的RBD患者可能发展为PD。与正常人相比,RBD患者存在明显的嗅觉障碍、颜色辨别力及运动速度受损。功能影像学显示特发性RBD患者纹状体内存在多巴胺转运体减少,RBD同样可能是PD的早期标志物,其确切的病理基础尚不清楚,可能与蓝斑下核及桥脚核等下位脑干病变有关。

(4)便秘是PD患者的常见症状,具有顽固性、反复性、波动性及难治性等特点。可能与肠系膜神经丛的神经元变性导致胆碱能功能降低,胃肠道蠕动减弱有关,此外,抗胆碱药等抗帕金森病药物可使蠕动功能下降,加重便秘。

(5)其他症状:诸如皮脂腺、汗腺分泌亢进引起脂颜、多汗,交感神经功能障碍导致直立性低血压等;部分患者晚期出现轻度认知功能减退或痴呆、视幻觉等,通常不严重。

(六)辅助检查

(1)PD患者的CT、MRI检查通常无特征性异常。

(2)生化检测:高效液相色谱-电化学法(HPLC-EC)检测患者CSF和尿中高香草酸(HVA)含量降低,放免法检测CSF中生长抑素含量降低。血及脑脊液常规检查无异常。

(3)基因及生物标志物:家族性PD患者可采用DNA印迹技术、PCR、DNA序列分析等检测基因突变。采用蛋白组学等技术检测血清、CSF、唾液中α-突触核蛋白、DJ-1等潜在的早期PD生物学标志物。

(4)超声检查可见对侧中脑黑质的高回声(图3-2)。

(5)功能影像学检测。①DA受体功能显像:PD纹状体DA受体,主要是D_2受体功能发生改变,PET和SPECT可动态观察DA受体,SPECT较简便经济,特异性D_2受体标记物碘-123 Iodobenzamide(^{123}I-IBZM)合成使SPECT应用广泛;②DA转运蛋白(dopamine transporter,DAT)功能显像:纹状体突触前膜DAT可调控突触间隙中DA有效浓度,使DA对突触前和突触后受体发生时间依赖性激动,早期PD患者DAT功能较正常下降31%～65%,应用^{123}I-β-CIT PET或^{98m}Tc-TRODAT-1 SPECT可检测DAT功能,用于PD早期和亚临床诊断(图3-3);③神经递质功能显像：^{18}F-dopa 透过血-脑屏障入脑，多巴脱羧酶将^{18}F-dopa 转化为^{18}F-DA，PD 患者纹状体区^{18}F-dopa 放射性聚集较正常人明显减低，提示多巴脱羧酶活性降低。

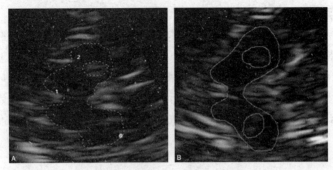

图 3-2　帕金森的超声表现

A.偏侧帕金森病对侧中脑黑质出现高回声；B.双侧帕金森病两侧中脑黑质出现高回声

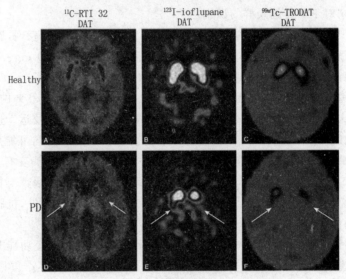

图 3-3　脑功能影像

注：显示帕金森病患者的纹状体区 DAT 活性降低

(6)药物试验：目前临床已很少采用。

左旋多巴试验：①试验前 24 小时停用左旋多巴、多巴胺受体激动剂、抗胆碱能药、抗组胺药；②试验前 30 分钟和试验开始前各进行 1 次临床评分；③早 8～9 时患者排尿便，然后口服 375～500 mg 多巴丝肼；④服药 45～150 分钟按 UPDRS-Ⅲ量表测试患者的运动功能；⑤病情减轻为阳性反应。

多巴丝肼弥散剂试验：药物吸收快，很快达到有效浓度，代谢快，用药量较小，可短时间(10～30 分钟)内确定患者对左旋多巴反应。对 PD 诊断、鉴别诊断及药物选择等有价值。

阿扑吗啡试验：①②项同左旋多巴试验；③皮下注射阿扑吗啡 2 mg；④用药后 30～120 分钟，测试患者的运动功能，病情减轻为阳性反应，如阴性可分别隔 4 小时用 3 mg、5 mg 或 10 mg 阿扑吗啡重复试验。

四、诊断及鉴别诊断

(一)诊断

英国帕金森病协会脑库(UKPDBB)诊断标准以及中国帕金森病诊断标准均依据中老年发病,缓慢进展性病程,必备运动迟缓及至少具备静止性震颤、肌强直或姿势步态障碍中的一项,结合对左旋多巴治疗敏感即可做出临床诊断(表 3-2)。联合嗅觉、经颅多普勒超声及功能影像(PET/SPECT)检查有助于早期发现临床前帕金森病。帕金森病的临床与病理诊断符合率约为 80%。

表 3-2 英国 PD 协会脑库(UKPDBB)临床诊断标准

包括标准	排除标准	支持标准
运动迟缓(随意运动启动缓慢,伴随重复动作的速度和幅度进行性减少)	反复卒中病史,伴随阶梯形进展的 PD 症状	确诊 PD 需具备以下 3 个或 3 个以上的条件
并至少具备以下中的一项:肌强直;4~6 Hz 静止性震颤;不是由于视力、前庭或本体感觉障碍导致的姿势不稳	反复脑创伤病史	单侧起病
	明确的脑炎病史	静止性震颤
	动眼危象	疾病逐渐进展
	在服用抗精神病类药物过程中出现症状	持久性的症状不对称,以患侧受累更重
	一个以上的亲属发病	左旋多巴治疗有明显疗效(70%~100%)
	病情持续好转	严重的左旋多巴诱导的舞蹈症
	起病 3 年后仍仅表现单侧症状	左旋多巴疗效持续 5 年或更长时间
	核上性凝视麻痹	临床病程 10 年或更长时间
	小脑病变体征	
	疾病早期严重的自主神经功能紊乱	
	早期严重的记忆、语言和行为习惯紊乱的痴呆	
	巴宾斯基征阳性	
	CT 扫描显示脑肿瘤或交通性脑积水	
	大剂量左旋多巴治疗无效(排除吸收不良导致的无效)	
	MPTP 接触史	

(二)鉴别诊断

PD 主要需与其他原因引起的帕金森综合征鉴别(表 3-3)。在所有帕金森综合征中,约 75% 为原发性帕金森病,约 25% 为其他原因引起的帕金森综合征。

表 3-3　帕金森病与帕金森综合征的鉴别

鉴别
1.原发性帕金森病
少年型帕金森综合征
2.继发性(后天性、症状性)帕金森综合征
感染:脑炎后、慢病毒感染
药物:神经安定剂(吩噻嗪类及丁酰苯类)、利血平、甲氧氯普胺、α-甲基多巴、锂剂、氟桂利嗪、桂利嗪
毒物:MPTP及其结构类似的杀虫剂和除草剂、一氧化碳、锰、汞、二硫化碳、甲醇、乙醇
血管性:多发性脑梗死、低血压性休克
创伤:拳击性脑病
其他:甲状旁腺功能异常、甲状腺功能减退、肝脑变性、脑瘤、正压性脑积水
3.遗传变性性帕金森综合征
常染色体显性遗传路易小体病、亨廷顿病、肝豆状核变性、Hallervorden-Spatz病、橄榄脑桥小脑萎缩、脊髓小脑变性、家族性基底核钙化、家族性帕金森综合征伴周围神经病、神经棘红细胞增多症、苍白球黑质变性
4.多系统变性(帕金森叠加征群)
进行性核上性麻痹、Shy-Drager综合征、纹状体黑质变性、帕金森综合征-痴呆-肌萎缩性侧索硬化复合征、皮质基底核变性、阿尔茨海默病、偏侧萎缩-偏侧帕金森综合征

1.继发性帕金森综合征

继发性帕金森综合征有明确的病因可寻,如感染、药物、中毒、脑动脉硬化、创伤等。继发于甲型脑炎(昏睡性脑炎)后的帕金森综合征,目前已罕见。多种药物均可导致药物性帕金森综合征,一般是可逆的。在拳击手中偶见头部创伤引起的帕金森综合征。老年人基底核区多发性腔隙性梗死可引起血管性帕金森综合征,患者有高血压、动脉硬化及卒中史,步态障碍较明显,震颤少见,常伴锥体束征。

2.伴发于其他神经变性疾病的帕金森综合征

不少神经变性疾病具有帕金森综合征表现。这些神经变性疾病各有其特点,有些为遗传性,有些为散发的,除程度不一的帕金森症状外,还有其他症状,如不自主运动、垂直性眼球凝视障碍(见于进行性核上性麻痹)、直立性低血压(Shy-Drager综合征)、小脑性共济失调(橄榄脑桥小脑萎缩)、出现较早且严重的痴呆(路易体痴呆)、角膜色素环(肝豆状核变性)、皮质复合感觉缺失、锥体束征和失用、失语(皮质基底核变性)等。此外,所伴发的帕金森病症状,经常以强直、少动为主,静止性震颤很少见,对左旋多巴治疗不敏感。

3.早期患者须与原发性震颤、抑郁症、脑血管病鉴别

(1)原发性震颤较常见,约1/3的患者有家族史,在各年龄期均可发病,姿势性或动作性震颤为唯一的表现,无肌强直和运动迟缓,饮酒或用普萘洛而后震颤可显著减轻。

(2)抑郁症可伴表情贫乏、言语单调、随意运动减少,但无肌强直和震颤,抗抑郁剂治疗有效。

(3)早期帕金森病症状限于一侧肢体,患者常主诉一侧肢体无力或不灵活,若无震颤,易误诊为脑血管病,询问原发病和仔细体检易于鉴别。

五、治疗原则

帕金森病的治疗原则是采取综合治疗,包括药物治疗、手术治疗、康复治疗、心理治疗等,目前应用的所有治疗手段,只能改善症状,不能阻止病情发展。其中药物治疗是首选的主要的治疗手段。

六、药物治疗

(一)药物治疗原则

应从小剂量开始,缓慢递增,以较小剂量达到较满意的疗效。治疗应考虑个体化特点,用药选择不仅要考虑病情特点,而且要考虑患者的年龄、就业状况、经济承受能力等因素。药物治疗目标是延缓疾病进展、控制症状,并尽可能延长症状控制的年限,同时尽量减少药物不良反应和并发症。

(二)保护性治疗

保护性治疗的目的是延缓疾病发展,改善患者症状。原则上,帕金森病一旦被诊断就应及早进行保护性治疗。目前临床应用的保护性治疗药物主要是单胺氧化酶 B 型(MAO-B)抑制剂。曾报道司来吉兰+维生素 E 疗法(DATATOP)可推迟使用左旋多巴、延缓疾病发展约 9 个月,可用于早期轻症 PD 患者;但司来吉兰的神经保护作用仍未定论。多巴胺受体激动剂和辅酶 Q_{10} 也可能有神经保护作用。

(三)症状性治疗

选择药物的原则如下。

(1)老年前期(<65 岁)患者,且不伴智能减退,可以选择以下药物。①多巴胺受体激动剂;②MAO-B 抑制剂司来吉兰,或加用维生素 E;③复方左旋多巴+儿茶酚氧位甲基转移酶(COMT)抑制剂;④金刚烷胺和/或抗胆碱能药,震颤明显而其他抗帕金森病药物效果不佳时,可试用抗胆碱能药;⑤复方左旋多巴,一般在①、②、④方案治疗效果不佳时加用。在某些患者,如果出现认知功能减退,或因特殊工作之需,需要显著改善运动症状,复方左旋多巴也可作为首选。

(2)老年期(≥65 岁)患者或伴智能减退:首选复方左旋多巴,必要时可加用多巴胺受体激动剂、MAO-B 抑制剂或 COMT 抑制剂。尽可能不用苯海索,尤其老年男性患者,除非有严重震颤,并明显影响患者的日常生活或工作能力时。

(四)治疗药物

1.抗胆碱能药

抗胆碱能药可抑制 ACh 的活力,可提高脑内 DA 的效应和调整纹状体内的递质平衡,临床常用盐酸苯海索。对震颤和强直有效,对运动迟缓疗效较差,适于震颤明显年龄较轻的患者。常用 1～2 mg 口服,每天 3 次。该药改善症状短期效果较明显,但常见口干、便秘和视物模糊等不良反应,偶可见神经精神症状。闭角型青光眼及前列腺肥大患者禁用。中国指南建议苯海索由于有较多的不良反应,尽可能不用,尤其老年男性患者。

2.金刚烷胺

金刚烷胺可促进神经末梢 DA 释放,阻止再摄取,轻度改善少动、强直和震颤等。起始剂量 50 mg,每天 2～3 次,1 周后增至 100 mg,每天 2～3 次,一般不超过 300 mg/d,老年人不超过

200 mg/d。药效可维持数月至一年。不良反应较少,如不安、意识模糊、下肢网状青斑、踝部水肿和心律失常等,肾功能不全、癫痫、严重胃溃疡和肝病患者慎用,哺乳期妇女禁用。

3.左旋多巴(L-dopa)及复方左旋多巴

PD患者迟早要用到L-dopa治疗。L-dopa可透过血-脑屏障,被脑DA能神经元摄取后脱羧变为DA,改善症状,对震颤、强直、运动迟缓等运动症状均有效。由于95%以上的L-dopa在外周脱羧成为DA,仅约1%通过血-脑屏障进入脑内,为减少外周不良反应,增强疗效,多用L-dopa与外周多巴脱羧酶抑制剂(DCI)按4∶1制成的复方左旋多巴制剂,用量较L-dopa减少3/4。

(1)复方左旋多巴剂型:包括标准片、控释片、水溶片等。

标准片:多巴丝肼(Madopar)由L-dopa与苄丝肼按4∶1组成,多巴丝肼250为L-dopa 200 mg加苄丝肼50 mg,多巴丝肼125为L-dopa 100 mg加苄丝肼25 mg;国产多巴丝肼胶囊成分与多巴丝肼相同。息宁(Sinemet)250和Sinemet 125是由L-dopa与卡比多巴按4∶1组成。

控释片:有多巴丝肼液体动力平衡系统(madopar-HBS)和息宁控释片。①多巴丝肼-HBS:剂量为125 mg,由L-dopa 100 mg加苄丝肼25 mg及适量特殊赋形剂组成。口服后药物在胃内停留时间较长,药物基质表面先形成水化层,通过弥散作用逐渐释放,在小肠pH较高的环境中逐渐被吸收。多种因素可影响药物的吸收,如药物溶解度、胃液与肠液的pH、胃排空时间等。本品不应与制酸药同时服用。②息宁控释片:L-dopa 200 mg加卡比多巴50 mg,制剂中加用单层分子基质结构,药物不断溶释,达到缓释效果,口服后120~150分钟达到血浆峰值浓度;片中间有刻痕,可分为半片服用。

水溶片:弥散型多巴丝肼,剂量为125 mg,由L-dopa 100 mg加苄丝肼25 mg组成。其特点是易在水中溶解,吸收迅速,很快达到治疗阈值浓度。

(2)用药时机:何时开始复方左旋多巴治疗尚有争议,长期用药会产生疗效减退、症状波动及异动症等运动并发症。一般应根据患者年龄、工作性质、症状类型等决定用药。年轻患者可适当推迟使用,患者因职业要求不得不用L-dopa时应与其他药物合用,减少复方左旋多巴剂量。年老患者可早期选用L-dopa,因发生运动并发症机会较少,对合并用药耐受性差。

(3)用药方法:从小剂量开始,根据病情逐渐增量,用最低有效量维持。

标准片:复方左旋多巴开始用62.5 mg(1/4片),每天2~4次,根据需要逐渐增至125 mg,每天3~4次;最大剂量一般不超过250 mg,每天3~4次;空腹(餐前1小时或餐后2小时)用药疗效好。

控释片:优点是减少服药次数,有效血药浓度稳定,作用时间长,可控制症状波动;缺点是生物利用度较低,起效缓慢,标准片转换成为控释片时每天剂量应相应增加并提前服用;适于症状波动或早期轻症患者。

水溶片:易在水中溶解,吸收迅速,10分钟起效,作用维持时间与标准片相同,该剂型适用于有吞咽障碍或置鼻饲管、清晨运动不能、"开-关"现象和剂末肌张力障碍患者。

(4)运动并发症及其他药物不良反应:主要有周围性和中枢性两类,前者为恶心、呕吐、低血压、心律失常(偶见);后者有症状波动、异动症和精神症状等。前者的不良反应可以通过小剂量开始渐增剂量、餐后服药、加用多潘立酮等避免或减轻。后者的不良反应都在长期用药后发生,一般经过5年治疗后,约50%患者会出现症状波动或异动症等运动并发症。具体处理详见本节运动并发症的治疗。

4.DA 受体激动剂

DA 受体包括五种类型,D_1 受体和 D_2 受体亚型与 PD 治疗关系密切。DA 受体激动剂:①直接刺激纹状体突触后 DA 受体,不依赖于多巴脱羧酶将 L-dopa 转化为 DA 发挥效应;②血浆半衰期(较复方左旋多巴)长;③推测可持续而非波动性刺激 DA 受体,预防或延迟运动并发症发生;PD 早期单用 DA 受体激动剂有效,若与复方左旋多巴合用,可提高疗效,减少复方左旋多巴用量,且可减少或避免症状波动或异动症的发生。

(1)适应证:PD 后期患者用复方左旋多巴治疗产生症状波动或异动症,加用 DA 受体激动剂可减轻或消除症状,减少复方左旋多巴用量。疾病后期黑质纹状体 DA 能系统缺乏多巴脱羧酶,不能把外源性 L-dopa 脱羧转化为 DA,用复方左旋多巴无效,用 DA 受体激动剂可能有效。发病年纪轻的早期患者可单独应用,应从小剂量开始,渐增量至获得满意疗效。不良反应与复方左旋多巴相似,症状波动和异动症发生率低,直立性低血压和精神症状发生率较高。

(2)该类药物有两种类型:麦角类和非麦角类。目前大多推荐非麦角类 DA 受体激动剂,尤其是年轻患者病程初期。这类长半衰期制剂能避免对纹状体突触后膜 DA 受体产生"脉冲"样刺激,从而预防或减少运动并发症的发生。麦角类 DA 受体激动剂可导致心脏瓣膜病和肺胸膜纤维化,多不主张使用。

非麦角类:被美国神经病学学会、运动障碍学会,以及我国帕金森病治疗指南推荐为一线治疗药物。①普拉克索:新一代选择性 D_2、D_3 受体激动剂,开始 0.125 mg,每天 3 次,每周增加 0.125 mg,逐渐加量至 0.5~1.0 mg,每天 3 次,最大不超过 4.5 mg/d;服用左旋多巴的 PD 晚期患者加服普拉克索可改善左旋多巴不良反应,对震颤和抑郁有效。②罗匹尼罗:用于早期或进展期 PD,开始 0.25 mg,每天 3 次,逐渐加量至 2~4 mg,每天 3 次,症状波动和异动症发生率低,常见意识模糊、幻觉及直立性低血压。③吡贝地尔:缓释型选择性 D_2、D_3 受体激动剂,对中脑-皮质和边缘叶通路 D_3 受体有激动效应,改善震颤作用明显,对强直和少动也有作用;初始剂量50 mg,每天 1 次,第 2 周增至 50 mg,每天 2 次,有效剂量 150 mg/d,分 3 次口服,最大不超过250 mg/d。④罗替戈汀:一种透皮贴剂,有 4.5 mg/10 cm²、8 mg/20 cm²、13.5 mg/30 cm²、18 mg/40 cm²等规格;早期使用 4.5 mg/10 cm²,以后视病情发展及治疗反应可增大剂量,均每天 1 贴;治疗 PD 优势为可连续、持续释放药物,消除首关效应,提供稳态血药水平,避免对 DA受体脉冲式刺激,减少口服药治疗突然"中断"状态,减少服左旋多巴等药物易引起运动波动、"开-关"现象等。⑤阿扑吗啡:D_1 和 D_2 受体激动剂,可显著减少"关期"状态,对症状波动,尤其"开-关"现象和肌张力障碍疗效明显,采取笔式注射法给药后 5~15 分钟起效,有效作用时间60 分钟,每次给药 0.5~2 mg,每天可用多次,便携式微泵皮下持续灌注可使患者每天保持良好运动功能;也可经鼻腔给药。

麦角类:①溴隐亭,D_2 受体激动剂,开始 0.625 mg/d,每隔 3~5 天增加 0.625 mg,通常治疗剂量7.5~15.0 mg/d,分 3 次口服;不良反应与左旋多巴类似,错觉和幻觉常见,精神病病史患者禁用,相对禁忌证包括近期心肌梗死、严重周围血管病和活动性消化性溃疡等。②α-二氢麦角隐亭,2.5 mg,每天 2 次,每隔 5 天增加 2.5 mg,有效剂量 30~50 mg/d,分 3 次口服。上述四种药物之间的参考剂量转换:吡贝地尔:普拉克索:溴隐亭:α-二氢麦角隐亭为100:1:10:60。③卡麦角林,所有 DA 受体激动剂中半衰期最长(70 小时),作用时间最长,适于 PD 后期长期应用复方左旋多巴产生症状波动和异动症患者,有效剂量 2~10 mg/d,平均4 mg/d,只需每天1 次,较方便。④利舒脲,具有较强的选择性 D_2 受体激动作用,对 D_1 受体作用很弱。按作用剂量比,其作用较溴隐亭强10~20倍,但作用时间短于溴隐亭;其 $t_{1/2}$ 短(平均2.2小时),该药为水溶性,可静脉或皮下输注泵应用,主要用于因复方左旋多巴治疗出现明显的"开-关"现象者;治疗须从小剂量开始,0.05~0.10 mg/d,逐渐增量,平均有效剂量为2.4~4.8 mg/d。

5.单胺氧化酶B(MAO-B)抑制剂

抑制神经元内DA分解,增加脑内DA含量。合用复方左旋多巴有协同作用,减少L-dopa约1/4用量,延缓"开-关"现象。MAO-B抑制剂中的司来吉兰2.5~5.0 mg,每天2次,因可引起失眠,不宜傍晚服用。不良反应有口干、胃纳少和直立性低血压等,胃溃疡患者慎用。该药可与左旋多巴合用,亦可单独应用,可缓解PD症状,也可能有神经保护作用。第二代MAO-B抑制剂雷沙吉兰已投入临床应用,其作用优于第1代司来吉兰5~10倍,对各期PD患者症状均有改善作用,也可能有神经保护作用;其代谢产物为一种无活性非苯丙胺物质Aminoindan,安全性较第1代MAO-B抑制剂好。唑尼沙胺原为抗癫痫药,偶然发现应用唑尼沙胺300 mg/d有效控制癫痫的同时,也显著改善PD症状,抗PD机制证实为抑制MAO-B活性。

6.儿茶酚-氧位-甲基转移酶(COMT)抑制剂

COMT是由脑胶质细胞分泌参与DA分解酶之一。COMT抑制剂通过抑制脑内、脑外COMT活性,提高左旋多巴生物利用度,显著改善左旋多巴疗效。COMT抑制剂本身不会对CNS产生影响,在外周主要阻止左旋多巴被COMT催化降解成3-氧甲基多巴。须与复方左旋多巴合用,单独使用无效,用药次数一般与复方左旋多巴次数相同。主要用于中晚期PD患者的剂末现象、"开-关"现象等症状波动的治疗,可使"关"期时限缩短,"开"期时限增加,也推荐用于早期PD患者初始治疗,希望通过持续DA能刺激(CDS),以推迟出现症状波动等运动并发症,但尚有待进一步研究证实。①恩他卡朋:亦名珂丹,是周围COMT抑制剂,100~200 mg口服;可提高CNS对血浆左旋多巴利用,提高血药浓度,增强左旋多巴疗效,减少临床用量;该药耐受性良好,主要不良反应是胃肠道症状,尿色变浅,但无严重肝功能损害报道。②托卡朋:亦名答是美,100~200 mg口服;该药是治疗PD安全有效的辅助药物,不良反应有腹泻、意识模糊、转氨酶升高,偶有急性重症肝炎报道,应注意肝脏毒副作用,用药期间须监测肝功能。

7.腺苷 A_{2A} 受体阻断剂

腺苷 A_{2A} 受体在基底核选择性表达,与运动行为有关。多项证据表明,阻断腺苷 A_{2A} 受体能够减轻DA能神经元的退变。

伊曲茶碱是一种新型腺苷 A_{2A} 受体阻断剂,可明显延长PD患者"开期"症状,缩短"关期",具有良好安全性和耐受性,临床上已用于PD治疗。

(五)治疗策略

1.早期帕金森病治疗(Hoehn&Yahr Ⅰ~Ⅱ级)

疾病早期若病情未对患者造成心理或生理影响,应鼓励患者坚持工作,参与社会活动和医学体疗(关节活动、步行、平衡及语言锻炼、面部表情肌操练、太极拳等),可暂缓用药。若疾病影响患者的日常生活和工作能力,应开始症状性治疗。

2.中期帕金森病治疗(Hoehn&Yahr Ⅲ级)

若在早期阶段首选DA受体激动剂、司来吉兰或金刚烷胺/抗胆碱能药治疗的患者,发展至中期阶段时症状改善往往已不明显,此时应添加复方左旋多巴治疗;若在早期阶段首选小剂量复方左旋多巴治疗患者,应适当增加剂量,或添加DA受体激动剂、司来吉兰或金刚烷胺,或COMT抑制剂。

3.晚期帕金森病治疗(Hoehn&Yahr Ⅳ～Ⅴ级)

晚期帕金森病临床表现极复杂,包括疾病本身进展,也有药物不良反应因素。晚期患者治疗,一方面继续力求改善运动症状,另一方面需处理伴发的运动并发症和非运动症状。

(六)运动并发症治疗

运动并发症,如症状波动和异动症是晚期 PD 患者治疗中最棘手的问题,包括药物剂量、用法等治疗方案调整及手术治疗(主要是脑深部电刺激术)。

1.症状波动的治疗

症状波动有 3 种形式。

(1)疗效减退或剂末恶化:每次用药的有效作用时间缩短,症状随血液药物浓度发生规律性波动,可增加每天服药次数或增加每次服药剂量或改用缓释剂,也可加用其他辅助药物。

(2)"开-关"现象:症状在突然缓解("开期")与加重("关期")之间波动,开期常伴异动症;多见于病情严重者,发生机制不详,与服药时间、血浆药物浓度无关;处理困难,可试用 DA 受体激动剂。

(3)冻结现象:患者行动踌躇,可发生于任何动作,突出表现是步态冻结,推测是情绪激动使细胞过度活动,增加去甲肾上腺素能介质输出所致;如冻结现象发生在复方左旋多巴剂末期,伴 PD 其他体征,增加复方左旋多巴单次剂量可使症状改善;如发生在"开期",减少复方左旋多巴剂量,加用 MAO-B 抑制剂或 DA 受体激动剂或许有效,部分患者经过特殊技巧训练也可改善。

2.异动症的治疗

异动症(abnormal involuntary movements,AIMs)又称为运动障碍,常表现为舞蹈-手足徐动症样、肌张力障碍样动作,可累及头面部、四肢及躯干。

异动症常见的 3 种形式如下。①剂峰异动症或改善-异动症-改善(improvement-dyskinesia-improvement,I-D-I):常出现在血药浓度高峰期(用药 1～2 小时),与用药过量或 DA 受体超敏有关,减少复方左旋多巴单次剂量可减轻异动症,晚期患者治疗窗较窄,减少剂量虽有利于控制异动症,但患者往往不能进入"开期",故减少复方左旋多巴剂量时需加用 DA 受体激动剂。②双相异动症或异动症-改善-异动症(dyskinesia-improvement-dyskinesia,D-I-D):剂峰和剂末均可出现,机制不清,治疗困难,可尝试增加复方左旋多巴每次剂量或服药次数,或加用 DA 受体激动剂。③肌张力障碍:常表现为足或小腿痛性痉挛,多发生于清晨服药前,可睡前服用复方左旋多巴控释剂或长效 DA 受体激动剂,或起床前服用弥散型多巴丝肼或标准片;发生于剂末或剂峰的肌张力障碍可相应增减复方左旋多巴用量。

不常见的异动症也有 3 种形式。①反常动作:可能由于情绪激动使神经细胞产生或释放 DA 引起少动现象短暂性消失;②少动危象:患者较长时间不能动,与情绪改变无关,是 PD 严重的少动类型,可能由纹状体 DA 释放耗竭所致;③出没现象:表现出没无常的少动,与服药时间无关。

(七)非运动症状的治疗

帕金森病的非运动症状主要包括精神障碍、自主神经功能紊乱、感觉障碍等。

1.精神障碍的治疗

PD 患者的精神症状表现形式多种多样,如生动梦境、抑郁、焦虑、错觉、幻觉、欣快、轻躁狂及精神错乱及意识模糊等。治疗原则:首先考虑依次逐减或停用抗胆碱能药、金刚烷胺、DA 受体激动剂、司来吉兰等抗帕金森病药物;若采取以上措施患者仍有症状,可将复方左旋多巴逐步减量;经药物调整无效的严重幻觉、精神错乱、意识模糊可加用非经典抗精神病药如氯氮平、喹硫平;氯氮平被 B 级推荐,可减轻意识模糊和精神障碍,不阻断 DA 能药效,可改善异动症,但需定期监测粒细胞;喹硫平被 C 级推荐,不影响粒细胞数;奥氮平不推荐用于 PD 精神症状治疗(B 级推荐)。抑郁、焦虑、痴呆等可为疾病本身表现,用药不当可能加重。精神症状常随运动症状波动,"关期"出现抑郁、焦虑,"开期"伴欣快、轻躁狂,改善运动症状常使这些症状缓解。较重的抑郁症、焦虑症可用 5-羟色胺再摄取抑制剂。对认知障碍和痴呆可应用胆碱酯酶抑制剂,如石杉碱甲、多奈哌齐、利斯的明或加兰他敏。

2.自主神经功能障碍治疗

自主神经功能障碍常见便秘、排尿障碍及直立性低血压等。便秘增加饮水量和高纤维含量食物对大部分患者有效,停用抗胆碱能药,必要时应用通便剂;排尿障碍患者需减少晚餐后摄水量,可试用奥昔布宁、莨菪碱等外周抗胆碱能药;直立性低血压患者应增加盐和水摄入量,睡眠时抬高头位,穿弹力裤,从卧位站起宜缓慢,α 肾上腺素能激动剂米多君治疗有效。

3.睡眠障碍

睡眠障碍较常见,主要为失眠和快速眼动期睡眠行为异常(RBD),可应用镇静安眠药。失眠若与夜间帕金森病运动症状相关,睡前需加用复方左旋多巴控释片。若伴不宁腿综合征(RLS)睡前加用 DA 受体激动剂如普拉克索,或复方左旋多巴控释片。

七、手术及干细胞治疗

(1)中晚期 PD 患者常不可避免地出现药物疗效减退及严重并发症,通过系统的药物调整无法解决时可考虑选择性手术治疗。苍白球损毁术的远期疗效不尽如人意,可能有不可预测的并发症,临床已很少施行。

目前,推荐深部脑刺激疗法(deep brain stimulation,DBS),优点是定位准确、损伤范围小、并发症少、安全性高和疗效持久等,缺点是费用昂贵。适应证:①原发性帕金森病,病程 5 年以上;②服用复方左旋多巴曾有良好疗效,目前疗效明显下降或出现严重的运动波动或异动症,影响生活质量;③除外痴呆和严重的精神疾病。

(2)细胞移植:将自体肾上腺髓质或异体胚胎中脑黑质细胞移植到患者纹状体,纠正 DA 递质缺乏,改善 PD 运动症状,目前已很少采用。酪氨酸羟化酶(TH)、神经营养因子,如胶质细胞源性神经营养因子(GNDF)和脑源性神经营养因子(BDNF)基因治疗,以及干细胞,包括骨髓基质干细胞、神经干细胞、胚胎干细胞和诱导性潜能干细胞移植治疗在动物实验中显示出良好疗效,已进行少数临床试验也显示一定的疗效。随着基因治疗的目的基因越来越多,基因治疗与干细胞移植联合应用可能是将来发展的方向。

八、中医、康复及心理治疗

中药或针灸和康复治疗作为辅助手段对改善症状也可起到一定作用。对患者进行语言、进食、走路及各种日常生活训练和指导,日常生活帮助如设在房间和卫生间的扶手、防滑橡胶桌垫、大把手餐具等,可改善生活质量。适当运动如打太极拳等对改善运动症状和非运动症状可有一定的帮助。教育与心理疏导也是 PD 治疗中不容忽视的辅助措施。

九、预后

PD是慢性进展性疾病,目前尚无根治方法。多数患者发病数年仍能继续工作,也可能较快进展而致残。疾病晚期可因严重肌强直和全身僵硬,终至卧床不起。死因常为肺炎、骨折等并发症。

（鲁　侠）

第七节　阿尔茨海默病

阿尔茨海默病是由脑功能障碍所致的获得性、持续性认知功能障碍综合征。患者具有以下认知领域中至少三项受损:记忆、计算、定向力、注意力、语言、运用、视空间技能、执行功能及精神行为异常,并且其严重程度已影响到患者的日常生活、社会交往和工作能力。老年期痴呆的主要原因之一是阿尔茨海默病。

一、老年期痴呆常见的病因

(一)神经系统变性性疾病

阿尔茨海默病、额颞叶痴呆、亨廷顿病、帕金森痴呆、进行性核上性麻痹、关岛-帕金森痴呆综合征、脊髓小脑变性、自发性基底节钙化、纹状体黑质变性、异染性脑白质营养不良和肾上腺脑白质营养不良等。

(二)血管性疾病

脑梗死、脑动脉硬化(包括腔隙状态和皮质下动脉硬化性脑病)、脑栓塞、脑出血、血管炎症(如系统性红斑狼疮与Behcet综合征)、脑低灌注。

(三)外伤

外伤后脑病、拳击家痴呆。

(四)颅内占位

脑瘤(原发性、继发性)、脑脓肿及硬膜下血肿。

(五)脑积水

交通性脑积水(正常颅压脑积水)及非交通性脑积水。

(六)内分泌和营养代谢障碍性疾病

甲状腺、肾上腺、垂体和甲状旁腺功能障碍引起的痴呆;低血糖反应、糖尿病、肝性脑病、肝豆状核变性、尿毒症性脑病、透析性痴呆、脂代谢紊乱、卟啉血症、严重贫血、缺氧(心脏病、肺功能衰竭)、慢性电解质紊乱和肿瘤;维生素 B_{12}、维生素 B_6 及叶酸缺乏。

(七)感染

艾滋病、真菌性脑膜脑炎、寄生虫性脑膜脑炎、麻痹性痴呆、其他各种脑炎后遗症、亚急性海绵状脑病、格斯特曼综合征和进行性多灶性白质脑病。

(八)中毒

酒精、某些药物(抗高血压药、肾上腺皮质激素类、非甾体抗炎药、抗抑郁药、锂、抗胆碱制剂、巴比妥类和其他镇静安眠药、抗惊厥药、洋地黄制剂、抗心律失常药物、阿片类药物及多种药物滥用)。

(九)工业毒物和金属

铝、砷、铅、金、铋、锌、一氧化碳、有机溶剂、锰、甲醇、有机磷、汞、二硫化碳、四氯化碳、甲苯类、三氯甲烷。

阿尔茨海默病(Alzheimer's disease,AD)是一种以认知功能障碍、日常生活能力下降以及精神行为异常为特征的神经系统退行性疾病,是老年期痴呆最常见的原因之一。其特征性病理改变为老年斑、神经原纤维缠结和选择性神经元与突触丢失。临床特征为隐袭起病及进行性认知功能损害。记忆障碍突出,可有视空间技能障碍、失语、失算、失用、失认及人格改变等,并导致社交、生活或职业功能损害。病程通常为4~12年。绝大多数阿尔茨海默病为散发性,约5%有家族史。

二、流行病学

阿尔茨海默病发病率随年龄增长而逐步上升。欧美国家65岁以上老人阿尔茨海默病患病率为5%~8%,85岁以上老人患病率高达47%~50%。我国60岁以上人群阿尔茨海默病患病率为3%~5%。目前我国约有500万痴呆患者,主要是阿尔茨海默病患者。发达国家未来50年内阿尔茨海默病的发病率将增加2倍。预计到2025年全球将有2 200万阿尔茨海默病患者,到2050年阿尔茨海默病患者将增加到4 500万。发达国家阿尔茨海默病已成为仅次于心血管病、肿瘤和卒中而位居第4位的死亡原因。

三、病因学

(一)遗传学因素——基因突变学说

迄今已筛选出3个阿尔茨海默病相关致病基因和1个易感基因,即第21号染色体的淀粉样前体蛋白(amyloid precursor protein,APP)基因、第14号染色体的早老素1(presenilin1,PS-1)基因、第1号染色体的早老素2(presenilin2,PS-2)基因和第19号染色体的载脂蛋白E(apoliprotein E,apoE)ε4等位基因。前三者与早发型家族性阿尔茨海默病有关,apoEε4等位基因是晚发性家族性阿尔茨海默病的易感基因。

(二)非遗传因素

脑外伤、感染、铝中毒、吸烟、高热量饮食、叶酸不足、受教育水平低下及一级亲属中有唐氏综合征等都会增加阿尔茨海默病患病风险。

四、发病机制

目前针对阿尔茨海默病的病因及发病机制有多种学说,如淀粉样变级联假说、tau蛋白过度磷酸化学说、神经递质功能障碍学说、自由基损伤学说、钙稳态失调学说等。任何一种学说都不能完全解释阿尔茨海默病所有的临床表现。

(一)淀粉样变级联假说

脑内β淀粉样蛋白(Aβ)产生与清除失衡所致神经毒性Aβ(可溶性Aβ寡聚体)聚集和沉积启动阿尔茨海默病病理级联反应,并最终导致NFT和神经元丢失。Aβ的神经毒性作用包括破坏细胞内Ca^{2+}稳态、促进自由基的生成、降低K^+通道功能、增加炎症性细胞因子引起的炎症反应,并激活补体系统、增加脑内兴奋性氨基酸(主要是谷氨酸)的含量等。

(二)tau 蛋白过度磷酸化学说

神经原纤维缠结的核心成分为异常磷酸化的 tau 蛋白。阿尔茨海默病脑内细胞信号转导通路失控,引起微管相关蛋白——tau 蛋白过度磷酸化、异常糖基化以及泛素蛋白化,使其失去微管结合能力,自身聚集形成神经原纤维缠结。

(三)神经递质功能障碍学说

脑内神经递质活性下降是重要的病理特征。可累及乙酰胆碱(ACh)系统、兴奋性氨基酸、5-羟色胺、多巴胺和神经肽类等,尤其是基底前脑胆碱能神经元减少,海马突触间隙 ACh 合成、储存和释放减少,谷氨酸的毒性作用增加。

(四)自由基损伤学说

阿尔茨海默病脑内超氧化物歧化酶活性增强,脑葡萄糖-6-磷酸脱氢酶增多,脂质过氧化,造成自由基堆积。后者损伤生物膜,造成细胞内环境紊乱,最终导致细胞凋亡;损伤线粒体造成氧化磷酸化障碍,加剧氧化应激;改变淀粉样蛋白代谢过程。

(五)钙稳态失调学说

阿尔茨海默病患者神经元内质网钙稳态失衡,使神经元对凋亡和神经毒性作用的敏感性增强;改变 APP 剪切过程;导致钙依赖性生理生化反应超常运转,耗竭 ATP,产生自由基,造成氧化损伤。

(六)内分泌失调学说

流行病学研究结果表明,雌激素替代疗法能降低绝经妇女患阿尔茨海默病的危险性,提示雌激素缺乏可能增加阿尔茨海默病发病率。

(七)炎症反应

神经毒性 Aβ 通过与特异性受体如糖基化蛋白终产物受体、清除剂受体和丝氨酸蛋白酶抑制剂酶复合物受体结合,活化胶质细胞。后者分泌补体、细胞因子及氧自由基,启动炎症反应,形成由 Aβ、胶质细胞以及补体或细胞因子表达上调等共同构成的一个复杂的炎性损伤网络,促使神经元变性。

五、病理特征

本病的病理特征大体上呈弥散性皮质萎缩,尤以颞叶、顶叶、前额区及海马萎缩明显。脑回变窄,脑沟增宽,脑室扩大。镜下改变包括老年斑(senile plaque,SP)、神经原纤维缠结(neural fibrillar ytangles,NFT)、神经元与突触丢失、反应性星形胶质细胞增生、小胶质细胞活化以及血管淀粉样变。老年斑主要存在于新皮质、海马、视丘、杏仁核、尾状核、豆状核、迈纳特基底核与中脑。镜下表现为退变的神经轴突围绕淀粉样物质组成细胞外沉积物,形成直径 $50\sim200~\mu m$ 的球形结构。主要成分为 Aβ、早老素 1、早老素 2、$α_1$ 抗糜蛋白酶、apoE 和泛素等。神经原纤维缠结主要成分为神经元胞质中过度磷酸化的 tau 蛋白和泛素的沉积物,以海马和内嗅区皮质最为常见。其他病理特征包括海马锥体细胞颗粒空泡变性,轴索、突触异常断裂和皮质动脉及小动脉淀粉样变等。

六、临床表现

本病通常发生于老年或老年前期,隐匿起病,缓慢进展。以近记忆力减退为首发症状,逐渐累及其他认知领域,并影响日常生活与工作能力。早期对生活丧失主动性,对工作及日常生活缺乏热情。病程中可出现精神行为异常,如幻觉、妄想、焦虑、抑郁、攻击、收藏、偏执、易激惹性、人格改变等。最常见的是偏执性质的妄想,如被窃妄想、认为配偶不忠有意抛弃其的妄想。随痴呆进展,精神症状逐渐消失,而行为学异常进一步加剧,如大小便失禁、不知饥饱等,最终出现运动功能障碍,如肢体僵硬、卧床不起。1996 年国际老年精神病学会制定了一个新的疾病现象术语,即"痴呆的行为精神症状"(behavioral and psychological symptom of dementia,BPSD),来描述痴呆过程中经常出现的知觉、思维内容、心境或行为紊乱综合征。这是精神生物学、心理学和社会因素综合作用的结果。

七、辅助检查

(一)神经影像学检查

头颅 MRI:早期表现为内嗅区和海马萎缩。质子核磁共振:对阿尔茨海默病早期诊断具有重要意义,表现为扣带回后部皮质肌醇升高。额颞顶叶和扣带回后部出现 N-乙酰门冬氨酸(NAA)水平下降。单光子发射计算机体层摄影(SPECT)及正电子发射体层成像(PET):SPECT 显像发现额颞叶烟碱型 AChR 缺失以及额叶、扣带回、顶叶及枕叶皮质 5-羟色胺受体密度下降。PET 显像提示此区葡萄糖利用下降。功能性磁共振成像(fMRI):早期阿尔茨海默病患者在接受认知功能检查时相应脑区激活强度下降或激活区范围缩小和远处部位的代偿反应。

(二)脑脊液蛋白质组学

脑脊液存在一些异常蛋白的表达,如 apoE、tau 蛋白、APP 及乙酰胆碱酯酶(AChE)等。

(三)神经心理学特点

通常表现为多种认知领域功能障碍和精神行为异常,以记忆障碍为突出表现,并且日常生活活动能力受损。临床常用的痴呆筛查量表有简易精神状态检查量表(minimental status examinate,MMSE)、画钟测验和日常生活能力量表等。痴呆诊断常用量表有记忆测查(逻辑记忆量表或听觉词语记忆测验)、注意力测查(数字广度测验)、言语流畅性测验、执行功能测查(stroop 色词-干扰测验或威斯康星卡片分类测验)和神经精神科问卷。痴呆严重程度评定量表有临床痴呆评定量表(clinical dementia rating,CDR)和总体衰退量表(global deterioration scale,GDS)。总体功能评估常用临床医师访谈时对病情变化的印象补充量表(CIBIC-Plus)。额叶执行功能检查内容包括启动(词语流畅性测验)、抽象(谚语解释、相似性测验)、反应-抑制和状态转换(交替次序、执行-不执行、运动排序测验、连线测验和威斯康星卡片分类测验)。痴呆鉴别常用量表有Hachinski 缺血量表(HIS)及汉密尔顿焦虑、抑郁量表。

1.记忆障碍

记忆障碍是阿尔茨海默病典型的首发症状,早期以近记忆力减退为主。随病情进展累及远记忆力。情景记忆障碍是筛选早期阿尔茨海默病的敏感指标。

2.其他认知领域功能障碍

其他认知领域功能障碍表现为定向力、判断与思维、计划与组织能力、熟练运用及社交能力下降。

3.失用

失用包括结构性失用(画立方体)、观念-运动性失用(对姿势的模仿)和失认、视觉性失认(对复杂图形的辨认)、自体部位辨认不能(手指失认)。

4.语言障碍

阿尔茨海默病早期即存在不同程度的语言障碍。核心症状是语义记忆包括语义启动障碍、语义记忆的属性概念和语义/词类范畴特异性损害。阿尔茨海默病患者对特定的词类(功能词、内容词、名词、动词等)表现出认知失常,即词类范畴特异性受损。可表现为找词困难、命名障碍和错语等。

5.精神行为异常

阿尔茨海默病病程中常常出现精神行为异常,如幻觉、妄想、焦虑、易激惹及攻击等。疾病早期往往有较严重的抑郁倾向,随后出现人格障碍、幻觉和妄想,虚构不明显。

6.日常生活活动能力受累

阿尔茨海默病患者由于失语、失用、失认、计算不能,通常不能继续原来的工作,不能继续理财。疾病晚期出现锥体系和锥体外系病变,如肌张力增高、运动迟缓及姿势异常。最终患者可呈强直性或屈曲性四肢瘫痪。

(四)脑电图检查

早期 α 节律丧失及电位降低,常见弥散性慢波,且脑电节律减慢的程度与痴呆严重程度相关。

八、诊断标准

(一)美国《精神障碍诊断与统计手册》第4版制定的痴呆诊断标准

(1)多个认知领域功能障碍。①记忆障碍:学习新知识或回忆以前学到的知识的能力受损。②以下认知领域至少有1项受损:失语,失用,失认,执行功能损害。

(2)认知功能障碍导致社交或职业功能显著损害,或者较原有水平显著减退。

(3)隐匿起病,认知功能障碍逐渐进展。

(4)同时排除意识障碍、神经症、严重失语以及脑变性疾病(额颞叶痴呆、路易体痴呆以及帕金森痴呆等)或全身性疾病所引起的痴呆。

(二)阿尔茨海默病临床常用的诊断标准

阿尔茨海默病临床常用的诊断标准有 DSM-Ⅳ-R、ICD-10 和 1984 年 Mckhann 等制定的美国国立神经病学或语言障碍和卒中-老年性痴呆及相关疾病协会研究用诊断标准(NINCDS-ADRDA),将阿尔茨海默病分为肯定、很可能、可能等不同等级。

1.临床很可能阿尔茨海默病

(1)痴呆:老年或老年前期起病,主要表现为记忆障碍和一个以上其他认知领域功能障碍(失语、失用和执行功能损害),造成明显的社会或职业功能障碍。认知功能或非认知功能障碍进行性加重。认知功能损害不是发生在谵妄状态,也不是由其他引起进行性认知功能障碍的神经系统或全身性疾病所致。

(2)支持诊断:单一认知领域功能如言语(失语症)、运动技能(失用症)、知觉(失认症)的进行性损害;日常生活能力损害或精神行为学异常;家族史,尤其是有神经病理学或实验室证据者;非特异性 EEG 改变如慢波活动增多;头颅 CT 示有脑萎缩。

(3)排除性特征:突然起病或卒中后起病。病程早期出现局灶性神经功能缺损体征如偏瘫、感觉缺失、视野缺损、共济失调。起病时或疾病早期出现抽搐发作或步态障碍。

2.临床可能阿尔茨海默病

临床可能阿尔茨海默病有痴呆症状,但没有发现足以引起痴呆的神经、精神或躯体疾病;在起病或病程中出现变异;继发于足以导致痴呆的躯体或脑部疾病,但这些疾病并不是痴呆的病因;在缺乏可识别病因的情况下出现单一的、进行性加重的认知功能障碍。

3.肯定阿尔茨海默病

符合临床很可能痴呆诊断标准,并且有病理结果支持。

根据临床痴呆评定量表、韦氏成人智力量表(全智商)可把痴呆分为轻度、中度和重度痴呆三级。具体标准有以下几点。

(1)轻度痴呆:虽然患者的工作和社会活动有明显障碍,但仍有保持独立生活能力,并且个人卫生情况良好,判断能力几乎完好无损。全智商 55~70。

(2)中度痴呆:独立生活能力受到影响(独立生活有潜在危险),对社会和社会交往的判断力有损害,不能独立进行室外活动,需要他人的某些扶持。全智商 40~54。

(3)重度痴呆:日常生活严重受影响,随时需要他人照料,即不能维持最低的个人卫生,患者已变得语无伦次或缄默不语,不能做判断或不能解决问题。全智商 40 以下。

九、鉴别诊断

(一)血管性痴呆

血管性痴呆可突然起病或逐渐发病,病程呈波动性进展或阶梯样恶化。可有多次卒中史,既往有高血压、动脉粥样硬化、糖尿病、心脏疾病、吸烟等血管性危险因素。通常有神经功能缺损症状和体征,影像学上可见多发脑缺血软化灶。每次脑卒中都会加重认知功能障碍。早期记忆功能多正常或仅受轻微影响,但常伴有严重的执行功能障碍,表现为思考、启动、计划和组织功能障碍,抽象思维和情感也受影响;步态异常常见,如步态不稳、拖曳步态或碎步。

(二)额颞叶痴呆

额颞叶痴呆具有鉴别价值的是临床症状出现的时间顺序。额颞叶痴呆病早期出现人格改变、言语障碍和精神行为学异常,遗忘出现较晚。影像学上以额颞叶萎缩为特征。约 1/4 的患者脑内存在皮克小体。阿尔茨海默病患者早期出现记忆力、定向力、计算力、视空间技能和执行功能障碍。人格与行为早期相对正常。影像学上表现为广泛性皮质萎缩。

(三)路易体痴呆

路易体痴呆主要表现为波动性持续(1~2 天)认知功能障碍、鲜明的视幻觉和帕金森综合征。视空间技能、近事记忆及注意力受损程度较阿尔茨海默病患者严重。以颞叶、海马、扣带回、新皮质、黑质及皮质下区域广泛的路易体为特征性病理改变。病程 3~8 年。一般对镇静剂异常敏感。

(四)增龄性记忆减退

50 岁以上的社区人群约 50% 存在记忆障碍。此类老年人可有记忆减退的主诉,主要影响记忆的速度与灵活性,但自知力保存,对过去的知识和经验仍保持良好。很少出现计算、命名、判断、思维、语言与视空间技能障碍,且不影响日常生活活动能力。神经心理学测查证实其记忆力正常,无精神行为学异常。

(五)抑郁性神经症

抑郁性神经症是老年期常见的情感障碍性疾病,鉴别如表 3-4。

表 3-4　真性痴呆与假性痴呆鉴别

鉴别要点	假性痴呆	真性痴呆
起病	较快	较缓慢
认知障碍主诉	详细、具体	不明确
痛苦感	强烈	无
近事记忆与远事记忆	丧失同样严重	近事记忆损害比远事记忆严重
界限性遗忘	有	无
注意力	保存	受损
典型回答	不知道	近似性错误
对能力的丧失	加以夸张	隐瞒
简单任务	不竭力完成	竭力完成
对认知障碍的补偿	不设法补偿	依靠日记、日历设法补偿
同样困难的任务	完成有明显的障碍	普遍完成差
情感	受累	不稳定、浮浅
社会技能	丧失较早,且突出	早期常能保存
定向力检查	常答"不知道"	定向障碍不常见
行为与认知障碍严重程度	不相称	相称
认知障碍夜间加重	不常见	常见
睡眠障碍	有	不常有
既往精神疾病史	常有	不常有

抑郁性神经症诊断标准(《中国精神疾病分类方案与诊断标准》,第 2 版,CCMD-Ⅱ-R)有以下几点。

1.症状

心境低落每天出现,晨重夜轻,持续 2 周以上,至少有下述症状中的 4 项。①对日常活动丧失兴趣,无愉快感;精力明显减退,无原因的持续疲乏感。②精神运动性迟滞或激越。伴发精神症状如焦虑、易激惹、淡漠、疑病症、强迫症状或情感解体(有情感却泪流满面地说我对家人无感情)。③自我评价过低、自责、内疚感,可达妄想程度。④思维能力下降、意志行为减退、联想困难。⑤反复想死的念头或自杀行为。⑥失眠、早醒、睡眠过多。⑦食欲缺乏,体重明显减轻或性欲下降。⑧性欲减退。

2.严重程度

社会功能受损;给本人造成痛苦和不良后果。

3.排除标准

不符合脑器质性精神障碍、躯体疾病与精神活性物质和非依赖性物质所致精神障碍;可存在某些分裂性症状,但不符合精神分裂症诊断标准。

(六)轻度认知功能损害(mild cognitive impairment,MCI)

过去多认为 MCI 是介于正常老化与痴呆的一种过渡阶段,目前认为 MCI 是一种独立的疾病,患者可有记忆障碍或其他认知领域损害,但不影响日常生活。

(七)帕金森痴呆疾病

帕金森痴呆疾病早期主要表现为帕金森病典型表现,多巴类药物治疗有效。疾病晚期出现痴呆及精神行为学异常(错觉、幻觉、妄想及抑郁等)。帕金森痴呆属于皮质下痴呆,多属于轻中度痴呆。

(八)正常颅压性脑积水

正常颅压性脑积水常见于中老年患者,隐匿性起病。临床上表现为痴呆、步态不稳及尿失禁三联征。无头痛、呕吐及视盘水肿等症。腰穿脑脊液压力不高。神经影像学检查有脑室扩大的证据。

(九)亚急性海绵状脑病

亚急性海绵状脑病急性或亚急性起病,迅速出现智能损害,伴肌阵挛,脑电图在慢波背景上出现特征性三相波。

十、治疗

由于本病病因未明,至今尚无有效的治疗方法。目前仍以对症治疗为主。

(一)神经递质治疗药物

1.拟胆碱能药物

拟胆碱能药物主要通过抑制 AChE 活性,阻止 ACh 降解,提高胆碱能神经元功能。有 3 种途径加强胆碱能效应:ACh 前体药物、胆碱酯酶抑制剂(acetylcholinesterase inhibitor,AChEI)及胆碱能受体激动剂。

(1)补充 ACh 前体:包括胆碱及卵磷脂。动物实验表明,胆碱和卵磷脂能增加脑内 ACh 生成,但在阿尔茨海默病患者身上未得到证实。

(2)胆碱酯酶抑制剂(AChEI)为最常用和最有效的药物。通过抑制乙酰胆碱酯酶而抑制乙酰胆碱降解,增加突触间隙乙酰胆碱浓度。第一代 AChEI 他克林,由于肝脏毒性和胃肠道反应而导致临床应用受限。第二代 AChEI 有盐酸多奈哌齐、重酒石酸卡巴拉美汀、石杉碱甲、庚基毒扁豆碱、加兰他敏、美曲磷脂等,具有选择性好、作用时间长等优点,是目前治疗阿尔茨海默病的首选药物。①盐酸多奈哌齐:商品名为安理申、思博海,是治疗轻中度阿尔茨海默病的首选药物。开始服用剂量为 5 mg/d,睡前服用。如无不良反应,4～6 周后剂量增加到 10 mg/d。不良反应主要与胆碱能作用有关,包括恶心、呕吐、腹泻、肌肉痉挛、胃肠不适、头晕等,大多在起始剂量时出现,症状较轻,无肝毒性。②重酒石酸卡巴拉汀:商品名为艾斯能(Exelon)。用于治疗轻中度阿尔茨海默病。选择性抑制皮质和海马 AChE 优势亚型-G1。同时抑制丁酰胆碱酯酶,外周胆碱能不良反应少。开始剂量 1.5 mg,每天 2 次或 3 次服用。如能耐受,2 周后增至 6 mg/d。逐渐加量,最大剂量 12 mg/d。不良反应包括恶心、呕吐、消化不良和食欲缺乏等,随着治疗的延续,不良反应的发生率降低。③石杉碱甲:我国学者从石杉科石杉属植物蛇足石杉(千层塔)提取出来的新生物碱,不良反应小,无肝毒性。适用于良性记忆障碍、阿尔茨海默病和脑器质性疾病引起的记忆障碍。0.2～0.4 mg/d,分 2 次口服。④加兰他敏:由石蒜科植物沃氏雪莲花和水仙属植物中提取的生物碱,用于治疗轻中度阿尔茨海默病。推荐剂量为 15～30 mg/d,1 个疗程至少 8～10 周。不良反应有恶心、呕吐和腹泻等。缓慢加大剂量可增强加兰他敏的耐受性。1 个疗程至少 8～10 周。无肝毒性。⑤美曲磷脂:属于长效 AChEI,不可逆性抑制中枢神经系统乙酰胆碱酯酶。胆碱能不良反应小,主要是胃肠道反应。⑥庚基毒扁豆碱:毒扁豆碱亲脂性衍生物,属长效 AChEI。毒性仅为毒扁豆碱的 1/50,胆碱能不良反应小。推荐剂量 40~60 mg/d。

(3)胆碱能受体(烟碱受体或毒蕈碱受体)激动剂:以往研究过的非选择性胆碱能受体激动剂包括毛果芸香碱及槟榔碱等因缺乏疗效或兴奋外周 M 受体而产生不良反应,现已弃用。选择性作用于 M_1 受体的新药正处于临床试验中。

2.N-甲基-D-天冬氨酸(NMDA)受体拮抗剂

此型代表药物有盐酸美金刚,用于中重度阿尔茨海默病治疗。

(二)以 Aβ 为治疗靶标

未来治疗将以 Aβ 为靶点减少脑内 Aβ 聚集和沉积作为药物干预的目标。包括减少 Aβ 产生、加快清除、阻止其聚集,或对抗 Aβ 的毒性和抑制它所引起的免疫炎症反应与凋亡的方法都成为合理的阿尔茨海默病治疗策略。

此类药物目前尚处于研究阶段。α 分泌酶激动剂不是首选的分泌酶靶点。APP 经 β 位点 APP 内切酶-1 和高度选择性 γ 分泌酶抑制剂可能是较好的靶途径。

(1)Aβ 免疫治疗:1999 年动物实验发现,Aβ42 主动免疫阿尔茨海默病小鼠模型能清除脑内斑块,并改善认知功能。Aβ 免疫治疗的可能机制:抗体 FC 段受体介导小胶质细胞吞噬 Aβ 斑块、抗体介导的淀粉样蛋白纤维解聚和外周 Aβ 沉积学说。2001 年轻中度阿尔茨海默病患者 Aβ42 主动免疫 I 期临床试验显示人体较好的耐受性。II 期临床试验结果提示,Aβ42 主动免疫后患者血清和脑脊液中出现抗 Aβ 抗体。IIA 期临床试验部分受试者出现血-脑屏障损伤及中枢神经系统非细菌性炎症。炎症的出现可能与脑血管淀粉样变有关。为了减少不良反应,可采取其他措施将潜在的危险性降到最低,如降低免疫剂量、诱发较为温和的免疫反应、降低免疫原的可能毒性、表位疫苗诱发特异性体液免疫反应,或是使用特异性被动免疫而不激发细胞免疫反应。通过设计由免疫原诱导的 T 细胞免疫反应,就不会直接对 Aβ 发生反应,因此不可能引起传统的 T 细胞介导的自身免疫反应。这种方法比单纯注射完整的 Aβ 片段会产生更多结构一致的 Aβ 抗体,并增强抗体反应。这一假设已经得到 APP 转基因鼠和其他种的动物实验的证实。将 Aβ 的第 16~33 位氨基酸进行部分突变后,也可以提高疫苗的安全性。通过选择性地激活针对 β 淀粉样蛋白的特异性体液免疫反应、改进免疫原等方法,避免免疫过程中所涉及的细胞免疫反应,可能是成功研制阿尔茨海默病疫苗的新方法。另外,人源化 Aβ 抗体的被动免疫治疗可以完全避免针对 Aβ 细胞反应。如有不良反应出现,可以停止给药,治疗药物会迅速从身体内被清除。虽然主动免疫能够改善阿尔茨海默病动物的精神症状,但那毕竟只是仅由淀粉样蛋白沉积引起行为学损伤的模型。Aβ42 免疫不能对神经元纤维缠结有任何影响。神经元纤维缠结与认知功能损伤密切相关。

(2)金属螯合剂的治疗:Aβ 积聚在一定程度上依赖于 Cu^{2+}/Zn^{2+} 的参与。活体内螯合这些金属离子可以阻止 Aβ 聚集和沉积。抗生素氯碘羟喹具有 Cu^{2+}/Zn^{2+} 螯合剂的功能,治疗 APP 转基因小鼠数月后 Aβ 沉积大大减少。相关药物已进入 II 期临床试验。

(三)神经干细胞(nerve stem cell,NSC)移植

神经干细胞移植临床应用最关键的问题是如何在损伤部位定向诱导分化为胆碱能神经元。目前,体内外 NSC 的定向诱导分化尚未得到很好的解决,尚处于实验阶段。

(四)tau 蛋白与阿尔茨海默病治疗

以 tau 蛋白为位点的药物研究和开发也成为国内、外学者关注的焦点。

(五)非胆碱能药物

长期大剂量吡拉西坦、茴拉西坦或奥拉西坦能促进神经元 ATP 合成,延缓阿尔茨海默病病程进展,改善命名和记忆功能。银杏叶制剂可改善神经元代谢,减缓阿尔茨海默病进展。双氢麦角碱为 3 种麦角碱双氢衍生物的等量混合物,有较强的 α 受体阻断作用,能改善神经元对葡萄糖的利用。可与多种生物胺受体结合,改善神经递质传递功能。1～2 mg,每天 3 次口服。长期使用非甾体抗炎药物能降低阿尔茨海默病的发病风险。选择性 COX-2 抑制剂提倡用于阿尔茨海默病治疗。辅酶 Q 和单胺氧化酶抑制剂司来吉林能减轻神经元细胞膜脂质过氧化导致的线粒体 DNA 损伤。他汀类药物能够降低阿尔茨海默病的危险性。钙通道阻滞药尼莫地平可通过调节阿尔茨海默病脑内钙稳态失调而改善学习和记忆功能。神经生长因子和脑源性神经营养因子能够改善学习、记忆功能和促进海马突触重建,减慢残存胆碱能神经元变性,现已成为阿尔茨海默病治疗候选药物之一。

(六)精神行为异常的治疗

一般选择安全系数高、不良反应少的新型抗精神病药物,剂量通常为成人的 1/4 左右。小剂量开始,缓慢加量。常用的抗精神病药物有奥氮平(5 mg)、维斯通(1 mg)或思瑞康(50～100 mg),每晚一次服用,视病情而增减剂量。阿尔茨海默病患者伴发抑郁时首先应加强心理治疗,必要时可考虑给予小剂量抗抑郁药。

十一、预后

目前的治疗方法都不能有效遏制阿尔茨海默病进展。即使治疗病情仍会逐渐进展,通常病程为 4～12 年。患者多死于并发症,如肺部感染、压疮和深静脉血栓形成。加强护理对阿尔茨海默病患者的治疗尤为重要。

(鲁　侠)

第四章 呼吸内科常见病

第一节 急性气管-支气管炎

急性气管-支气管炎是由生物、物理、化学刺激或过敏等因素引起的急性气管-支气管黏膜炎症。常发生于寒冷季节或气候突变时，也可由急性上呼吸道感染迁延不愈所致。

一、病因

(一)微生物

病原体与上呼吸道感染类似。

(二)物理、化学因素

冷空气、粉尘、刺激性气体或烟雾。

(三)变态反应

常见的吸入变应原包括化粉、有机粉尘、真菌孢子、动物毛皮排泄物；或对细菌蛋白质的过敏，钩虫、蛔虫的幼虫在肺内的移行均可引起气管-支气管急性炎症反应。

二、诊断

(一)症状

咳嗽、咳痰，先为干咳或少量黏液性痰，随后转为黏液脓性，痰量增多，咳嗽加剧，偶有痰中带血。伴有支气管痉挛时可有气促、胸骨后发紧感。可有发热(38 ℃左右)与全身不适等症状，但有自限性，3～5 天后消退。

(二)体征

粗糙的干啰音，局限性或散在湿啰音，常于咳痰后发生变化。

(三)实验室检查

(1)血常规检查：一般白细胞计数正常，细菌性感染较重时白细胞总数升高或中性粒细胞计数增多。

(2)痰涂片或培养可发现致病菌。

(3)胸部 X 线检查大多正常或肺纹理增粗。

（四）鉴别诊断

1.流行性感冒

流行性感冒可引起咳嗽，但全身症状重，发热、头痛和全身酸痛明显，血白细胞数量减少。根据流行病史，补体结合试验和病毒分离可鉴别。

2.急性上呼吸道感染

鼻咽部症状明显，咳嗽轻微，一般无痰。肺部无异常体征。胸部 X 线正常。

3.其他

如支气管肺炎、肺结核、肺癌、肺脓肿等可表现为类似的咳嗽咳痰的多种疾病表现，应详细检查，以资鉴别。

三、治疗

（一）对症治疗

干咳无痰者可选用喷托维林，25 mg，每天 3 次，或右美沙芬，15～30 mg，每天 3 次，或可卡因，15～30 mg，每天 3 次，或用含中枢性镇咳药的合剂，如联邦止咳露、止咳糖浆，10 mL，每天 3 次。其他中成药如咳特灵、克咳胶囊等均可选用，痰多不易咳出者可选用祛痰药，如溴己新，16 mg，每天 3 次，或用盐酸氨溴索，30 mg，每天 3 次，或桃金娘油提取物化痰，也可雾化帮助祛痰有支气管痉挛或气道反应性高的患者可选用茶碱类药物，如氨茶碱，100 mg，每天 3 次，或长效茶碱舒氟美 200 mg，每天 2 次，或多索茶碱 0.2 g，每天 2 次或雾化吸入异丙托品，或口服特布他林，1.25～2.50 mg，每天 3 次。头痛、发热时可加用解热镇痛药，如阿司匹林 0.3～0.6 g，每 6～8 小时 1 次。

（二）有细菌感染时选用合适的抗生素

痰培养阳性，按致病菌及药敏试验选用抗菌药。在未得到病原菌阳性结果之前，可选用大环内酯类，如罗红霉素成人每天 2 次，每次 150 mg，或 β-内酰胺类，如头孢拉定成人 1～4 g/d，分 4 次服，头孢克洛成人 2～4 g/d，分 4 次口服。

四、疗效标准与预后

症状体征消失，化验结果正常为痊愈。

（潘 婧）

第二节 支气管扩张

支气管扩张是支气管慢性异常扩张的疾病，直径＞2 mm 中等大小近端支气管及其周围组织慢性炎症及支气管阻塞，引起支气管组织结构较严重的病理性破坏所致。儿童及青少年多见，常继发于麻疹、百日咳后的支气管炎，迁延不愈的支气管肺炎等。主要症状为慢性咳嗽、咳大量脓痰和/或反复咯血。

一、病因和发病机制

(一)支气管-肺组织感染

婴幼儿时期支气管肺组织感染是支气管扩张最常见的病因。由于婴幼儿支气管较细,且支气管壁发育尚未完善,管壁薄弱,易于阻塞和遭受破坏。反复感染破坏支气管壁各层组织,尤其是肌层组织及弹性组织的破坏,减弱了对管壁的支撑作用。支气管炎使支气管黏膜充血、水肿、分泌物堵塞引流不畅,从而加重感染。左下叶支气管细长且位置低,受心脏影响,感染后引流不畅,故发病率高。左舌叶支气管开口与左下叶背段支气管开口相邻,易被左下叶背段感染累及,因此两叶支气管同时扩张也常见。

支气管内膜结核引起管腔狭窄、阻塞、引流不畅,导致支气管扩张。肺结核纤维组织增生、牵拉收缩,也导致支气管变形扩张,因肺结核多发于上叶,引流好,痰量不多或无痰,所以称之为"干性"支气管扩张。其他如吸入腐蚀性气体、支气管曲霉菌感染、胸膜粘连等可损伤或牵拉支气管壁,反复继发感染,引起支气管扩张。

(二)支气管阻塞

肿瘤、支气管异物和感染均引起支气管腔内阻塞,支气管周围肿大淋巴结或肿瘤的外压可致支气管阻塞。支气管阻塞导致肺不张,失去肺泡弹性组织缓冲,胸腔负压直接牵拉支气管壁引起支气管扩张。右肺中叶支气管细长,有三组淋巴结围绕,因非特异性或结核性淋巴结炎而肿大,从而压迫支气管,引起右肺中叶肺不张和反复感染,又称中叶综合征。

(三)支气管先天性发育障碍和遗传因素

支气管先天发育障碍,如巨大气管-支气管症,可能是先天性结缔组织异常、管壁薄弱所致的扩张。因软骨发育不全或弹性纤维不足,导致局部管壁薄弱或弹性较差所致支气管扩张,常伴有鼻旁窦炎及内脏转位(右位心),称为 Kartagener 综合征。与遗传因素有关的肺囊性纤维化,由于支气管黏液腺分泌大量黏稠黏液,分泌物潴留在支气管内引起阻塞、肺不张和反复继发感染,可发生支气管扩张。遗传性α_1-抗胰蛋白酶缺乏症也伴有支气管扩张。

(四)全身性疾病

近年来发现类风湿关节炎、克罗恩病、溃疡性结肠炎、系统性红斑狼疮、支气管哮喘和泛细支气管炎等疾病可同时伴有支气管扩张。一些不明原因的支气管扩张,其体液和细胞免疫功能有不同程度的异常,提示支气管扩张可能与机体免疫功能失调有关。

二、病理

发生支气管扩张的主要原因是炎症。支气管壁弹力组织、肌层及软骨均遭到破坏,由纤维组织取代,使管腔逐渐扩张。支气管扩张的形状可为柱状或囊状,也常混合存在呈囊柱状。典型的病理改变为支气管壁全层均有破坏,黏膜表面常有溃疡及急、慢性炎症,纤毛柱状上皮细胞鳞状化生、萎缩,杯状细胞和黏液腺增生,管腔变形、扭曲、扩张,腔内含有多量分泌物。常伴毛细血管扩张,或支气管动脉和肺动脉的终末支扩张与吻合,进而形成血管瘤,破裂可出现反复大量咯血。支气管扩张发生反复感染,病变范围扩大蔓延,逐渐发展影响肺通气功能及肺弥散功能,导致肺动脉高压,引起肺心病、右心衰竭。

三、临床表现

本病多起病于小儿或青年,呈慢性经过,多数患者在童年期有麻疹、百日咳或支气管肺炎迁延不愈的病史。早期常无症状,随病情发展可出现典型临床症状。

(一)症状

1.慢性咳嗽、大量脓痰

与体位改变有关,每天痰量可达 100～400 mL,支气管扩张分泌物积聚,体位变动时分泌物刺激支气管黏膜,引起咳嗽和排痰。痰液静置后分 3 层:上层为泡沫,中层为黏液或脓性黏液,底层为坏死组织沉淀物。合并厌氧菌混合感染时,则痰有臭味,常见病原体为铜绿假单胞菌、金黄色葡萄球菌、流感嗜血杆菌、肺炎链球菌和卡他莫拉菌。

2.反复咯血

50％～70％的患者有不同程度的咯血史,从痰中带血至大量咯血,咯血量与病情严重程度、病变范围不一定成比例。部分患者以反复咯血为唯一症状,平时无咳嗽、咳脓痰等症状,称为干性支气管扩张,病变多位于引流良好的上叶支气管。

3.反复肺部感染

特点为同一肺段反复发生肺炎并迁延不愈,此由于扩张的支气管清除分泌物的功能丧失,引流差,易于反复发生感染。

4.慢性感染中毒症状

反复感染可引起发热、乏力、头痛、食欲减退等,病程较长者可有消瘦、贫血,儿童可影响生长发育。

(二)体征

早期或干性支气管扩张可无异常肺部体征。典型者在下胸部、背部可闻及固定、持久的局限性粗湿啰音,有时可闻及哮鸣音。部分慢性患者伴有杵状指(趾),病程长者可有贫血和营养不良,出现肺炎、肺脓肿、肺气肿、肺心病等并发症时可有相应体征。

四、实验室检查及辅助检查

(一)实验室检查

白细胞总数与分类一般正常,急性感染时白细胞总数及中性粒细胞比例可增高,贫血患者血红蛋白含量下降,血沉可增快。

(二)X 线检查

早期轻症患者胸部平片可无特殊发现,典型 X 线表现为一侧或双侧下肺纹理增粗紊乱,其中有多个不规则的透亮阴影,或沿支气管分布的蜂窝状、卷发状阴影,急性感染时阴影内可出现小液平面。柱状支气管扩张的 X 线表现是"轨道征",是增厚的支气管壁影。胸部 CT 显示支气管管壁增厚的柱状扩张,并延伸至肺周边,或成串、成簇的囊状改变,可含气液平面。支气管造影可确诊此病,并明确支气管扩张的部位、形态、范围和病变严重程度,为手术治疗提供资料。高分辨 CT 较常规 CT 具有更高的空间和密度分辨力,能够显示以次级肺小叶为基本单位的肺内细微结构,已基本取代支气管造影(图 4-1)。

(三)支气管镜检

可发现出血、扩张或阻塞部位及原因,可进行局部灌洗、清除阻塞,局部止血,取灌洗液行细菌学、细胞学检查,有助于诊断、鉴别诊断与治疗。

五、诊断

根据慢性咳嗽、咳大量脓痰、反复咯血和肺同一肺段反复感染等病史,查体于下胸部及背部可闻及固定而持久的粗湿啰音、结合童年期有诱发支气管扩张的呼吸道感染病史,X 线显示局部肺纹理增粗、紊乱或呈蜂窝状、卷发状阴影,可做出初步临床诊断,支气管造影或高分辨 CT 可明确诊断。

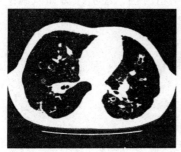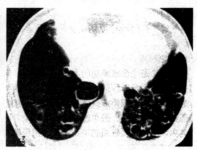

图 4-1 胸部 CT

六、鉴别诊断

(一)慢性支气管炎

多发生于中老年吸烟者,于气候多变的冬春季节咳嗽、咳痰明显,多为白色黏液痰,感染急性发作时出现脓性痰,反复咯血症状不多见,两肺底散在的干湿啰音,咳嗽后可消失。胸片肺纹理紊乱,或有肺气肿改变。

(二)肺脓肿

起病急,全身中毒症状重,有高热、咳嗽、大量脓臭痰,X 线检查可见局部浓密炎症阴影,其中有空洞伴气液平面,有效抗生素治疗炎症可完全吸收。慢性肺脓肿则以往有急性肺脓肿的病史。支气管扩张和肺脓肿可以并存。

(三)肺结核

常有低热、盗汗、乏力等结核中毒症状,干、湿性啰音多位于上肺部,X 线胸片和痰结核菌检查可做出诊断。结核可合并支气管扩张,部位多见于双肺上叶及下叶背段支气管。

(四)先天性肺囊肿

是一种先天性疾病,无感染时可无症状,X 线检查可见多个薄壁的圆形或椭圆形阴影,边界纤细,周围肺组织无炎症浸润,胸部 CT 检查和支气管造影有助于诊断。

(五)弥漫性泛细支气管炎

慢性咳嗽、咳痰,活动时呼吸困难,合并慢性鼻旁窦炎,胸片与胸 CT 有弥漫分布的边界不太清楚的小结节影。类风湿因子、抗核抗体、冷凝集试验可呈阳性,需病理学确诊。大环内酯类的抗生素治疗 2 个月以上有效。

七、治疗

支气管扩张的治疗原则是防治呼吸道反复感染,保持呼吸道引流通畅,必要时手术治疗。

(一)控制感染

控制感染是急性感染期的主要治疗措施。应根据病情参考细菌培养及药物敏感试验结果选用抗菌药物。轻者可选用氨苄西林或阿莫西林 0.5 g,一天 4 次,或用第一、二代头孢菌素;也可用氟喹诺酮类或磺胺类药物。重症患者需静脉联合用药;如三代头孢菌素加氨基糖苷类药物有协同作用。假单胞菌属细菌感染者可选用头孢他啶、头孢吡肟和亚胺培南等。若痰有臭味,多伴有厌氧菌感染,则可加用甲硝唑 0.5 g 静脉滴注,一天 2~3 次;或替硝唑 0.4~0.8 g 静脉滴注,一天 2 次。其他抗菌药物如大环内酯类、四环素类可酌情应用。经治疗后如体温正常,脓痰明显减少,则 1 周左右考虑停药。缓解期不必常规使用抗菌药物,应适当锻炼,增强体质。

(二)清除痰液

清除痰液是控制感染和减轻全身中毒症状的关键。

1.祛痰剂

口服氯化铵 0.3~0.6 g,或溴己新 8~16 mg,每天 3 次。

2.支气管舒张剂

由于支气管痉挛,部分患者痰液排出困难,在无咳血的情况下,可口服氨茶碱 0.1~0.2 g,一天 3~4 次或其他缓解气道痉挛的药物,也可加用 β_2 受体激动剂或异丙托溴铵吸入。

3.体位引流

体位引流是根据病变部位采取不同的体位,原则上使患处处于高位,引流支气管的开口朝下,以利于痰液排入大气道咳出,对于痰量多、不易咳出者更重要。每天 2~4 次,每次 15~30 分钟。引流前可行雾化吸入,体位引流时轻拍病变部位以提高引流效果。

4.纤维支气管镜吸痰

若体位引流痰液难以排出,可行纤维支气管镜吸痰,清除阻塞。可用生理盐水冲洗稀释痰液,并局部应用抗生素治疗,效果明显。

(三)咯血的处理

大咯血最重要的环节是防止窒息。若经内科治疗未能控制,可行支气管动脉造影,对出血的小动脉定位后注入明胶海绵或聚乙烯醇栓,或导入钢圈进行栓塞止血。

(四)手术治疗

适用于心肺功能良好,反复呼吸道感染或大咯血内科治疗无效,病变范围局限于一叶或一侧肺组织者。危及生命的大咯血,明确出血部位时部分病患需急诊手术。

八、预防及预后

积极防治婴幼儿麻疹、百日咳、支气管肺炎及肺结核等慢性呼吸道疾病,增强机体免疫及抗病能力,防止异物及尘埃误吸,预防呼吸道感染。

病变较轻者及病灶局限内科治疗无效手术切除者预后好;病灶广泛,后期并发肺心病者预后差。

(王志强)

第三节 肺炎链球菌肺炎

一、定义

肺炎链球菌肺炎是由肺炎链球菌感染引起的急性肺部炎症,为社区获得性肺炎中最常见的细菌性肺炎。起病急骤,临床以高热、寒战、咳嗽、血痰及胸痛为特征,病理为肺叶或肺段的急性表现。近年来,因抗生素的广泛应用,典型临床和病理表现已不多见。

二、病因

致病菌为肺炎球菌,革兰阳性,有荚膜,复合多聚糖荚膜共有 86 个血清型。成人致病菌多为 1 型、5 型。为口咽部定植菌,不产生毒素(除Ⅲ型),主要靠荚膜对组织的侵袭作用而引起组织的炎性反应,通常在机体免疫功能低下时致病。冬春季因带菌率较高(40%～70%)为本病多发季节。青壮年男性或老幼多见。长期卧床、心力衰竭、昏迷和手术后等易发生肺炎球菌性肺炎。常间诱因有病毒性上呼吸道感染史或受寒、酗酒、疲劳等。

三、诊断

(一)临床表现

因患者年龄、基础疾病及有无并发症,就诊是否使用过抗生素等影响因素,临床表现差别较大。

(1)起病:多急骤,短时寒战继之出现高热,呈稽留热型,肌肉酸痛及全身不适,部分患者体温低于正常。

(2)呼吸道症状:起病数小时即可出现,初起为干咳,继之咳嗽,咳黏性痰,典型者痰呈铁锈色,累及胸膜可有针刺样胸痛,下叶肺炎累及膈胸膜时疼痛可放射至上腹部。

(3)其他系统症状:食欲缺乏、恶心、呕吐以及急腹症消化道状。老年人精神萎靡、头痛,意识朦胧等。部分严重感染的患者可发生周围循环衰竭,甚至早期出现休克。

(4)体检:急性病容,呼吸急促,体温达 39～40 ℃,口唇单纯疱疹,可有发绀及巩膜黄染,肺部听诊为实变体征或可听到啰音,累及胸膜时可有胸膜摩擦音甚至胸腔积液体征。

(5)并发症及肺外感染表现:①脓胸(5%～10%),治疗过程中又出现体温升高、白细胞计数增高时,要警惕并发脓胸和肺脓肿的可能。②脑膜炎,可出现神经症状或神志改变。③心肌炎或心内膜炎,心率快,出现各种心律失常或心脏杂音,脾大,心力衰竭。

(6)败血症或毒血症(15%～75%):可出现皮肤、黏膜出血点,巩膜黄染。

(7)感染性休克:表现为周围循环衰竭,如血压降低、四肢厥冷、心动过速等,个别患者起病既表现为休克而呼吸道症状并不明显。

(8)麻痹性肠梗阻。

(9)罕见 DIC、ARDS。

(二)实验室检查

1.血常规

白细胞数为(10～30)×10⁹/L,中型粒细胞计数增多 80% 以上,分类核左移并可见中毒颗粒。酒精中毒、免疫力低下及年老体弱者白细胞总数可正常或减少,提示预后较差。

2.病原体检查

(1)痰涂片及荚膜染色镜检,可见革兰染色阳性双球菌,2～3 次痰检为同一细菌有意义。

(2)痰培养加药敏可助确定菌属并指导有效抗生素的使用,干咳无痰者可做高渗盐水雾化吸入导痰。

(3)血培养致病菌阳性者可做药敏试验。

（4）脓胸者应做胸腔积液菌培养。

（5）对重症或疑难病例，有条件时可采用下呼吸道直接采样法做病原学诊断。如防污染毛刷采样（PSB）、防污染支气管-肺泡灌洗（PBAL）、经胸壁穿刺肺吸引（LA）、环甲膜穿刺经气管引（TTA）。

（三）胸部 X 线

（1）早期病变肺段纹理增粗、稍模糊。

（2）典型表现为大叶性、肺段或亚肺段分布的浸润、实变阴影，可见支气管气道征及肋膈角变钝。

（3）病变吸收较快时可出现浓淡不均假空洞征。

（4）吸收较慢时可出现机化性肺炎。

（5）老年人、婴儿多表现为支气管肺炎。

四、鉴别诊断

（1）干酪样肺炎：常有结枝中毒症状，胸部 X 线表现肺实变、消散慢，病灶多在肺尖或锁骨下、下叶后段或下叶背段，新旧不一、有钙化点、易形成空洞并肺内播散。痰抗酸菌染色可发现结核菌，PPD 试验常阳性，青霉素 G 治疗无效。

（2）其他病原体所致肺炎：①多为院内感染，金黄色葡萄球菌肺炎和克雷伯杆菌肺炎的病情通常较重。②多有基础疾病。③痰或血的细菌培养阳性可鉴别。

（3）急性肺脓肿：早期临床症状相似，病情进展可出现可大量脓臭痰，查痰菌多为金黄色葡萄球菌、克雷伯杆菌、革兰阴性杆菌、厌氧菌等。胸部 X 线可见空洞及液平。

（4）肺癌伴阻塞性肺炎：常有长期吸烟史、刺激性干咳和痰中带血史，无明显急性感染中毒症状；痰脱落细胞可阳性；症状反复出现；可发现肺肿块、肺不张或肿大的肺门淋巴结；胸部 CT 及支气管镜检查可帮助鉴别。

（5）其他：ARDS、肺梗死、放射性肺炎和胸膜炎等。

五、治疗

（一）抗菌药物治疗

首先应给予经验性抗生素治疗，然后根据细菌培养结果进行调整。经治疗不好转者，应再次复查病原学及药物敏感试验进一步调整治疗方案。

1.轻症患者

（1）首选青霉素：青霉素每天 240 万单位，分 3 次肌内注射。或普鲁卡因青霉素每天 120 万单位，分 2 次肌内注射，疗程 5～7 天。

（2）青霉素过敏者：可选用大环内酯类，如红霉素每天 2 g，分 4 次口服，或红霉素每天 1.5 g 分次静脉滴注；或罗红霉素每天 0.3 g，分 2 次口服或林可霉素每天 2 g，肌内注射或静脉滴注；或克林霉素每天 0.6～1.8 g，分 2 次肌内注射，或克林霉素每天 1.8～2.4 g 分次静脉滴注。

2.较重症患者

青霉素每天 120 万单位，分 2 次肌内注射，加用丁胺卡那每天 0.4 g 分次肌内注射；或红霉素每天 1.0～2.0 g，分 2～3 次静脉滴注；或克林霉素每天 0.6～1.8 g，分 3～4 次静脉滴注；或头孢噻吩钠每天 2～4 g，分 3 次静脉注射。

疗程 2 周或体温下降 3 天后改口服。老人、有基础疾病者可适当延长。8%～15%青霉素过敏者对头孢菌素类有交叉过敏应慎用。如为青霉素速发性变态反应则禁用头孢菌素。如青霉素皮试阳性而头孢菌素皮试阴性者可用。

3.重症或有并发症患者(如胸膜炎)

青霉素每天 1 000 万～3 000 万单位,分 4 次静脉滴注;头孢唑啉钠,每天 2～4 g,分 2 次静脉滴注。

4.极重症者如并发脑膜炎

头孢曲松每天 1～2 g 分次静脉滴注;碳青霉素烯类如亚胺培南-西司他丁每天 2 g,分次静脉滴注;或万古霉素每天 1～2 g,分次静脉滴注并加用第 3 代头孢菌素;或亚胺培南加第 3 代头孢菌素。

5.耐青霉素肺炎链球菌感染者

近年来,耐青霉素肺炎链球菌感染不断增多,通常最小抑制浓度(MIC)≥1.0 mg/L 为中度耐药,MIC≥2.0 mg/L 为高度耐药。临床上可选用以下抗生素:克林霉素每天 0.6～1.8 g 分次静脉滴注;或万古霉素每天 1～2 g 分次静脉滴注;或头孢曲松每天 1～2 g 分次静脉滴注;或头孢噻肟每天 2～6 g 分次静脉滴注;或氨苄西林/舒巴坦、替卡西林/棒酸、阿莫西林/棒酸。

(二)支持疗法

支持疗法包括卧床休息、维持液体和电解质平衡等。应根据病情及检查结果决定补液种类。给予足够热量以及蛋白和维生素。

(三)对症治疗

胸痛者止痛;刺激性咳嗽可给予可卡因,止咳祛痰可用氯化铵或棕色合剂,痰多者禁用止咳剂;发热物理降温,不用解热药;呼吸困难者鼻导管吸氧。烦躁、谵妄者服用地西泮 5 mg 或水合氯醛 1～1.5 g 灌肠,慎用巴比妥类。鼓肠者给予缸管排气,胃扩张给予胃肠减压。

(四)并发症的处理

(1)呼吸衰竭:机械通气、支持治疗(面罩、气管插管、气管切开)。

(2)脓胸:穿刺抽液必要时肋间引流。

(五)感染性休克的治疗

(1)补充血容量:右旋糖酐-40 和平衡盐液静脉滴注,以维持收缩压 12.0～13.3 kPa(90～100 mmHg)。脉压＞4.0 kPa(30 mmHg),尿量＞30 mL/h,中心静脉压 0.6～1.0 kPa(4.4～7.4 mmHg)。

(2)血管活性药物的应用:输液中加入血管活性药物以维持收缩压 13.3 kPa(100 mmHg)以上。为升高血压的同时保证和调节组织血流灌注,近年来主张血管活性药物为主,配合收缩性药物,常用的有多巴胺、间羟胺、去甲肾上腺素和山莨菪碱等。

(3)控制感染:及时、有效地控制感染是治疗中的关键。要及时选择足量、有效的抗生素静脉并联合给药。

(4)糖皮质激素的应用:病情或中毒症状重及上述治疗血压不恢复者,在使用足量抗生素的基础上可给予氢化可的松 100～200 mg 或地塞米松 5～10 mg 静脉滴注,病情好转立即停药。

(5)纠正水、电解质和酸碱平衡紊乱:严密监测血压、心率、中心静脉压、血气、水电解质变化,及时纠正。

(6)纠正心力衰竭:严密监测血压、心率、中心静脉压、意识及末梢循环状态,及时给予利尿及强心药物,并改善冠状动脉供血。

(王志强)

第四节　肺炎克雷伯菌肺炎

一、概述

肺炎克雷伯菌肺炎(旧称肺炎杆菌肺炎)是最早被认识的 G^- 杆菌肺炎,并且仍居当今社区获得性 G^- 杆菌肺炎的首位,医院获得性 G^- 杆菌肺炎的第二或第三位。肺炎克雷伯杆菌是克雷伯菌属最常见菌种,约占临床分离株的 95%。肺炎克雷伯杆菌又分肺炎、臭鼻和鼻硬结 3 个亚种,其中又以肺炎克雷伯杆菌肺炎亚种最常见。根据荚膜抗原成分的不同,肺炎克雷伯杆菌分78 个血清型,肺炎者以 1～6 型为多。由于抗生素的广泛应用,20 世纪 80 年代以来肺炎克雷伯杆菌耐药率明显增加,特别是它产生超广谱 β-内酰胺酶(ESBLs),能水解所有第 3 代头孢菌素和单酰胺类抗生素。目前不少报道肺炎克雷伯杆菌中产 ESBLs 比率高达 30%～40%,并可引起医院感染暴发流行,正受到密切关注。该病好发于原有慢性肺部疾病、糖尿病、手术后和酒精中毒者,以中老年为多见。

二、诊断

(一)临床表现

多数患者起病突然,部分患者可有上呼吸道感染的前驱症状,主要症状为寒战、高热、咳嗽、咳痰、胸痛、呼吸困难和全身衰弱。痰色如砖红色,被认为是该病的特征性表现,可惜临床上甚为少见;有的患者咳痰呈铁锈色,或痰带血丝,或伴明显咯血。体检患者呈急性病容,常有呼吸困难和发绀,严重者有全身衰竭、休克和黄疸。肺叶实变期可发生相应实变体征,并常闻及湿啰音。

(二)辅助检查

1.一般实验室检查

周围血白细胞总数和中性粒细胞比例增加,核型左移。若白细胞计数不高或反见减少,提示预后不良。

2.细菌学检查

经筛选的合格痰标本(鳞状上皮细胞<10 个/低倍视野或白细胞>25 个/低倍视野),或下呼吸道防污染标本培养分离到肺炎克雷伯杆菌,且达到规定浓度(痰培养菌量≥10^6 cfu/mL、防污染样本毛刷标本菌是≥10^3 cfu/mL),可以确诊。据报道 20%～60%病例血培养阳性,更具有诊断价值。

3.影像学检查

X 线征象,包括大叶实变、小叶浸润和脓肿形成。右上叶实变时重而黏稠的炎性渗出物,使叶间裂呈弧形下坠是肺炎克雷伯肺炎具有诊断价值的征象,但是并不常见。在慢性肺部疾病和免疫功能受损患者,患该病时大多表现为支气管肺炎。

三、鉴别诊断

该病应与各类肺炎包括肺结核相鉴别,主要依据病原体检查,并结合临床做出判别。

四、治疗

(一)一般治疗

与其他细菌性肺炎治疗相同。

(二)抗菌治疗

轻、中症患者最初经验性抗菌治疗,应选用 β-内酰胺类联合氨基糖苷类抗生素,然后根据药敏试验结果进行调整。若属产 ESBL 菌株,或既往常应用第 3 代头孢菌素治疗或在 ESBL 流行率高的病区(包括 ICU)或临床重症患者最初经验性治疗应选择碳青霉烯类抗生素(亚胺培南或美罗培南),因为目前仅有该类抗生素对 ESBLs 保持高度稳定,没有耐药。哌拉西林/三唑巴坦、头孢吡肟对部分 ESBLs 菌株体外有效,还有待积累更多经验。

(王志强)

第五节　葡萄球菌肺炎

一、定义

葡萄球菌肺炎是致病性葡萄球菌引起的急性化脓性肺部炎症,主要为原发性(吸入性)金黄色葡萄球菌肺炎和继发性(血源性)金黄色葡萄球菌肺炎。临床上化脓坏死倾向明显,病情严重,细菌耐药率高,预后多较凶险。

二、易感人群和传播途径

葡萄球菌肺炎多见于儿童和年老体弱者,尤其是长期应用皮质激素、抗肿瘤药物及其他免疫抑制剂者,慢性消耗性疾病患者,如糖尿病、恶性肿瘤、再生障碍性贫血、严重肝病、急性呼吸道感染和长期应用抗生素的患者。金黄色葡萄球菌肺炎的传染源主要有葡萄球菌感染病灶,特别是感染医院内耐药菌株的患者,其次为带菌者。主要通过接触和空气传播,医务人员的手、诊疗器械、患者的生物用品及铺床、换被褥都可能是院内交叉感染的主要途径。细菌可以通过呼吸道吸入或血源播散导致肺炎。目前因介入治疗的广泛开展和各种导管的应用,为表皮葡萄球菌的入侵提供了更多的机会,其在院内感染性肺炎中的比例也在提高。

三、病因

葡萄球菌为革兰阳性球菌,兼性厌氧,分为金黄色葡萄球菌、表皮葡萄球菌、腐生葡萄球菌,其中金黄色葡萄球菌致病性最强。血浆凝固酶可以使纤维蛋白原转变成纤维蛋白,后者包绕于菌体表面,从而逃避白细胞的吞噬,与细菌的致病性密切相关。凝固酶阳性的细菌,如金黄色葡萄球菌,凝固酶阴性的细菌,如表皮葡萄球菌、腐生葡萄球菌。但抗甲氧西林金黄色葡萄球菌

(MRSA)和抗甲氧西林凝固酶阴性葡萄球菌(MRSCN)的感染日益增多,同时对多种抗生素耐药,包括喹诺酮类、大环内酯类、四环素类、氨基糖苷类等。近年来,国外还出现了耐万古霉素金黄色葡萄球菌(VRSA)的报道。目前 MRSA 分为两类,分别是医院获得性 MRSA(HA-MRSA)和社区获得性 MRSA(CA-MRSA)。

四、诊断

(一)临床表现

(1)多数急性起病,血行播散者常有皮肤疖痈史,皮肤黏膜烧伤、裂伤、破损,一些患者有金黄色葡萄球菌败血症病史,部分患者找不到原发灶。

(2)通常全身中毒症状突出,衰弱、乏力、大汗、全身关节肌肉酸痛、急起高热、寒战、咳嗽、由咳黄脓痰演变为脓血痰或粉红色乳样痰、无臭味儿、胸痛和呼吸困难进行性加重、发绀,重者甚至出现呼吸窘迫及血压下降、少尿等末梢循环衰竭的表现。少部分患者肺炎症状不典型,可亚急性起病。

(3)血行播散引起者早期以中毒性表现为主,呼吸道症状不明显。有时虽无严重的呼吸系统症状和高热,而患者已发生中毒性休克,出现少尿、血压下降。

(4)早期呼吸道体征轻微与其严重的全身中毒症状不相称是其特点之一,不同病情及病期体征不同,典型大片实变少见,如有则病侧呼吸运动减弱,局部叩诊浊音,可闻及管样呼吸音。有时可闻及湿啰音,双侧或单侧。合并脓胸、脓气胸时,视程度不同可有相应的体征。部分患者可有肺外感染灶、皮疹等。

(5)社区获得性肺炎中,若出现以下情况需要高度怀疑 CA-MRSA 的可能:流感样前驱症状;严重的呼吸道症状伴迅速进展的肺炎,并发展为 ARDS;体温超过 39 ℃;咯血;低血压;白细胞计数降低;X 线显示多叶浸润阴影伴空洞;近期接触 CA-MRSA 的患者;属于 CA-MRSA 寄殖群体;近 6 个月来家庭成员中有皮肤脓肿或疖肿的病史。

(二)实验室及辅助检查

外周血白细胞在 $20\times10^9/L$ 左右,可高达 $50\times10^9/L$,重症者白细胞可低于正常。中性粒细胞数增高,有中毒颗粒、核左移现象。血行播散者血培养阳性率可达 50%。原发吸入者阳性率低。痰涂片革兰染色可见大量成堆的葡萄球菌和脓细胞,白细胞内见到球菌有诊断价值。普通痰培养阳性有助于诊断,但有假阳性,通过保护性毛刷采样定量培养,细菌数量 $>10^3$ cfu/mL 时几乎没有假阳性。

血清胞壁酸抗体测定对早期诊断有帮助,血清滴度≥1∶4 为阳性,特异性较高。

(三)影像学检查

肺浸润、肺脓肿、肺气囊肿和脓胸、脓气胸是金黄色葡萄球菌感染的四大 X 线征象,在不同类型和不同病期以不同的组合表现。早期病变发展,金黄色葡萄球菌最常见的胸片异常是支气管肺炎伴或不伴脓肿形成或胸腔积液。原发性感染者早期胸部 X 线表现为大片絮状、密度不均的阴影,可呈节段或大叶分布,也呈小叶样浸润,病变短期内变化大,可出现空洞或蜂窝状透亮区,或在阴影周围出现大小不等的气肿大泡。血源性感染者的胸部 X 线表现呈两肺多发斑片状或团块状阴影或多发性小液平空洞。

五、鉴别诊断

(一)其他细菌性肺炎

如流感嗜血杆菌、克雷伯杆菌、肺炎链球菌引起的肺炎,典型者可通过发病年龄、起病急缓、痰的颜色、痰涂片、胸部 X 线等检查加以初步鉴别。各型不典型肺炎的临床鉴别较困难,最终的鉴别均需病原学检查。

(二)肺结核

上叶金黄色葡萄球菌肺炎易与肺结核混淆,尤其是干酪性肺炎,也有高热、畏寒、大汗、咳嗽、胸痛,胸部 X 线片也有相似之处,还应与发生在下叶的不典型肺结核鉴别,通过仔细询问病史及相关的实验室检查大多可以区别,还可以观察治疗反应帮助诊断。

六、治疗

(一)对症治疗

休息、祛痰、吸氧、物理或化学降温、合理饮食、防止脱水和电解质紊乱,保护重要脏器功能。

(二)抗菌治疗

1.经验性治疗

治疗的关键是尽早选用敏感有效的抗生素,防止并发症。可根据金黄色葡萄球菌感染的来源(社区还是医院)和本地区近期药敏资料选择抗生素。社区获得性感染考虑为金黄色葡萄球菌感染,不宜选用青霉素,应选用苯唑西林和头孢唑林等第一代头孢菌素,若效果欠佳,在进一步病原学检查时可换用糖肽类抗生素治疗。怀疑医院获得性金黄色葡萄球菌肺炎,则首选糖肽类抗生素。经验性治疗中,尽可能获得病原学结果,根据药敏结果修改治疗方案。

2.针对病原菌治疗

治疗应依据痰培养及药物敏感试验结果选择抗生素。对青霉素敏感株,首选大剂量青霉素治疗,过敏者,可选大环内酯类、克林霉素、半合成四环素类、SMZco 或第一代头孢菌素。甲氧西林敏感的产青霉素酶菌仍以耐酶半合成青霉素治疗为主,如甲氧西林、苯唑西林、氯唑西林,也可选头孢菌素(第一代或第二代头孢菌素)。对 MRSA 和 MRSCN 首选糖肽类抗生素:①万古霉素,$1 \sim 2 \, g/d$,(或去甲万古霉素 1.6 g/d),但要将其血药浓度控制在 $20 \, \mu g/mL$ 以下,防止其耳、肾毒性的发生。②替考拉宁,0.4 g,首 3 剂每 12 小时 1 次,以后维持剂量为 0.4 g/d,肾功能不全者应调整剂量。疗程不少于 3 周。MRSA、MRSCN 还可选择利奈唑胺,(静脉或口服)一次 600 mg,每 12 小时 1 次,疗程 10～14 天。

(三)治疗并发症

如并发脓胸或脓气胸时可行闭式引流,抗感染时间可延至 8～12 周。合并脑膜炎时,最好选用脂溶性强的抗生素,如头孢他啶、头孢哌酮、万古霉素及阿米卡星等,疗程要长。

(四)其他治疗

避免应用可导致白细胞计数减少的药物和糖皮质激素。

七、临床路径

(1)详细询问近期有无皮肤感染、中耳炎、进行介入性检查或治疗,有无慢性肝肾疾病、糖尿病病史,是否接受放化疗或免疫抑制剂治疗。了解起病急缓、痰的性状及演变,有无胸痛、呼吸困难、程度及全身中毒症状,尤应注意高热、全身中毒症状明显与呼吸系统症状不匹配者。

(2)体检要注意生命体征,皮肤黏膜有无感染灶和皮疹,肺部是否有实变体征,还要仔细检查心脏有无新的杂音。

(3)进行必要的辅助检查,包括血常规、血培养(发热时)、痰的涂片和培养(用抗生素之前)、胸部X线检查,并动态观察胸部影像学变化,必要时可行纤维支气管镜检查及局部灌洗。

(4)处理:应用有效的抗感染治疗,加强对症支持,防止并积极治疗并发症。

(5)预防:增强体质,防止流感,可进行疫苗注射。彻底治疗皮肤及深部组织的感染,加强年老体弱者的营养支持,隔离患者和易感者,严格抗生素的使用规则,规范院内各项操作及消毒制度,减少交叉感染。

(孙庆英)

第六节　肺炎支原体肺炎

一、定义

肺炎支原体肺炎是由肺炎支原体引起的急性呼吸道感染和肺部炎症,即"原发性非典型肺炎",占社区获得性肺炎的15%～30%。

二、病因

支原体是介于细菌与病毒之间能独立生活的最小微生物,无细胞壁,仅有3层膜组成细胞膜,共有30余种,部分可寄生于人体,但不致病,至目前为止,仅肯定肺炎支原体能引起呼吸道病变。当其进入下呼吸道后,一般并不侵入肺泡内,当存在超免疫反应时,可导致肺炎和神经系统、心脏损害。

三、诊断

(一)临床表现
1.病史

本病潜伏期2～3周,儿童、青年发病率高,以秋冬季为多发,以散发为主,多由患者急性期飞沫经呼吸道吸入而感染。

2.症状

起病较细菌性肺炎和病毒性肺炎缓慢,约半数患者并无症状。典型肺炎表现者仅占10%,还可以咽炎、支气管炎、大泡性耳鼓膜炎形式出现。开始表现为上呼喊道感染症状,咳嗽、头痛、咽痛、低热继之出现中度发热,顽固的刺激性咳嗽常为突出表现,也可有少量黏痰或少量脓性痰。

3.体征

胸部体检可无胸部体征或仅有少许湿啰音。其临床症状轻,体征轻于胸片X线表现是其特点之一。

4.肺外表现

极少数患者可伴发肺外其他系统的病变,出现胃肠炎、溶血性贫血、心肌炎、心包炎、肝炎。少数还伴发周围神经炎、脑膜炎以及小脑共济失调等神经系统症状。

本病的症状一般较轻,发热持续1～3周,咳嗽可延长至4周或更久始消失。极少数伴有肺外严重并发症时可能引起死亡。

(二)胸部 X 线表现

胸片表现多样化,但无特异性,肺部浸润多呈斑片状或均匀的模糊阴影,中、下肺野明显,有时呈网状、云雾状、粟粒状或间质浸润,严重者中、下肺结节影,少数病例可有胸腔积液。

(三)实验室检查

血常规显示白细胞总数正常或轻度增加,以淋巴细胞为主。血沉加快。痰、鼻分泌物和咽拭子培养可获肺炎支原体,但检出率较低。目前诊断主要靠血清学检查。可通过补体结合试验、免疫荧光试验、酶联免疫吸附试验测定血清中特异性抗体。补体结合抗体于起病10天后出现,在恢复期滴度高于1:64,抗体滴度呈4倍增长对诊断有意义。应用免疫荧光技术、核酸探针及PCR技术直接检测抗原有更高的敏感性、特异性及快速性。

(四)诊断依据

肺炎支原体肺炎的诊断需结合临床症状、胸部影像学检查和实验室资料确诊。

四、鉴别诊断

(一)病毒性肺炎

发病以冬春季节多见。免疫力低下的儿童和老年人是易感人群。不同病毒可有其特征性表现。麻疹病毒所致口腔黏膜斑,从耳后开始逐渐波及全身的皮疹。疱疹病毒性肺炎可同时伴发有皮肤疱疹。巨细胞病毒所致伴有迁移性关节痛,肌肉痛的发热。本病肺实变体征少见,这种症状重而体征少胸部 X 线表现轻不对称性是病毒性肺炎的特点之一。用抗生素治疗无效。确诊有赖于病原学和血清学检查。

(二)肺炎球菌肺炎

起病急骤,先有寒战,继之高热,体温可达39～41 ℃,多为稽留热,早期有干咳,渐有少量黏痰、脓性痰或典型的铁锈色痰。常有肺实变体征或胸部 X 线改变,痰中可查到肺炎链球菌。

(三)军团菌肺炎

本病多发生在夏秋季,中老年发病多,暴发性流行,持续性高热,发热约半数超过 40 ℃,1/3 有相对缓脉。呼吸系统症状相对较少,而精神神经系统症状较多,约 1/3 患者出现嗜睡、神志模糊、谵语、昏迷、痴呆、焦虑、惊厥、定向障碍、抑郁、幻觉、失眠、健忘、言语障碍、步态失常等。早期部分患者有早期消化道症状,尤其是水样腹泻。从痰、胸液、血液中可直接分离出军团菌,血清学检查有助于诊断。

(四)肺结核

起病缓慢,有结核接触史,病变位于上肺野,短期内不消失,痰中可查到结核杆菌,红霉素治疗无效。

五、治疗

(1)抗感染治疗:肺炎支原体肺炎主要应用大环内酯类抗生素,红霉素为首选,剂量为 1.5～

2.0 g/d,分 3～4 次服用,或用交沙霉素 1.2～1.8 g/d,克拉霉素每次 0.5 g,2 次/天,疗程 10～14 天。新型大环内酯类抗生素,如克拉霉素和阿奇霉素对肺炎支原体感染效果良好。克拉霉素 0.5 g,2 次/天;阿奇霉素第 1 天 0.5 g,后 4 天每次 0.25 g,1 次/天。也可应用氟喹诺酮类抗菌药物,如氧氟沙星、环丙沙星或左氧氟沙星等;病情重者可静脉给药,但不宜用于 18 岁以下的患者和孕妇。

(2)对症和支持:如镇咳和雾化吸入治疗。

(3)出现严重肺外并发症,应给予相应处理。

(孙庆英)

第七节 衣原体肺炎

衣原体是一组专性细胞内寄生物。目前已发现衣原体有 4 个种:沙眼衣原体、鹦鹉热衣原体、肺炎衣原体和牲畜衣原体。其中与肺部感染关系最大的是鹦鹉热衣原体和肺炎衣原体,下面分别介绍由这两种衣原体引起的肺炎。

一、鹦鹉热肺炎

鹦鹉热是由鹦鹉热衣原体引起的急性传染病。这种衣原体寄生于鹦鹉、鸽、鸡、野鸡、火鸡、鸭、鹅、孔雀等百余种鸟类体内。由于最先是在鹦鹉体内发现的,并且是最常见的宿主,故得此名。

病原体吸入后首先在呼吸道局部的单核、巨噬细胞系统中繁殖,之后经血液循环播散到肺内及其他器官。肺内病变常位于肺门,并向外周扩散引起小叶性和间质性肺炎,以下垂部位的肺叶、肺段为主。早期肺泡内充满中性粒细胞及渗出液,其后为单核细胞。病变部位可发生突变、小量出血,严重时发生肺组织坏死,或者黏稠的明胶样黏液分泌物阻塞支气管引起严重缺氧。此外本病也可累及肝、脾、心、肾、消化道和脑、脑膜。

(一)临床表现

本病潜伏期多为 7～15 天。起病多隐袭。少数无症状,起病轻者如流感样,中重度者急性起病,寒战、高热,第 1 周体温可高达 40 ℃。头痛、乏力、肌肉痛、关节痛、畏光、鼻出血。1 周之后咳嗽、少量黏痰,重症者出现精神症状,如嗜睡、谵妄、木僵、抽搐,并出现缺氧、呼吸窘迫。此外还可出现一些消化道症状,如食欲下降、恶心、呕吐、腹痛。主要体征:轻症者只有咽部充血;中、重度者出现类似伤寒的玫瑰疹,相对缓脉,肺部可闻及湿啰音;重症者可出现肺实变体征,此外还可出现黄疸、肝脾大、浅表淋巴结肿大。

(二)辅助检查

血白细胞多正常,血沉增快。将患者血及支气管分泌物接种到鸡胚、小白鼠或组织培养液中,可分离到衣原体。特异性补体结合试验或凝集试验呈阳性,急性期与恢复期(发病后 2～3 周)双份血清补体试验滴度增加 4 倍有诊断意义。X 线检查显示从肺门向外周放射状浸润病灶,下叶为多,呈弥漫性支气管肺炎或间质性肺炎表现,偶见粟粒样结节或实变影,偶有少量胸腔积液。

(三)诊断与鉴别诊断

参照禽类接触史、症状、体征、辅助检查结果进行诊断。由于本病临床表现、胸部 X 线检查无特异性,故应注意与各种病毒性肺炎、细菌性肺炎、真菌性肺炎以及伤寒、布氏杆菌病、传染性单核细胞增多症区别。

(四)治疗

四环素 2～3 g/d,分 4～6 次口服,连服 2 周,或退热后再继续服 10 天。必要时采取吸氧及其他对症处理,重症者可给予支持疗法。如发生急性呼吸窘迫综合征(ARDS),应迅速采取相应措施。

(五)预后

轻者可自愈。重症未经治疗者病死率可达 20％～40％,近年来应用抗生素治疗后病死率明显下降到 1％。

二、肺炎衣原体肺炎

肺炎衣原体目前已经成为社区获得性肺炎的第 3 或第 4 位最常见的致病菌,在社区获得性肺炎住院患者中由肺炎衣原体致病的占 6％～10％。研究发现肺炎衣原体感染流行未找到鸟类引起传播的证据,提示肺炎衣原体是一种人类病原体,属于人-人传播,可能主要是通过呼吸道的飞沫传染,无症状携带者和长期排菌状态者(有时可长达 1 年)可促进传播。该病潜伏期 10～65 天。年老体弱、营养不良、COPD、免疫功能低下者易被感染。据报道,近一半的人一生中感染过肺炎衣原体。肺炎衣原体易感性与年龄有关,儿童抗体检出率较低,5 岁者抗体检出率＜5％,10 岁时＜10％,而青少年时期迅速升高达 30％～40％,中老年检出率仍高达 50％。有人报道肺炎衣原体感染分布呈双峰型,第 1 峰在 8～9 岁,第 2 峰从 70 岁开始。感染的性别差异在儿童时期不明显,但进入成年期则男性高于女性,到老年期更明显。肺炎衣原体感染一年四季均可发生,通常持续 5～8 个月。感染在热带国家多见,既可散发也可呈暴发流行(社区或家庭内)。感染后免疫力很弱,易于复发,每隔 3～4 年可有一次流行高峰,持续 2 年左右。

(一)临床表现

肺炎衣原体主要引起急性呼吸道感染,包括肺炎、支气管炎、鼻旁窦炎、咽炎、喉炎、扁桃体炎,临床上以肺炎为主。起病多隐袭,早期表现为上呼吸道感染症状,与肺炎支原体肺炎颇为相似,通常症状较轻,发热、寒战、肌痛、咳嗽、肺部可听到湿啰音。发生咽喉炎者表现为咽喉痛、声音嘶哑,有些患者可表现为两阶段病程:开始表现为咽炎,经对症处理好转,1～3 周后又发生肺炎或支气管炎,此时咳嗽加重。少数患者可无症状。肺炎衣原体也可使患有其他疾病的老年住院患者、大手术后患者、严重外伤者罹患肺炎,往往为重症感染。原有 COPD、心力衰竭患者感染肺炎衣原体时症状较重、咳脓痰、呼吸困难,甚或引起死亡。肺炎衣原体感染时也可伴有肺外表现,如中耳炎、结节性红斑、心内膜炎、急性心肌梗死、关节炎、甲状腺炎、脑炎、吉兰-巴雷综合征等。

(二)辅助检查

血白细胞正常或稍高,血沉加快,由于本病临床表现缺乏特异性,所以其诊断主要依据是有关病因的特殊实验室检查,包括病原体分离和血清学检测。

1.病原体分离培养

可从痰、咽拭子、扁桃体隐窝拭子、咽喉分泌物、支气管肺泡灌洗液中直接分离肺炎衣原体。采集标本后立即置于转运保存液中,在 4 ℃下送到实验室进行分离培养。肺炎衣原体培养较困难,培养基包括鸡胚卵黄囊、HeLa229 细胞、HL 细胞等。最近认为 HEP-2 细胞株可以促进肺炎衣原体生长,使临床标本容易分离。

2.酶联免疫吸附法(ELISA)

测定痰标本中肺炎衣原体抗原。其原理是用属特异性脂多糖单克隆抗体对衣原体抗原进行特异性检测,然后用沙眼衣原体种特异性主要外膜蛋白(MOMP)的单克隆抗体对沙眼衣原体进行直接衣原体显像。如果特异性衣原体抗原检测阳性,而沙眼衣原体种特异性检测阴性,则该微生物为肺炎衣原体或鹦鹉热衣原体;如标本对所有检测均呈阳性,则为沙眼衣原体。

3.应用 PCR 技术检测肺炎衣原体

按照 MOMP 基因保守区序列设计的引物可检测各种衣原体,按可变区肺炎衣原体种特异性的核酸序列设计的引物可以特异性地检测肺炎衣原体。PCR 检测需要注意质量控制,避免出现较多假阳性。

4.血清学实验

有两种,即 TWAR 株原体抗原的微量免疫荧光(MIF)抗体试验和补体结合(CF)抗体试验。前者是一种特异性检查方法,可用于鉴别 3 种衣原体;后一种试验属于非特异性,对所有衣原体均可发生反应。MIF 抗体包括特异性 IgG 和 IgM,可以鉴别新近感染或既往感染,初次感染或再感染。IgG 抗体阳性但效价不高,提示为既往感染。因为 IgM 和 CF 抗体通常在感染后 2~6 个月逐渐消失,而 IgG 抗体可持续存在。所以 IgG 抗体可用来普查肺炎衣原体感染。急性感染的抗体反应有两种形式:①初次感染或原发感染后免疫反应,多见于年轻人,早期衣原体 CF 抗体迅速升高,而 MIF 抗体出现较慢。其中 IgM 发病后 3 周才出现,IgG 发病后 6~8 周才出现;②再次感染或重复感染后免疫反应,多见于年龄较大的成年人,IgG 抗体常在 1~2 周出现,效价可以很高,往往没有衣原体 CF 抗体及 IgM 抗体出现,或其效价很低。目前制定的血清学阳性反应诊断标准是:MIF 抗体急性感染期双份血清效价升高 4 倍以上,或单次血清标本 IgM ≥1∶16,和/或单次血清标本 IgG≥1∶512。既往感染史时 IgG<1∶512,但是≥1∶16,衣原体 CF 抗体效价升高 4 倍以上,或≥1∶64。重复感染者多有 CF 抗体和 IgM 抗体。大多数老年人多为再次感染,常无 CF 抗体反应。如果 CF 抗体效价升高,常提示为肺炎支原体感染。

5.X 线胸片

多显示肺叶或肺部浸润病灶,可见于双肺任何部位,但多见于下叶。

(三)诊断和鉴别诊断

当肺炎患者应用 β-内酰胺类抗生素治疗无效,患者仍旧干咳时应警惕肺炎衣原体感染。由于目前临床上缺乏特异性诊断肺炎衣原体感染的方法,所以确诊主要依靠实验室检查。应注意与肺炎支原体肺炎相鉴别。

(四)治疗

对于肺炎衣原体有效的抗生素有米诺环素、多西环素、红霉素。另外,利福平、罗比霉素、罗红霉素、克拉霉素等效果也很好。喹诺酮类如氧氟沙星、妥舒沙星也有效。通常成人首选四环素,孕妇和儿童首选红霉素。剂量稍大,疗程应充分,如四环素或红霉素 2 g/d,10~14 天,或 1 g/d 连用 21 天。

(孙庆英)

第八节　肺　脓　肿

肺脓肿是由化脓性病原体引起肺组织坏死和化脓,导致肺实质局部区域破坏的化脓性感染。通常早期呈肺实质炎症。后期出现坏死和化脓。如病变区和支气管交通则有空洞形成(通常直径＞2 cm),内含由微生物感染引致的坏死碎片或液体,其外周环绕炎症肺组织。和一般肺炎相比,其特点是引致的微生物负荷量多(如急性吸入),局部清除微生物能力下降(如气道阻塞),以及受肺部邻近器官感染的侵及。如肺内形成多发的较小脓肿(直径＜2 cm)则称为坏死性肺炎。肺脓肿和坏死性肺炎病理机制相同,其分界是人为的。

肺脓肿通常由厌氧、需氧和兼性厌氧菌引起,也可由非细菌性病原体,如真菌、寄生虫等所致。应注意类似的影像学表现也可由其他病理改变产生,如肺肿瘤坏死后空洞形成或肺囊肿内感染等。

在抗生素出现前,肺脓肿自然病程常表现为进行性恶化,病死率曾达50%,患者存活后也往往遗留明显的临床症状,需要手术治疗,预后不理想。自有效抗生素应用后,肺脓肿的疾病过程得到显著改善。但近年来随着肾上腺皮质激素、免疫抑制剂以及化疗药物的应用增加,造成口咽部内环境的改变,条件致病的肺脓肿发病率又有增多的趋势。

一、病因和发病机制

化脓性病原体进入肺内可有几种途径,最主要的途径是口咽部内容物的误吸。

(一)呼吸道误吸

口腔、鼻腔、口咽和鼻咽部隐匿着复杂的菌群,形成口咽微生态环境。健康人唾液中的细菌含量约10^8/mL,半数为厌氧菌。在患有牙病或牙周病的人群中厌氧菌可增加1 000倍,易感个体中还可有多种需氧菌株定植。采用放射活性物质技术显示,45%健康人睡眠时可有少量唾液吸入气道。在各种因素引起的不同程度神智改变的人群中,约75%在睡眠时会有唾液吸入。

临床上特别易于吸入口咽分泌物的因素有全身麻醉、过度饮酒或使用镇静药物、头部损伤、脑血管意外、癫痫、咽部神经功能障碍、糖尿病昏迷或其他重症疾病,包括使用机械通气者。呼吸机治疗时,虽然人工气道上有气囊保护,但在气囊上方的积液库内容物常有机会吸入到下呼吸道。当患者神智状态进一步受到影响时,胃内容物也可吸入,酸性液体可引起化学性肺炎,促进细菌性感染。

牙周脓肿和牙龈炎时,因有高浓度的厌氧菌进入唾液可增加吸入性肺炎和肺脓肿的发病。相反,仅10%～15%厌氧菌肺脓肿可无明显的牙周疾病或其他促使吸入的因素。没有吸入因素者常需排除肺部肿瘤的可能性。

误吸后肺脓肿形成的可能性取决于吸入量、细菌数量、吸入物的pH和患者的防御机制。院内吸入将涉及G菌,特别是在医院获得的抗生素耐药菌株。

(二)血液循环途径

通常由在体内其他部位的感染灶,经血液循环播散到肺内,如腹腔或盆腔以及牙周脓肿的厌氧菌感染可通过血液循环播散到肺。

感染栓子也可起自于下肢和盆腔的深静脉的血栓性静脉炎或表皮蜂窝织炎,或感染的静脉内导管,吸毒者静脉用药也可引起。感染性栓子可含金黄色葡萄球菌、化脓性链球菌或厌氧菌。

(三)其他途径

比较少见。

(1)慢性肺部疾病者,可在下呼吸道有化脓性病原菌定植,如支气管扩张症、囊性纤维化,而并发症肺脓肿。

(2)在肺内原有空洞基础上(肿胀或陈旧性结核空洞)合并感染,不需要有组织的坏死,空洞壁可由再生上皮覆盖。局部阻塞可在周围肺组织产生支扩或肺脓肿。

(3)邻近器官播散,如胃肠道。

(4)污染的呼吸道装置,如雾化器有可能携带化脓性病原体进入易感染着肺内。

(5)先天性肺异常的继发感染,如肺隔离症、支气管囊肿。

二、病原学

肺脓肿可由多种病原菌引起,多为混合感染,厌氧菌和需氧菌混合感染占90%。社区获得性感染和院内获得性感染的细菌出现频率不同。社区获得性感染中,厌氧菌为70%,而在院内获得性感染中,厌氧菌和铜绿假单胞菌起重要作用。

(一)厌氧菌

厌氧菌是正常菌群的主要组成部分,但可引起身体任何器官和组织感染。近年来由于厌氧菌培养技术的改进,可以及时得到分离和鉴定。在肺脓肿感染时,厌氧菌是常见的病原体。

引起肺脓肿感染的致病性厌氧菌主要指专性厌氧菌。专性厌氧菌只能在无氧或低于正常大气氧分压条件下才能生存或生长。厌氧菌分为G^+厌氧球菌、G^-厌氧球菌、G^+厌氧杆菌、G^-厌氧杆菌。其中G^-厌氧杆菌包括类杆菌属和梭杆菌属,类杆菌属是最主要的病原菌,以脆弱类杆菌和产黑素类杆菌最常见。G^+厌氧球菌主要为消化球菌属和消化链球菌属。G^-厌氧球菌主要为产碱韦荣球菌。G^+厌氧杆菌中产芽孢的有梭状芽孢杆菌属和产气荚膜杆菌;不产芽孢的为放线菌属、真杆菌属、短棒菌苗属、乳酸杆菌属和双歧杆菌属。外源性厌氧菌肺炎较少见。

(二)需氧菌

需氧菌常形成坏死性肺炎,部分区域发展成肺脓肿,因而其在影像学上比典型的厌氧菌引起的肺脓肿病变分布弥散。

金黄色葡萄球菌是引起肺脓肿的主要G^+需氧菌,是社区获得的呼吸道病原菌之一。通常健康人在流感后可引起严重的金黄色葡萄球菌肺炎,导致肺脓肿形成,并伴薄壁囊性气腔和肺大疱,后者多见于儿童。金黄色葡萄球菌是儿童肺脓肿的主要原因,也是老年人在基础疾病上并发院内获得性感染的主要病原菌。金黄色葡萄球菌也可由体内其他部位的感染灶经血液循环播散,在肺内引起多个病灶,形成血源性肺脓肿,有时很像是肿瘤转移。其他可引起肺脓肿的G^+菌是化脓性链球菌(甲型链球菌,乙型B溶血性链球菌)。

最常引起坏死性肺炎伴肺脓肿的G^-需氧菌为肺炎克雷伯杆菌,这种肺炎形成一到多个脓肿者占25%,同时常伴菌血症。但需注意有时痰培养结果可能是口咽定植菌,该病病死率高,多见于老年人和化疗患者,肾上腺皮质激素应用者,糖尿病患者也多见。铜绿假单胞菌也影响类似的人群,如免疫功能低下患者、有严重并发症者。铜绿假单胞菌在坏死性过程中形成多发小脓肿。

其他由流感嗜血杆菌、大肠埃希菌、鲍曼不动杆菌、变形杆菌、军团菌等所致坏死性肺炎引起脓肿则少见。

三、病理

肺脓肿时,细支气管受感染物阻塞,病原菌在相应区域形成肺组织化脓性炎症,局部小血管炎性血栓形成、血供障碍,在实变肺中出现小区域散在坏死,中心逐渐液化,坏死的白细胞及死亡细菌积聚,形成脓液,并融合形成 1 个或多个脓肿。当液化坏死物质通过支气管排出,形成空洞、形成有液平的脓腔,空洞壁表面残留坏死组织。当脓肿腔直径达到 2 cm,则称为肺脓肿。炎症累及胸膜可发生局限性胸膜炎。如果在早期及时给予适当抗生素治疗,空洞可完全愈合,胸 X 线检查可不留下破坏残余或纤维条索影。但如治疗不恰当,引流不畅,炎症进展,则进入慢性阶段。脓肿腔有肉芽组织和纤维组织形成,空洞壁可有血管瘤。脓肿外周细支气管变形和扩张。

四、分类

肺脓肿可按病程分为急性和慢性,或按发生途径分为原发性和继发性。急性肺脓肿通常少于 4~6 周,病程迁延 3 个月以上则为慢性肺脓肿。大多数肺脓肿是原发性,通常有促使误吸的因素,或由正常宿主肺炎感染后在肺实质炎症的坏死过程演变而来。而继发性肺脓肿则为原有局部病灶基础上出现的并发症,如支气管内肿瘤、异物或全身性疾病引起免疫功能低下所致。细菌性栓子通过血液循环引致的肺脓肿也为继发性。膈下感染经横膈直接通过淋巴管或膈缺陷进入胸腔或肺实质,也可引起肺脓肿。

五、临床表现

肺脓肿患者的临床表现差异较大。由需氧菌(金黄色葡萄球菌或肺炎克雷伯杆菌)所致的坏死性肺炎形成的肺脓肿病情急骤、严重,患者有寒战、高热、咳嗽、胸痛等症状。儿童在金黄色葡萄球菌肺炎后发生的肺脓肿也多呈急性过程。一般原发性肺脓肿患者首先表现吸入性肺炎症状,有间歇发热、畏寒、咳嗽、咳痰、胸痛、体重减轻、全身乏力、夜间盗汗等,和一般细菌性肺炎相似,但病程相对慢性化,症状较轻,可能和其吸入物质所含病原体致病力较弱有关。甚至有的起病隐匿,到病程后期多发性肺坏死、脓肿形成,与支气管相交通,则可出现大量脓性痰,如为厌氧菌感染则伴有臭味。但痰无臭味并不能完全排除厌氧菌感染的可能性,因为有些厌氧菌并不产生导致臭味的代谢终端产物,也可能是病灶尚未和气管支气管交通。咯血常见,偶尔可为致死性的。

继发性肺脓肿先有肺外感染症状(如菌血症、心内膜炎、感染性血栓静脉炎、膈下感染),然后出现肺部症状。在原有慢性气道疾病和支气管扩张的患者则可见痰量显著改变。

体格检查无特异性,阳性体征出现与脓肿大小和部位有关。如脓肿较大或接近肺的表面,则可有叩诊浊音,呼吸音降低等实变体征,如涉及胸膜则可闻胸膜摩擦音或胸腔积液体征。

六、诊断

肺脓肿诊断的确立有赖于特征性临床表现及影像学和细菌学检查结果。

(一)病史

原发性肺脓肿有促使误吸因素或口咽部炎症和鼻窦炎的相关病史。继发性肺脓肿则有肺内原发病变或其他部位感染病史。

(二)症状与体征

由需氧菌等引起的原发性肺脓肿呈急性起病,如以厌氧菌感染为主者则呈亚急性或慢性化过程,脓肿破溃与支气管相交通后则痰量增多,出现脓痰或脓性痰,可有臭味,此时临床诊断可成立。体征则无特异性。

(三)实验室检查

1.血常规检查

血白细胞和中性粒细胞计数升高,慢性肺脓肿可有血红蛋白和红细胞计数减少。

2.胸部影像学检查

影像学异常开始表现为肺大片密度增深、边界模糊的浸润影,随后产生1个或多个比较均匀低密度阴影的圆形区。当与支气管交通时,出现空腔,并有气液交界面(液平),形成典型的肺脓肿。有时仅在肺炎症渗出区出现多个小的低密度区,表现为坏死性肺炎。需氧菌引起的肺脓肿周围常有较多的浓密炎性浸润影,而以厌氧菌为主的肺脓肿外周肺组织则较少见浸润影。

病变多位于肺的低垂部位和发病时的体位有关,侧位胸X线片可帮助定位。在平卧位时吸入者75%病变见于下中位背段及后基底段,侧卧位时则位于上叶后外段(由上叶前段和后段分支形成,又称腋段)。右肺多于左肺,这是受重力影响吸入物最易进入的部位。在涉及的肺叶中,病变多分布于近肺胸膜处,室间隔鼓出常是肺炎克雷伯杆菌感染的特征。病变也可引起胸膜反应、脓胸或气胸。

当肺脓肿愈合时,肺炎性渗出影开始吸收,同时脓腔壁变薄,脓腔逐渐缩小,最后消失。在71例肺脓肿系列观察中,经适当抗生素治疗,13%脓腔在2周消失,44%为4周,59%为6周,3个月内脓腔消失可达70%,当有广泛纤维化发生时,可遗留纤维条索影。慢性肺脓肿脓腔周围有纤维组织增生,脓腔壁增厚,周围细支气管受累,继发变形或扩张。

血源性肺脓肿则见两肺多发炎性阴影,边缘较清晰,有时类似转移性肿瘤,其中可见透亮区和空洞形成。

胸部CT检查对病变定位,坏死性肺炎时肺实质的坏死、液化的判断,特别是对引起继发性肺脓肿的病因诊断均有很大的帮助。

3.微生物学监测

微生物学监测的标本包括痰液、气管吸引物、经皮肺穿刺吸引物和血液等。

(1)痰液及气管分泌物培养:在肺脓肿感染中,需氧菌所占比例正在逐渐增加,特别是在院内感染中。虽然有口咽菌污染的机会,但重复培养对确认致病菌还是有意义的。由于口咽部厌氧菌内环境,痰液培养厌氧菌无意义,但脓肿性痰标本培养阳性,而革兰染色却见到大量细菌,且形态较一致,则可能提示厌氧菌感染。

(2)应用防污染技术对下呼吸道分泌物标本采集是推荐的方法,必要时可采用。厌氧菌标本不能接触空气,接种后应放入厌氧培养装置和仪器以维持厌氧环境。气相色谱法检查厌氧菌的挥发脂肪酸,迅速简便,可用于临床用药选择的初步参考。

(3)血液标本培养:因为在血源性肺脓肿时常可有阳性结果,需要进行血培养,但厌氧菌血培养阳性率仅5%。

4.其他

(1)CT引导下经胸壁脓肿穿刺吸引物厌氧菌及需氧菌培养,以及其他无菌体腔标本采集及培养。

（2）纤维支气管镜检查，除通过支气管镜进行下呼吸道标本采集外，也可用于鉴别诊断，排除支气管肺癌、异物等。

七、鉴别诊断

（一）细菌性肺炎

肺脓肿早期表现和细菌性肺炎相似，但除由一些需氧菌所致的肺脓肿外，症状相对较轻，病程相对慢性化。后期脓肿破溃与支气管相交通后则痰量增多，出现脓痰或脓性痰，可有臭味，此时临床诊断则可成立。胸部影像学检查，特别是 CT 检查，容易发现在肺炎症渗出区出现多个小的低密度区。当与支气管交通时，出现空腔，肝有气液交界面（液平），形成典型的肺脓肿。

（二）支气管肺癌

在 50 岁以上男性出现肺空洞性病变时，肺癌（通常为鳞癌）和肺脓肿的鉴别常需考虑。由支气管肺癌引起的空洞性病变（癌性空洞），无吸入病史，其病灶也不一定发生在肺的低垂部位。而肺脓肿则常伴有发热、全身不适、脓性痰、血白细胞和中性粒细胞计数升高，对抗生素治疗反应好。影像学上显示偏心空洞，空洞壁厚，内壁不规则，则常提示恶性病变。痰液或支气管吸引物的细胞学检查以及微生物学涂片和培养对鉴别诊断也有帮助。如对于病灶的诊断持续存在疑问，情况允许时，也可考虑手术切除病灶及相应肺叶。其他肺内恶性病变.包括转移性肺癌和淋巴瘤也可形成空洞病变。

需注意的是肺癌和肺脓肿可能共存，特别在老年人中。因为支气管肿瘤可使其远端引流不畅，分泌物潴留。引起阻塞性肺炎和肺脓肿。一般病程较长，有反复感染史，脓痰量较少。纤维支气管镜检查对确定诊断很有帮助。

（三）肺结核

空洞继发感染肺结核常伴空洞形成，胸部 X 线检查空洞壁较厚，病灶周围有密度不等的散在结节病灶。合并感染时空洞内可有少量液平，临床出现黄痰，但整个病程长，起病缓慢，常有午后低热、乏力、盗汗、慢性咳嗽、食欲缺乏等慢性症状，经治疗后痰中常可找到结核杆菌。

（四）局限性脓胸

局限性脓胸常伴支气管胸膜漏和肺脓肿有时在影像学上不易区别。典型的脓胸在侧位胸片呈"D"字阴影，从后胸壁向前方鼓出。CT 对疑难病例有帮助，可显示脓肿壁有不同厚度，内壁边缘和外表面不规则；而脓胸腔壁则非常光滑，液性密度将增厚的壁层胸膜和受压肺组织下的脏层胸膜分开。

（五）大疱内感染

患者全身症状较胸 X 线片显示状态要轻。在平片和 CT 上常可见细而光滑的大疱边缘，和肺脓肿相比其周围肺组织清晰。以往胸片将有助于诊断。大疱内感染后有时可引起大疱消失，但很少见。

（六）先天性肺病变继发感染

支气管脓肿及其他先天性肺囊肿可能无法和肺脓肿鉴别，除非有以往胸 X 线片进行比较。支气管囊肿未感染时，也不和气管支气管交通，但囊肿最后会出现感染，形成和气管支气管的交通，气体进入囊肿，形成含气囊肿，可呈单发或多发含气空腔，壁薄而均一；合并感染时，其中可见气液平面。如果患者一开始就表现为感染性支气管囊肿，通常清晰的边界就会被周围肺实质炎症和实变所遮掩。囊肿的真正本质只有在周围炎症或渗血消散吸收后才能显示出来。

先天性肺隔离症感染也会同样出现鉴别诊断困难,可通过其所在部位(多位于下叶)及胸部 CT 扫描和磁共振成像(MRI)及造影剂增强帮助诊断,并可确定异常血管供应来源,对手术治疗有帮助。

(七)肺挫伤血肿和肺撕裂

胸部刺伤或挤压伤后,影像学可出现空洞样改变,临床无典型肺脓肿表现,有类似的创伤病史常提示此诊断。

(八)膈疝

通常在后前位胸 X 线片可显示"双重心影",在侧位上在心影后可见典型的胃泡,并常有液平。如有疑问可进行钡剂及胃镜检查。

(九)包囊肿和其他肺寄生虫病

包囊肿可穿破,引起复合感染,曾在羊群牧羊分布的区域居住者需考虑此诊断。乳胶凝聚试验,补体结合和酶联免疫吸附试验,也可检测血清抗体,帮助诊断。寄生虫中如肺吸虫也可有类似症状。

(十)真菌和放线菌感染

肺脓肿并不全由厌氧菌和需氧菌所致,真菌、放线菌也可引起肺脓肿。临床鉴别诊断时也需考虑。

(十一)其他

易和肺脓肿混淆的还有空洞型肺栓塞、Wegener 肉芽肿、结节病等,偶尔也会形成空洞。

八、治疗

肺脓肿的治疗应根据感染的微生物种类以及促使产生感染的有关基础或伴随疾病而确定。

(一)抗感染治疗

抗生素应用已有半个世纪,肺脓肿在有效抗生素合理应用下,加上脓液通过和支气管交通向体外排出,因而大多数对抗感染治疗有效。

近年来,某些厌氧菌已产生 β-内酰胺酶,在体外或临床上对青霉素耐药,故应结合细菌培养及药敏结果,及时合理选择药物。但由于肺脓肿患者很难及时得到微生物学的阳性结果,故可根据临床表现,感染部位和涂片染色结果分析可能性最大的致病菌种类,进行经验治疗。由于大多数和误吸相关,厌氧菌感染起重要作用,因而青霉素仍是主要治疗药物,但近年来情况已有改变,特别是院内获得感染的肺脓肿。常为多种病原菌的混合感染,故应联合应用对需氧菌有效的药物。

1.青霉素 G

该药为首选药物,对厌氧菌和 G$^+$ 球菌等需氧菌有效。

用法:240 万单位/天肌内注射或静脉滴注;严重病例可加量至 1 000 万单位/天静脉滴注,分次使用。

2.克林霉素

克林霉素是林可霉素的半合成衍生物,但优于林可霉素,对大多数厌氧菌有效,如消化球菌、消化链球菌、类杆菌梭形杆菌、放线菌等。目前有 10%～20%脆弱类杆菌及某些梭形杆菌对克林霉素耐药。主要不良反应是假膜性肠炎。

用法:0.6～1.8/d,分 2～3 次静脉滴注,然后序贯改口服。

3.甲硝唑

该药是杀菌药,对 G 厌氧菌,如脆弱类杆菌有作用。多为联合应用,不单独使用。通常和青霉素、克林霉素联合用于厌氧菌感染。对微需氧菌及部分链球菌如密勒链球菌效果不佳。

用法:根据病情,一般 6～12 g/d,可加量到 24 g/d。

4.β-内酰胺类抗生素

某些厌氧菌如脆弱类杆菌可产生 β-内酰胺酶,故青霉素、羧苄西林、三代头孢中的头孢噻肟、头孢哌酮效果不佳。对其活性强的药物有碳青霉烯类、替卡西林克拉维酸、头孢西丁等,加酶联合制剂作用也强,如阿莫西林克拉维酸或联合舒巴坦等。

院内获得性感染形成的肺脓肿,多数为需氧菌,并行耐药菌株出现,故需选用 β-内酰胺抗生素的第二代、第三代头孢菌素,必要时联合氨基糖苷类。

血源性肺脓肿致病菌多为金黄色葡萄球菌,且多数对青霉素耐药,应选用耐青霉素酶的半合成青霉素的药物,对耐甲氧西林的金黄色葡萄球菌(MRSA),则应选用糖肽类及利奈唑胺等。

给药途径及疗程尚未有大规模的循证医学证据,但一般先以静脉途径给药。

和非化脓性肺炎相比,其发热呈逐渐下降,7 天达到正常。如 1 周未能控制体温,则需再新评估。影像学改变时间长,有时达数周,并有残余纤维化改变。

治疗成功率与治疗开始时症状、存在的时间以及空洞大小有关。对治疗反应不好者,还需注意有无恶性病变存在。总的疗程要 4～6 周,可能需要 3 个月,以防止反复。

(二)引流

(1)痰液引流对于治疗肺脓肿非常重要,体位,引流有助于痰液排出。纤维支气管镜除作为诊断手段,确定继发性脓肿原因外,还可用来经气道内吸引及冲洗,促进引流,利于愈合。有时脓肿大、脓液量多时,需要硬质支气管镜进行引流,以便于保证气道通畅。

(2)合并脓胸时,除全身使用抗生素外,应局部胸腔抽脓或肋间置入导管水封并引流。

(三)外科手术处理

内科治疗无效,或疑及有肿瘤者为外科手术适应证,包括治疗 4～6 周后脓肿不关闭、大出血、合并气胸、支气管胸膜瘘。在免疫功能低下、脓肿进行性扩大时也需考虑手术处理。有效抗生素应用后,目前需外科处理病例已减少(<15%),手术时要防止脓液进入对侧,麻醉时要置入双腔导管,否则可引起对侧肺脓肿和 ARDS。

九、预后

取决于基础病变或继发的病理改变,治疗及时、恰当者,预后良好。厌氧菌和 G 杆菌引起的坏死性肺炎,多表现为脓腔大(直径>6 cm),多发性脓肿,临床多发于有免疫功能缺陷,年龄大的患者。并发症主要为脓胸、脑脓肿、大咯血等。

十、预防

应注意加强个人卫生,保持口咽内环境稳定,预防各种促使误吸的因素。

(孙庆英)

第九节 肺 水 肿

肺内正常的解剖和生理机制保持肺间质水分恒定和肺泡处于理想的湿润状态,以利于完成肺的各种功能。如果某些原因引起肺血管外液体量过度增多甚至渗入肺泡,引起生理功能紊乱,则称之为肺水肿。临床表现主要为呼吸困难、发绀、咳嗽、咳白色或血性泡沫痰,两肺散在湿啰音,影像学呈现为以肺门为中心的蝶状或片状模糊阴影。理解肺液体和溶质转运的基本原理是合理有效治疗肺水肿的基础。

一、发病机制

无肺泡液体清除时,控制水分通过生物半透膜的各种因素可用 Starling 公式概括,若同时考虑到滤过面积和回收液体至血管内的机制,可改写为下面公式:

$$EVLW = \{(SA \times Lp)[(P_{mv} - P_{pmv}) - \sigma(\pi_{mv} - \pi_{pmv})]\} - Flymph$$

式中 EVLW 为肺血管外液体含量;SA 为滤过面积;Lp 为水流体静力传导率;P_{mv} 和 P_{pmv} 分别为微血管内和微血管周围静水压;σ 为蛋白反射系数;π_{mv} 和 π_{pmv}. 分别为微血管内和微血管周围胶体渗透压;Flymph 为淋巴流量,概括了所有将液体回收到血管内的机制。

这里之所以使用微血管而不是毛细血管这一术语,是因为液体滤出还可发生在小动脉和小静脉处。此外,$SA \times Lp = K_f$,是水过系数。虽然很难测定 SA 和 Lp,但其中强调了 SA 对肺内液体全面平衡的重要性。反射系数表示血管对蛋白的通透性。如果半透膜完全阻止可产生渗透压的蛋白通过,σ 值为 1.0,相反,如其对蛋白的滤过没有阻力,σ 值为 0。因此,σ 值可反映血管通透性变化影响渗透压梯度,进而涉及肺血管内外液体流动的作用。肺血管内皮的 σ 值为 0.9,肺泡上皮的 σ 值为 1.0。因此,在某种程度上内皮较肺泡上皮容易滤出液体,导致肺间质水肿发生在肺泡水肿前。

从公式可看出,如果 SA、Lp、P_{mv} 和 π_{pmv} 部分或全部增加,其他因素不变,EVLW 即增多。P_{pmv}、σ、π_{mv} 和 Flymph 的减少也产生同样效应。由于重力和肺机械特性的影响,肺内各部位的 P_{mv} 和 P_{pmv} 并不是均匀一致的。在低于右心房水平的肺区域中,虽然 P_{mv} 和 P_{pmv} 均可升高,但前者的升高程度大于后者,这有助于解释为什么肺水肿易首先发生在重力影响最明显的部位。

正常时,尽管肺微血管和间质静水压力受姿势、重力、肺容量乃至循环液体量变化的影响,但肺间质和肺泡均能保持理想的湿润状态。这是由于淋巴系统、肺间质蛋白和顺应性的特征有助于对抗液体潴留并连续不断地清除肺内多余的水分。肺血管静水压力和通透性增加时,淋巴流量可增加 10 倍以上对抗肺水肿的产生。起次要作用的是肺间质内蛋白的稀释效应,它由微血管内静水压力升高后致使液体滤过增多引起,效应是降低 π_{pmv},反过来减少净滤过量,但对血管通透性增加引起的肺水肿不起作用。预防肺水肿的另一因素是顺应性变化效应。肺间质中紧密连接的凝胶结构不易变形,顺应性差,肺间质轻度积液后压力即迅速升高,阻止进一步滤过。但同时由于间质腔扩张范围小,当移除肺间质内水分的速度赶不上微血管滤出的速度时,易发生肺泡水肿。

近年来的研究又发现,肺水肿的形成还受肺泡上皮液体清除功能的影响。肺泡 II 型细胞在儿茶酚胺依赖性和非依赖性机制的调节下,可主动清除肺泡内的水分,改善肺水肿。据此,可以推论,肺水肿的发病机制除了 Starling 公式中概括的因素外,还受肺泡上皮主动液体转运功能的左右。只有液体漏出的作用强于回收的作用,并超过了肺泡液体的主动转运能力后才发生肺水肿。而且,肺泡液体转运功能完整也有利于肺水肿的消散。

二、分类

为便于指导临床诊断和治疗,可将肺水肿分为微血管压升高性(高压性肺水肿)、微血管压正常性(常压性肺水肿)和高微血管压合并高肺毛细血管膜通透性肺水肿(混合性肺水肿)3 类(表 4-1)。

表 4-1 肺水肿分类

I	高压性肺水肿 心源性:左心衰竭、二尖瓣病、左房黏液瘤 肺静脉受累:原发性静脉闭塞性疾病、纵隔纤维化或肉芽肿病变 神经源性:颅脑外伤、颅内压升高、癫痫发作后
II	常压性肺水肿 吸入有毒烟雾和可溶性气溶胶:二氧化氮、二氧化硫、一氧化碳、高浓度氧、臭氧、烟雾烧伤、氨气、氯气、光气、有机磷酸酯 吸入有毒液体:液体性胃内容物、淹溺、高张性造影剂、乙醇 高原肺水肿 新生儿暂时性呼吸急促 胸穿后肺复张胜肺水肿 血浆胶体渗透压减少 淋巴回流障碍 其他:外伤性脂肪栓塞、肺挫伤急性放射性反应、循环毒素(四氧嘧啶、蛇毒)、循环的血管活性物质(组胺、激肽、前列腺素、5-羟色胺)
III	混合性肺水肿 吸毒或注射毒品过量 急性呼吸窘迫综合征(ARDS)

三、病理和病理生理

肺表面苍白,含水量增多,切面有大量液体渗出。显微镜下观察,可将其分为间质期、肺泡壁期和肺泡期。

间质期是肺水肿的最早表现,液体局限在肺泡外血管和传导气道周围的疏松结缔组织中,支气管、血管周围腔隙和叶间隔增宽,淋巴管扩张。液体进一步潴留时,进入肺泡壁期。液体蓄积在厚的肺泡毛细血管膜一侧,肺泡壁进行性增厚。发展到肺泡期时,充满液体的肺泡壁会丧失其环形结构,出现褶皱。无论是微血管内压力增高还是通透性增加引起的肺水肿,肺泡腔内液体中蛋白与肺间质内相同时,提示表面活性物质破坏,而且上皮丧失了滤网能力。

肺水肿可影响肺顺应性、弥散功能、通气/血流比值和呼吸类型。其程度与病理改变有关,间质期最轻,肺泡期最重。肺含水量增加和肺表面活性物质破坏,可降低肺顺应性,增加呼吸功。间质和肺泡壁液体潴留可加宽弥散距离。肺泡内部分或全部充满液体可引起弥散面积减少和通气/血流比值降低,产生肺泡动脉血氧分压差增加和低氧血症。区域性肺顺应性差异易使吸入气体进入顺应性好的肺泡,加重通气/血流比值失调。同时由于肺间质积液刺激 J 感受器,呼吸浅速,进一步增加每分钟无效腔通气量,减少呼吸效率、增加呼吸功耗。当呼吸肌疲劳不能代偿性增加通气和保证肺泡通气量后,即出现 CO_2 潴留和呼吸性酸中毒。

此外,肺水肿间质期即可表现出对血流动力学的影响。间质静水压升高可压迫附近微血管,增加肺循环阻力,升高肺动脉压力。低氧和酸中毒还可直接收缩肺血管,进一步恶化血流动力学,加重右心负荷,引起心功能不全。

四、临床表现

高压性肺水肿体检时可发现心脏病体征,临床表现依病程而变化。在肺水肿间质期,患者可主诉咳嗽、胸闷、呼吸困难,但因为增加的水肿液体大多局限在间质腔内,只表现轻度呼吸浅速,听不到啰音。因弥散功能受影响或通气/血流比值失调而出现动脉血氧分压降低。待肺水肿液体渗入到肺泡后,患者可主诉咳白色或血性泡沫痰,出现严重的呼吸困难和端坐呼吸,体检时可听到两肺满布湿啰音。血气分析指示低氧血症加重,甚至出现 CO_2 潴留和混合性酸中毒。

常压性和混合性肺水肿的临床表现可因病因而异,而且同一病因引起肺水肿的临床表现也可依不同的患者而变化。吸入有毒气体后患者可表现为咳嗽、胸闷、气急,听诊可发现肺内干啰音或哮鸣音。吸入胃内容物后主要表现为气短、咳嗽。通常为干咳,如果经抢救患者得以存活,度过急性肺水肿期,可咳出脓性黏痰,痰培养可鉴定出不同种类的需氧菌和厌氧菌。淹溺后,由于肺泡内的水分吸收需要一定时间,可表现咳嗽、肺内湿啰音,血气分析提示严重的持续性低氧血症,部分病例表现为代谢性酸中毒,呼吸性酸中毒少见。高原肺水肿的症状发生在到达高原的12 小时至 3 天,主要为咳嗽、呼吸困难、乏力和咯血,常合并胸骨后不适。体检可发现发绀和心动过速,吸氧或回到海平面后迅速改善。对于吸毒或注射毒品患者来讲,最严重的并发症之一即是肺水肿。过量应用海洛因后,肺水肿的发生率为 48%～75%,也有报道应用美沙酮、右丙氧芬、氯氮草和乙氯维诺可诱发肺水肿。患者送到医院时通常已昏迷,鼻腔和口腔喷出粉红色泡沫状水肿液,发生严重的低氧血症、高碳酸血症、呼吸性合并代谢性酸中毒、ARDS(见急性呼吸窘迫综合征)。

五、影像学改变

典型间质期肺水肿的 X 线表现主要为肺血管纹理模糊、增多,肺门阴影不清,肺透光度降低,肺小叶间隔增宽。两下肺肋膈角区可见 Kerley B 线,偶见 Kerley A 线。肺泡水肿主要为腺泡状致密阴影,弥漫分布或局限于一侧或一叶的不规则相互融合的模糊阴影,或呈肺门向外扩展逐渐变淡的蝴蝶状阴影。有时可伴少量胸腔积液。但肺含量增加 30% 以上才可出现上述表现。CT 和磁共振成像术可定量甚至区分肺充血和肺间质水肿,尤其是体位变化前后的对比检查更有意义。

六、诊断和鉴别诊断

根据病史、症状、体检和 X 线表现常可对肺水肿做出明确诊断,但需要肺含水量增多超过30% 时才可出现明显的 X 线变化,必要时可应用 CT 和磁共振成像术帮助早期诊断和鉴别诊断。热传导稀释法和血浆胶体渗透压-肺毛细血管楔压梯度测定可计算肺血管外含水量及判断有无肺水肿,但均需留置肺动脉导管,为创伤性检查。用 ^{99m}Tc-人血球蛋白微囊或 ^{113}In-运铁蛋白进行肺灌注扫描时,如果通透性增加可聚集在肺间质中,通透性增加性肺水肿尤其明显。此外,高压性肺水肿与常压性肺水肿在处理上有所不同,两者应加以鉴别(表 4-2)。

表 4-2　高压性肺水肿与常压性肺水肿鉴别

项目	高血压肺水肿	常压性肺水肿
病史	有心脏病史	无心脏病史,但有其他基础疾病史
体征	有心脏病体征	无心脏异常体征
发热和白细胞计数升高	较少	相对较多
X 线表现	自肺门向周围蝴蝶状浸润,肺上野血管影增深	肺门不大,两肺周围弥漫性小斑片阴影
水肿液性质	蛋白含量低	蛋白含量高
水肿液胶体渗透压/血浆胶体渗透压	<0.6	>0.7
肺毛细血管楔压	出现充血性心力衰竭静脉注射时 PCWP>2.4 kPa	≤1.6 kPa
肺动脉舒张压-肺毛细血管楔压差	<0.6 kPa	>0.6 kPa
利尿剂治疗效果	心影迅速缩小	心影无变化,且肺部阴影不能在 1～2 天内消散

七、高压性肺水肿治疗

(一)病因治疗

输液速度过快者应立即停止或减慢速度。尿毒症患者可用透析治疗。感染诱发者应立即应用恰当抗生素。毒气吸入者应立即脱离现场,给予解毒剂。麻醉剂过量摄入者应立即洗胃及给予对抗药。

(二)氧疗

肺水肿患者通常需要吸入较高浓度氧气才能改善低氧血症,最好用面罩给氧。湿化器内置 75%～95%乙醇或 10%硅酮有助于消除泡沫。

(三)吗啡

每剂 5～10 mg 皮下或静脉注射可减轻焦虑,并通过中枢性交感神经抑制作用降低周围血管阻力,使血液从肺循环转移到体循环,并可舒张呼吸道平滑肌,改善通气。对心源性肺水肿效果最好,但禁用于休克、呼吸抑制和慢性阻塞性肺疾病合并肺水肿者。

(四)利尿

静脉注射呋塞米 40～100 mg 或布美他尼 1 mg,可迅速利尿、减少循环血量和升高血浆胶体渗透压,减少微血管滤过液体量。此外静脉注射呋塞米还可扩张静脉,减少静脉回流,在利尿作用发挥前即可产生减轻肺水肿的作用。但不宜用于血容量不足者。

(五)血管舒张剂

血管舒张剂是治疗急性高压性肺水肿的有效药物,通过扩张静脉,促进血液向外周再分配,进而降低肺内促进液体滤出的驱动压。此外,还可扩张动脉、降低系统阻力(心脏后负荷),增加心排血量,其效果可在几分钟内出现。对肺水肿有效的血管舒张剂分别是静脉舒张剂、动脉舒张剂和混合性舒张剂。静脉舒张剂代表为硝酸甘油,以 $10\sim15$ $\mu g/min$ 的速度静脉给药,每 $3\sim5$ 分钟增加 $5\sim10$ μg 的剂量直到平均动脉压下降、肺血管压力达到一定的标准、头痛难以忍受或心绞痛减轻。混合性舒张剂代表为硝普钠,通常以 10 $\mu g/min$ 的速度静脉给药,每 $3\sim5$ 分钟增加 $5\sim10$ μg 的剂量直到达到理想效果。动脉舒张压不应<8.0 kPa(60 mmHg),收缩压峰值应该高于 12.0 kPa(90 mmHg),多数患者在 $50\sim100$ $\mu g/min$ 剂量时可以获得理想的效果。

(六)强心剂

强心剂主要适用于快速心房纤颤或扑动诱发的肺水肿。2 周内未用过洋地黄类药物者,可用毒毛花苷 K 0.25 mg 或毛花苷 C 0.4～0.8 mg 溶于葡萄糖内缓慢静脉注射,也可选用氨力农静脉滴注。

(七)β_2 受体激动剂

已有研究表明雾化吸入长效、短效 β_2 受体激动剂,如特布他林或沙美特罗可能有助于预防肺水肿或加速肺水肿的吸收和消散,但其疗效还有待于进一步验证。

(八)肾上腺糖皮质激素

对肺水肿的治疗价值存在分歧。一些研究表明,它能减轻炎症反应和微血管通透性,促进表面活性物质合成,增强心肌收缩力,降低外周血管阻力和稳定溶酶体膜。可应用于高原肺水肿、中毒性肺水肿和心肌炎合并肺水肿。通常用地塞米松 $20\sim40$ mg/d 或氢化可的松 $400\sim800$ mg/d 静脉注射,连续 $2\sim3$ 天,但不适合长期应用。

(九)减少肺循环血量

患者坐位,双腿下垂或四肢轮流扎缚静脉止血带,每 20 分钟轮番放松一肢体 5 分钟,可减少静脉回心血量。适用于输液超负荷或心源性肺水肿,禁用于休克和贫血患者。

(十)机械通气

出现低氧血症和/或 CO_2 潴留时,可经面罩或人工气道机械通气,辅以 $2.9\sim9.8$ kPa(3～10 cmH_2O)呼气末正压。可迅速改善气体交换和通气功能,但无法用于低血压和休克患者。

(孙庆英)

第五章 心内科常见病

第一节 原发性高血压

高血压是一种以体循环动脉压升高为主要表现的临床综合征,是最常见的心血管疾病。可分为原发性及继发性两大类。在绝大多数患者中,高血压的病因不明,称之为原发性高血压,又称高血压病,占总高血压患者的 95％以上;在不足 5％的患者中,血压升高是某些疾病的一种临床表现,本身有明确而独立的病因,称之为继发性高血压。

我国高血压的发病率较高,1991 年全国高血压的抽样普查显示,血压＞18.7/12.0 kPa(140/90 mmHg)的人占 13.49％,美国＞18.7/12.0 kPa(140/90 mmHg)的人占 24％。在我国高血压的致死率和致残率也较高。

我国高血压的知晓率、治疗率和控制率均较低。据 2000 年的资料,我国高血压的知晓率为26.3％,治疗率为 21.2％,控制率为 2.8％。

一、病因和发病机制

原发性高血压的病因尚未完全阐明,目前认为是在一定的遗传背景下多种后天环境因素作用使正常血压调节机制失代偿所致。

(一)遗传和基因因素

高血压病有明显的遗传倾向,据估计人群中至少 20％的血压变异是由遗传决定的。流行病学研究提示高血压发病有明显的家族聚集性。双亲无高血压、一方有高血压或双亲均有高血压,其子女高血压发生率分别为 3％、28％和 46％。单卵双生的同胞血压一致性较双卵双生同胞更为明显。

(二)环境因素

高血压可能是遗传易感性和环境因素相互影响的结果。体重超重、膳食中高盐和中度以上饮酒是国际上已确定且亦为我国的流行病学研究证实的与高血压发病密切相关的危险因素。

国人平均体重指数(BMI)中年男性和女性分别为 21.0～24.5 和 21～25,近 10 年国人的BMI 均值及超重率有增加的趋势。BMI 与血压呈显著相关,前瞻性研究表明,基线 BMI 每增加 1 kg/m^2,高血压的发生危险 5 年内增加 9％。每天饮酒量与血压呈线性相关。

膳食中钠盐摄入量与人群血压水平和高血压病患病率呈显著相关性。每天为满足人体生理平衡仅需摄入 0.5 g 氯化钠。国人食盐量每天北方为 12～18 g,南方为 7～8 g,高于西方国家。每人每天食盐平均摄入量增加 2 g,收缩压和舒张压分别增高 0.3 kPa(2.0 mmHg)和 0.2 kPa(1.2 mmHg)。我国膳食钙摄入量低于中位数人群中,膳食钠/钾比值亦与血压呈显著相关。

(三)交感神经活性亢进

交感神经活性亢进是高血压发病机制中的重要环节。动物实验表明,条件反射可形成狗的神经精神源性高血压。长期处于应激状态如从事驾驶员、飞行员、外科医师、会计师、电脑等职业者高血压的患病率明显增加。原发性高血压患者中约 40% 循环中儿茶酚胺水平升高。长期的精神紧张、焦虑、压抑等所致的反复应激状态及对应激的反应性增强,使大脑皮质下神经中枢功能紊乱,交感神经和副交感神经之间的平衡失调,交感神经兴奋性增加,其末梢释放儿茶酚胺增多。

(四)肾素-血管紧张素-醛固酮系统(RAAS)

人体内存在两种 RAAS,即循环 RAAS 和局部 RAAS。血管紧张素 Ⅱ(Ang Ⅱ)是循环 RAAS 的最重要成分,通过强有力的直接收缩小动脉或通过刺激肾上腺皮质球状带分泌醛固酮而扩大血容量,或通过促进肾上腺髓质和交感神经末梢释放儿茶酚胺,均可显著升高血压。此外,体内其他激素如糖皮质激素、生长激素、雌激素等升高血压的途径亦主要经 RAAS 而产生。近年来发现,很多组织,例如血管壁、心脏、中枢神经、肾脏肾上腺中均有 RAAS 各成分的 mRNA 表达,并有 Ang Ⅱ 受体和盐皮质激素受体存在。

引起 RAS 激活的主要因素:肾灌注减低,肾小管内液钠浓度减少,血容量降低,低钾血症,利尿药及精神紧张,寒冷,直立运动等。

目前认为,醛固酮在 RAAS 中占有不可缺少的重要地位。它具有依赖于 Ang Ⅱ 的一面,又有不完全依赖于 Ang Ⅱ 的独立作用,特别是在心肌和血管重塑方面。它除了受 Ang Ⅱ 的调节外,还受低钾、促肾上腺皮质激素(ACTH)等的调节。

(五)血管重塑

血管重塑既是高血压所致的病理改变,也是高血压维持的结构基础。血管壁具有感受和整合急、慢性刺激并做出反应的能力,其结构处于持续的变化状态。高血压伴发的阻力血管重塑包括营养性重塑和肥厚性重塑两类。血压因素、血管活性物质和生长因子及遗传因素共同参与了高血压血管重塑的过程。

(六)内皮细胞功能受损

血管管腔的表面均覆盖着内皮组织,其细胞总数几乎和肝脏相当,可看作人体内最大的脏器之一。内皮细胞不仅是一种屏障结构,而且具有调节血管舒缩功能、血流稳定性和血管重塑的重要作用。血压升高使血管壁剪切力和应力增加,去甲肾上腺素等血管活性物质增多,可明显损害内皮及其功能。内皮功能障碍可能是高血压导致靶器官损害及其合并症的重要原因。

(七)胰岛素抵抗

高血压病患者中约有半数存在胰岛素抵抗现象。胰岛素抵抗指的是机体组织对胰岛素作用敏感性和/或反应性降低的一种病理生理反应,还使血管对体内升压物质反应增强,血中儿茶酚胺水平增加。高胰岛素血症可影响跨膜阳离子转运,使细胞内钙升高,加强缩血管作用。此外,还可影响糖、脂代谢及脂质代谢。上述这些改变均能促使血压升高,诱发动脉粥样硬化病变。

二、病理解剖

高血压的主要病理改变是动脉的病变和左心室的肥厚。随着病程的进展,心、脑、肾等重要脏器均可累及,其结构和功能因此发生不同程度的改变。

(一)心脏

高血压病引起的心脏改变主要包括左心室肥厚和冠状动脉粥样硬化。血压升高和其他代谢内分泌因素引起心肌细胞体积增大和间质增生,使左心室体积和重量增加,从而导致左心室肥厚。血压升高和冠状动脉粥样硬化有密切的关系。冠状动脉粥样硬化病变的特点为动脉壁上出现纤维素性和纤维脂肪性斑块,并有血栓附着。随斑块的扩大和管腔狭窄的加重,可产生心肌缺血;斑块的破裂、出血及继发性血栓形成等可堵塞管腔造成心肌梗死。

(二)脑

脑小动脉尤其颅底动脉环是高血压动脉粥样硬化的好发部位,可造成脑卒中,颈动脉的粥样硬化可导致同样的后果。近半数高血压病患者脑内小动脉有许多微小动脉瘤,这是导致脑出血的重要原因。

(三)肾

高血压持续5～10年,即可引起肾脏小动脉硬化(弓状动脉硬化及小叶间动脉内膜增厚,入球小动脉玻璃样变),管壁增厚,管腔变窄,进而继发肾实质缺血性损害(肾小球缺血性皱缩、硬化,肾小管萎缩,肾间质炎性细胞浸润及纤维化),造成良性小动脉性肾硬化症。良性小动脉性肾硬化症发生后,由于部分肾单位被破坏,残存肾单位为代偿排泄废物,肾小球即会出现高压、高灌注及高滤过("三高"),而此"三高"又有两面性,若持续存在又会促使残存肾小球本身硬化,加速肾损害的进展,最终引起肾衰竭。

三、临床特点

(一)血压变化

高血压病初期血压呈波动性,血压可暂时性升高,但仍可自行下降和恢复正常。血压升高与情绪激动、精神紧张、焦虑及体力活动有关,休息或去除诱因血压便下降。随病情迁延,尤其是在并发靶器官损害或有合并症之后,血压逐渐呈稳定和持久升高,此时血压仍可波动,但多数时间血压处于正常水平以上,情绪和精神变化可使血压进一步升高,休息或去除诱因并不能使之有效下降和恢复正常。

(二)症状

大多数患者起病隐袭,症状缺如或不明显,仅在体检或因其他疾病就医时才被发现。有的患者可出现头痛、心悸、后颈部或颞部搏动感,还可表现为神经官能症状如失眠、健忘或记忆力减退、注意力不集中、耳鸣、情绪易波动或发怒及神经质等。病程后期心脑肾等靶器官受损或有合并症时,可出现相应的症状。

(三)合并症的表现

左心室肥厚的可靠体征为抬举性心尖冲动,表现为心尖冲动明显增强,搏动范围扩大及心尖冲动左移,提示左心室增大。主动脉瓣区第2心音可增加,带有金属音调。合并冠心病时可发生心绞痛,心肌梗死,甚至猝死。晚期可发生心力衰竭。

脑血管合并症是我国高血压病最为常见的合并症,年发病率为120/10万～180/10万,是急性心肌梗死的4～6倍。早期可有一过性脑缺血发作(TIA),还可发生脑血栓形成、脑栓塞(包括腔隙性脑梗死)、高血压脑病及颅内出血等。长期持久血压升高可引起良性小动脉性肾硬化症,从而导致肾实质的损害,可出现蛋白尿、肾功能损害,严重者可出现肾衰竭。

眼底血管被累及可出现视力进行性减退,严重高血压可促使形成主动脉夹层并破裂,常可致命。

四、实验室和特殊检查

(一)血压的测量

测量血压是诊断高血压和评估其严重程度的主要依据。目前评价血压水平的方法有以下3种。

1.诊所偶测血压

诊所偶测血压(简称"偶测血压")系由医护人员在标准条件下按统一的规范进行测量,是目前诊断高血压和分级的标准方法。应相隔 2 分钟重复测量,以 2 次读数平均值为准,如 2 次测量的收缩压或舒张压读数相差超过 0.7 kPa(5 mmHg),应再次测量,并取 3 次读数的平均值。

2.自测血压

采用无创半自动或全自动电子血压计在家中或其他环境中患者给自己或家属给患者测量血压,称为自测血压,它是偶测血压的重要补充,在诊断单纯性诊所高血压,评价降压治疗的效果,改善治疗的依从性等方面均极其有益。

3.动态血压监测

一般监测的时间为 24 小时,测压时间间隔白天为 30 分钟,夜间为 60 分钟。动态血压监测提供 24 小时,白天和夜间各时间段血压的平均值和离散度,可较为客观和敏感地反映患者的实际血压水平,且可了解血压的变异性和昼夜变化的节律性,估计靶器官损害与预后,比偶测血压更为准确。

动态血压监测的参考标准正常值:24 小时低于 17.3/10.7 kPa(130/80 mmHg),白天低于 18.0/11.3 kPa(135/85 mmHg),夜间低于 16.7/10.0 kPa(125/75 mmHg)。夜间血压均值一般较白天均值低 10%～20%。正常血压波动曲线形状如长柄勺,夜间 2～3 时处于低谷,凌晨迅速上升,上午 6～8 时和下午 4～6 时出现两个高峰,之后缓慢下降。早期高血压患者的动态血压曲线波动幅度较大,晚期患者波动幅度较小。

(二)尿液检查

肉眼观察尿的透明度、颜色,有无血尿;测比重、pH、蛋白和糖含量,并做镜检。尿比重降低(<1.010)提示肾小管浓缩功能障碍。正常尿液 pH 在 5.0～7.0。某些肾脏疾病如慢性肾炎并发的高血压可在血糖正常的情况下出现糖尿,系由于近端肾小管重吸收障碍引起。尿微量蛋白可采用放免法或酶联免疫法测定,其升高程度,与高血压病程及合并的肾功能损害有密切关系。尿转铁蛋白排泄率更为敏感。

(三)血液生化检查

测定血钾、尿素氮、肌酐、尿酸、空腹血糖、血脂,还可检测一些选择性项目如血浆肾素活性(PRA)、醛固酮。

(四)X 线胸片

早期高血压患者可无特殊异常,后期患者可见主动脉弓迂曲延长、左心室增大。X 线胸片对主动脉夹层、胸主动脉及腹主动脉缩窄有一定的帮助,但进一步确诊还需做相关检查。

(五)心电图检查

体表心电图对诊断高血压患者是否合并左心室肥厚、左心房(简称"左房")负荷过重和心律失常有一定帮助。心电图诊断左心室肥厚的敏感性不如超声心动图,但对评估预后有帮助。

(六)超声心动图(UCG)检查

UCG能可靠地诊断左心室肥厚,其敏感性较心电图高7~10倍。左心室重量指数(LVMI)是一项反映左心肥厚及其程度的较为准确的指标,与病理解剖的符合率和相关性较高。UCG还可评价高血压患者的心脏功能,包括收缩功能、舒张功能。如疑有颈动脉、外周动脉和主动脉病变,应做血管超声检查;疑有肾脏疾病的患者,应做肾脏B超。

(七)眼底检查

眼底检查可发现眼底的血管病变和视网膜病变。血管病变包括变细、扭曲、反光增强、交叉压迫及动静脉比例降低。视网膜病变包括出血、渗出、视盘水肿等。高血压眼底改变可分为4级。

Ⅰ级:视网膜小动脉出现轻度狭窄、硬化、痉挛和变细。

Ⅱ级:小动脉呈中度硬化和狭窄,出现动脉交叉压迫症,视网膜静脉阻塞。

Ⅲ级:动脉中度以上狭窄伴局部收缩,视网膜有棉絮状渗出、出血和水肿。

Ⅳ级:视盘水肿并有Ⅲ级眼底的各种表现。

高血压眼底改变与病情的严重程度和预后相关。Ⅲ和Ⅳ级眼底,是急进型和恶性高血压诊断的重要依据。

五、诊断和鉴别诊断

高血压患者应进行全面的临床评估。评估的方法是详细询问病史、做体格检查和实验室检查,必要时还要进行一些特殊的器械检查。

(一)诊断标准和分类

如表5-1所示,根据1999年世界卫生组织高血压专家委员会(WHO/ISH)确定的标准和中国高血压防治指南(1999年10月)的规定,18岁以上成年人高血压定义:在未服抗高血压药物的情况下收缩压≥18.7 kPa(140 mmHg)和/或舒张压≥12.0 kPa(90 mmHg)。患者既往有高血压史,目前正服用抗高血压药物,血压虽已低于18.7/12.0 kPa(140/90 mmHg),也应诊断为高血压;患者收缩压与舒张压属于不同的级别时,应按两者中较高的级别分类。

表5-1 1999年WHO血压水平的定义和分类

类别	收缩压/mmHg	舒张压/mmHg
理想血压	<120	<80
正常血压	<120	<85
正常高值	130~139	85~89
1级高血压(轻度)	140~159	90~99
亚组:临界高血压	140~149	90~94
2级高血压(中度)	160~179	100~109
3级高血压(重度)	≥180	≥110
单纯收缩期高血压	≥140	<90
亚组:临界收缩期高血压	140~149	<90

注:1 mmHg=0.133 kPa。

(二)高血压的危险分层

高血压是脑卒中和冠心病的独立危险因素。高血压病患者的预后和治疗决策不仅要考虑血压水平,还要考虑到心血管疾病的危险因素、靶器官损害和相关的临床状况,并可根据某几项因素合并存在时对心血管事件绝对危险的影响,做出危险分层的评估,即将心血管事件的绝对危险性分为4类:低危、中危、高危和极高危。在随后的10年中发生一种主要心血管事件的危险性低危组、中危组、高危组和极高危组分别为低于15%、15%~20%、20%~30%和高于30%(见表5-2)。

表5-2　影响预后的因素

心血管疾病的危险因素	靶器官损害	合并的临床情况
用于危险性分层的危险因素: 1.收缩压和舒张压的水平(1~3级) 2.男性>55岁 3.女性>65岁 4.吸烟 5.胆固醇>5.72 mmol/L(2.2 mg/dL) 6.糖尿病 7.早发心血管疾病家族史(发病年龄<55岁,女<65岁) 加重预后的其他因素: 1.高密度脂蛋白胆固醇降低 2.低密度脂蛋白胆固醇升高 3.糖尿病伴微量清蛋白尿 4.葡萄糖耐量减低 5.肥胖 6.以静息为主的生活方式 7.血浆纤维蛋白原增高	1.左心室肥厚(心电图、超声心动图或X线) 2.蛋白尿和/或血浆肌酐水平升高106~177 μmol/L(1.2~2.0 mg/dL) 3.超声或X线证实有动脉粥样硬化斑块(颈、髂、股或主动脉) 4.视网膜普遍或灶性动脉狭窄	脑血管疾病: 1.缺血性脑卒中 2.脑出血 3.短暂性脑缺血发作(TIA) 心脏疾病: 1.心肌梗死 2.心绞痛 3.冠状动脉血运重建 4.充血性心力衰竭 肾脏疾病: 1.糖尿病肾病 2.肾衰竭(血肌酐水平>177 μmol/L或2.0 mg/dL) 血管疾病: 1.夹层动脉瘤 2.症状性动脉疾病 3.重度高血压性视网膜病变:出血或渗出、视盘水肿

高血压危险分层的主要根据是弗明翰研究中心的平均年龄60岁(45~80岁)患者随访10年心血管疾病死亡、非致死性脑卒中和心肌梗死的资料。但西方国家高血压人群中并发的脑卒中发病率相对较低,而心力衰竭或肾脏疾病较常见,故这一危险性分层仅供我们参考(见表5-3)。

表5-3　高血压病的危险分层

危险因素和病史	血压(kPa)		
	1级	2级	3级
Ⅰ 无其他危险因素	低危	中危	高危
Ⅱ 1~2危险因素	中危	中危	极高危
Ⅲ ≥3个危险因素或靶器官损害或糖尿病	高危	高危	极高危
Ⅳ 并存的临床情况	极高危	极高危	极高危

(三)鉴别诊断

在确诊高血压病之前应排除各种类型的继发性高血压,因为有些继发性高血压的病因可消除,其原发疾病治愈后,血压即可恢复正常。常见的继发性高血压有下列几种类型。

1.肾实质性疾病

慢性肾小球肾炎、慢性肾盂肾炎、多囊肾和糖尿病肾病等均可引起高血压。这些疾病早期均有明显的肾脏病变的临床表现,在病程的中后期出现高血压,至终末期肾病阶段高血压几乎都和肾功能不全相伴发。因此,根据病史、尿常规和尿沉渣细胞计数不难与原发性高血压的肾脏损害相鉴别。肾穿刺病理检查有助于诊断慢性肾小球肾炎;多次尿细菌培养和静脉肾盂造影对诊断慢性肾盂肾炎有价值。糖尿病肾病者均有多年糖尿病史。

2.肾血管性高血压

单侧或双侧肾动脉主干或分支病变可导致高血压。肾动脉病变可为先天性或后天性。先天性肾动脉狭窄主要为肾动脉肌纤维发育不良所致;后天性狭窄由大动脉炎、肾动脉粥样硬化、动脉内膜纤维组织增生等病变所致。此外,肾动脉周围粘连或肾蒂扭曲也可导致肾动脉狭窄。此病在成人高血压中不足 1%,但在骤发的重度高血压和临床上有可疑诊断线索的患者中则有较高的发病率。如有骤发的高血压并迅速进展至急进性高血压、中青年尤其是 30 岁以下的高血压且无其他原因、腹部或肋脊角闻及血管杂音,提示肾血管性高血压的可能。可疑病例可做肾动脉多普勒超声、口服卡托普利激发后做同位素肾图和肾素测定、肾动脉造影,数字减影血管造影术(DSA),有助于做出诊断。

3.嗜铬细胞瘤

嗜铬细胞瘤 90% 位于肾上腺髓质,右侧多于左侧。交感神经节和体内其他部位的嗜铬组织也可发生此病。肿瘤释放出大量儿茶酚胺,引起血压升高和代谢紊乱。高血压可为持续性,亦可呈阵发性。阵发性高血压发作的持续时间从十多分钟至数天,间歇期亦长短不等。发作频繁者一天可数次。发作时除血压骤然升高外,还有头痛、心悸、恶心、多汗、四肢冰冷和麻木感、视力减退、上腹或胸骨后疼痛等。典型的发作可由于情绪改变如兴奋、恐惧、发怒而诱发。年轻人难以控制的高血压,应注意与此病相鉴别。此病如表现为持续性高血压则难与原发性高血压相鉴别。血和尿儿茶酚胺及其代谢产物香草基杏仁酸(VMA)的测定、酚妥拉明试验、胰高血糖素激发试验、可乐定抑制试验、甲氧氯普胺试验有助于做出诊断。超声、放射性核素及电子计算机 X 线体层显像(CT)、磁共振显像可显示肿瘤的部位。

4.原发性醛固酮增多症

病因为肾上腺肿瘤或增生所致的醛固酮分泌过多,典型的症状和体征见以下 3 个方面。

(1)轻至中度高血压。

(2)多尿尤其夜尿增多、口渴、尿比重下降、碱性尿和蛋白尿。

(3)发作性肌无力或瘫痪、肌痛、抽搐或手足麻木感等。

凡高血压者合并上述 3 项临床表现,并有低钾血症、高血钠性碱中毒而无其他原因可解释的,应考虑此病之可能。实验室检查可发现血和尿醛固酮升高,血浆肾素降低、尿醛固酮排泄增多等。

5.库欣综合征

库欣综合征为肾上腺皮质肿瘤或增生分泌糖皮质激素过多所致。除高血压外,有向心性肥胖、满月脸、水牛背、皮肤紫纹、毛发增多、血糖增高等特征,诊断一般并不困难。24 小时尿中 17-羟及 17-酮类固醇增多,地塞米松抑制试验及肾上腺皮质激素兴奋试验阳性有助于诊断。颅内蝶鞍 X 线检查、肾上腺 CT 扫描及放射性碘化胆固醇肾上腺扫描可用于病变定位。

6.主动脉缩窄

主动脉缩窄多数为先天性血管畸形,少数为多发性大动脉炎所引起。特点为上肢血压增高而下肢血压不高或降低,呈上肢血压高于下肢血压的反常现象。肩胛间区、胸骨旁、腋部可有侧支循环动脉的搏动和杂音或腹部听诊有血管杂音。胸部 X 线摄影可显示肋骨受侧支动脉侵蚀引起的切迹。主动脉造影可确定诊断。

六、治疗

(一)高血压患者的评估和监测程序

如图 5-1 所示,确诊高血压病的患者应根据其危险因素、靶器官损害及相关的临床情况做出危险分层。高危和极高危患者应立即开始用药物治疗。中危和低危患者则先监测血压和其他危险因素,而后再根据血压状况决定是否开始药物治疗。

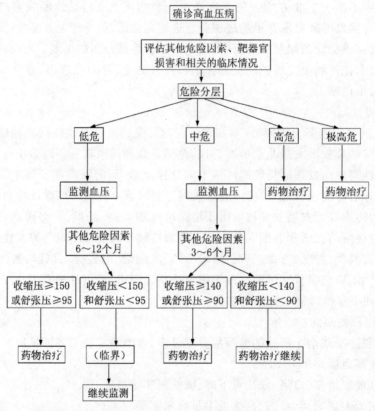

图 5-1　高血压病患者评估和处理程序(血压单位为 mmHg,1 mmHg≈0.133 kPa)

(二)降压的目标

根据新指南的精神,中青年高血压患者血压应降至 17.3/11.3 kPa(130/85 mmHg)以下。有研究表明,舒张压达到较低目标血压组的糖尿病患者,其心血管病危险明显降低,故伴糖尿病者应把血压降至 17.3/10.7 kPa(130/80 mmHg)以下;高血压合并肾功能不全、尿蛋白超过 1 g/24 h,至少应将血压降至 17.3/10.7 kPa(130/80 mmHg),甚至 16.7/10.0 kPa(125/75 mmHg)以下;老年高血压患者的血压应控制在 18.7/12.0 kPa(140/90 mmHg)以下,且尤应重视降低收缩压。

(三)非药物治疗

高血压应采取综合措施治疗,任何治疗方案都应以非药物疗法为基础。积极有效的非药物治疗可通过多种途径干扰高血压的发病机制,起到一定的降压作用,并有助于减少靶器官损害的发生。非药物治疗的具体内容包括以下几项。

1.戒烟

吸烟所致的加压效应使高血压合并症如脑卒中、心肌梗死和猝死的危险性显著增加,并降低或抵消降压治疗的疗效,加重脂质代谢紊乱,降低胰岛素敏感性,减弱内皮细胞依赖性血管扩张效应和增加左心室肥厚的倾向。戒烟对心血管的良好益处,任何年龄组在戒烟1年后即可显示出来。

2.戒酒或限制饮酒

戒酒和减少饮酒可使血压显著降低。

3.减轻和控制体重

体重减轻10%,收缩压可降低0.8 kPa(6.6 mmHg)。超重10%以上的高血压患者体重减少5 kg,血压便明显降低,且有助于改善伴发的危险因素如糖尿病、高脂血症、胰岛素抵抗和左心室肥厚。新指南中建议体重指数(kg/m^2)应控制在24以下。

4.合理膳食

按WHO的建议,钠摄入每天应少于2.4 g(相当于氯化钠6 g)。通过食用含钾丰富的水果(如香蕉、橘子)和蔬菜(如油菜、苋菜、香菇、大枣等),增加钾的摄入。要减少膳食中的脂肪,适量补充优质蛋白质。

5.增加体力活动

根据新指南提供的参考标准,常用运动强度指标可用运动时的最大心率达到180次/分或170次/分减去平时心率,如要求精确则采用最大心率的60%～85%作为运动适宜心率。运动频度一般要求每周3～5次,每次持续20～60分钟即可。中老年高血压患者可选择步行、慢跑、上楼梯、骑自行车等。

6.减轻精神压力,保持心理平衡

长期精神压力和情绪忧郁既是导致高血压,又是降压治疗效果欠佳的重要原因。应对患者作耐心的劝导和心理疏导,鼓励其参加体育、文化和社交活动,鼓励高血压患者保持宽松、平和、乐观的健康心态。

(四)初始降压治疗药物的选择

高血压病的治疗应采取个体化的原则。应根据高血压危险因素、靶器官损害及合并疾病等情况选择初始降压药物。

(五)高血压病的药物治疗

1.药物治疗原则

(1)采用最小的有效剂量以获得可能有的疗效而使不良反应减至最小。

(2)为了有效防止靶器官损害,要求一天24小时内稳定降压,并能防止从夜间较低血压到清晨血压突然升高而导致猝死、脑卒中和心脏病发作。要达到此目的,最好使用每天一次给药而有持续降压作用的药物。

(3)单一药物疗效不佳时不宜过多增加单种药物的剂量,而应及早采用两种或两种以上药物联合治疗,这样有助于提高降压效果而不增加不良反应。

(4)判断某一种或几种降压药物是否有效及是否需要更改治疗方案时,应充分考虑该药物达到最大疗效所需的时间。在药物发挥最大效果前过于频繁地改变治疗方案是不合理的。

(5)高血压病是一种终身性疾病,一旦确诊后应坚持终身治疗。

2.降压药物的选择

目前临床常用的降压药物有许多种类。无论选用何种药物,其治疗目的均是将血压控制在理想范围,预防或减轻靶器官损害。降压药物的选用应根据治疗对象的个体情况、药物的作用、代谢、不良反应和药物的相互作用确定。

3.临床常用的降压药物

临床常用的药物主要有六大类:利尿药、α_1受体阻滞剂、钙通道阻滞剂、血管紧张素转换酶抑制剂(ACEI)、β受体阻滞剂及血管紧张素Ⅱ受体拮抗剂。降压药物的疗效和不良反应情况个体间差异很大,临床应用时要充分注意。具体选用哪一种或几种药物就参照前述的用药原则全面考虑。

(1)利尿药:此类药物可减少细胞外液容量、降低心排血量,并通过利钠作用降低血压。降压作用较弱,起作用较缓慢,但与其他降压药物联合应用时常有相加或协同作用,常可作为高血压的基础治疗。螺内酯不仅可以降压,而且能抑制心肌及血管的纤维化。

种类和应用方法:有噻嗪类、保钾利尿药和襻利尿药3类。降压治疗中比较常用的利尿药有下列几种:氢氯噻嗪12.5～25.0 mg,每天一次;阿米洛利5～10 mg,每天一次;吲达帕胺1.25～2.50 mg,每天一次;氯噻酮12.5～25.0 mg,每天一次;螺内酯20 mg,每天一次;氨苯蝶啶25～50 mg,每天一次。在少数情况下用呋塞米20～40 mg,每天2次。

主要适应证:利尿药可作为无并发症高血压患者的首选药物,主要适用于轻中度高血压,尤其是老年高血压包括老年单纯性收缩期高血压、肥胖及并发心力衰竭患者。襻利尿药作用迅速,肾功能不全时应用较多。

注意事项:利尿药应用可降低血钾,尤以噻嗪类和呋塞米为明显,长期应用者应适量补钾(每天1～3 g),并鼓励多吃水果和富含钾的绿色蔬菜。此外,噻嗪类药物可干扰糖、脂和尿酸代谢,故应慎用于糖尿病和血脂代谢失调者,禁用于痛风患者。保钾利尿药因可升高血钾,应尽量避免与ACEI合用,禁用于肾功能不全者。利尿药的不良反应与剂量密切相关,故宜采用小剂量。

(2)β受体阻滞剂:通过减慢心率、减低心肌收缩力、降低心排血量、减低血浆肾素活性等多种机制发挥降压作用。其降压作用较弱,起效时间较长(1～2周)。

主要适应证:主要适用于轻中度高血压,尤其是在静息时心率较快(>80次/分)的中青年患者,也适用于高肾素活性的高血压、伴心绞痛或心肌梗死后及伴室上性快速心律失常者。

种类和应用方法:常用于降压治疗的β_1受体阻滞剂有美托洛尔25～50 mg,每天1～2次;阿替洛尔25 mg,每天1～2次;比索洛尔2.5～10.0 mg,每天1次。选择性α_1受体阻滞剂和非选择性β受体阻滞剂有:拉贝洛尔每次0.1 g,每天3～4次,以后按需增至0.6～0.8 g,重症高血压可达每天1.2～2.4 g;卡维地洛6.25～12.50 mg,每天2次。拉贝洛尔和美托洛尔均有静脉制剂,可用于重症高血压或高血压危象而需要较迅速降压治疗的患者。

注意事项:常见的不良反应有疲乏和肢体冷感,可出现躁动不安、胃肠功能不良等。还可能影响糖代谢、脂代谢,因此伴有心脏传导阻滞、哮喘、慢性阻塞性肺部疾病及周围血管疾病患者应列为禁忌;因此类药可掩盖低血糖反应,因此应慎用于胰岛素依赖性糖尿病患者。长期应用者突然停药可发生反跳现象,即原有的症状加重、恶化或出现新的表现,较常见有血压反跳性升高,伴头痛、焦虑、震颤、出汗等,称之为撤药综合征。

(3)钙通道阻滞剂(CCB):主要通过阻滞细胞质膜的钙离子通道、松弛周围动脉血管的平滑肌,使外周血管阻力下降而发挥降压作用。

主要适应证:可用于各种程度的高血压,尤其是老年高血压、伴冠心病心绞痛、周围血管病、糖尿病或糖耐量异常妊娠期高血压及合并有肾脏损害的患者。

种类和应用方法:应优先考虑使用长效制剂如非洛地平缓释片 2.5～5.0 mg,每天 1 次;硝苯地平控释片 30 mg,每天 1 次;氨氯地平 5 mg,每天 1 次;拉西地平 4 mg,每天 1～2 次;维拉帕米缓释片 120～240 mg,每天 1 次;地尔硫草缓释片 90～180 mg,每天 1 次。由于有诱发猝死之嫌,速效二氢吡啶类钙通道阻滞剂的临床使用正在逐渐减少,而提倡应用长效制剂。其价格一般较低廉,在经济条件落后的农村及边远地区速效制剂仍不失为一种可供选择的抗高血压药物,可使用硝苯地平或尼群地平普通片剂 10 mg,每天 2～3 次。

注意事项:主要不良反应为血管扩张所致的头痛、颜面潮红和踝部水肿,发生率在 10% 以下,需要停药的只占极少数。踝部水肿是毛细血管前血管扩张而非水、钠潴留所致。硝苯地平的不良反应较明显且可引起反射性心率加快,但若从小剂量开始逐渐加大剂量,可明显减轻或减少这些不良反应。非二氢吡啶类对传导功能及心肌收缩力有负性影响,因此禁用于心脏传导阻滞和心力衰竭时。

(4)血管紧张素转换酶抑制剂(ACEI):通过抑制血管紧张素转换酶使血管紧张素 II 生成减少,并抑制缓激肽,使缓激肽降解。这类药物可抑制循环和组织的 RAAS,减少神经末梢释放去甲肾上腺素和血管内皮形成内皮素;还可作用于缓激肽系统,抑制缓激肽降解,增加缓激肽和扩张血管的前列腺素的形成。这些作用不仅能有效降低血压,而且具有靶器官保护的功能。

ACEI 对糖代谢和脂代谢无影响,血浆尿酸可能降低。即使合用利尿药亦可维持血钾稳定,因 ACEI 可防止利尿药所致的继发性高醛固酮血症。此外,ACEI 在产生降压作用时不会引起反射性心动过速。

种类和应用方法:常用的 ACEI 有卡托普利 25～50 mg,每天 2～3 次;依那普利 5～10 mg,每天 1～2 次;贝那普利 5～20 mg,雷米普利 2.5～5.0 mg,培哚普利 4～8 mg,西拉普利 2.5～10.0 mg,福辛普利 10～20 mg,均每天 1 次。

主要适应证:ACEI 可用来治疗轻中度或严重高血压,尤其适用于伴左心室肥厚、左心室功能不全或心力衰竭、糖尿病并有微量蛋白尿、肾脏损害(血肌酐<265 μmol/L)并有蛋白尿等患者。本药还可安全地使用于伴有慢性阻塞性肺部疾病或哮喘、周围血管疾病或雷诺现象、抑郁症及胰岛素依赖性糖尿病患者。

注意事项:最常见不良反应为持续性干咳,发生率为 3%～22%。多见于用药早期(数天至几周),亦可出现于治疗的后期,其机制可能由于 ACEI 抑制了激肽酶 II,使缓激肽的作用增强和前列腺素形成。症状不重应坚持服药,半数可在 2～3 月内咳嗽消失。改用其他 ACEI,咳嗽可能不出现。福辛普利和西拉普利引起干咳少见。其他可能发生不良反应有低血压、高钾血症、血管神经性水肿(偶尔可致喉痉挛、喉或声带水肿)、皮疹及味觉障碍。

双侧肾动脉狭窄或单侧肾动脉严重狭窄、合并高血钾血症或严重肾衰竭等患者 ACEI 应列为禁忌。因有致畸危险也不能用于合并妊娠的妇女。

(5)血管紧张素 II 受体拮抗剂(ARB):这类药物可选择性阻断 Ang II 的 I 型受体而起作用,具有 ACEI 相似的血流动力学效应。从理论上讲,其比 ACEI 存在如下优点:①作用不受 ACE

基因多态性的影响。②还能抑制非 ACE 催化产生的 Ang Ⅱ 的致病作用。③促进 Ang Ⅱ 与血管紧张素 Ⅱ 型受体（AT₂）结合发挥"有益"效应。这 3 项优点结合起来将可能使 ARB 的降血压及对靶器官保护作用更有效，但需要大规模的临床试验进一步证实，目前尚无循证医学的证据表明 ARB 的疗效优于或等同于 ACEI。

种类和应用方法：目前在国内上市的 ARB 有 3 类。第一、二、三代分别为氯沙坦、缬沙坦、依贝沙坦。氯沙坦 50～100 mg，每天 1 次，氯沙坦和小剂量氢氯噻嗪（25 mg/d）合用，可明显增强降压效应；缬沙坦 80～160 mg，每天 1 次；依贝沙坦 150 mg，每天 1 次；替米沙坦 80 mg，每天 1 次；坎地沙坦 1 mg，每天 1 次。

主要适应证：适用对象与 ACEI 相同。目前主要用于 ACEI 治疗后发生干咳等不良反应且不能耐受的患者。氯沙坦有降低血尿酸作用，尤其适用于伴高尿酸血症或痛风的高血压患者。

注意事项：此类药物的不良反应轻微而短暂，因不良反应需中止治疗者极少。不良反应为头晕、与剂量有关的直立性低血压、皮疹、血管神经性水肿、腹泻、肝功能异常、肌痛和偏头痛等。禁用对象与 ACEI 相同。

（6）α₁ 受体阻滞剂：这类药可选择性阻滞血管平滑肌突触后膜 α₁ 受体，使小动脉和静脉扩张，外周阻力降低。长期应用对糖代谢并无不良影响，且可改善脂代谢，升高 HDL-C 水平，还能减轻前列腺增生患者的排尿困难，缓解症状。降压作用较可靠，但是否与利尿药、受体阻滞剂一样具有降低病死率的效益，尚不清楚。

种类和应用方法：常用制剂有哌唑嗪 1 mg，每天 1 次；多沙唑嗪 1～6 mg，每天 1 次；特拉唑嗪 1～8 mg，每天 1 次；苯哌地尔 25～50 mg，每天 2 次。

适应证：目前一般用于轻中度高血压，尤其适用于伴高脂血症或前列腺肥大患者。

注意事项：主要不良反应为"首剂现象"，多见于首次给药后 30～90 分钟，表现为严重的直立性低血压、眩晕、晕厥、心悸等，系由于内脏交感神经的收缩血管作用被阻滞后，静脉舒张使回心血量减少。首剂现象以哌唑嗪较多见，特拉唑嗪较少见。合用 β 受体阻滞剂、低钠饮食或曾用过利尿药者较易发生。防治方法是首剂量减半，临睡前服用，服用后平卧或半卧休息 60～90 分钟，并在给药前至少一天停用利尿药。其他不良反应有头痛、嗜睡、口干、心悸、鼻塞、乏力、性功能障碍等，常可在连续用药过程中自行减轻或缓解。有研究表明哌唑嗪能增加高血压患者的病死率，因此现在临床上已很少应用。

（六）降压药物的联合应用

降压药物的联合应用已公认为是较好和合理的治疗方案。

1.联合用药的意义

研究表明，单药治疗使高血压患者血压达标（<140/90 mmHg 或 18.7/12.0 kPa）比率仅为 40%～50%，而两种药物的合用可使 70%～80% 的患者血压达标。HOT 试验结果表明，达到预定血压目标水平的患者中，采用单一药物、两药合用或三药合用的患者分别占 30%～40%、40%～50% 和少于 10%，处于联合用药状态约占 68%。

联合用药可减少单一药物剂量，提高患者的耐受性和依从性。单药治疗如效果欠佳，只能加大剂量，这就增加不良反应发生的危险性，且有的药物随剂量增加，不良反应增大的危险性超过了降压作用增加的效益，亦即药物的危险/效益比转向不利的一面。联合用药可避免此种两难局面。

联合用药还可使不同的药物互相取长补短，有可能减轻或抵消某些不良反应。任何药物在长期治疗中均难以完全避免其不良反应,如β受体阻滞剂的减慢心率作用,CCB可引起踝部水肿和心率加快。这些不良反应如能选择适当的合并用药就有可能被矫正或消除。

2.利尿药为基础的两种药物联合应用

大型临床试验表明,噻嗪类利尿药可与其他降压药有效地合用,故在需要合并用药时利尿药可作为基础药物。常采用下列合用方法。

(1)利尿药＋ACEI或血管紧张素Ⅱ受体拮抗剂:利尿药的不良反应是激活肾素-血管紧张素醛固酮(RAAS),造成一系列不利于降低血压的负面作用。然而,这反而增强了ACEI或血管紧张素Ⅱ受体拮抗剂对RAAS的阻断作用,亦即这两种药物通过利尿药对RAAS的激活,可产生更强有力的降压效果。此外,ACEI和血管紧张素Ⅱ受体拮抗剂由于可使血钾水平稍上升,从而能防止利尿药长期应用所致的电解质紊乱,尤其是低血钾等不良反应。

(2)利尿药＋β受体阻滞剂或α₁受体阻滞剂:β受体阻滞剂可抵消利尿药所致的交感神经兴奋和心率增快作用,而噻嗪类利尿药又可消除β受体阻滞剂或α₁受体阻滞剂的促肾滞钠作用。此外,在对血管的舒缩作用上噻嗪类利尿药可加强α₁受体阻滞剂的扩血管效应,而抵消β受体阻滞剂的缩血管作用。

3.CCB为基础的两药合用

我国临床上初治药物中仍以CCB最为常用。国人对此类药一般均有良好反应,CCB为基础的联合用药在我国有广泛的基础。

(1)CCB＋ACEI:前者具有直接扩张动脉的作用,后者通过阻断RAAS和降低交感活性,既扩张动脉,又扩张静脉,故两药在扩张血管上有协同降压作用。二氢吡啶类CCB产生的踝部水肿可被ACEI消除。两药在心肾和血管保护上,在抗增殖和减少蛋白尿上亦均有协同作用。此外,ACEI可阻断CCB所致反射性交感神经张力增加和心率加快的不良反应。

(2)二氢吡啶类CCB＋β受体阻滞剂:前者具有的扩张血管和轻度增加心排血量的作用,正好抵消β-受体阻滞剂的缩血管及降低心排血量作用。两药对心率的相反作用可使患者心率不受影响。

4.其他的联合应用方法

如两药合用仍不能奏效,可考虑采用3种药物合用,例如噻嗪类利尿药加ACEI加水溶性β受体阻滞剂(阿替洛尔),或噻嗪类利尿药加ACEI加CCB,以及利尿药加β受体阻滞剂加其他血管扩张剂(肼屈嗪)。

七、高血压危象

(一)定义和分类

临床已经有许多不同的名词被用于血压重度急性升高的情况。但多数研究者将高血压急症定义为收缩压或舒张压急剧增高(如舒张压增高到16.0 kPa或120 mmHg或以上),同时伴有中枢神经系统、心脏或肾脏等靶器官损伤。高血压急症较少见,此类患者需要在严密监测下通过静脉给药的方法使血压立即降低。与高血压急症不同,如果患者的血压重度增高,但无急性靶器官损害的证据,则定义为高血压次急症。对此类患者,需在48小时内使血压逐渐下降。两者统称为高血压危象(见表5-4)。

表 5-4　高血压危象的分类

高血压急症	高血压次急症
高血压脑病	进急性恶性高血压
颅内出血	循环中儿茶酚胺水平过高
动脉硬化栓塞性脑梗死	降压药物的撤药综合征
急性肺水肿	服用拟交感神经药物
急性冠脉综合征	食物或药物与单胺氧化酶抑制剂相互作用
急性主动脉夹层	围术期高血压
急性肾衰竭	
肾上腺素能危象	
子痫	

(二)临床表现

高血压危象的症状和体征的轻重往往因人而异。一般症状可有出汗、潮红、苍白、眩晕、濒死感、耳鸣、鼻出血;心脏症状可有心悸、心律失常、胸痛、呼吸困难、肺水肿;脑部症状可有头痛、头晕、恶心、眩目、局部症状、痛性痉挛、昏迷等;肾脏症状有少尿、血尿、蛋白尿、电解质紊乱、氮质血症、尿毒症;眼部症状有闪光、点状视觉、视物模糊、视觉缺陷、复视、失明。

(三)高血压危象的治疗

1.治疗的一般原则

对高血压急症患者,需在 ICU 中严密监测(必要时进行动脉内血压监测),通过静脉给药迅速控制血压(但并非降至正常水平)。对高血压次急症患者,应在 24～48 小时逐渐降低血压(通常给予口服降压药)。

静脉用药控制血压的即刻目标是在 30～60 分钟将舒张压降低 10％～15％,或降到14.7 kPa(110 mmHg)左右。对急性主动脉夹层患者,应 15～30 分钟达到这一目标。以后用口服降压药维持。

2.高血压急症的治疗

导致高血压急症的疾病基础很多。目前有多种静脉用药可作降压之用(见表 5-5)。

表 5-5　高血压急症静脉用药的选择

症状	药物选择
急性肺水肿	硝普钠或乌拉地尔,与硝酸甘油和一种襻利尿药合用
急性心肌缺血	柳胺苄心定或美托洛尔,与硝酸甘油合用。如血压控制不满意,可加用尼卡地平或非诺多泮
脑卒中	柳胺苄心定、尼卡地平或非诺多泮
急性主动脉夹层	柳胺苄心定、硝普钠加美托洛尔
子痫	肼屈嗪,亦可选用柳胺苄心定或尼卡地平
急性肾衰竭/微血管性贫血	非诺多泮或尼卡地平
儿茶酚胺危象	尼卡地平、维拉帕米或非诺多泮

(1)高血压脑病:高血压脑病的首选治疗包括静脉注射硝普钠、柳胺苄心定、乌拉地尔或尼卡地平。

（2）脑血管意外：对任何种类的急性脑卒中患者给予紧急降压治疗所能得到的益处目前还都是推测性的，还缺少充分的临床和实验研究证据。①颅内出血：血压小于 24.0/14.0 kPa（180/105 mmHg）无须降压。血压大于 30.7/16.0 kPa（230/120 mmHg）可静脉给予柳胺苄心定、拉贝洛尔、硝普钠、乌拉地尔。血压在 24.0～30.7/20.0～16.0 kPa（180～230/150～120 mmHg）可静脉给药，也可口服给药。②急性缺血性脑卒中（中风）：参照颅内出血的治疗。

（3）急性主动脉夹层：一旦确定为主动脉夹层的诊断，即应力图在 15～30 分钟内使血压降至最低可以耐受的水平（保持足够的器官灌注）。最初的治疗应包括联合使用静脉硝普钠和一种静脉给予的 β 受体阻滞剂，其中美托洛尔最为常用。尼卡地平或非诺多泮也可使用。柳胺苄心定兼有 α- 和 β 受体阻滞作用，可作为硝普钠和 β 受体阻滞剂联合方案的替代。另外，地尔硫草静脉滴注也可用于主动脉夹层。

（4）急性左心室衰竭和肺水肿：严重高血压可诱发急性左心室衰竭。在这种情况下，可给予扩血管药如硝普钠直接减轻心脏后负荷。也可选用硝酸甘油。

（5）冠心病和急性心肌梗死：静脉给予硝酸甘油是这种高血压危象时的首选药物。次选药为柳胺苄心定，静脉给予。如血压控制不满意，可加用尼卡地平或非诺多泮。

（6）围术期高血压：降压药物的选用应根据患者的背景情况，在密切观察下可选用乌拉地尔、柳胺苄心定、硝普钠和硝酸甘油等。

（7）子痫：近年来，在舒张压超过 15.3 kPa（115 mmHg）或发生子痫时，传统上采用肼屈嗪静脉注射，此药能有效降低血压而不减少胎盘血流。现今在有重症监护的条件下，静脉给予柳胺苄心定和尼卡地平被认为更安全有效。如惊厥出现或迫近，可注射硫酸镁。

（孙庆英）

第二节 继发性高血压

继发性高血压也称症状性高血压，是指由一定的基础疾病引起的高血压，占所有高血压患者的 1%～5%。由于继发性高血压的出现与某些确定的疾病和原因有关，一旦这些原发疾病（如原发性醛固酮增多症、嗜铬细胞瘤、肾动脉狭窄等）治愈后，高血压即可消失。所以临床上，对一个高血压患者（尤其是初发病例），应给予全面详细评估，以发现有可能的继发性高血压的病因，以利于进一步治疗。

一、继发性高血压的基础疾病

（一）肾性高血压
（1）肾实质性：急、慢性肾小球肾炎，多囊肾，糖尿病肾病，肾积水。
（2）肾血管性：肾动脉狭窄、肾内血管炎。
（3）肾素分泌性肿瘤。
（4）原发性钠潴留（Liddles 综合征）。
（二）内分泌性高血压
（1）肢端肥大症。

（2）甲状腺功能亢进。

（3）甲状腺功能减退。

（4）甲状旁腺功能亢进。

（5）肾上腺皮质：库欣综合征、原发性醛固酮增多症、嗜铬细胞瘤。

（6）女性长期口服避孕药。

（7）绝经期综合征等。

（三）血管病变

主动脉缩窄、多发性大动脉炎。

（四）颅脑病变

脑肿瘤、颅内压增高、脑外伤、脑干感染等。

（五）药物

如糖皮质激素、拟交感神经药、甘草等。

（六）其他

高原病、红细胞增多症、高血钙等。

二、常见的继发性高血压几种类型的特点

（一）肾实质性疾病所致的高血压

1.急性肾小球肾炎

（1）多见于青少年。

（2）起病急。

（3）有链球菌感染史。

（4）发热、血尿、水肿等表现。

2.慢性肾小球肾炎

应注意与高血压病引起的肾脏损害相鉴别。

（1）反复水肿史。

（2）贫血明显。

（3）血浆蛋白低。

（4）蛋白尿出现早而血压升高相对轻。

（5）眼底病变不明显。

3.糖尿病肾病

无论是胰岛素依赖型糖尿病（1型）或非胰岛素依赖型糖尿病（2型），均可发生肾损害而有高血压，肾小球硬化、肾小球毛细血管基膜增厚为主要的病理改变，早期肾功能正常，仅有微量蛋白尿，血压也可能正常；病情发展，出现明显蛋白尿及肾功能不全时血压升高。

对于肾实质病变引起的高血压，可以应用ACEI治疗，对肾脏有保护作用，除降低血压外，还可减少蛋白尿，延缓肾功能恶化。

（二）嗜铬细胞瘤

肾上腺髓质或交感神经节等嗜铬细胞肿瘤，间歇或持续分泌过多的肾上腺素和去甲肾上腺素，出现阵发性或持续性血压升高。其临床特点包括以下几个方面。

（1）有剧烈头痛、心动过速、出汗、面色苍白、血糖增高、代谢亢进等特征。

(2)对一般降压药物无效。

(3)血压增高期测定血或尿中儿茶酚胺及其代谢产物香草基杏仁酸(VMA),显著增高。

(4)超声、放射性核素、CT、磁共振显像可显示肿瘤的部位。

(5)大多数肿瘤为良性,可做手术切除。

(三)原发性醛固酮增多症

此病为肾上腺皮质增生或肿瘤分泌过多醛固酮所致。其特征包括以下几点。

(1)长期高血压伴顽固的低血钾。

(2)肌无力、周期性瘫痪、烦渴、多尿等。

(3)血压多为轻、中度增高。

(4)实验室检查:有低血钾、高血钠、代谢性碱中毒、血浆肾素活性降低、尿醛固酮排泄增多。

(5)螺内酯试验(+)具有诊断价值。

(6)超声、放射性核素、CT 可做定位诊断。

(7)大多数原发性醛固酮增多症是由单一肾上腺皮质腺瘤所致,手术切除是最好的治疗方法。

(8)螺内酯是醛固酮拮抗剂,可使血压降低,血钾升高,症状减轻。

(四)库欣综合征

由于肾上腺皮质肿瘤或增生,导致皮质醇分泌过多。其临床特点表现为以下几点。

(1)水、钠潴留,高血压。

(2)向心性肥胖、满月脸、多毛、皮肤纹、血糖升高。

(3)24 小时尿中 17-羟类固醇或 17-酮类固醇增多。

(4)肾上腺皮质激素兴奋者试验阳性。

(5)地塞米松抑制试验阳性。

(6)颅内蝶鞍 X 线检查、肾上腺 CT 扫描及放射性碘化胆固醇肾上腺扫描可用于病变定位。

(五)肾动脉狭窄

(1)可为单侧或双侧。

(2)青少年患者的病变性质多为先天性或炎症性,老年患者多为动脉粥样硬化性。

(3)高血压进展迅速或高血压突然加重,呈恶性高血压表现。

(4)舒张压中、重度升高。

(5)四肢血压多不对称,差别大,有时呈无脉症。

(6)体检时可在上腹部或背部肋脊角处闻及血管杂音。

(7)眼底呈缺血性进行性改变。

(8)对各类降压药物疗效较差。

(9)大剂量断层静脉肾盂造影,放射性核素肾图有助于诊断。

(10)肾动脉造影可明确诊断。

(11)药物治疗可选用 ACEI 或钙通道阻滞剂,但双侧肾动脉狭窄者不宜应用,以避免可能使肾小球滤过率进一步降低,肾功能恶化。

(12)经皮肾动脉成形术(PTRA)手术简便,疗效好,为首选治疗。

(13)必要时,可行血流重建术、肾移植术、肾切除术。

(六)主动脉缩窄

主动脉缩窄为先天性血管畸形,少数为多发性大动脉炎引起。其临床特点表现为以下几点。

(1)上肢血压增高而下肢血压不高或降低,呈上肢血压高于下肢的反常现象。

(2)肩胛间区、胸骨旁、腋部可有侧支循环动脉的搏动和杂音或腹部听诊有血管杂音。

(3)胸部 X 线摄影可显示肋骨受侧支动脉侵蚀引起的切迹。

(4)主动脉造影可确定诊断。

(王志强)

第三节 心 肌 梗 死

心肌梗死包括急性心肌梗死和陈旧性心肌梗死,主要是指心肌的缺血性坏死。其中,急性心肌梗死(AMI)是指在冠状动脉病变的基础上,发生冠状动脉血供急剧的减少或中断,使相应的心肌发生严重、持久的急性缺血而导致的心肌坏死,属冠心病的严重类型。

一、病因与发病机制

基本病因主要是冠状动脉粥样硬化造成一支或多支冠状动脉狭窄,导致心肌血供不足,且侧支循环未充分建立。在此基础上,一旦发生粥样斑块破裂等突发情况,就会造成冠状动脉阻塞,使心肌血供急剧减少或中断,若急性缺血严重而持久达 1 小时以上,即可发生心肌坏死。大量研究证明,绝大多数心肌梗死的发生,是由不稳定粥样斑块的破溃、出血和管腔内血栓形成所致冠状动脉闭塞;少数是由于粥样斑块内或其下出血,或血管持续痉挛;偶为冠状动脉栓塞、炎症或先天性畸形,或主动脉夹层累及冠状动脉开口等造成。

促使粥样斑块破裂出血及血栓形成的诱因有以下几点。

(1)日间 6 时至 12 时交感神经活动增加,机体应激反应性增强,心肌收缩力增强,心率和血压升高,冠状动脉张力增加,易致冠状动脉痉挛。

(2)在饱餐特别是进食大量脂肪后,血脂增高,血黏稠度增高,易致血流缓慢,血小板聚集。

(3)重体力活动、情绪过分激动、血压急剧上升或用力大便时,致左心室负荷突然显著加重。

(4)休克、脱水、出血、外科手术或严重心律失常,导致心排血量和冠状动脉灌流量骤减。

(5)夜间睡眠时迷走神经张力增高,冠状动脉容易发生痉挛。

(6)介入治疗或外科手术操作时损伤冠状动脉。

心肌梗死可发生在频发心绞痛的患者,也可发生于原无症状者。心肌梗死后继发的严重心律失常、休克或心力衰竭,均可使冠状动脉灌流量进一步降低,心肌坏死范围扩大。

二、病理生理和病理解剖

(一)左心室功能障碍

冠状动脉发生向前血流中断,阻塞部位以下的心肌丧失收缩能力,无法完成收缩功能,并可依次出现四种异常收缩形式。

(1)运动同步失调,即相邻心肌节段收缩时相不一致。

(2)收缩减弱,即心肌缩短幅度减小。

(3)无收缩,即心肌不运动。

(4)反常收缩,即矛盾运动,表现为梗死区心肌于收缩期膨出。

(二)心室重构

心肌梗死发生后,左心室腔大小、形态和厚度发生改变,这些改变称为心室重构。重构是左心室扩张和残余非梗死心肌肥厚等因素的综合结果,重构过程反过来影响左心室功能及患者的预后。除了梗死范围以外,影响左心室扩张的重要因素还有左心室负荷状态和梗死相关动脉的通畅程度。左心室压力升高可导致室壁张力增加和梗死扩展,而通畅的梗死区相关动脉可加快瘢痕形成和梗死区组织的修复,减少梗死扩展和心室扩大。

(三)心肌梗死形成过程

几乎所有的心肌梗死都是在冠状动脉粥样硬化的基础上发生血栓形成所致。在冠状动脉闭塞后 20～30 分钟,其所供血心肌即有少量坏死;1～2 小时后绝大部分心肌呈凝固性坏死,心肌间质充血、水肿,伴大量炎性细胞浸润。之后,坏死的心肌纤维逐渐溶解,形成肌溶灶,并逐渐形成肉芽组织;坏死组织 1～2 周后开始吸收,并逐渐纤维化,并于 6～8 周形成瘢痕愈合,称为陈旧性或愈合性心肌梗死。瘢痕大者可逐渐向外膨出形成室壁瘤。病变可波及心包产生反应性心包炎,也可波及心内膜形成附壁血栓。在心腔压力的作用下,坏死的心壁还可发生破裂。

三、临床表现

急性心肌梗死的临床表现与梗死的范围、部位和侧支循环形成等密切相关。

(一)先兆

半数以上患者在发病前数天有乏力、胸部不适以及活动时心悸、气急、烦躁、心绞痛等前驱症状,其中以新发心绞痛(初发型心绞痛)或原有心绞痛加重(恶化型心绞痛)最为突出;心绞痛发作较以往频繁、剧烈、持续时间长,硝酸甘油疗效差,诱发因素不明显;心电图示 ST 段一过性明显抬高(变异性心绞痛)或压低,T 波倒置或增高(假性正常化)。此时应警惕近期内发生心肌梗死的可能。发现先兆,及时住院处理,可使部分患者避免发生心肌梗死。

(二)症状

1.疼痛

疼痛是最先出现的症状,多发生于清晨,疼痛发生的部位和性质常类似于心绞痛,但多无明显诱因,且常发生于静息或睡眠时,疼痛程度较重,范围较广,持续时间较长(可达数小时或数天),休息和含硝酸甘油多不能缓解。患者常烦躁不安、出汗、恐惧或有濒死感。少数患者(多为糖尿病或老年患者)无疼痛,或一开始即表现为休克或急性心力衰竭。部分患者疼痛位于上腹部,易被误认为胃穿孔或急性胰腺炎等急腹症;部分患者疼痛放射至下颌、颈部或背部上方,易被误认为牙痛或骨关节痛。另有少数患者在整个急性病程中无任何明显症状,而被以后体检或尸检发现曾患过心肌梗死。

2.全身症状

全身症状主要有发热、心动过速、白细胞计数增高和血沉增快等,系由坏死物质吸收所致。发热一般于疼痛发生后 24～48 小时出现,程度与梗死范围常呈正相关,体温一般在 38 ℃左右,很少超过 39 ℃,持续 1 周左右。

3.胃肠道症状

约 1/3 的患者在疼痛剧烈时伴有频繁的恶心、呕吐和上腹胀痛,与迷走神经受坏死心肌刺激和心排血量降低致组织灌注不足等有关;肠胀气亦不少见,重症者可发生呃逆(以下壁心肌梗死多见)。

4.心律失常

心律失常见于 75%～95% 的患者,多发生于起病 1～2 周内,而以 24 小时内最为多见,可伴乏力、头晕、晕厥等症状。心律失常以室性心律失常最多见,尤其是室性期前收缩。若室性期前收缩呈频发(>5 次/分)、成对、成串(连发≥3 个)、多源性出现或落在前一心搏的易损期(R 在 T 上)时,常为心室颤动的先兆。房室传导阻滞和束支传导阻滞也较多见,多见于下壁心肌梗死。室上性心律失常则较少,多发生在心力衰竭患者中。前壁心肌梗死易发生室性心律失常,若前壁心肌梗死并发房室传导阻滞或右束支传导阻滞,表明梗死范围广泛,病情严重。

5.低血压和休克

疼痛时血压下降常见,未必是休克,但如疼痛缓解后收缩压仍低于 10.7 kPa(80 mmHg),且伴有烦躁不安、面色苍白、皮肤湿冷、脉细而快、大汗淋漓、尿量减少(<20 mL/h)、神志迟钝甚至昏厥者,则为休克表现。休克多在起病后数小时至 1 周内发生,见于约 20% 的急性心肌梗死患者。休克主要是由心肌广泛(40% 以上)坏死、心排血量急剧下降所致,也与神经反射引起的周围血管扩张或血容量不足等因素有关。休克一般持续数小时至数天,可反复出现,严重者可在数小时内致死。

6.心力衰竭

主要是急性左心衰竭,可在起病最初几天内发生或在疼痛、休克好转阶段出现,系梗死后心脏舒缩力显著减弱或收缩不协调所致,发生率为 32%～48%。表现为呼吸困难、咳嗽、发绀、烦躁等,严重者可发生肺水肿,随后出现颈静脉怒张、肝大、水肿等右心衰竭表现。右心室梗死者可一开始即出现右心衰竭表现,伴血压下降。

(三)体征

1.心脏体征

心脏浊音界可有轻至中度增大,心率多增快,少数也可减慢,心尖处和胸骨左缘之间扪及迟缓的收缩期膨出,是由心室壁反常运动所致,可持续几天至几周;心尖区有时可扪及额外的收缩期前的向外冲动,伴有听诊时的第四心音(即房性或收缩期前奔马律),系左心室顺应性减弱使左心室舒张末期压力升高所致。第一、二心音多减弱,可出现第四心音(房性)奔马律,少数有第三心音(室性)奔马律。10%～20% 的患者在发病第 2～3 小时出现心包摩擦音,系反应性纤维蛋白性心包炎所致。乳头肌功能障碍或断裂引起二尖瓣关闭不全时,心尖区可出现粗糙的收缩期杂音或伴收缩中晚期喀喇音。发生室间隔穿孔者,胸骨左下缘出现响亮的收缩期杂音,常伴震颤。右心室梗死较重者可出现颈静脉怒张,深吸气时更为明显。

2.血压

除发病极早期可出现一过性血压升高外,几乎所有患者在病程中都会有血压降低。起病前有高血压者,血压可降至正常;起病前无高血压者,血压可降至正常以下,且可能不再恢复到发病前的水平。

3.其他

另外可有与心律失常、休克或心力衰竭有关的其他体征。

四、辅助检查

(一)心电图检查

心电图常有进行性改变,对急性心肌梗死的诊断、定位、定范围、估计病情演变和预后都有帮助。

1.特征性改变

(1)急性 ST 段抬高性心肌梗死(STEMI)。在面向梗死区的导联上出现下列特征性改变:①宽而深的 Q 波(病理性 Q 波);②ST 段呈弓背向上型抬高;③T 波倒置,往往宽而深,两肢对称。在背向心肌梗死区的导联上则出现相反的改变,即 R 波增高、ST 段压低和 T 波直立并增高。

(2)急性非 ST 段抬高性心肌梗死(NSTEMI):不出现病理性 Q 波;ST 段压低≥0.1 mV,但 aVR(有时还有 V_1)导联 ST 段抬高;对称性 T 波倒置。

2.动态性改变

(1)STEMI。①超急性期改变:起病数小时内,可无异常,或出现异常高大、两肢不对称的 T 波。②急性期改变:数小时后,ST 段明显抬高呈弓背向上,与直立的 T 波相连形成单向曲线;数小时到 2 天内出现病理性 Q 波,同时 R 波降低,Q 波在 3~4 天内稳定不变,以后 70%~80% 者永久存在。③亚急性期改变:如未进行治疗干预,ST 段抬高持续数天至 2 周并逐渐回到基线水平;T 波则变为平坦或倒置。④慢性期改变:数周至数月以后,T 波呈 V 形倒置,两肢对称,波谷尖锐,T 波倒置可永久存在,也可在数月到数年内逐渐恢复。

(2)NSTEMI:ST 段普遍压低(除 aVR 或 V_1 导联外)或轻度抬高,继而 T 波倒置,但始终不出现 Q 波,但相应导联的 R 波电压进行性降低。ST-T 改变可持续数天、数周或数月。

3.定位和定范围

STEMI 的定位和定范围可根据出现特征性改变的心电图导联数来判断。

(二)超声心动图

超声心动图可以根据室壁运动异常判断心肌缺血和梗死区域,并可将负荷状态下室壁运动异常分为运动减弱、运动消失、矛盾运动及室壁瘤。该技术有助于除外主动脉夹层,评估心脏整体和局部功能、乳头肌功能和室间隔穿孔的发生等。

(三)放射性核素检查

1.放射性核素扫描

利用坏死心肌细胞中的 Ca^{2+} 能结合放射性锝(Tc)焦磷酸盐或坏死心肌细胞的肌凝蛋白可与其特异性抗体结合的特点,静脉注射 ^{99m}Tc-焦磷酸盐或 ^{111}In-抗肌凝蛋白单克隆抗体进行"热点"扫描或照相;或利用坏死心肌血供断绝和瘢痕组织中无血管以致 ^{201}TI(铊)或 ^{99m}Tc-MIBI 不能进入细胞的特点,静脉注射这些放射性核素进行"冷点"扫描或照相,均可显示心肌梗死的部位和范围。前者主要用于急性期,后者主要用于慢性期。

2.放射性核素心腔造影

静脉内注射焦磷酸亚锡被细胞吸附后,再注射 ^{99m}Tc 即可使红细胞或清蛋白被标记上放射性核素,得到心腔内血池显影,可显示室壁局部运动障碍和室壁瘤,测定左室射血分数,判断心室功能。

3.正电子发射计算机断层扫描(PET)

利用发射正电子的核素示踪剂如 ^{18}F、^{11}C、^{12}N 等进行心肌显像,既可判断心肌血流灌注,也可了解心肌的代谢情况,准确评估心肌的存活状态。

(四)冠状动脉造影

选择性冠状动脉造影就是利用特制定型的心导管经皮穿刺入下肢股动脉沿降主动脉逆行至升主动脉根部,分别将导管置于左、右冠脉口,在注射显影剂的同时行 X 线电影摄像或磁带录像,可清楚地将整个左或右冠状动脉的主干及其分支的血管腔显示出来,可以了解血管有无狭窄病灶存在,对病变部位、范围、严重程度、血管壁的情况等做出明确诊断,决定治疗方案(介入手术或内科治疗),还可用来判断疗效。这是一种较为安全可靠的有创诊断技术。

1.适应证

(1)拟行手术治疗的冠心病患者。

(2)拟行瓣膜置换术前了解有无冠状动脉疾病。

(3)经冠状动脉溶栓治疗或行经皮冠状动脉腔内成形术。

(4)冠状血管重建术后复查冠状动脉通畅情况。

(5)不典型心绞痛或原因不明的胸痛而需确诊者。

(6)疑有先天性冠状动脉畸形或其他病变者如冠状动静脉瘘和冠状动脉瘤等。

2.禁忌证

(1)对造影剂过敏者。

(2)有严重肝肾功能不全者。

(3)有严重心肺功能不全者。

(4)有严重心律失常和完全性房室传导阻滞者。

(5)有电解质紊乱明显低钾者。

(6)合并严重感染者。

3.术前护理

(1)心理护理患者多表现为紧张、恐惧、急躁、焦虑等,护理人员要安慰患者,使其配合,以避免这种不良的心理反应造成病情的加重。

(2)指导患者完善各种检查如血常规、尿常规、出凝血时间、肝肾功能、心电图、心脏超声检查、胸部 X 线片检查。

(3)双侧腹股沟区备皮,做碘过敏试验。

(4)标记双侧足背动脉搏动部位,以便术后对比观察。

(5)保证良好的休息和睡眠。对于精神紧张的患者,可在术前 1 天晚应用镇静剂。

(6)术前教会患者练习床上排尿排便。

4.术后护理

(1)鼓励患者多饮水,以便使造影剂尽快排出体外。观察有无造影剂引起的不良反应。

(2)因术后极易引起腹胀,不宜进食奶制品或生冷食物,不宜吃得过饱,最好吃粥类或面汤类食物,待可下床活动后再常规进食。

(3)术后卧床休息。穿刺一侧下肢应绝对制动 4～6 小时,术后 24 小时可下床活动。应用血管缝合器的患者术后 6 小时可下床活动。

(4)观察穿刺局部有无出血、血肿,注意足背动脉搏动情况。

(5)术后给予心电监护和血压监测。

(五)实验室检查

针对急性心肌梗死可做如下实验室检查。

1.一般实验室检查

起病 24～48 小时后,白细胞可增至(10～20)×10⁹/L,中性粒细胞增多至 75%～90%,嗜酸性粒细胞减少或消失;血沉加快;C 反应蛋白(CRP)增高。这些炎症反应可持续 1～3 周。起病数小时至 2 天血中游离脂肪酸增高,显著增高者易发生严重室性心律失常。血糖可应激性增高,糖耐量可下降,2～3 周后恢复。

2.血心肌坏死标记物增高

(1)肌红蛋白:起病后 2 小时内升高,12 小时内达高峰,24～48 小时内恢复正常。

(2)肌钙蛋白 I(cTnI)或 T(cTnT):均于起病 3～4 小时后升高,其中 cTnI 于 11～24 小时达高峰,7～10 天降至正常;cTnT 于 24～48 小时达高峰,10～14 天降至正常。

(3)肌酸激酶同工酶 CK-MB:起病后 4 小时内增高,16～24 小时达高峰,3～4 天恢复正常。

对心肌坏死标记物的测定应进行综合评价,如肌红蛋白在急性心肌梗死后出现最早,也十分敏感,但特异性不强;cTnT 和 cTnI 出现稍延迟,敏感性强,特异性高,在症状出现后 6 小时内测定为阴性者,则 6 小时后应再复查,其缺点是持续时间可长达 10～14 天,对在此期间出现胸痛者,不利于判断是否为出现新的梗死;CK-MB 虽不如 cTn 敏感,但对急性心肌梗死早期(起病<4 小时)诊断有较重要价值,其增高程度能较准确地反映梗死范围,其高峰出现时间是否提前有助于判断溶栓治疗是否成功。

以往沿用多年的急性心肌梗死心肌酶谱测定,包括肌酸激酶(CK)、天门冬酸氨基转移酶(AST)和乳酸脱氢酶(LDH),其特异性及敏感性均远不如上述心肌坏死标记物高,但仍有一定的参考价值。三者在急性心肌梗死发病后 6～10 小时开始升高,分别于 12 小时、24 小时和 2～3 天内达高峰,并分别于 3～4 天、3～6 天和 1～2 周内回降至正常。

五、治疗

急性心肌梗死是临床最急危重症之一,"时间就是心肌,心肌就是生命。"因此必须争分夺秒地进行抢救和治疗。

(一)内科治疗

强调及早发现,及早住院,并加强住院前的就地处理。治疗原则:尽快恢复心肌血液再灌注,挽救濒死心肌,防止梗死范围扩大,缩小心肌缺血范围,保护和维持心脏功能;及时处理严重心律失常、泵衰竭和各种并发症,防止猝死,使患者不但能渡过急性期,且康复后还能保存尽可能多的有功能心肌。

1.监护和一般治疗

(1)休息:急性期宜卧床休息,保持环境安静,减少探视,防止不良刺激,解除焦虑,以减轻心脏负担。

(2)吸氧:吸氧特别用于休克或泵衰竭患者,对一般患者也有利于防止心律失常、改善心肌缺血和缓解疼痛。通常在发病早期给予持续鼻导管或面罩吸氧 2～3 天,氧流量为 3～5 L/min。病情严重者根据氧分压处理。

(3)监测:在冠心病监护室对患者心电、血压和呼吸进行监测,同时观察其神志、出入量和末梢循环,对严重泵衰竭者还需监测肺毛细血管压和静脉压。除颤仪应随时处于备用状态。

2.解除疼痛

选用下列药物尽快解除疼痛:①哌替啶 50~100 mg 肌内注射,必要时 1~2 小时后再注射一次,以后每 4~6 小时可重复应用;吗啡 5~10 mg 稀释后静脉注射,每次 2~3 mL。注意对呼吸功能的抑制。②疼痛较轻者,可用可卡因或罂粟碱 0.03~0.06 g 肌内注射或口服,或再试用硝酸甘油 0.3~0.6 mg 或硝酸异山梨酯 5~10 mg 舌下含化或静脉滴注,注意可引起心率增快和血压下降。

3.心肌再灌注治疗

起病后应尽早并最迟在 12 小时内实施心肌再灌注治疗(如到达医院后 30 分钟内开始溶栓或 90 分钟内开始介入治疗),可使闭塞的冠状动脉再通,心肌得到再灌注,濒临坏死的心肌可能得以存活或使坏死范围缩小,可防止或减轻梗死后心肌重塑,改善患者预后,是一种积极的治疗措施。

(1)溶栓疗法:即通过溶解血管中的新鲜血栓而使血管再通,具有简便、经济、易操作等优点,早期应用可改善症状,降低死亡率。对无条件施行或估计不能及时(接诊后 90 分钟之内)实施急症介入治疗的急性 STEMI 患者,应在接诊后 30 分钟内行溶栓治疗。

适应证:①发病 12 小时以内,心电图至少两个相邻导联 ST 段抬高(胸导联≥0.2 mV,肢导联≥0.1 mV),或新出现或推测新出现的左束支传导阻滞,患者年龄<75 岁;②发病 12 小时以内且 12 导联心电图符合正后壁的 STEMI 患者;③急性 STEMI 发病时间已超过 12 小时但在 24 小时之内者,若仍有进行性缺血性胸痛或广泛 ST 段抬高,仍应给予溶栓治疗;④对年龄>75 岁但 ST 段显著性抬高的急性心肌梗死患者,经慎重权衡利弊后仍可考虑溶栓治疗,但用药剂量宜减少。

绝对禁忌证:①出血性脑卒中史,或 3 个月(不包括 3 小时)内有缺血性脑卒中者;②脑血管结构异常(如动静脉畸形)患者;③颅内恶性肿瘤(原发或转移)患者;④可疑主动脉夹层患者;⑤活动性出血或出血体质者(月经者除外);⑥3 个月内有严重头面部闭合性创伤患者。

相对禁忌证:①慢性、严重高血压病史血压控制不良,或目前血压≥24.0/14.7 kPa(180/110 mmHg)者;②3 个月之前有缺血性脑卒中、痴呆或已知的其他颅内病变者;③3 周内有创伤或大手术史,或较长时间(>10 分钟)的心肺复苏史者;④近 2~4 周有内脏出血者;⑤有不能压迫的血管穿刺者;⑥妊娠;⑦活动性消化性溃疡;⑧目前正在使用治疗剂量的抗凝药或已知有出血倾向者;⑨5 天前用过链激酶或对该药有过敏史而计划再使用该药者。

溶栓药物的应用:纤维蛋白溶酶激活剂可激活血栓中纤维蛋白溶酶原,使其转变为纤维蛋白溶酶而溶解冠状动脉内血栓。国内常用的溶栓药物有:①尿激酶(UK),150 万~200 万单位(或 2.2 万单位/千克)溶于 100 mL 注射盐水中,于 30~60 分钟内静脉滴入。溶栓结束后继续用普通肝素或低分子肝素 3~5 天。②链激酶(SK)或重组链激酶(rSK),150 万单位在 30~60 分钟内静脉滴入,注意可出现寒战、发热等变态反应。③重组组织型纤维蛋白溶酶原激活剂(rt-PA),阿替普酶,全量 100 mg 在 90 分钟内静脉给予,具体用法:先于 2 分钟内静脉注射 15 mg,继而在 30 分钟内静脉滴注 50 mg,之后于 60 分钟内再滴注 35 mg;国内有报道半量给药法也能奏效,即总量 50 mg,先静脉注射 8 mg,再将剩余的 42 mg 于 90 分钟内静脉滴入。瑞替普酶,10 MU 于 2 分钟以上静脉注射,30 分钟后重复上述剂量。注意用 rt-PA 前先静脉注射负荷剂量普通肝素 60 U/kg,随后静脉注射 12 U/kg,调整 APTT 在 50~70 秒,连用 3~5 天。

溶栓再通直接判断指标:根据冠状动脉造影显示的血流情况,采用 TIMI 分级标准,将冠状动脉血流分为 4 级。TIMI 0 级:梗死相关血管完全闭塞,远端无造影剂通过;TIMI 1 级:少量造影剂通过冠状动脉闭塞处,但远端血管不显影;TIMI 2 级:梗死相关血管完全显影,但与正常血管相比血流缓慢;TIMI 3 级:梗死相关血管完全显影,且血流正常。

溶栓再通间接判断指标:即临床判断标准。具备下列 2 项或以上者视为再通(但②和③组合除外):①心电图抬高的 ST 段于用药开始后 2 小时内回降>50%;②胸痛于用药开始后 2 小时内基本消失;③用药开始后 2 小时内出现再灌注性心律失常,如各种快速、缓慢性心律失常,最常见为一过性非阵发性室性心动过速;④血清 CK-MB 酶峰值提前至 12～14 小时内出现,cTn 峰值提前至 12 小时内。

(2)介入治疗。

(3)紧急主动脉-冠状动脉旁路移植术。

4.消除心律失常

心律失常必须及时消除,以免演变为严重心律失常甚至猝死。

(1)室性心律失常:频发室性期前收缩或室性心动过速,立即用以下药物。①利多卡因:50～100 mg 稀释后静脉注射,每 5～10 分钟重复一次,直至期前收缩消失或用药总量达 300 mg,继以 1～3 mg/min 维持静脉滴注。稳定后可用美西律维持口服。②胺碘酮:首剂 75～150 mg(负荷量≤5 mg/kg)生理盐水 20 mL 稀释,10 分钟内静脉注射,有效后继以 0.5～1.0 mg/min 维持静脉滴注,总量<1 200 mg/d,必要时 2～3 天后改为口服,负荷量 600～800 mg/d,7 天后改为维持量 100～400 mg/d。③索他洛尔:首剂 1～1.5 mg/kg 葡萄糖 20 mL 稀释,15 分钟内静脉注入,必要时重复 1.5 mg/kg 一次,后可改用口服,每天 160～640 mg。

室性心动过速药物疗效不满意时,尤其是发生持续多形性室性心动过速或心室颤动时,应尽快采用同步或非同步直流电除颤或复律。

(2)缓慢性心律失常:对缓慢性窦性心律失常,可用阿托品 0.5～1 mg 反复肌内或静脉注射;若同时伴有低血压,可用异丙肾上腺素;药物无效或不良反应明显时可应用临时心脏起搏治疗。

对房室传导阻滞出现下列情况时,宜安置临时心脏起搏器:①二度Ⅱ型或三度房室传导阻滞伴 QRS 波增宽者;②二度或三度房室传导阻滞出现过心室停搏者;③三度房室传导阻滞心室率<50 次/分,伴有明显低血压或心力衰竭药物治疗效果差者;④二度或三度房室传导阻滞合并频发室性心律失常或伴有血流动力学障碍者。

(3)室上性快速心律失常:可选用 β 受体阻滞剂、洋地黄类制剂(起病 24 小时后)、维拉帕米、胺碘酮等,药物治疗不能控制时,也可考虑用同步直流电转复。

(4)心搏骤停:立即实施心脏复苏处理。

5.控制休克

(1)补充血容量:估计有血容量不足,或中心静脉压和肺动脉楔压(PCWP)低者,用右旋糖酐-40 或 5%～10%葡萄糖静脉滴注,补液后如中心静脉压上升至 1.77 kPa(18 cmH_2O)以上或 PCWP>2.4 kPa(18 mmHg)时,则应停止扩容。右心室梗死时,中心静脉压的升高未必是补充血容量的禁忌。

(2)应用升压药:若补充血容量后血压仍不升,且 PCWP 和心排血量正常时,提示周围血管张力不足,可用多巴胺起始剂量 3～5 μg/(kg·min)静脉滴注,或去甲肾上腺素 2～8 μg/min 静脉滴注,亦可选用多巴酚丁胺,起始剂量 3～10 μg/(kg·min)静脉滴注。

(3)应用血管扩张剂:若经上述处理血压仍不上升,且 PCWP 增高,心排血量低或周围血管显著收缩以致四肢厥冷并有发绀时,可用硝普钠静脉滴注,15 μg/min 开始,每 5 分钟逐渐增量,至 PCWP 降至 2.0~2.4 kPa(15~18 mmHg);或硝酸甘油 10~20 μg/min 开始,每 5~10 分钟增加 5~10 μg/min,直至左心室充盈压下降。

(4)其他治疗:措施包括纠正酸中毒、避免脑缺血、保护肾功能以及必要时应用洋地黄制剂等。为了降低心源性休克导致的死亡率,主张有条件的医院用主动脉内气囊反搏(IABP)治疗。

6.治疗心力衰竭

主要是治疗急性左心衰竭,以应用吗啡(或哌替啶)和利尿剂为主,亦可选用血管扩张剂减轻左心室负荷,或用多巴酚丁胺 10 μg/(kg·min)静脉滴注,或用短效血管紧张素转换酶抑制剂。由于最早期出现的心力衰竭主要是坏死心肌间质充血和水肿引起的顺应性下降所致,而左心室舒张末期容量尚不增大,因此在梗死发生后 24 小时内应尽量避免使用洋地黄制剂。右心室梗死患者慎用利尿剂。

7.其他治疗

下列治疗方法可能有助于挽救濒死心肌,防止梗死扩大,缩小缺血范围,加快愈合,但有些治疗方法尚未完全成熟或疗效尚存争议,因此可根据患者具体情况选用。

(1)血管紧张素转换酶抑制剂和血管紧张素 II 受体阻滞剂:若无禁忌证且收缩压>13.3 kPa(100 mmHg)[或较前下降不超过 4.0 kPa(30 mmHg)]者,可在起病早期从低剂量开始应用血管紧张素转换酶抑制剂,有助于改善恢复期心肌重塑,降低心力衰竭发生率和死亡率,尤其适用于前壁心肌梗死伴肺充血或 LVEF<40%的患者。常用制剂有卡托普利起始 6.25 mg,然后12.5~25.0 mg,每天 2 次;依那普利 2.5 mg,每天 2 次;雷米普利 5~10 mg,每天 1 次;福辛普利10 mg,每天 1 次。不能耐受血管紧张素转换酶抑制剂者,可选用血管紧张素 II 受体阻滞剂,如氯沙坦、缬沙坦或坎地沙坦等。

(2)抗凝和抗血小板治疗:在梗死范围较广、复发性梗死或有梗死先兆者可考虑应用。其药物治疗包括:①继续应用阿司匹林;②应用肝素或低分子量肝素,维持凝血时间在正常的两倍左右(试管法 20~30 分钟,APTT 法 60~80 秒,ACT 法 300 秒左右);③氯吡格雷 75 mg,每天1 次,维持应用,必要时先给予 300 mg 负荷量;④血小板糖蛋白 IIb/IIIa 受体阻滞剂:可选择用于血栓形成的高危患者尤其接受 PCI 的高危患者。有出血、出血倾向或出血既往史、严重肝肾功能不全、活动性消化溃疡、血压过高、新近手术而伤口未愈者,应慎用或禁用。

(3)调脂治疗:3-羟基-3-甲基戊二酰辅酶 A(HMG-CoA)还原酶抑制剂可以稳定粥样斑块,改善内皮细胞功能,建议及早应用。如辛伐他汀每天 20~40 mg,普伐他汀每天 10~40 mg,氟伐他汀每天 40~80 mg,阿托伐他汀每天 10~80 mg,或瑞舒伐他汀每天 5~20 mg。

(4)极化液:氯化钾 1.5 g,胰岛素 8~10 U 加入 10%葡萄糖液 500 mL 中静脉滴注,每天 1~2 次,7~14 天为 1 个疗程。极化液可促进心肌摄取和代谢葡萄糖,使钾离子进入细胞内,恢复细胞膜极化状态,有利于心脏正常收缩,减少心律失常,并促使心电图抬高的 ST 段回到等电位线。近年有人建议在上述溶液中加入硫酸镁 5 g,称为改良极化液,但不主张常规应用。

8.右心室梗死的处理

治疗措施与左心室梗死略有不同。右心室心肌梗死引起右心衰竭伴低血压而无左心衰竭表现时,宜扩张血容量治疗。在血流动力学监测下静脉补液,直到低血压得到纠治或肺毛细血管压达 2.0~2.4 kPa(15~18 mmHg);如输液 1~2 L 后低血压未能纠正,可用正性肌力药物如多巴酚丁胺。不宜用利尿药。伴有房室传导阻滞者可予以临时心脏起搏治疗。

9.急性非 ST 段抬高性心肌梗死的处理

无 ST 段抬高的急性心肌梗死住院期病死率较低,但再梗死率、心绞痛再发生率和远期病死率则较高。低危组患者(无并发症、血流动力稳定、不伴反复胸痛)以阿司匹林和肝素尤其是低分子量肝素治疗为主;中危组(伴持续或反复胸痛,心电图无变化或 ST 段压低 1 mV 左右)和高危组(并发心源性休克、肺水肿或持续低血压)患者则以介入治疗为首选。

10.并发症处理

并发栓塞时,用溶栓和/或抗凝疗法。室壁瘤如影响心功能或引起严重心律失常,宜手术切除或同时做冠状动脉旁路移植手术。心脏破裂和乳头肌功能严重失调可考虑手术治疗,但手术死亡率高。心肌梗死后综合征可用糖皮质激素或阿司匹林、吲哚美辛等治疗。

11.恢复期的处理

如病情稳定,体力增进,可考虑出院。主张出院前做症状限制性运动负荷心电图、放射性核素和/或超声显像检查,若显示心肌缺血或心功能较差,宜行冠状动脉造影检查,以决定是否进一步处理。提倡恢复期进行康复治疗,逐步进行适当的体育锻炼,有利于体力和工作能力的提高。如每天 1 次或每周至少 3 次进行≥30 分钟的运动(步行、慢跑、踏车或其他有氧运动),并辅以日常活动的增加(如工作间歇步行、园艺和家务等)。经 2～4 个月的体力活动锻炼后,酌情恢复部分或轻体力工作;部分患者可恢复全天工作,但应避免过重体力劳动或精神过度紧张。

(二)介入治疗

PCI 是目前公认的首选的最安全有效的恢复心肌再灌注的治疗手段,因此具备实施介入治疗条件的医院,应尽早对急性心肌梗死患者实施急症介入治疗。

(三)外科治疗

急性心肌梗死的外科冠状动脉旁路移植手术主要用于:①介入治疗失败或溶栓治疗无效且有手术指征者;②冠状动脉造影显示高危病变(如左主干病变)者;③心肌梗死后合并室壁瘤、室间隔穿孔或乳头肌功能不全所致严重二尖瓣反流者;④非 Q 波性心肌梗死内科治疗效果不佳者。

(王志强)

第四节　急性心包炎

急性心包炎是一种以心包膜急性炎症病变为特点的临床综合征。

一、病因

(一)性质
急性非特异性。

(二)感染
细菌(包括结核杆菌)、病毒、真菌、寄生虫、立克次体。

(三)肿瘤
原发性、继发性。

(四)自身免疫和结缔组织病

风湿热及其他结缔组织病如系统性红斑狼疮、结节性动脉炎、类风湿性关节炎等,心脏损伤后(心肌梗死后综合征、心包切开后综合征)、血清病。

(五)内分泌、代谢异常

尿毒症、黏液性水肿、胆固醇性痛风。

(六)邻近器官疾病

急性心肌梗死、胸膜炎。

(七)先天性异常

心包缺损、心包囊肿。

(八)其他

外伤、放疗、药物等。

二、病理

急性心包炎根据病理变化可分为纤维蛋白性和渗液性心包炎。心包渗出液体无明显增加时为急性纤维蛋白性心包炎,渗出液增多时称渗液性心包炎。渗液可分为浆液纤维蛋白性、浆液血性、化脓性和出血性几种,多为浆液纤维蛋白性。液体量 $100\sim500$ mL,也可多达 $2\sim3$ L。心包渗液一般在数周至数月吸收,但也可发生脏层和壁层的粘连。增厚而逐渐形成慢性心包炎。

三、诊断

(一)症状

1.胸痛

心前区呈锐痛或钝痛,随体位改变、深呼吸、吞咽而加剧,常放射到左肩、背部或上腹部。病毒性者多伴胸膜炎,心前区疼痛剧烈。

2.呼吸困难

呼吸困难是心包渗液时最突出的症状。在心脏压塞时,可有端坐呼吸、呼吸浅而快、身躯前倾、发绀等。

3.全身症状

全身症状随病变而异。结核性者起病缓慢,有低热、乏力、食欲减退等。化脓性者起病急,高热及中毒症状严重。病毒性者常有上呼吸道感染及其他病毒感染的表现。

(二)体征

1.心包摩擦音

心包摩擦音是纤维蛋白性心包炎的重要体征,呈抓刮样音调,粗糙,以胸骨左缘 3、4 肋间及剑突下最显著,前倾坐位较易听到。心包摩擦音是一种由心房、心室收缩和心室舒张早期三个成分所组成的三相摩擦音,也可仅有心室收缩早期所组成的双相摩擦音。心包渗液增多时消失,但如心包两层之间仍有摩擦,则仍可听到摩擦音。

2.心包积液引起的相应体征

心包积液在 300 mL 以上者心浊音界向两侧扩大,且随体位而改变。平卧时心底浊音区增宽,坐位时下界增宽,心尖冲动减弱或消失,或位于心浊音界左缘之内侧,心音遥远,心率快。大量心包积液可压迫左肺引起左下肺不张,于左肩胛下叩诊浊音,并可听到支气竖呼吸音,即左肺受压征(Ewart征)。如积液迅速积聚,可发生急性心脏压塞。患者气促加剧、面色苍白、发绀、心排血量显著下降,产生休克。若不及时解除心脏压塞,可迅速致死;如积液较慢,可形成慢性心脏压塞,表现为发绀、颈静脉怒张、肝大、腹水、皮下水肿、脉压小,常有奇脉。

四、辅助检查

(一)化验检查
感染性者常有白细胞计数增加及血沉增快等炎性反应。

(二)X线检查
一般渗液＞200 mL时可出现心影;向两侧扩大,积液多时心影呈烧瓶状,心脏搏动减弱或消失,肺野清晰。

(三)心电图
心电图异常表现主要由心外膜下心肌受累而引起。

(1)常规12导联(除aVR及V_1外)皆出现ST抬高,呈弓背向下。

(2)一至数天后ST段回到基线,出现T波低平以至倒置。

(3)T波改变持续数周至数月,逐渐恢复正常,有时保留轻度异常。

(4)心包积液时可有QRS波群低电压。

(5)心脏压塞或大量渗液时可见电交替。

(6)无病理性Q波。

(四)超声心动图
M型超声心动图中,右室前壁与胸壁之间或左室后壁之后与肺组织之间均可见液性暗区。二维超声心动图中很容易见有液性暗区,还有助于观察心包积液量的演变。

(五)放射性核素心腔扫描
用^{99m}Tc静脉注射后进行心脏血池扫描,正常人心血池扫描图示心影大小与X线心影基本相符,心包积液时心血池扫描心影正常而X线心影明显增大。二者心影横径的比值小于0.75。

(六)心包穿刺
(1)证实心包积液的存在,检查其外观和进行有关的实验室检查,如细菌培养、寻找肿瘤细胞、渗液的细胞分类、解除心脏压塞症状等。

(2)心包腔内注入抗生素、化疗药物。心包穿刺主要指征是心脏压塞和未能明确病因的渗液性心包炎。

(七)心包活检
主要指征为病因不明确而持续时间较长的心包积液,可以通过心包组织学、细菌学等检查以明确病因。

五、鉴别诊断

(一)心脏扩大
心包积液与心脏扩大的鉴别见表5-6。

表 5-6　心包积液与心脏扩大的鉴别

项目	心包积液	心脏扩大
心尖冲动	不明显或于心浊音内侧	与心浊音界一致
奇脉	常有	无
心音及杂音	第一心音远,一般无杂音(风湿性例外)	心音较清晰,常有杂音或奔马律
X线检查	心影呈三角形,肺野清晰	心影呈球形,肺野淤血
心电图	Q-T 间期多正常或缩短或有电交替	Q-T 间期延长,心肌病变者常伴有室内阻滞,左室肥大,心律失常多见
超声心动图	有心包积液征象,心腔大小正常	无心包积液征象,心腔多扩大
放射性核素扫描	心腔扫描大小正常,而 X 线片心影大	心腔大小与 X 线片心影大体一致
心包穿刺	见心包积液	不宜心包穿刺

(二)急性心肌梗死

心包炎者年龄较轻,胸痛之同时体温、白细胞计数升高,血沉加快;而急性心肌梗死常在发病后期 48～72 小时出现体温、白细胞计数升高,血沉加快。此外,心包炎时多数导联 ST 段抬高,且弓背向下,无对应导联 ST 段压低,ST 段恢复等电位线后 T 波才开始倒置,亦无 Q 波。心肌酶谱仅轻度升高且持续时间较长。

(三)早期复极综合征

本综合征心电图中抬高的 ST 段与急性心包炎早期的心电图改变易混淆,前者属正常变异。鉴别:早期复极时 ST 段抬高很少超过 2 mm,在 aVR 及 V_1 导联中 ST 段常不压低,运动后抬高的 ST 段可转为正常,在观察过程中不伴有 T 波演变。

六、治疗

(一)一般对症治疗

患者卧床休息,直至疼痛及发热等症状消退;解除心脏压迫和对症处理,疼痛剧烈时可给予镇痛剂如阿司匹林 325 mg,每 4 小时一次,吲哚美辛 25 mg,每 4 小时一次。心包积液量多时,行心包穿刺抽液以解除压迫症状。

(二)心包穿刺

心包穿刺可用以解除心脏压塞症状和减轻大量渗液引起的压迫症状,并向心脏内注入治疗药物。

(三)心包切开引流

心包切开引流用于心包穿刺引流不畅的化脓性心包炎。

(四)心包切除术

心包切除术主要指征为急性非特异性心包炎有反复发作,以致长期致残。

七、常见几种不同病因的急性心包炎

(一)急性非特异性心包炎

急性非特异性心包炎是一种浆液纤维蛋白性心包炎,病因尚未完全肯定。病毒感染和感染后发生变态反应可能是主要病因,起病前 1～8 周常有呼吸道感染史。

1.临床表现

起病多急骤,表现为心前区或胸骨后疼痛,为剧烈的刀割样痛,也可有压榨痛或闷痛。有发热,体温在 4 小时内达 39 ℃或更高,为稽留热或弛张热。其他症状有呼吸困难、咳嗽、无力、食欲缺乏等。心包摩擦音是最重要的体征。心包渗液少量至中等量,很少发生心脏压塞。部分患者合并肺炎或胸膜炎。

2.实验室检查

白细胞计数正常或中度升高,心包积液呈草黄色或血性,以淋巴细胞居多,心包液细菌培养阴性。X 线检查示有心影增大或伴有肺浸润或胸膜炎改变。心电图有急性心包炎表现。病毒所致者,血清或心包积液的补体结合实验效价常增高。

3.治疗

本病能自愈,但可多次反复发作。无特异性治疗方法,以对症治疗为主,如休息,止痛剂给予水杨酸钠制剂或吲哚美辛,肾上腺皮质激素可抑制本病急性期,如有反复发作,应考虑心包切除。

(二)结核性心包炎

5%～10%的结核患者发生结核性心包炎,占所有急性心包炎的 7%～10%,在缩窄性心包炎的比例更大。结核性心包炎常由纵隔淋巴结结核、肺或胸膜结核直接蔓延而来,或经淋巴、血行播散而侵入心包。

1.临床表现

(1)起病缓慢,不规则发热。

(2)胸痛不明显,心包摩擦音较少见,心包积液量较多,易致心脏压塞。

(3)病程长,易演变为慢性缩窄性心包炎。

2.实验室检查

(1)心包积液多呈血性,内淋巴细胞占多数。

(2)涂片、培养及动物接种有时可发现结核杆菌。

(3)结核菌素试验阳性对本病诊断有一定帮助。

3.治疗

(1)急性期卧床,增加营养。

(2)抗结核治疗一般用链霉素、异烟肼及对氨基水杨酸钠联合治疗,疗程 1.5～2.0 年,亦可用异烟肼5 mg/(kg·d)、乙胺丁醇 25 mg/(kg·d)及利福平 10 mg/(kg·d)联合治疗。

(3)常用肾上腺皮质激素 4～6 周,逐渐停药,减少渗出或粘连。

(4)有心脏压塞征象者,应进行心包穿刺,抽液后可向心包腔内注入链霉素及激素。

(5)若出现亚急性渗液缩窄性心包炎表现或有心包缩窄趋势者,应尽早做心包切除。

(三)化脓性心包炎

化脓性心包炎主要致病菌为葡萄球菌、革兰阳性杆菌、肺炎球菌等。多为邻近的胸内感染直接蔓延如肺炎、脓胸、纵隔炎等,也可由血行细菌播散,如败血症等,或心包穿刺性损伤带入细菌。偶可因膈下脓肿或肝脓肿蔓延而来。

1.临床表现

高热伴严重毒血症,胸痛,心包摩擦音,部分患者可出现心脏压塞。发病后 2～12 周易发展为缩窄性心包炎。

2.实验室检查

白细胞计数明显升高,血和心包液细菌培养阳性,心包液呈脓性,中性粒细胞占多数。

3.治疗

(1)针对病原菌选择抗生素,抗生素用量要足,并在感染被控制后维持 2 周。

(2)应及早心包切开引流。

(四)肿瘤性心包炎

心包的原发性肿瘤主要为间皮瘤,且较少见。转移性肿瘤较多见,主要来自支气管和乳房的肿瘤,淋巴瘤和白血病也可侵犯心包。

1.临床表现

患者可有心包摩擦音、心包渗液,渗液为血性,渗液抽走后又迅速产生,可引起心脏压塞。预后极差。

2.实验室检查

心包渗液中寻找肿瘤细胞可以确诊。

3.治疗

治疗包括用心包穿刺术、心包切开术,甚至心包切除术解除心脏压塞以及心包内滴注抗癌药。

(五)急性心肌梗死并发心包炎

透壁性心肌梗死累及心包时可引起心包炎,多呈纤维蛋白性,偶有少量渗液。临床发生率 $7\% \sim 16\%$,常在梗压后 $2 \sim 4$ 小时发生,出现胸痛及短暂而局限的心包摩擦音,心电图示 ST 段再度升高,但无与心肌梗压部位方向相反的导联 ST 段压低。治疗以对症处理为主,予以吲哚美辛、阿司匹林等,偶需要用肾上腺皮质激素。

(六)心脏损伤后综合征

心脏损伤后综合征包括心包切开术后综合征、心脏创伤后综合征及心肌梗死后综合征,一般症状于心脏损伤后 $2 \sim 3$ 周或数月出现,反复发作,每次发作 $1 \sim 4$ 周,可能为自身免疫性疾病,亦可能与病毒感染有关。

1.临床表现

临床表现有发热、胸痛、心包炎、胸膜炎渗液和肺炎等。白细胞计数增高,血沉加快,半数患者有心包摩擦音,亦可有心包渗液。症状有自限性,预后良好,但易复发,每次 1 周至数周。心脏压塞常见。

2.治疗

合并有心包积液或胸腔积液者,需穿刺抽液。发热胸痛者可用吲哚美辛,重症患者可予以肾上腺皮质激素,有较好效果。

(七)风湿性心包炎

风湿性心包炎为风湿性全心炎的一部分,常伴有其他风湿病的临床表现,胸痛及心包摩擦音多见,心脏可有杂音,心包积液量少,多呈草绿色。抗链"O"滴定度及血清黏蛋白增高,血沉增快,抗风湿治疗有效。愈后可有心包粘连,一般不发展为缩窄性心包炎。

(王志强)

第五节 慢性心包炎

急性心包炎以后,可在心包上留下瘢痕粘连和钙质沉着。多数患者只有轻微的瘢痕形成和疏松的或局部的粘连,心包无明显的增厚,不影响心脏的功能,称为慢性粘连性心包炎。部分患者心包渗液长期存在,形成慢性渗出性心包炎,主要表现为心包积液,预后良好。少数患者由于形成坚厚的疤痕组织,心包失去伸缩性,明显地影响心脏的收缩和舒张功能,称为缩窄性心包炎,它包括典型的慢性缩窄性心包炎和在心包渗液的同时已发生心包缩窄的亚急性渗液性缩窄性心包炎,后者在临床上既有心包堵塞又有心包缩窄的表现,并最终演变为典型的慢性缩窄性心包炎。

一、病因

部分由结核性、化脓性和非特异性心包炎引起,也见于心包外伤后或类风湿性关节炎的患者。有许多缩窄性心包炎患者虽经心包病理组织检查也不能确定其病因。心包肿瘤和放射治疗(简称"放疗")也偶可引起本病。

二、发病机制及病理改变

在慢性缩窄性心包炎中,心包脏层和壁层广泛粘连增厚和钙化,心包腔闭塞成为一个纤维瘢痕组织外壳,紧紧包住和压迫整个心脏和大血管根部,也可以局限在心脏表面的某些部位,如在房室沟或主动脉根部形成环状缩窄。在心室尤其在右心室表面,瘢痕往往更坚厚,常为 0.2~2.0 cm 或更厚。在多数患者中,疤痕组织主要由致密的胶原纤维构成,呈斑点状或片状玻璃样变性,因此不能找到提示原发病变的特征性变化。有些患者心包内尚可找到结核性或化脓性的肉芽组织。

由于时常发现外有纤维层包裹、内为浓缩血液成分和体液存在,提示心包内出血是形成心包缩窄的重要因素。心脏外形正常或较小,心包病变常累及贴近其下的心肌。缩窄的心包影响心脏的活动和代谢,有时导致心肌萎缩、纤维变性、脂肪浸润和钙化。

三、临床表现

缩窄性心包炎的起病常隐袭。心包缩窄的表现出现于急性心包炎后数月至数十年,一般为2~4年。在缩窄发展的早期,体征常比症状显著,即使在后期,已有明显的循环功能不全的患者亦可能仅有轻微的症状。

(一)症状

劳累后呼吸困难常为缩窄性心包炎的最早期症状,是心排血量相对固定,在活动时不能相应增加所致。后期可因大量的胸腔积液、腹水将膈抬高和肺部充血,以致休息时也发生呼吸困难,甚至出现端坐呼吸。大量腹水和肿大的肝脏压迫腹内脏器,产生腹部膨胀感。此外可有乏力、胃纳减退、眩晕、衰弱、心悸、咳嗽、上腹疼痛、水肿等。

(二)体征

1.心脏本身的表现

心浊音界正常或稍增大。心尖冲动减弱或消失,心音轻而远,这些表现与心脏活动受限制和心排血量减少有关。第二心音的肺动脉瓣成分可增强。部分患者在胸骨左缘第3~4肋间可听到一个在第二心音后0.1秒左右的舒张早期额外音(心包叩击音),性质与急性心包炎有心脏压塞时相似。心率常较快。心律一般是窦性,可出现期前收缩、心房颤动、心房扑动等异位心律。

2.心脏受压的表现

颈静脉怒张、肝大、腹水、胸腔积液、下肢水肿等与心脏舒张受阻,使心排血量减少,导致水、钠潴留,从而使血容量增加,以及静脉回流受阻使静脉压升高有关。缩窄性心包炎常有大量腹水,而且较皮下水肿出现得早,与一般心力衰竭有所不同。一些患者可发生胸腔积液,有时出现奇脉,心排血量减少使动脉收缩压降低,静脉淤血,反射性引起周围小动脉痉挛使舒张压升高,因此脉压变小。

四、影像心电图及导管

(一)X线检查

心脏阴影大小正常或稍大,心影增大可能由于心包增厚或伴有心包积液,左右心缘正常弧弓消失,呈平直僵硬,心脏搏动减弱,上腔静脉明显增宽,部分患者心包有钙化呈蛋壳状,此外,可见心房增大。

(二)心电图

多数有低电压,窦性心动过速,少数可有心房颤动,多个导联T波平坦或倒置。有时P波增宽或增高呈"二尖瓣型P波"或"肺型P波"表现,左、右心房扩大,也可有右心室肥厚。

(三)超声心动图

超声心动图可见右心室前壁或左心室后壁振幅变小,如同时有心包积液,则可发现心包壁层增厚程度。

(四)心导管检查

右心房平均压升高,压力曲线呈"M"形或"W"形,右心室压力升高,压力曲线呈舒张早期低垂及舒张晚期高原图形,肺毛细楔嵌压也升高。

五、诊断

患者有急性心包炎病史,伴有体、肺循环淤血的症状和体征,而无明显心脏增大,脉压小,有奇脉,X线显示心包钙化,诊断并不困难。

六、鉴别诊断

本病应与肝硬化门静脉高压症及充血性心力衰竭相鉴别。肝硬化有腹水及下肢水肿,但无静脉压增高及颈静脉怒张等。充血性心力衰竭者多有心瓣膜病的特征性杂音及明显心脏扩大而无奇脉,超声心动图及X线检查有助鉴别。

限制型心肌病的血流动力学改变与缩窄性心包炎相似,故其临床表现与钙化的缩窄性心包炎极为相似,很难鉴别,其鉴别要点可参见表5-7。

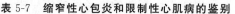

表 5-7 缩窄性心包炎和限制性心肌病的鉴别

鉴别项目	缩窄性心包炎	限制型心肌病
疲劳和呼吸困难	逐渐发生,后来明显	一开始就明显
吸气时颈静脉扩张	有	无
心尖冲动	常不明显	常扪及
奇脉	常有	无
二尖瓣与三尖瓣关闭不全杂音	无	常有
舒张期杂音	在第二心音之后较早出现,较响,为舒张早期额外音(心包叩击音)	在第二心音之后较迟出现,较轻,为第三心音,常可听到第四心音
X线	心脏轻度增大,常见心包钙化	心脏常明显增大,无心包钙化,可有心内膜钙化
心电图	QRS波群低电压和广泛性T波改变,可有心房颤动或提示左房肥大的P波改变	可有波群低电压和广泛性T波改变,有时出现异常Q波,常有房室和心室内传导阻滞(特别是左束支传到阻滞)和心室肥大劳损,也有心房颤动
收缩时间间期测定	正常	异常(PEP延长,LVET缩短,PEP/LVET比值增大)
超声心电图		
心房显著扩大	不常见	常见
舒张早期二尖瓣血流速率	有明显的呼吸变化	随呼吸变化极小
彼此相反的心室充盈	有	无
血流动力学检查		
左、右室舒张末期压	相等,相差≤0.7 kPa(5 mmHg)	>0.7 kPa(5 mmHg)
右室收缩压	≤0.7 kPa(5 mmHg)	>6.7 kPa(50 mmHg)
右室舒张末期压	大于1/3右室收缩压	<1/3右室收缩压
计算机化断层显像	心包增厚	心包正常
心内膜心肌活组织检查	正常	异常
洋地黄治疗反应	静脉压不变	静脉压下降

七、治疗

应及早施行心包剥离术。如病程过久,心肌常有萎缩和纤维变性,影响手术的效果。因此,只要临床表现为心脏进行性受压,用单纯心包渗液不能解释,或在心包渗液吸收过程中心脏受压重征象越来越明显,或在进行心包腔注气术时发现壁层心包显著增厚,或磁共振显像显示心包增厚和缩窄,如心包感染已基本控制,就应及早争取手术。结核性心包炎患者应在结核活动已静止后考虑手术,以免过早手术造成结核的播散。如结核尚未稳定,但心脏受压症状明显加剧时,可在积极抗结核治疗下进行手术。手术中心包应尽量剥离,尤其两心室的心包必须彻底剥离。因心脏长期受到束缚,心肌常有萎缩和纤维变性,所以手术后心脏负担不应立即过重,应逐渐增加活动量。静脉补液必须谨慎,否则会导致急性肺水肿。由于萎缩的心肌恢复较慢。因此手术成功的患者常在术后4～6月才逐渐出现疗效。

手术前应改善患者一般情况,严格休息,低盐饮食,使用利尿药或抽除胸腔积液和腹水,必要时给以少量多次输血。有心力衰竭或心房颤动的患者可适应应用洋地黄类药物。

八、预后

如能及早进行心包的彻底剥离手术,大部分患者可获满意的效果。少数患者因病程较久,有明显心肌萎缩和心源性肝硬化等严重病变,则预后较差。

(孙庆英)

第六节 感染性心内膜炎

感染性心内膜炎(infective endocarditis,IE)为心脏内膜表面微生物感染导致的炎症反应。IE 最常累及的部位是心脏瓣膜,包括自体瓣膜和人工瓣膜,也可累及心房或心室的内膜面。近年来随着诊断及治疗技术的进步,IE 的致死率和致残率显著下降,但诊断或治疗不及时的患者,病死率仍然很高。

一、流行病学

由于疾病自身的特点及诊断的特殊性,很难对 IE 进行注册或前瞻性研究,没有准确的患病率数字。每年的发病率为 1.9/10 万～6.2/10 万。近年来,随着人口老龄化、抗生素滥用、先天性心脏病存活年龄延长以及心导管和外科手术患者的增多,IE 的发病率呈增加的趋势。

二、病因与诱因

(一)患者因素

1.瓣膜性心脏病

瓣膜性心脏病是 IE 最常见的基础病。近年来,随着风湿性心脏病发病率的下降,风湿性心脏瓣膜病在 IE 基础病中所占的比例已明显下降,占 6%～23%。与此对应,随着人口老龄化,退行性心脏瓣膜病所占的比例日益升高,尤其是主动脉瓣和二尖瓣关闭不全。

2.先天性心脏病

由于介入封堵和外科手术技术的进步,成人先天性心脏病患者越来越多,在此基础上发生的 IE 也较前增加,室间隔缺损、法洛四联症和主动脉缩窄是最常见的原因。主动脉瓣二叶钙化也是诱发 IE 的重要危险因素。

3.人工瓣膜

人工瓣膜置换者发生 IE 的危险是自体瓣膜的 5～10 倍,术后 6 个月内危险性最高,之后在较低的水平维持。

4.既往 IE 病史

既往 IE 病史是再次感染的明确危险因素。

5.近期接受可能引起菌血症的诊疗操作

各种经口腔(如拔牙)、气管、食管、胆管、尿道或阴道的诊疗操作及血液透析等,均是 IE 的诱发因素。

6.体内存在促非细菌性血栓性赘生物形成的因素

如白血病、肝硬化、癌症、炎性肠病和系统性红斑狼疮等可导致血液高凝状态的疾病,也可增加 IE 的危险。

7.自身免疫缺陷

自身免疫缺陷包括体液免疫缺陷和细胞免疫缺陷,如 HIV。

8.静脉药物滥用

静脉药物滥用者发生 IE 的危险可升高 12 倍。赘生物常位于血流从高压腔经病变瓣口或先天缺损至低压腔产生高速射流和湍流的下游,如二尖瓣关闭不全的瓣叶心房面、主动脉瓣关闭不全的瓣叶心室面和室间隔缺损的间隔右心室侧,可能与这些部位的压力下降及内膜灌注减少,有利于微生物沉积和生长有关。高速射流冲击心脏或大血管内膜可致局部损伤,如二尖瓣反流面对的左心房壁、主动脉瓣反流面对的二尖瓣前叶腱索和乳头肌及动脉导管未闭射流面对的肺动脉壁,也容易发生 IE。在压差较小的部位,例如房间隔缺损、大室间隔缺损、血流缓慢(如心房颤动或心力衰竭)及瓣膜狭窄的患者,则较少发生 IE。

(二)病原微生物

近年来,导致 IE 的病原微生物谱也发生了很大变化。金黄色葡萄球菌感染明显增多,同时也是静脉药物滥用患者的主要致病菌,而草绿色链球菌感染明显减少。凝固酶阴性的葡萄球菌以往是自体瓣膜心内膜炎的次要致病菌,现在是人工瓣膜心内膜炎和院内感染性心内膜炎的重要致病菌。此外,绿脓杆菌、革兰阴性杆菌及真菌等以往较少见的病原微生物也日渐增多。

三、病理

IE 特征性的病理表现是在病变处形成赘生物,由血小板、纤维蛋白、病原微生物、炎性细胞和少量坏死组织构成,病原微生物常包裹在赘生物内部。

(一)心脏局部表现

1.赘生物本身的影响

大的赘生物可造成瓣口机械性狭窄,赘生物还可导致瓣膜或瓣周结构破坏,如瓣叶破损、穿孔或腱索断裂,引起瓣膜关闭不全,急性者最终可发生猝死或心力衰竭。人工瓣膜患者还可导致瓣周漏和瓣膜功能不全。

2.感染灶局部扩散

产生瓣环或心肌脓肿、传导组织破坏、乳头肌断裂、室间隔穿孔和化脓性心包炎等。

(二)赘生物脱落造成栓塞

1.右心 IE

右心赘生物脱落可造成肺动脉栓塞、肺炎或肺脓肿。

2.左心 IE

左心赘生物脱落可造成体循环动脉栓塞,如脑动脉、肾动脉、脾动脉、冠状动脉及肠系膜动脉等,导致相应组织的缺血坏死和/或脓肿;还可能导致局部动脉管壁破坏,形成动脉瘤。

(三)菌血症

感染灶持续存在或赘生物内的病原微生物释放入血,形成菌血症或败血症,导致全身感染。

(四)自身免疫反应

病原菌长期释放抗原入血,可激活自身免疫反应,形成免疫复合物,沉积在不同部位导致相应组织的病变,如肾小球肾炎(免疫复合物沉积在肾小球基膜)、关节炎、皮肤或黏膜出血(小血管炎,发生漏出性出血)等。

四、分类

既往习惯按病程分类,目前更倾向于按疾病的活动状态、诊断类型、瓣膜类型、解剖部位和病原微生物进行分类。

(一)按病程分类

按病程分类分为急性 IE(病程<6 周)和亚急性 IE(病程>6 周)。急性 IE 多发生在正常心瓣膜,起病急骤,病情凶险,预后不佳,有发生猝死的危险;病原微生物以金黄色葡萄球菌为主,细菌毒力强,菌血症症状明显,赘生物容易碎裂或脱落。亚急性 IE 多发生在有基础病的心瓣膜,起病隐匿,经积极治疗预后较好;病原微生物主要是条件性致病菌,如溶血性链球菌、凝固酶阴性的葡萄球菌及革兰阴性杆菌等,这些病原微生物毒力相对较弱,菌血症症状不明显,赘生物碎裂或脱落的比例较急性 IE 低。

(二)按疾病的活动状态分类

按疾病的活动状态分类分为活动期和愈合期,这种分类对外科手术治疗非常重要。活动期包括术前血培养阳性及发热,术中取血培养阳性,术中发现病变组织形态呈炎症活动状态,或在抗生素疗程完成之前进行手术。术后 1 年以上再次出现 IE,通常认为是复发。

(三)按诊断类型分类

按诊断类型分类分为明确诊断、疑似诊断和可能诊断。

(四)按瓣膜类型分类

按瓣膜类型分类分为自体瓣膜 IE 和人工瓣膜 IE。

(五)按解剖部位分类

按解剖部位分类分为二尖瓣 IE、主动脉瓣 IE 及室壁 IE 等。

(六)按病原微生物分类

按照病原微生物血培养结果分为金黄色葡萄球菌性 IE、溶血性链球菌性 IE、真菌性 IE 等。

五、临床表现

(一)全身感染中毒表现

发热是 IE 最常见的症状,除有些老年或心、肾衰竭的重症患者外,几乎均有发热,与病原微生物释放入血有关。亚急性者起病隐匿,体温一般<39 ℃,午后和晚上高,可伴有全身不适、肌痛/关节痛、乏力、食欲缺乏或体重减轻等非特异性症状。急性者起病急骤,呈暴发性败血症过程,通常高热伴有寒战。其他全身感染中毒表现还包括脾大、贫血和杵状指,主要见于亚急性者。

(二)心脏表现

心脏的表现主要为新出现杂音或杂音性质、强度较前改变,瓣膜损害导致的新的或增强的杂音通常为关闭不全的杂音,尤以主动脉瓣关闭不全多见。但新出现杂音或杂音改变不是 IE 的必备表现。

(三)血管栓塞表现

血管栓塞表现为相应组织的缺血坏死和/或脓肿。

（四）自身免疫反应的表现

自身免疫反应主要表现为肾小球肾炎、关节炎、皮肤或黏膜出血等，非特异性，不常见。皮肤或黏膜的表现具有提示性，包括：①瘀点，可见于任何部位；②指/趾甲下线状出血；③Roth 斑，为视网膜的卵圆形出血斑，中心呈白色，多见于亚急性者；④Osler 结节，为指/趾垫出现的豌豆大小红色或紫色痛性结节，多见于亚急性者；⑤Janeway 损害，为手掌或足底处直径 1～4 mm 无痛性出血性红斑，多见于急性者。

六、辅助检查

（一）血培养

血培养是明确致病菌最主要的实验室方法，并为抗生素的选择提供可靠的依据。为了提高血培养的阳性率，应注意以下几个环节。

（1）取血频次：多次血培养有助于提高阳性率，建议至少送检 3 次，每次采血时间间隔至少 1 小时。

（2）取血量：每次取血 5～10 mL，已使用抗生素的患者取血量不宜过多，否则血液中的抗生素不能被培养液稀释。

（3）取血时间：有人建议取血时间以寒战或体温骤升时为佳，但 IE 的菌血症是持续的，研究发现，体温与血培养阳性率之间没有显著相关性，因此不需要专门在发热时取血。高热时大部分细菌被吞噬细胞吞噬，反而影响了培养效果。

（4）取血部位：前瞻性研究表明，无论病原微生物是哪一种，静脉血培养阳性率均显著高于动脉血。因此，静脉血培养阴性的患者没有必要再采集动脉血培养。每次取血应更换穿刺部位，皮肤应严格消毒。

（5）培养和分离技术：所有怀疑 IE 的患者，应同时做需氧菌培养和厌氧菌培养；人工瓣膜置换术后、长时间留置静脉导管或导尿管及静脉药物滥用患者，应加做真菌培养。结果阴性时应延长培养时间，并使用特殊分离技术。

（6）取血之前已使用抗生素患者的处理：如果临床高度怀疑 IE 而患者已使用了抗生素治疗，应谨慎评估，病情允许时可以暂停用药数天后再次培养。

（二）超声心动图

所有临床上怀疑 IE 的患者均应接受超声心动图检查，首选经胸超声心动图（TTE）；如果 TTE 结果阴性，而临床高度怀疑 IE，应加做经食管超声心动图（TEE）；TEE 结果阴性，而仍高度怀疑，2～7 天后应重复 TEE 检查。如果是有经验的超声医师，且超声机器性能良好，多次 TEE 检查结果阴性基本可以排除 IE 诊断。

超声心动图诊断 IE 的主要证据包括赘生物，附着于瓣膜、心腔内膜面或心内植入物的致密回声团块影，可活动，用其他解剖学因素无法解释；脓肿或瘘；新出现的人工瓣膜部分裂开。

临床怀疑 IE 的患者，其中约 50％经 TTE 可检出赘生物。在人工瓣膜，TTE 的诊断价值通常不大。TEE 有效弥补了这一不足，其诊断赘生物的敏感度为 88％～100％，特异度达 91％～100％。

（三）其他检查

IE 患者可出现血白细胞计数升高，核左移；血沉及 C 反应蛋白升高；高丙种球蛋白血症，循环中出现免疫复合物，类风湿因子升高，血清补体降低；贫血，血清铁及血清铁结合力下降；尿中出现蛋白和红细胞等。心电图和胸片也可能有相应的变化,但均不具有特异性。

七、诊断和鉴别诊断

(一)诊断

首先应根据患者的临床表现筛选出疑似病例。

1.高度怀疑

(1)新出现杂音或杂音性质、强度较前改变。

(2)来源不明的栓塞事件。

(3)感染源不明的败血症。

(4)血尿、肾小球肾炎或怀疑肾梗死。

(5)发热伴以下任何一项:①心内有植入物;②有 IE 的易患因素;③新出现的室性心律失常或传导障碍;④首次出现充血性心力衰竭的临床表现;⑤血培养阳性(为 IE 的典型病原微生物);⑥皮肤或黏膜表现;⑦多发或多变的浸润性肺感染;⑧感染源不明的外周(肾、脾和脊柱)脓肿。

2.低度怀疑

发热,不伴有以上任何一项。对于疑似病例应立即进行超声心动图和血培养检查。

1994 年 Durack 及其同事提出了 Duke 标准,给 IE 的诊断提供了重要参考。后来经不断完善形成了目前的 Duke 标准修订版,包括 2 项主要标准和 6 项次要标准。具备 2 项主要标准,或 1 项主要标准+3 项次要标准,或 5 项次要标准为明确诊断;具备 1 项主要标准+1 项次要标准,或 3 项次要标准为疑似诊断。

(1)主要标准包括以下 2 项。①血培养阳性:2 次血培养结果一致,均为典型的 IE 病原微生物,如溶血性链球菌、牛链球菌、HACEK 菌、无原发灶的社区获得性金黄色葡萄球菌或肠球菌。连续多次血培养阳性,且为同一病原微生物,这种情况包括至少 2 次血培养阳性,且间隔时间>12 小时;3 次血培养均阳性或≥4 次血培养中的多数均阳性,且首次与末次血培养间隔时间至少 1 小时。②心内膜受累证据。超声心动图阳性发现赘生物:附着于瓣膜、心腔内膜面或心内植入物的致密回声团块影,可活动,用其他解剖学因素无法解释;脓肿或瘘;新出现的人工瓣膜部分裂开。

(2)次要标准包括以下 6 项。①存在易患因素:如基础心脏病或静脉药物滥用。②发热:体温>38 ℃。③血管栓塞表现:主要动脉栓塞,感染性肺梗死,真菌性动脉瘤,颅内出血,结膜出血及 Janeway 损害。④自身免疫反应的表现:肾小球肾炎、Osler 结节、Roth 斑及类风湿因子阳性。⑤病原微生物证据:血培养阳性,但不符合主要标准;或有 IE 病原微生物的血清学证据。⑥超声心动图证据:超声心动图符合 IE 表现,但不符合主要标准。

(二)鉴别诊断

IE 需要和心脏肿瘤、系统性红斑狼疮、Marantic 心内膜炎、抗磷脂综合征、类癌综合征、高心排量肾细胞癌、血栓性血小板减少性紫癜及败血症等疾病相鉴别。

八、治疗

(一)治疗原则

(1)早期应用:连续采集 3~5 次血培养后即可开始经验性治疗,不必等待血培养结果。对于病情平稳的患者可延迟治疗 24~48 小时,对预后没有影响。

（2）充分用药：使用杀菌性而非抑菌性抗生素，大剂量，长疗程，旨在完全杀灭包裹在赘生物内的病原微生物。

（3）静脉给药为主：保持较高的血药浓度。

（4）病原微生物不明确的经验性治疗：急性者首选对金黄色葡萄球菌、链球菌和革兰阴性杆菌均有效的广谱抗生素，亚急性者首选对大多数链球菌（包括肠球菌）有效的广谱抗生素。

（5）病原微生物明确的针对性治疗：应根据药敏试验的结果选择针对性的抗生素，有条件时应测定最小抑菌浓度（minimum inhibitory concentration，MIC）以判定病原微生物对抗生素的敏感程度。

（6）部分患者需要外科手术治疗。

（二）病原微生物不明确的经验性治疗

治疗应基于临床及病原学证据。病原微生物未明确的患者，如果病情平稳，可在血培养3～5次后立即开始经验性治疗；如果过去的8天内患者已使用了抗生素治疗，可在病情允许的情况下延迟24～48小时再进行血培养，然后采取经验性治疗。2004年欧洲心脏协会（ESC）指南推荐的方案以万古霉素和庆大霉素为基础。我国庆大霉素的耐药率较高，而且庆大霉素的肾毒性大，多选用阿米卡星替代庆大霉素，0.4～0.6 g分次静脉给药或肌内注射。万古霉素费用较高，也可选用青霉素类，如青霉素320万～400万单位静脉给药，每4～6小时一次；或萘夫西林2 g静脉给药，每4小时一次。

病原微生物未明确的治疗流程图见图5-2所示，经验性治疗方案见表5-8所示。

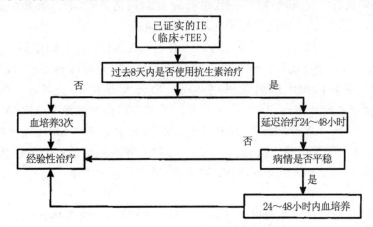

图 5-2　病原微生物未明确的治疗流程图

表 5-8　经验性治疗方案

		剂量	疗程
自体瓣膜 IE	万古霉素	15 mg/kg 静脉给药，每 12 小时一次	4～6 周
	*庆大霉素	1 mg/kg 静脉给药，每 8 小时一次	2 周
人工瓣膜 IE	万古霉素	15 mg/kg 静脉给药，每 12 小时一次	4～6 周
	*利福平	300～450 mg 口服，每 8 小时一次	4～6 周
	*庆大霉素	1 mg/kg 静脉给药，每 8 小时一次	2 周

注：* 每天最大剂量 2 g，需要监测药物浓度，必要时可加用氨苄西林。

(三)病原微生物明确的针对性治疗

1.链球菌感染性心内膜炎

根据药物的敏感性程度选用青霉素、头孢曲松、万古霉素或替考拉宁。

(1)自体瓣膜 IE 且对青霉素完全敏感的链球菌感染(MIC≤0.1 mg/L):年龄≤65 岁,血清肌酐正常的患者,给予青霉素 1 200 万～2 000 万单位/24 小时,分 4～6 次静脉给药,疗程 4 周;加庆大霉素 3 mg/(kg·24 h)(最大剂量 240 mg/24 h),分 2～3 次静脉给药,疗程 2 周。年龄>65 岁,或血清肌酐升高的患者,根据肾功能调整青霉素的剂量,或使用头孢曲松 2 g/24 h,每天 1 次静脉给药,疗程均为 4 周。对青霉素和头孢菌素过敏的患者使用万古霉素 3 mg/(kg·24 h),每天 2 次静脉给药,疗程 4 周。

(2)自体瓣膜 IE 且对青霉素部分敏感的链球菌感染(MIC 0.1～0.5 mg/L)或人工瓣膜 IE:青霉素 2 000 万～2 400 万单位/24 小时,分 4～6 次静脉给药,或使用头孢曲松 2 g/24 h,每天 1 次静脉给药,疗程均为 4 周;加庆大霉素 3 mg/(kg·24 h),分 2～3 次静脉给药,疗程 2 周;之后继续使用头孢曲松 2 g/24 h,每天 1 次静脉给药,疗程 2 周。对这类患者也可单独选用万古霉素,3 mg/(kg·24 h),每天 2 次静脉给药,疗程 4 周。

(3)对青霉素耐药的链球菌感染(MIC>0.5 mg/L):治疗同肠球菌。

替考拉宁可作为万古霉素的替代选择,推荐用法为 10 mg/kg 静脉给药,每天 2 次,9 次以后改为每天 1 次,疗程 4 周。

2.葡萄球菌感染性心内膜炎

葡萄球菌感染性心内膜炎约占所有 IE 患者的 1/3,病情危重,有致死危险。90%的致病菌为金黄色葡萄球菌,其余 10%为凝固酶阴性的葡萄球菌。

(1)自体瓣膜 IE 的治疗方案有以下几种。①对甲氧西林(新青霉素)敏感的金黄色葡萄球菌(Methicillin-susceptible staphylococcus aureus,MSSA)感染:苯唑西林 8～12 g/24 h,分 4 次静脉给药,疗程 4 周(静脉药物滥用患者用药 2 周);加庆大霉素 3 mg/(kg·24 h)(最大剂量 240 mg/24 h),分 3 次静脉给药,疗程至少 5 天。②对青霉素过敏患者 MSSA 感染:万古霉素 3 mg/(kg·24 h),每天 2 次静脉给药,疗程 4～6 周;加庆大霉素 3 mg/(kg·24 h)(最大剂量 240 mg/24 h),分 3 次静脉给药,疗程至少 5 天。③对甲氧西林耐药的金黄色葡萄球菌(Methicillin-resistant staphylococcus aureus,MRSA)感染:万古霉素 30 mg/(kg·24 h),每天 2 次静脉给药,疗程 6 周。

(2)人工瓣膜 IE 的治疗方案有以下几点。①MSSA 感染:苯唑西林 8～12 g/24 h,分 4 次静脉给药,加利福平 900 mg/24 h,分 3 次静脉给药,疗程均为 6～8 周;再加庆大霉素 3 mg/(kg·24 h)(最大剂量 240 mg/24 h),分 3 次静脉给药,疗程 2 周。②MRSA 及凝固酶阴性的葡萄球菌感染:万古霉素 30 mg/(kg·24 h),每天 2 次静脉给药,疗程 6 周;加利福平 300 mg/24 h,分 3 次静脉给药,再加庆大霉素 3 mg/(kg·24 h)(最大剂量 240 mg/24 h),分 3 次静脉给药,疗程均为 6～8 周。

3.肠球菌及青霉素耐药的链球菌感染性心内膜炎

与一般的链球菌不同,多数肠球菌对包括青霉素、头孢菌素、克林霉素和大环内酯类抗生素在内的许多抗生素耐药。甲氧嘧啶-磺胺异噁及新一代喹诺酮类抗生素的疗效也不确定。

(1)青霉素 MIC≤8 mg/L,庆大霉素 MIC<500 mg/L:青霉素 1 600 万～2 000 万单位/24 小时,分 4～6 次静脉给药,疗程 4 周;加庆大霉素 3 mg/(kg·24 h)(最大剂量 240 mg/24 h),分 2 次

静脉给药,疗程 4 周。

(2)青霉素过敏或青霉素/庆大霉素部分敏感的肠球菌感染:万古霉素 30 mg/(kg·24 h),每天 2 次静脉给药,加庆大霉素 3 mg/(kg·24 h),分 2 次静脉给药,疗程均 6 周。

(3)青霉素耐药菌株(MIC>8 mg/L)感染:万古霉素 3 mg/(kg·24 h),每天 2 次静脉给药,加庆大霉素 3 mg/(kg·24 h),分 2 次静脉给药,疗程均 6 周。

(4)万古霉素耐药或部分敏感菌株(MIC 4~16 mg/L)或庆大霉素高度耐药菌株感染:需要寻求微生物学家的帮助,如果抗生素治疗失败,应及早考虑瓣膜置换。

4.革兰阴性菌感染性心内膜炎

约 10% 自体瓣膜 IE 和 15% 人工瓣膜 IE,尤其是瓣膜置换术后 1 年发生者多由革兰阴性菌感染所致。其中 HACEK 菌属最常见,包括嗜血杆菌(Haemophilus)、放线杆菌(Actinobacillus)、心杆菌(Cardiobacterium)、埃肯菌(Eikenella)和金氏杆菌(Kingella)。常用治疗方案为头孢曲松 2 g/24 h 静脉给药,每天 1 次,自体瓣膜 IE 疗程 4 周,人工瓣膜 IE 疗程 6 周。也可选用氨苄西林 12 g/24 h,分 3~4 次静脉给药,加庆大霉素 3 mg/(kg·24 h),分 2~3 次静脉给药。

5.立克次体感染性心内膜炎

立克次体感染性心内膜炎可导致 Q 热,治疗选用多西环素 100 mg 静脉给药,每 12 小时一次,加利福平。为预防复发,多数患者需要进行瓣膜置换。由于立克次体寄生在细胞内,因此术后抗生素治疗还需要至少 1 年,甚至终生。

6.真菌感染性心内膜炎

近年来,真菌感染性心内膜炎有增加趋势,尤其是念珠菌属感染。由于单独使用抗真菌药物死亡率较高,而手术的死亡率下降,因此真菌感染性心内膜炎首选外科手术治疗。药物治疗可选用两性霉素 B 或其脂质体,1 mg/kg,每天 1 次,连续静脉滴注有助减少不良反应。

九、预后

影响预后的因素不仅包括患者的自身情况及病原微生物的毒力,还与诊断和治疗是否正确、及时有关。总体而言,住院患者出院后的长期预后尚可(10 年生存率 81%),其中部分开始给予药物治疗的患者后期仍需要手术治疗。既往有 IE 病史的患者,再次感染的风险较高。人工瓣膜 IE 患者的长期预后较自体瓣膜 IE 患者差。

(鲁　侠)

第六章　消化内科常见病

第一节　胃食管反流病

一、概述

胃食管反流病(GERD)是指胃内容物反流入食管,引起不适症状和/或并发症的一种疾病。如酸(碱)反流导致的食管黏膜破损称为反流性食管炎(RE)。常见症状有胸骨后疼痛或烧灼感、反酸、胃灼热、恶心、呕吐、咽下困难,甚至吐血等。

本病经常和慢性胃炎,消化性溃疡或食管裂孔疝等病并存,但也可单独存在。广义上讲,凡能引起胃食管反流的情况,如进行性系统性硬化症、妊娠呕吐,以及任何原因引起的呕吐,或长期放置胃管、三腔管等,均可导致胃食管反流,引起继发性反流性食管炎。长期反复不愈的食管炎可致食管瘢痕形成、食管狭窄,或裂孔疝、慢性局限性穿透性溃疡,甚至发生癌变。

2006 年中国胃食管反流病共识意见中提出 GERD 可分为非糜烂性反流病(NERD)、糜烂性食管炎(EE)和 Barrett 食管(BE)三种类型,也可称为 GERD 相关疾病。有人认为 GERD 的三种类型相对独立,相互之间不转化或很少转化,但有些学者则认为这三者之间可能有一定相关性。①NERD 是指存在反流相关的不适症状,但内镜下未见 BE 和食管黏膜破损。②EE 是指内镜下可见食管远段黏膜破损。③BE 是指食管远段的鳞状上皮被柱状上皮所取代。

在 GERD 的三种疾病形式中,NERD 最为常见,EE 可合并食管狭窄、溃疡和消化道出血,BE 有可能发展为食管腺癌。这三种疾病形式之间相互关联和进展的关系需作进一步研究。

蒙特利尔共识意见对 GERD 进行了分类,将 GERD 的表现分为食管综合征和食管外综合征,食管外综合征再分为明确相关和可能相关。

食管综合征包括以下两种。①症状综合征:典型反流综合征,反流性胸痛综合征。②伴食管破损的综合征:反流性食管炎,反流性食管狭窄,Barrett 食管,食管腺癌。

食管外综合征包括以下两种。①明确相关的:反流性咳嗽综合征,反流性喉炎综合征,反流性哮喘综合征,反流性牙侵蚀综合征。②可能相关的:咽炎,鼻窦炎,特发性肺纤维化,复发性中耳炎。

广泛使用 GERD 蒙特利尔定义中公认的名词将会使 GERD 的研究更加全球化。

在正常情况下,食管下端与胃交界线上 3~5 cm 范围内,有一高压带(LES)构成一个压力屏障,能防止胃内容物反流入食管。当食管下端括约肌关闭不全时,或食管黏膜防御功能破坏时,不能防止胃十二指肠内容物反流到食管,以致胃酸、胃蛋白酶、胆盐和胰酶等损伤食管黏膜,均可促使发生胃食管反流病。其中尤以 LES 功能失调引起的反流性食管炎为主要机制。

二、诊断

(一)临床表现

本病初起,可不出现症状,但有胃食管明显反流者,常出现下列自觉症状。

1.胸骨后烧灼感或疼痛

此为最早最常见的症状,表现为在胸骨后感到烧灼样不适,并向胸骨上切迹、肩胛部或颈部放射,在餐后 1 小时躺卧或增高腹内压时出现,严重者可使患者于夜间醒来,口服抗酸剂后迅速缓解,但一部分长期有反流症状的患者,亦可伴有挤压性疼痛,与体位或进食无关,抗酸剂不能使之缓解,进酸性或热性液体时,则反使疼痛加重。

但胃灼热亦可在食管运动障碍或心、胆囊及胃十二指肠疾病中出现,确诊仍有赖于其他客观检查。

2.胃、食管反流

胃、食管反流表现为酸性或苦味液体反流到口腔,偶尔有食物从胃反流到口内,若严重者夜间出现反酸,可将液体或食物吸入肺内,引起阵发性咳嗽、呼吸困难及非季节性哮喘等。

3.咽下困难

初期多因炎症而有咽下轻度疼痛和阻塞不顺之感觉,进而食管痉挛,多有间歇性咽下梗阻,后期食管狭窄则咽下困难,甚至有进食后不能咽下的间断反吐现象,严重病例可呈间歇性咽下困难,伴有咽下疼痛,此时,不一定有食管狭窄,可能为食管远端的运动功能障碍,继发食管痉挛所致。慢性患者由于持续的咽下困难,饮食减少,摄取营养不足,体重明显下降。

4.出血

严重的活动性炎症,由于黏膜糜烂出血,可出现大便潜血阳性,或吐出物带血,或引起轻度缺铁性贫血,饮酒后,出血更重。

5.消化道外症状

Delahuntg 综合征即发生慢性咽炎,慢性声带炎和气管炎等综合征。这是由于胃食管的经常性反流,对咽部和声带产生损伤性炎症,引起咽部灼酸苦辣感觉;还可以并发 Zenker 憩室和"唇烧灼"综合征,即发生口腔黏膜糜烂和舌、唇、口腔的烧灼感;反流性食管炎还可导致反复发作的咳嗽、哮喘、夜间呼吸暂停、心绞痛样胸痛。

反流性食管炎出现症状的轻重,与反流量,伴发裂孔疝的大小及内镜所见的组织病变程度均无明显的正相关,而与反流物质和食管黏膜接触时间有密切关系。症状严重者,反流时食管 pH 在 4.0 以下,而且酸清除时间明显延长。

(二)辅助检查

1.上消化道内镜检查

上消化道内镜检查有助于确定有无反流性食管炎以及有无并发症,如食管裂孔疝、食管炎性狭窄、食管癌等,结合病理活检有利于明确病变性质。但内镜下的食管炎不一定均有反流所致,还有其他病因如吞服药物、真菌感染、腐蚀剂等,需除外。一般来说,远端食管炎常常由反流引起。

2.钡餐检查

反流性食管炎患者的食管钡餐检查可显示下段食管黏膜皱襞增粗、不光滑，可见浅龛影或伴有狭窄等，食管蠕动可减弱。有时可显示食管裂孔疝，表现为贲门增宽，胃黏膜疝入食管内，尤其在头低位时，钡剂可向食管反流。卧位时如吞咽小剂量的硫酸钡，则显示多数 GERD 患者的食管体部和 LES 排钡延缓。一般来说，此项检查阳性率不高，有时难以判断病变性质。

3.食管 pH 监测

24 小时食管 pH 监测能详细显示酸反流、昼夜酸反流规律、酸反流与症状的关系以及患者对治疗的反应，使治疗个体化。其对 EE 的阳性率＞80％，对 NERD 的阳性率为 50％～75％。此项检查虽能显示过多的酸反流，也是迄今为止公认的金标准，但也有假阴性。

4.食管测压

食管测压能显示 LESP 低下，一过性 LES 松弛情况。尤其是松弛后蠕动压低以及食管蠕动收缩波幅低下或消失，这些正是胃食管反流的运动病理基础。在 GERD 的诊断中，食管测压除帮助食管 pH 电极定位、术前评估食管功能和预测手术外，还能预测抗反流治疗的疗效和是否需长期维持治疗。

5.食管胆汁反流监测

其方法是将光纤导管的探头放置 LES 上缘之上 5 cm 处，以分光光度法监测食管反流物内的胆红素含量，并将结果输回光电子系统。胆汁是十二指肠内容物的重要成分。其中含有的胆红素是胆汁中的主要的色素成分，在 453 nm 处有特殊的吸收高峰，可间接表明食管暴露于十二指肠内容物的情况。此项检查虽能间接反映十二指肠胃食管的反流情况，但有其局限性，一是胆红素不是唯一的有害物质，二是反流物中的黏液、食物颗粒、血红蛋白等的影响可出现假阳性的结果。

6.其他

对食管黏膜超微结构的研究可了解反流存在的病理生理学基础；无线食管 pH 测定可提供更长时间的酸反流检测；腔内阻抗技术的应用可监测所有反流事件，明确反流物的性质（气体、液体或气体液体混合物），与食管 pH 监测联合应用可明确反流物为酸性或非酸性以及反流物与反流症状的关系。

三、临床诊断

(一)GERD 诊断

1.临床诊断

(1)有典型的胃灼热和反流症状，且无幽门梗阻或消化道梗阻的证据，临床上可考虑为 GERD。

(2)有食管外症状，又有反流症状，可考虑是反流相关或可能相关的食管外症状，如反流相关的咳嗽、哮喘。

(3)如仅有食管外症状，但无典型的胃灼热和反流症状，尚不能诊断为 GERD。宜进一步了解食管外症状发生的时间、与进餐和体位的关系以及其他诱因。需注意有无重叠症状（如同时有 GERD 和肠易激综合征或功能性消化不良）、焦虑、抑郁状态、睡眠障碍等。

2.上消化道内镜检查

由于我国是胃癌、食管癌的高发国家，内镜检查已广泛开展，因此，对于拟诊患者一般先进行内镜检查,特别是症状发生频繁、程度严重,伴有报警征象,或有肿瘤家族史,或患者很希望内镜检查时。上消化道内镜检查有助于确定有无反流性食管炎及有无并发症,如食管裂孔疝、食管炎性狭窄以及食管癌等;有助于 NERD 的诊断;先行内镜检查比先行诊断性治疗,能够有效地缩短诊断时间。对食管黏膜破损者,可按 1994 年洛杉矶会议提出的分级标准,将内镜下食管病变严重程度分为 A~D 级。A 级:食管黏膜有一个或几个<5 mm 的黏膜损伤。B 级:同 A 级外,连续病变黏膜损伤>5 mm。C 级:非环形的超过两个皱襞以上的黏膜融合性损伤(范围<75％食管周径)。D 级:广泛黏膜损伤,病灶融合,损伤范围>75％食管周径或全周性损伤。

3.诊断性治疗

对拟诊患者或疑有反流相关食管外症状的患者,尤其是上消化道内镜检查阴性时,可采用诊断性治疗。

质子泵抑制剂(PPI)诊断性治疗(PPI 试验)已被证实是行之有效的方法。建议服用标准剂量 PPI 一天 2 次,疗程 1~2 周。服药后如症状明显改善,则支持酸相关 GERD 的诊断;如症状改善不明显,则可能有酸以外的因素参与或不支持诊断。

PPI 试验不仅有助于诊断 GERD,同时还启动了治疗。其本质在于 PPI 阳性与否充分强调了症状与酸之间的关系,是反流相关的检查。PPI 阴性有以下几种可能:①抑酸不充分;②存在酸以外因素诱发的症状;③症状不是反流引起的。

PPI 试验具有方便、可行、无创和敏感性高的优点,缺点是特异性较低。

(二)NERD 诊断

1.临床诊断

NERD 主要依赖症状学特点进行诊断,典型的症状为胃灼热和反流。患者以胃灼热症状为主诉时,如能排除可能引起胃灼热症状的其他疾病,且内镜检查未见食管黏膜破损,可做出 NERD 的诊断。

2.相关检查

内镜检查对 NERD 的诊断价值在于可排除 EE 或 BE 以及其他上消化道疾病,如溃疡或胃癌。

3.诊断性治疗

PPI 试验是目前临床诊断 NERD 最为实用的方法。PPI 治疗后,胃灼热等典型反流症状消失或明显缓解提示症状与酸反流相关,如内镜检查无食管黏膜破损的证据,临床可诊断为 NERD。

(三)BE 诊断

1.临床诊断

BE 本身通常不引起症状,临床主要表现为 GERD 的症状,如胃灼热、反流、胸骨后疼痛、吞咽困难等。但约 25％的患者无 GERD 症状,因此在筛选 BE 时不应仅局限于有反流相关症状的人群,行常规胃镜检查时,对无反流症状的患者也应注意有无 BE 存在。

2.内镜诊断

BE 的诊断主要根据内镜检查和食管黏膜活检结果。如内镜检查发现食管远端有明显的柱状上皮化生并得到病理学检查证实时,即可诊断为 BE。按内镜下表现分型如下。①全周型:红色黏膜向食管延伸,累及全周,与胃黏膜无明显界限,游离缘距 LES 在 3 cm 以上。②岛型:齿状线 1 cm 以上出现斑片状红色黏膜。舌型:与齿状线相连,伸向食管呈火舌状。

按柱状上皮化生长度分为以下 2 种。①长段 BE:上皮化生累及食管全周,且长度≥3 cm。②短段 BE:柱状上皮化生未累及食管全周,或虽累及全周,但长度<3 cm。

内镜表现如下。①SCJ 内镜标志:食管鳞状上皮表现为淡粉色光滑上皮,胃柱状上皮表现为橘红色,鳞、柱状上皮交界处构成的齿状 Z 线,即为 SCJ。②EGJ 内镜标志:为管状食管与囊状胃的交界处,其内镜下定位的标志为最小充气状态下胃黏膜皱襞的近侧缘和/或食管下端纵行栅栏样血管末梢。③明确区分 SCJ 及 EGJ:这对于识别 BE 十分重要,因为在解剖学上 EGJ 与内镜观察到的 SCJ 并不一致,且反流性食管炎黏膜在外观上可与 BE 混淆,所以确诊 BE 需病理活检证实。④BE 内镜下典型表现:EGJ 近端出现橘红色柱状上皮,即 SCJ 与 EGJ 分离。BE 的长度测量应从 EGJ 开始向上至 SCJ。内镜下亚甲蓝染色有助于对灶状肠化生的定位,并能指导活检。

3.病理学诊断

(1)活检取材:推荐使用四象限活检法,即常规从 EGJ 开始向上以 2 cm 的间隔分别在 4 个象限取活检;对疑有 BE 癌变者应向上每隔 1 cm 在 4 个象限取活检对有溃疡、糜烂、斑块、小结节狭窄和其他腔内异常者,均应取活检行病理学检查。

(2)组织分型。①贲门腺型:与贲门上皮相似,有胃小凹和黏液腺,但无主细胞和壁细胞。②胃底腺型:与胃底上皮相似,可见主细胞和壁细胞,但 BE 上皮萎缩较明显,腺体较少且短小,此型多分布于 BE 远端近贲门处。③特殊肠化生型:又称Ⅲ型肠化生或不完全小肠化生型,分布于鳞状细胞和柱状细胞交界处,化生的柱状上皮中可见杯状细胞为其特征性改变。

(3)BE 的异型增生。①低度异型增生(LGD):由较多小而圆的腺管组成,腺上皮细胞拉长,细胞核染色质浓染,核呈假复层排列,黏液分泌很少或不分泌,增生的细胞可扩展至黏膜表面。②高度异型增生(HGD):腺管形态不规则,呈分支或折叠状,有些区域失去极性。与 LGD 相比,HGD 细胞核更大、形态不规则且呈簇状排列,核膜增厚,核仁呈明显双嗜性,间质无浸润。

四、鉴别诊断

(一)反流性食管炎

两病可合并存在,在临床上,两者均可出现反流性症状,如胃灼热感、反酸、咽下困难及出血等。也可因腹内压或胃内压增高而加重症状。但反流性食管炎症状仅限于胃食管反流现象。而食管裂孔疝不但影响食管,也侵及附近神经,甚至影响心肺功能,故其反流症状较重,胸骨后可出现明显疼痛,也可出现咽部异物感和阵发性心律不齐。而在诊断上,食管裂孔疝主要依靠 X 线钡餐,而反流性食管炎主要依靠内镜。

(二)食管贲门黏膜撕裂综合征

前者最典型的病史是先有干呕或呕吐正常胃内容物一次或多次,随后呕吐新鲜血液,诊断主要靠内镜。由于浅表的撕裂病损,在出血后 48~72 小时内多数已愈合,因此应及时做内镜检查。

(三)食管贲门失弛缓症

这是一种食管的神经肌肉功能障碍性疾病,也可出现如反流性食管炎样的食物反流、吞咽困难及胸骨后疼痛等症状。但本症多见于 20~40 岁的年轻患者,发病常与情绪波动及冷饮有关。X 线钡餐检查,可见鸟嘴状及钡液平面等特征性改变。食管压力测定可观察到食管下端 2/3 无蠕动,吞咽时 LES 压力比静止压升高 1.3 kPa(10 mmHg),并松弛不完全,必要时可做内镜检查,以排除其他疾病。

（四）弥漫性食管痉挛

弥漫性食管痉挛也可伴有吞咽困难和胸骨后疼痛，是一种食管下端 2/3 无蠕动而又强烈收缩的疾病，一般不常见，可发生在任何年龄。食管钡餐检查可见"螺旋状食管"，即食管收缩时食管外观呈锯齿状。食管测压试验可观察到反复非蠕动性高幅度持久的食管收缩。

（五）食管癌

食管癌以进行性咽下困难为典型症状，出现胃灼热和反酸的症状较少，但若由于癌瘤的糜烂及溃疡形成或伴有食管炎症，亦可见到胸骨后烧灼痛，一般进行食管 X 线钡餐检查，或食管镜检查，不难与反流性食管炎做出鉴别。

五、并发症

（一）食管并发症

1.反流性食管炎

反流性食管炎是内镜下可见远段食管黏膜的破损，甚至出现溃疡，是胃食管反流病食管损伤的最常见后果和表现。

2.Barrett 食管

Barrett 食管多发生于鳞状上皮与柱状上皮交界处。蒙特利尔定义认为，当内镜疑似食管化生活检发现柱状上皮时，应诊断为 Barrett 食管，并具体说明是否存在肠型化生。

3.食管狭窄和出血

反流性食管狭窄是严重反流性疾病的结果。长期食管炎症由于瘢痕形成而致食管狭窄，表现为吞咽困难，反胃和胸骨后疼痛，狭窄多发生于食管下段。GERD 引起的出血罕见，主要见于食管溃疡者。

4.食管腺癌

蒙特利尔共识意见明确指出食管腺癌是 GERD 的并发症，食管腺癌的危险性与胃灼热的频率和时间成正比，慢性 GERD 症状增加食管腺癌的危险性。长节段 Barrett 食管伴化生是食管腺癌最重要的、明确的危险因素。

（二）食管外并发症

反流性食管炎由于反流的胃液侵袭咽部、声带和气管，引起慢性咽炎、声带炎和气管炎，甚至吸入性肺炎。

六、治疗

参照 2006 年"中国胃食管反流病治疗共识意见"进行治疗。

（一）改变生活方式

抬高床头、睡前 3 小时不再进食、避免高脂肪食物、戒烟酒、减少摄入可以降低食管下段括约肌（LES）压力的食物（如巧克力、薄荷、咖啡、洋葱、大蒜等）。减轻体质量可减少 GERD 患者反流症状。

（二）抑制胃酸分泌

抑制胃酸的药物包括 H_2 受体阻滞剂（H_2-RA）和质子泵抑制剂（PPI）等。

1.初始治疗的目的是尽快缓解症状，治愈食管炎

（1）H_2-RA 仅适用于轻至中度 GERD 治疗。H_2-RA（西咪替丁、雷尼替丁、法莫替丁等）治

疗反流性 GERD 的食管炎愈合率为 $50\%\sim60\%$，胃灼热症状缓解率为 50%。

（2）PPI 是 GERD 治疗中最常用的药物，伴有食管炎的 GERD 治疗首选。临床奥美拉唑、兰索拉唑、泮托拉唑、雷贝拉唑和埃索美拉唑可供选用。在标准剂量下，新一代 PPI 具有更强的抑酸作用。

PPI 治疗糜烂性食管炎的内镜下 4 周、8 周愈合率分别为 80% 和 90% 左右，PPI 推荐采用标准剂量，疗程 8 周。部分患者症状控制不满意时可加大剂量或换一种 PPI。

（3）非糜烂性反流病（NERD）治疗的主要药物是 PPI。由于 NERD 发病机制复杂，PPI 对其症状疗效不如糜烂性食管炎，但 PPI 是治疗 NERD 的主要药物，治疗的疗程应不少于 8 周。

2.维持治疗是巩固疗效、预防复发的重要措施

GERD 是一种慢性疾病，停药后半年的食管炎与症状复发率分别为 80% 和 90%，故经初始治疗后，为控制症状、预防并发症，通常需采取维持治疗。

目前维持治疗的方法有 3 种：维持原剂量或减量、间歇用药、按需治疗。采取哪一种维持治疗方法，主要根据患者症状及食管炎分级来选择药物与剂量，通常严重的糜烂性食管炎（LAC-D 级）需足量维持治疗，NERD 可采用按需治疗。H_2-RA 长期使用会产生耐受性，一般不适合作为长期维持治疗的药物。

（1）原剂量或减量维持：维持原剂量或减量使用 PPI，每天 1 次，长期使用以维持症状持久缓解，预防食管炎复发。

（2）间歇治疗：PPI 剂量不变，但延长用药周期，最常用的是隔天疗法。3 天 1 次或周末疗法因间隔太长，不符合 PPI 的药代动力学，抑酸效果较差，不提倡使用。在维持治疗过程中，若症状出现反复，应增至足量 PPI 维持。

（3）按需治疗：按需治疗仅在出现症状时用药，症状缓解后即停药。按需治疗建议在医师指导下，由患者自己控制用药，没有固定的治疗时间，治疗费用低于维持治疗。

3.Barrett 食管（BE）治疗

虽有文献报道 PPI 能延缓 BE 的进程，尚无足够的循证依据证实其能逆转 BE。BE 伴有糜烂性食管炎及反流症状者，采用大剂量 PPI 治疗，并长期维持治疗。

4.控制夜间酸突破（NAB）

NAB 指在每天早、晚餐前服用 PPI 治疗的情况下，夜间胃内 pH<4 持续时间>1 小时。控制 NAB 是治疗 GERD 的措施之一。治疗方法包括调整 PPI 用量、睡前加用 H_2-RA、应用血浆半衰期更长的 PPI 等。

（三）对 GERD 可选择性使用促动力药物

在 GERD 的治疗中，抑酸药物治疗效果不佳时，考虑联合应用促动力药物，特别是对于伴有胃排空延迟的患者。

（四）手术与内镜治疗应综合考虑，慎重决定

GERD 手术与内镜治疗的目的是增强 LES 抗反流作用，缓解症状，减少抑酸剂的使用，提高患者的生活质量。

BE 伴高度不典型增生、食管严重狭窄等并发症，可考虑内镜或手术治疗。

（张 蕾）

第二节 贲门失弛缓症

贲门失弛缓症是一种食管运动障碍性疾病,以食管缺乏蠕动和食管下括约肌(LES)松弛不良为特征。临床上贲门失弛缓症表现为患者对液体和固体食物均有吞咽困难、体重减轻、餐后反食、夜间呛咳以及胸骨后不适或疼痛。本病曾称为贲门痉挛。

一、流行病学

贲门失弛缓症是一种少见疾病。欧美国家较多,发病率每年为$(0.5\sim8.0)/10$万,男女发病率接近,约为$1:1.15$。本病多见于$30\sim40$岁的成年人,其他年龄亦可发病。

二、病因和发病机制

病因可能与基因遗传、病毒感染、自身免疫及心理-社会因素有关。贲门失弛缓症的发病机制有先天性、肌源性和神经源性学说。先天性学说认为本病是常染色体隐性遗传;肌源性学说认为贲门失弛缓症 LES 压力升高是由 LES 本身病变引起,但最近的研究表明,贲门失弛缓症患者的病理改变主要在神经而不在肌肉,目前人们广泛接受的是神经源性学说。

三、临床表现

患者主要症状为吞咽困难、反食、胸痛,也可有呼吸道感染、贫血、体重减轻等表现。

(一)吞咽困难

几乎所有的患者均有程度不同的吞咽困难。起病多较缓慢,病初吞咽困难时有时无,时轻时重,后期则转为持续性。吞咽困难多呈间歇性发作,常因与人共餐、情绪波动、发怒、忧虑、惊骇或进食过冷和辛辣等刺激性食物而诱发。大多数患者吞咽固体和液体食物同样困难,少部分患者吞咽液体食物较固体食物更困难,故以此征象与其他食管器质性狭窄所产生的吞咽困难相鉴别。

(二)反食

多数患者合并反食症状。随着咽下困难的加重,食管的进一步扩张,相当量的内容物可潴留在食管内达数小时或数天之久,而在体位改变时反流出来。尤其是在夜间平卧位更易发生。从食管反流出来的内容物因未进入过胃腔,故无胃内呕吐物酸臭的特点,但可混有大量黏液和唾液。

(三)胸痛

胸痛是发病早期的主要症状之一,发生率为$40\%\sim90\%$,性质不一,可为闷痛、灼痛或针刺痛。疼痛部位多在胸骨后及中上腹,疼痛发作有时酷似心绞痛,甚至舌下含化硝酸甘油片后可获缓解。疼痛发生的原因可能是食管平滑肌强烈收缩,或食物滞留性食管炎所致。随着吞咽困难的逐渐加剧,梗阻以上食管的进一步扩张,疼痛反而逐渐减轻。

(四)体重减轻

此症与吞咽困难的程度相关。严重吞咽困难可有明显的体重下降,但很少有恶病质样变。

(五)呼吸道症状

由于食物反流,尤其是夜间反流,误入呼吸道引起吸入性感染。出现刺激性咳嗽、咳痰、气喘等症状。

(六)出血和贫血

患者可有贫血表现。偶有出血,多为食管炎所致。

(七)其他

在后期病例,极度扩张的食管可压迫胸腔内器官而产生干咳、气急、发绀和声音嘶哑等。患者很少发生呃逆,为本病的重要特征。

(八)并发症

本病可继发食管炎、食管溃疡、巨食管症、自发性食管破裂、食管癌等。贲门失弛缓症患者患食管癌的风险为正常人的 14～140 倍。有研究报道,贲门失弛缓症治疗 30 年后,19% 的患者死于食管癌。因其合并食管癌时,临床症状可无任何变化,临床诊断比较困难,容易漏诊。

四、实验室及其他检查

(一)X 线检查

X 线检查是诊断本病的首选方法。

1.胸部平片检查

本病初期,胸片可无异常。随着食管扩张,可在后前位胸片见到纵隔右上边缘膨出。在食管高度扩张、伸延与弯曲时,可见纵隔增宽而超过心脏右缘,有时可被误诊为纵隔肿瘤。当食管内潴留大量食物和气体时,食管内可见液平面。大部分病例可见胃泡消失。

2.食管钡餐检查

动态造影可见食管的收缩具有紊乱和非蠕动性质,吞咽时 LES 不松弛,钡餐常难以通过贲门部而潴留于食管下端,并显示远端食管扩张、黏膜光滑,末端变细呈鸟嘴形或漏斗形。

(二)内镜检查

内镜下可见食管体部扩张呈憩室样膨出,无张力,蠕动差。食管内见大量食物和液体潴留,贲门口紧闭,内镜通过有阻力,但均能通过。若不能通过则要考虑有无其他器质性原因所致狭窄。

(三)食管测压

本病最重要的特点是吞咽后 LES 松弛障碍,食管体部无蠕动收缩,LES 压力升高[>4.0 kPa(30 mmHg)],不能松弛、松弛不完全或短暂松弛(<6 秒),食管内压高于胃内压。

(四)放射性核素检查

用 ^{99m}Tc 标记液体后吞服,显示食管通过时间和节段性食管通过时间,同时也显示食管影像。立位时,食管通过时间平均为 7 秒,最长不超过 15 秒。卧位时比立位时要慢。

五、诊断

根据病史有典型的吞咽困难、反食、胸痛等临床表现,结合典型的食管钡餐影像及食管测压结果即可确诊本病。

六、鉴别诊断

(一)反流性食管炎伴食管狭窄

本病反流物有酸臭味,或混有胆汁,胃灼热症状明显,应用质子泵抑制剂治疗有效。食管钡餐检查无典型的"鸟嘴样"改变,LES 压力降低,且低于胃内压力。

(二)恶性肿瘤

恶性肿瘤细胞侵犯肌间神经丛,或肿瘤环绕食管远端压迫食管,可见与贲门失弛缓症相似的临床表现,包括食管钡餐影像。常见的肿瘤有食管癌、贲门胃底癌等,内镜下活检具有重要的鉴别作用。如果内镜不能达到病变处则应行扩张后取活检,或行 CT 检查以明确诊断。

(三)弥漫性食管痉挛

本病亦为食管动力障碍性疾病,与贲门失弛缓症有相同的症状。但食管钡餐显示为强烈的不协调的非推进型收缩,呈现串珠样或螺旋状改变。食管测压显示为吞咽时食管各段同期收缩,重复收缩,LES 压力大部分是正常的。

(四)继发性贲门失弛缓症

锥虫病、淀粉样变性、特发性假性肠梗阻、迷走神经切断术后等也可以引起类似贲门失弛缓症的表现,食管测压无法区别病变是原发性或继发性。但这些疾病均累及食管以外的消化道或其他器官,借此与本病鉴别。

七、治疗

目前尚无有效的方法恢复受损的肌间神经丛功能,主要是针对 LES,不同程度解除 LES 的松弛障碍,降低 LES 压力,预防并发症。主要治疗手段有药物治疗、内镜下治疗和手术治疗。

(一)药物治疗

目前可用的药物有硝酸甘油类和钙通道阻滞剂,如硝酸甘油 0.6 mg,每天 3 次,餐前 15 分钟舌下含化,或硝酸异山梨酯 10 mg,每天 3 次,或硝苯地平 10 mg,每天 3 次。由于药物治疗的效果并不完全,且作用时间较短,一般仅用于贲门失弛缓症的早期、老年高危患者或拒绝其他治疗的患者。

(二)内镜治疗

1.内镜下 LES 内注射肉毒毒素

肉毒毒素是肉毒梭状杆菌产生的外毒素,是一种神经肌肉胆碱能阻断剂。它能与神经肌肉接头处突触前胆碱能末梢快速而强烈地结合,阻断神经冲动的传导而使骨骼肌麻痹,还可抑制平滑肌的活动,抑制胃肠道平滑肌的收缩。内镜下注射肉毒毒素是一种简单、安全且有效的治疗手段,但由于肉毒毒素在几天后降解,其对神经肌肉接头处突触前胆碱能末梢的作用减弱或消失,因此,若要维持疗效,需要反复注射。

2.食管扩张

球囊扩张术是目前治疗贲门失弛缓症最为有效的非手术疗法,它的近期及远期疗效明显优于其他非手术治疗,但并发症发生率较高,尤以穿孔最为严重,发生率为 1%～5%。球囊扩张的原理主要是通过强力作用,使 LES 发生部分撕裂,解除食管远端梗阻,缓解临床症状。

3.手术治疗

Heller 肌切开术是迄今治疗贲门失弛缓症的标准手术,其目的是降低 LES 压力,缓解吞咽困难。同时保持一定的 LES 压力,防止食管反流的发生。手术方式分为开放性手术和微创性手术两种,开放性手术术后症状缓解率可达 80%～90%,但 10%～46% 的患者可能发生食管反流。因此大多数学者主张加做防反流手术。尽管开放性手术的远期效果是肯定的,但是由于其创伤大、术后恢复时间长、费用昂贵,一般不作为贲门失弛缓症的一线治疗手段,仅在其他治疗方法失败,且患者适合手术时才选用开放性手术。

(张 蕾)

第三节 急 性 胃 炎

急性胃炎是由多种不同的病因引起的急性胃黏膜炎症,包括急性单纯性胃炎、急性糜烂出血性胃炎和吞服腐蚀物引起的急性腐蚀性胃炎与胃壁细菌感染所致的急性化脓性胃炎。其中,临床意义最大和发病率最高的是以胃黏膜糜烂、出血为主要表现的急性糜烂出血性胃炎。

一、流行病学

迄今为止,目前国内外尚缺乏有关急性胃炎的流行病学调查。

二、病因

急性胃炎的病因众多,大致有外源性和内源性两大类,包括急性应激、化学性损伤(如药物、酒精、胆汁、胰液)和急性细菌感染等。

(一)外源性因素

1.药物

各种非甾体抗炎药(NSAIDs),包括阿司匹林、吲哚美辛、吡罗昔康和多种含有该类成分复方药物。另外,糖皮质激素和某些抗生素及氯化钾等均可导致胃黏膜损伤。

2.酒精

主要是大量酗酒可致急性胃黏膜胃糜烂甚至出血。

3.生物性因素

沙门菌、嗜盐菌和葡萄球菌等细菌或其毒素可使胃黏膜充血水肿和糜烂。幽门螺杆菌感染可引起急、慢性胃炎,发病机制类似,将在慢性胃炎节中叙述。

4.其他

某些机械性损伤(包括胃内异物或胃柿石等)可损伤胃黏膜。放射疗法可致胃黏膜受损。偶可见因吞服腐蚀性化学物质(强酸或强碱或甲酚及氯化汞、砷、磷等)引起的腐蚀性胃炎。

(二)内源性因素

1.应激因素

多种严重疾病如严重创伤、烧伤或大手术及颅脑病变和重要脏器功能衰竭等可导致胃黏膜缺血、缺氧而损伤。通常称为应激性胃炎,如果系脑血管病变、头颅部外伤和脑手术后引起的胃十二指肠急性溃疡称为 Cushing 溃疡,而大面积烧灼伤所致溃疡称为 Curling 溃疡。

2.局部血供缺乏

局部血供缺乏主要是腹腔动脉栓塞治疗后或少数因动脉硬化致胃动脉的血栓形成或栓塞引起供血不足。另外,还可见于肝硬化门静脉高压并发上消化道出血者。

3.急性蜂窝织炎或化脓性胃炎

此两者甚少见。

三、病理生理学和病理组织学

(一)病理生理学

胃黏膜防御机制包括黏膜屏障、黏液屏障、黏膜上皮修复、黏膜和黏膜下层丰富的血流、前列腺素和肽类物质(表皮生长因子等)和自由基清除系统。上述结果破坏或保护因素减少,使胃腔中的 H^+ 逆弥散至胃壁,肥大细胞释放组胺,则血管充血甚或出血、黏膜水肿及间质液渗出,同时可刺激壁细胞分泌盐酸、主细胞分泌胃蛋白酶原。若致病因子损及腺颈部细胞,则胃黏膜修复延迟、更新受阻而出现糜烂。

严重创伤、大手术、大面积烧伤、脑血管意外和严重脏器功能衰竭及休克或者败血症等所致的急性应激的发生机制:急性应激→皮质-垂体前叶-肾上腺皮质轴活动亢进、交感-副交感神经系统失衡→机体的代偿功能不足→不能维持胃黏膜微循环的正常运行→黏膜缺血、缺氧→黏液和碳酸氢盐分泌减少及内源性前列腺素合成不足→黏膜屏障破坏和氢离子反弥散→降低黏膜内pH→进一步损伤血管与黏膜→糜烂和出血。

NSAIDs 所引起者则为抑制环加氧酶(COX)致使前列腺素产生减少,黏膜缺血缺氧。氯化钾和某些抗生素或抗肿瘤药等则可直接刺激胃黏膜引起浅表损伤。

乙醇可致上皮细胞损伤和破坏,黏膜水肿、糜烂和出血。另外,幽门关闭不全、胃切除(主要是 Billroth Ⅱ式)术后可引起十二指肠-胃反流,则此时由胆汁和胰液等组成的碱性肠液中的胆盐、溶血磷脂酰胆碱、磷脂酶 A 和其他胰酶可破坏胃黏膜屏障,引起急性炎症。

门静脉高压可致胃黏膜毛细血管和小静脉扩张及黏膜水肿,组织学表现为只有轻度或无炎症细胞浸润,可有显性或非显性出血。

(二)病理学改变

急性胃炎主要病理和组织学表现以胃黏膜充血、水肿,表面有片状渗出物或黏液覆盖为主。黏膜皱襞上可见局限性或弥漫性陈旧性或新鲜出血与糜烂,糜烂加深可累及胃腺体。

显微镜下则可见黏膜固有层多少不等的中性粒细胞、淋巴细胞、浆细胞和少量嗜酸性粒细胞浸润,可有水肿。表面的单层柱状上皮细胞和固有腺体细胞出现变性与坏死。重者黏膜下层亦有水肿和充血。

对于腐蚀性胃炎若接触了高浓度的腐蚀物质且长时间,则胃黏膜出现凝固性坏死、糜烂和溃疡,重者穿孔或出血甚至腹膜炎。

另外少见的化脓性胃炎可表现为整个胃壁(主要是黏膜下层)炎性增厚,大量中性粒细胞浸润,黏膜坏死。可有胃壁脓性蜂窝织炎或胃壁脓肿。

四、临床表现

(一)症状

部分患者可有上腹痛、腹胀、恶心、呕吐和嗳气及食欲缺乏等。如伴胃黏膜糜烂出血,则有呕血和/或黑便,大量出血可引起出血性休克。有时上腹胀气明显。细菌感染导致者可出现腹泻等。并有疼痛、吞咽困难和呼吸困难(由于喉头水肿)。腐蚀性胃炎可吐出血性黏液,严重者可发生食管或胃穿孔,引起胸膜炎或弥漫性腹膜炎。化脓性胃炎起病常较急,有上腹剧痛、恶心和呕吐、寒战和高热,血压可下降,出现中毒性休克。

(二)体征

上腹部压痛是常见体征,尤其多见于严重疾病引起的急性胃炎出血者。腐蚀性胃炎因口腔黏膜、食管黏膜和胃黏膜都有损害,口腔、咽喉黏膜充血、水肿和糜烂。化脓性胃炎有时体征酷似急腹症。

五、辅助检查

急性糜烂出血性胃炎的确诊有赖于急诊胃镜检查,一般应在出血后 24~48 小时内进行,可见到以多发性糜烂、浅表溃疡和出血灶为特征的急性胃黏膜病损。黏液糊或者可有新鲜或陈旧血液。一般急性应激所致的胃黏膜病损以胃体、胃底部为主,而 NSAIDs 或酒精所致的则以胃窦部为主。注意 X 线钡剂检查并无诊断价值。出血者做呕吐物或大便隐血试验,红细胞计数和血红蛋白测定。感染因素引起者,做白细胞计数和分类检查、大便常规检查和培养。

六、诊断和鉴别诊断

主要由病史和症状做出拟诊,经胃镜检查可得以确诊。但吞服腐蚀物质者禁忌胃镜检查。有长期服用 NSAIDs、酗酒及临床重危患者,均应想到急性胃炎的可能。对于鉴别诊断,腹痛为主者,应通过反复询问病史与急性胰腺炎、胆囊炎和急性阑尾炎等急腹症甚至急性心肌梗死相鉴别。

七、治疗

(一)基础治疗

基础治疗包括给予镇静、禁食、补液、解痉、止吐等对症支持治疗。此后给予流质或半流质饮食。

(二)针对病因治疗

针对病因治疗包括根除幽门螺杆菌、去除 NSAIDs 或乙醇等诱因。

(三)对症处理

表现为反酸、上腹隐痛、烧灼感和嘈杂者,给予 H_2 受体拮抗药或质子泵抑制剂。以恶心、呕吐或上腹胀闷为主者可选用甲氧氯普胺、多潘立酮或莫沙必利等促动力药。以痉挛性疼痛为主者,可给予莨菪碱等药物进行对症处理。

有胃黏膜糜烂、出血者,可用抑制胃酸分泌的 H_2 受体阻滞剂或质子泵抑制剂外,还可同时应用胃黏膜保护药如硫糖铝或铝碳酸镁等。

对于较大量的出血则应采取综合措施进行抢救。当并发大量出血时,可以冰水洗胃或在冰水中加去甲肾上腺素(每 200 mL 冰水中加 8 mL),或同管内滴注碳酸氢钠,浓度为 1 000 mmol/L,24 小时滴 1 L,使胃内 pH 保持在 5 以上。凝血酶是有效的局部止血药,并有促进创面愈合作用,大剂量时止血作用显著。常规的止血药,如卡巴克络、抗血栓溶芳酸和酚磺乙胺等可静脉应用,但效果一般。内镜下止血往往可收到较好效果。

其他具体的药物请参照"慢性胃炎"和"消化性溃疡"的部分章节。

(张 蕾)

第四节　慢　性　胃　炎

慢性胃炎是由各种病因引起的胃黏膜慢性炎症。根据新悉尼胃炎系统和我国 2006 年颁布的《中国慢性胃炎共识意见》标准,由内镜及病理组织学变化,将慢性胃炎分为非萎缩性(浅表性)胃炎及萎缩性胃炎两大基本类型和一些特殊类型胃炎。

一、流行病学

幽门螺杆菌感染为慢性非萎缩性胃炎的主要病因。大致上说来,慢性非萎缩性胃炎发病率与幽门螺杆菌感染情况相平行,慢性非萎缩性胃炎流行情况因不同国家、不同地区幽门螺杆菌感染情况而异。一般幽门螺杆菌感染率发展中国家高于发达国家,感染率随年龄增加而升高。我国属幽门螺杆菌高感染率国家,估计人群中幽门螺杆菌感染率为 40%～70%。慢性萎缩性胃炎是原因不明的慢性胃炎,在我国是一种常见病、多发病,在慢性胃炎中占 10%～20%。

二、病因

(一)慢性非萎缩性胃炎的常见病因

1.幽门螺杆菌感染

幽门螺杆菌感染是慢性非萎缩性胃炎最主要的病因,两者的关系符合 Koch 提出的确定病原体为感染性疾病病因的 4 项基本要求,即该病原体存在于该病的患者中,病原体的分布与体内病变分布一致,清除病原体后疾病可好转,在动物模型中该病原体可诱发与人相似的疾病。

研究表明,80%～95%的慢性活动性胃炎患者胃黏膜中有幽门螺杆菌感染,5%～20%的幽门螺杆菌阴性率反映了慢性胃炎病因的多样性;幽门螺杆菌相关胃炎者,幽门螺杆菌胃内分布与炎症分布一致;根除幽门螺杆菌可使胃黏膜炎症消退,一般中性粒细胞消退较快,但淋巴细胞、浆细胞消退需要较长时间;志愿者和动物模型中已证实幽门螺杆菌感染可引起胃炎。

幽门螺杆菌感染引起的慢性非萎缩性胃炎中胃窦为主全胃炎患者胃酸分泌可增加,十二指肠溃疡发生的危险度较高;而胃体为主全胃炎患者胃溃疡和胃癌发生的危险性增加。

2.胆汁和其他碱性肠液反流

幽门括约肌功能不全时含胆汁和胰液的十二指肠液反流入胃,可削弱胃黏膜屏障功能,使胃黏膜遭到消化液的刺激作用,产生炎症、糜烂、出血和上皮化生等病变。

3.其他外源性因素

酗酒、服用 NSAIDs 等药物、某些刺激性食物等均可反复损伤胃黏膜。这类因素均可各自或与幽门螺杆菌感染协同作用而引起或加重胃黏膜慢性炎症。

(二)慢性萎缩性胃炎的主要病因

1973 年,Strickland 将慢性萎缩性胃炎分为 A、B 两型,A 型是胃体弥漫性萎缩,导致胃酸分泌下降,影响维生素 B_{12} 及内因子的吸收,因此常合并恶性贫血,与自身免疫有关;B 型在胃窦部,少数人可发展成胃癌,与幽门螺杆菌、化学损伤(胆汁反流、非皮质激素消炎药、吸烟、酗酒等)有关,在我国,80%以上的属于第二类。

胃内攻击因子与防御修复因子失衡是慢性萎缩性胃炎发生的根本原因。具体病因与慢性非萎缩性胃炎相似,包括幽门螺杆菌感染;长期饮浓茶、烈酒、咖啡,食用过热、过冷、过于粗糙的食物,可导致胃黏膜的反复损伤;长期大量服用非甾体抗炎药如阿司匹林、吲哚美辛等可抑制胃黏膜前列腺素的合成,破坏黏膜屏障;烟草中的尼古丁不仅影响胃黏膜的血液循环,还可导致幽门括约肌功能紊乱,造成胆汁反流;各种原因的胆汁反流均可破坏黏膜屏障造成胃黏膜慢性炎症改变。比较特殊的是壁细胞抗原和抗体结合形成免疫复合体在补体参与下,破坏壁细胞;胃黏膜营养因子(如胃泌素、表皮生长因子等)缺乏;心力衰竭、动脉粥样硬化、肝硬化合并门脉高压、糖尿病、甲状腺病、慢性肾上腺皮质功能减退、尿毒症、干燥综合征、胃血流量不足及精神因素等均可导致胃黏膜萎缩。

三、病理生理学和病理学

(一)病理生理学

1.幽门螺杆菌感染

幽门螺杆菌感染途径为粪-口或口-口途径,其外壁靠黏附素而紧贴胃上皮细胞。

幽门螺杆菌感染的持续存在,致使腺体破坏,最终发展成为萎缩性胃炎。而感染幽门螺杆菌后胃炎的严重程度则除了与细菌本身有关外,还决定与患者机体情况和外界环境。如带有空泡毒素(VacA)和细胞毒相关基因(CagA)者,胃黏膜损伤明显较重。患者的免疫应答反应强弱、其胃酸的分泌情况、血型、民族和年龄差异等也影响胃黏膜炎症程度。此外,患者饮食情况也有一定作用。

2.自身免疫机制

研究早已证明,以胃体萎缩为主的 A 型萎缩性胃炎患者血清中,存在壁细胞抗体(PCA)和内因子抗体(IFA)。前者的抗原是壁细胞分泌小管微绒毛膜上的质子泵 H^+/K^+-ATP 酶,它破坏壁细胞而使胃酸分泌减少。而 IFA 则对抗内因子(壁细胞分泌的一种糖蛋白),使食物中的维生素 B_{12} 无法与后者结合被末端回肠吸收,最后引起维生素 B_{12} 吸收不良,甚至导致恶性贫血。IFA 具有特异性,几乎仅见于胃萎缩伴恶性贫血者。

造成胃酸和内因子分泌减少或丧失,恶性贫血是 A 型萎缩性胃炎的终末阶段,是自身免疫性胃炎最严重的标志。当泌酸腺完全萎缩时称为胃萎缩。

另外,近年发现幽门螺杆菌感染者中也存在着自身免疫反应,其血清抗体能与宿主胃黏膜上皮及黏液起交叉反应,如菌体 LewisX 和 LewisY 抗原。

3.外源性损伤因素破坏胃黏膜屏障

碱性十二指肠液反流等,可减弱胃黏膜屏障功能。致使胃腔内 H^+ 通过损害的屏障,反弥散入胃黏膜内,使炎症不易消散。长期慢性炎症,又加重屏障功能的减退,如此恶性循环使慢性胃炎久治不愈。

4.生理因素和胃黏膜营养因子缺乏

萎缩性变化和肠化生等皆与衰老相关,而炎症细胞浸润程度与年龄关系不大。这主要是老龄者的退行性变-胃黏膜小血管扭曲,小动脉壁玻璃样变性,管腔狭窄导致黏膜营养不良、分泌功能下降引起的。

新近研究证明,某些胃黏膜营养因子(胃泌素、表皮生长因子等)缺乏或胃黏膜感觉神经终器对这些因子不敏感可引起胃黏膜萎缩。如手术后残胃炎原因之一是 G 细胞数量减少,而引起胃泌素营养作用减弱。

5.遗传因素

萎缩性胃炎、维生素 B_{12} 吸收不良的患病率和 PCA、IFA 的阳性率很高,提示可能有遗传因素的影响。

(二)病理学

慢性胃炎病理变化是由胃黏膜损伤和修复过程所引起。病理组织学的描述包括活动性慢性炎症、萎缩和化生及异型增生等。此外,在慢性炎症过程中,胃黏膜也有反应性增生变化,如胃小凹上皮过形成、黏膜肌增厚、淋巴滤泡形成、纤维组织和腺管增生等。

近几年对于慢性胃炎尤其是慢性萎缩性胃炎的病理组织学,有不少新的进展。以下结合2006 年9 月中华医学会消化病学分会的"全国第二届慢性胃炎共识会议"中制订的慢性胃炎诊治的共识意见,论述以下关键进展问题。

1.萎缩的定义

1996 年,新悉尼系统把萎缩定义为"腺体的丧失",这是模糊而易产生歧义的定义,反映了当时肠化是否属于萎缩,病理学家有不同认识。其后国际上一个病理学家的自由组织——萎缩联谊会(Atrophy Club 2000)进行了 3 次研讨会,并在 2002 年发表了对萎缩的新分类,12 位学者中有 8 位也曾是悉尼系统的执笔者,故此意见可认为是悉尼系统的补充和发展,有很高的权威性。

萎缩联谊会把萎缩新定义为"萎缩是胃固有腺体的丧失",将萎缩分为 3 种情况:无萎缩、未确定萎缩和萎缩,进而将萎缩分两个类型:非化生性萎缩和化生性萎缩。前者特点是腺体丧失伴有黏膜固有层中的纤维化或纤维肌增生;后者是胃黏膜腺体被化生的腺体所替换。这两类萎缩的程度分级仍用最初悉尼系统标准和新悉尼系统的模拟评分图,分为 4 级,即无、轻度、中度和重度萎缩。国际的萎缩新定义对我国来说不是新的,我国学者早年就认为"肠化或假幽门腺化生不是胃固有腺体,因此尽管胃腺体数量未减少,但也属萎缩",并在"全国第一届慢性胃炎共识会议"中做了说明。

对于上述第 2 个问题,答案显然是肯定的。这是因为多灶性萎缩性胃炎的胃黏膜萎缩呈灶状分布,即使活检块数少,只要病理活检发现有萎缩,就可诊断为萎缩性胃炎。在此次全国慢性胃炎共识意见中强调,需注意取材于糜烂或溃疡边缘的组织易存在萎缩,但不能简单地视为萎缩性胃炎。此外,活检组织太浅、组织包埋方向不当等因素均可影响萎缩的判断。

"未确定萎缩"是国际新提出的观点,认为黏膜层炎症很明显时,单核细胞密集浸润造成腺体被取代、移置或隐匿,以致难以判断这些"看来似乎丧失"的腺体是否真正丧失,此时暂先诊断为"未确定萎缩",最后诊断延期到炎症明显消退(大部分在幽门螺杆菌根除治疗 3~6 个月后),再取活检时做出。对萎缩的诊断采取了比较谨慎的态度。

目前,我国共识意见并未采用此概念,因为:①炎症明显时腺体被破坏、数量减少,在这个时点上,病理按照萎缩的定义可以诊断为萎缩,非病理不能。②一般临床希望活检后有病理结论,病理如不做诊断,会出现临床难做出诊断、对治疗效果无法评价的情况。尤其是在临床研究上,设立此诊断项会使治疗前或后失去相当一部分统计资料。慢性胃炎是个动态过程,炎症可以有两个结局:完全修复和不完全修复(纤维化和肠化),炎症明显期病理无责任预言今后趋向哪个结局。可以预料对萎缩采用的诊断标准不一,治疗有效率也不一,采用"未确定萎缩"的研究课题,因为事先去除了一部分可逆的萎缩,萎缩的可逆性就低。

2.肠化分型的临床意义与价值

用 AB-PAS 和 HID-AB 黏液染色能区分肠化亚型,然而,肠化分型的意义并未明了。传统观念认为,肠化亚型中的小肠型和完全型肠化无明显癌前病变意义,而大肠型肠化的胃癌发生危险性增高,从而引起临床的重视。支持肠化分型有意义的学者认为化生是细胞表型的一种非肿瘤性改变,通常在长期不利环境作用下出现。这种表型改变可以是干细胞内出现体细胞突变的结果,或是表现遗传修饰的变化导致后代细胞向不同方向分化的结果。胃内肠化生部位发现很多遗传改变,这些改变甚至可出现在异型增生前。他们认为肠化生中不完全型结肠型者,具有大多数遗传学改变,有发生胃癌的危险性。但近年,越来越多的临床资料显示其预测胃癌价值有限而更强调重视肠化范围,肠化分布范围越广,其发生胃癌的危险性越高。10 多年来罕有从大肠型肠化随访发展成癌的报道。另一方面,从病理检测的实际情况看,肠化以混合型多见,大肠型肠化的检出率与活检块数有密切关系,即活检块数越多,大肠型肠化检出率越高。客观地讲,该型肠化生的遗传学改变和胃不典型增生(上皮内瘤)的改变相似。因此,对肠化分型的临床意义和价值的争论仍未有定论。

3.关于异型增生

异型增生(上皮内瘤变)是重要的胃癌癌前病变,分为轻度和重度(或低级别和高级别)两级。异型增生和上皮内瘤变是同义词,后者是 WHO 国际癌症研究协会推荐使用的术语。

4.萎缩和肠化发生过程是否存在不可逆转点

胃黏膜萎缩的产生主要有两种途径:一是干细胞区室和/或腺体被破坏;二是选择性破坏特定的上皮细胞而保留干细胞。这两种途径在慢性幽门螺杆菌感染中均可发生。

萎缩与肠化的逆转报道已经不在少数,但是否所有病患均有逆转可能,是否在萎缩的发生与发展过程中存在某一不可逆转点。这一转折点是否可能为肠化生,已明确幽门螺杆菌感染可诱发慢性胃炎,经历慢性炎症→萎缩→肠化→异型增生等多个步骤最终发展至胃癌(Correa 模式)。可否通过根除幽门螺杆菌来降低胃癌发生危险性始终是近年来关注的热点。多数研究表明,根除幽门螺杆菌可防止胃黏膜萎缩和肠化的进一步发展,但萎缩、肠化是否能得到逆转尚待更多研究证实。

Mera 和 Correa 等最新报道了一项长达 12 年的大型前瞻性随机对照研究,纳入 795 例具有胃癌前病变的成人患者,随机给予他们抗幽门螺杆菌治疗和/或抗氧化治疗。他们观察到萎缩黏膜在幽门螺杆菌根除后持续保持阴性 12 年后可以完全消退,而肠化黏膜也有逐渐消退的趋向,但可能需要随访更长时间。他们认为通过抗幽门螺杆菌治疗来进行胃癌的化学预防是可行的策略。

但是,部分学者认为在考虑萎缩的可逆性时,需区分缺失腺体的恢复和腺体内特定细胞的再生。在后一种情况下,干细胞区室被保留,去除有害因素可使壁细胞和主细胞再生,并完全恢复腺体功能。当腺体及干细胞被完全破坏后,腺体的恢复只能由周围未被破坏的腺窝单元来完成。

当萎缩伴有肠化生时,逆转机会进一步减小。如果肠化生是对不利因素的适应性反应,而且不利因素可以被确定和去除,此时肠化生有可能逆转。但是,肠化生还有很多其他原因,如胆汁反流、高盐饮食、乙醇。这意味着即使在幽门螺杆菌感染个体,感染以外的其他因素亦可以引发或加速化生的发生。如果肠化生是稳定的干细胞内体细胞突变的结果,则改变黏膜的环境也许不能使肠化生逆转。

根治幽门螺杆菌可以产生某些有益效应,如消除炎症,消除活性氧所致的 DNA 损伤,缩短细胞更新周期,提高低胃酸者的泌酸量,并逐步恢复胃液维生素 C 的分泌。在预防胃癌方面,这些已被证实的结果可能比希望萎缩和肠化生逆转重要得多。

实际上,国际著名学者对有否此不可逆转点也有争论。如美国的 Correa 教授并不认同它的存在,而英国 Aberdeen 大学的 Emad Munir El-Omar 教授则强烈认为在异型增生发展至胃癌的过程中有某个节点,越过此则基本处于不可逆转阶段,但至今为止尚未明确此点的确切位置。

四、临床表现

流行病学研究表明,多数慢性非萎缩性胃炎患者无任何症状。少数患者可有上腹痛或不适、上腹胀、早饱、嗳气、恶心等非特异性消化不良症状。某些慢性萎缩性胃炎患者可有上腹部灼痛、胀痛、钝痛或胀闷且以餐后为著,食欲缺乏、恶心、嗳气、便秘或腹泻等症状。内镜检查和胃黏膜组织学检查结果与慢性胃炎患者症状的相关分析表明,患者的症状缺乏特异性,且症状之有无及严重程度与内镜所见及组织学分级并无肯定的相关性。

伴有胃黏膜糜烂者,可有少量或大量上消化道出血,长期少量出血可引起缺铁性贫血。胃体萎缩性胃炎可出现恶性贫血,常有全身衰弱、疲软、神情淡漠、隐性黄疸,消化道症状一般较少。

体征多不明显,有时上腹轻压痛,胃体胃炎严重时可有舌炎和贫血。

慢性萎缩性胃炎的临床表现不仅缺乏特异性,而且与病变程度并不完全一致。

五、辅助检查

(一)胃镜及活组织检查

1.胃镜检查

随着内镜器械的长足发展,内镜观察更加清晰。内镜下慢性非萎缩性胃炎可见红斑(点状、片状、条状),黏膜粗糙不平,出血点(斑),黏膜水肿及渗出等基本表现,尚可见糜烂及胆汁反流。萎缩性胃炎则主要表现为黏膜色泽白,不同程度的皱襞变平或消失。在不过度充气状态下,可透见血管纹,轻度萎缩时见到模糊的血管,重度时看到明显血管分支。内镜下肠化黏膜呈灰白色颗粒状小隆起,重者贴近观察有绒毛状变化。肠化也可以呈平坦或凹陷外观的。如果喷撒亚甲蓝色素,肠化区可能出现被染上蓝色,非肠化黏膜不着色。

胃黏膜血管脆性增加可致黏膜下出血,谓之壁内出血,表现为水肿或充血胃黏膜上见点状、斑状或线状出血,可多发、新鲜和陈旧性出血相混杂。如观察到黑色附着物常提示糜烂等致出血。

值得注意的是,少数幽门螺杆菌感染性胃炎可有胃体部皱襞肥厚,甚至宽度达到 5 mm 以上,且在适当充气后皱襞不能展平,用活检钳将黏膜提起时,可见帐篷征,这是和恶性浸润性病变鉴别点之一。

2.病理组织学检查

萎缩的确诊依赖于病理组织学检查。萎缩的肉眼与病理之符合率仅为 $38\%\sim78\%$,这与萎缩或肠化甚至幽门螺杆菌的分布都是非均匀的,或者说多灶性萎缩性胃炎的胃黏膜萎缩呈灶状分布有关。当然,只要病理活检发现有萎缩,就可诊断为萎缩性胃炎。但如果未能发现萎缩,却不能轻易排除之。如果不取足够多的标本或者内镜医师并未在病变最重部位(这也需要内镜医师的经验)活检,则势必可能遗漏病灶。反之,当在糜烂或溃疡边缘的组织活检时,即使病理发现了萎缩,却不能简单地视为萎缩性胃炎,这是因为活检组织太浅、组织包埋方向不当等因素均可影响萎缩的判断。还有,根除幽门螺杆菌可使胃黏膜活动性炎症消退,慢性炎症程度减轻。一些因素可影响结果的判断:①活检部位的差异。②幽门螺杆菌感染时胃黏膜大量炎症细胞浸润,形如萎缩;但根除幽门螺杆菌后胃黏膜炎症细胞消退,黏膜萎缩、肠化可望恢复。然而在胃镜活检取材多少问题上,病理学家的要求与内镜医师出现了矛盾。从病理组织学观点来看,5 块或更多则有利于组织学的准确判断,然而,就内镜医师而言,考虑到患者的医疗费用,主张 2～3 块即可。

(二)幽门螺杆菌检测

活组织病理学检查时可同时检测幽门螺杆菌,并可在内镜检查时多取 1 块组织做快呋塞米素酶检查以增加诊断的可靠性。其他检查幽门螺杆菌的方法包括:①胃黏膜直接涂片或组织切片,然后以 Gram 或 Giemsa 或 Warthin-Starry 染色(经典方法),甚至 HE 染色,免疫组化染色则有助于检测球形幽门螺杆菌。②细菌培养:为金标准;需特殊培养基和微需氧环境,培养时间3～7 天,阳性率可能不高但特异性高,且可做药物敏感试验。③血清幽门螺杆菌抗体测定:多在流行病学调查时用。④尿素呼吸试验:是一种非侵入性诊断法,口服^{13}C 或^{14}C 标记的尿素后,检测患者呼气中的$^{13}CO_2$ 或$^{14}CO_2$ 量,结果准确。⑤聚合酶联反应法(PCR 法):能特异地检出不同来源标本中的幽门螺杆菌。

根除幽门螺杆菌治疗后,可在胃镜复查时重复上述检查,亦可采用非侵入性检查手段,如^{13}C 或^{14}C 尿素呼气试验、粪便幽门螺杆菌抗原检测及血清学检查。应注意,近期使用抗生素、质子泵抑制剂、铋剂等药物,因有暂时抑制幽门螺杆菌作用,会使上述检查(血清学检查除外)呈假阴性。

(三)X 线钡剂检查

X 线钡剂检查主要是很好地显示胃黏膜相的气钡双重造影。对于萎缩性胃炎,常常可见胃皱襞相对平坦和减少。但依靠 X 线诊断慢性胃炎价值不如胃镜和病理组织学。

(四)实验室检查

1.胃酸分泌功能测定

非萎缩性胃炎胃酸分泌常正常,有时可以增高。萎缩性胃炎病变局限于胃窦时,胃酸可正常或低酸,低酸是由于泌酸细胞数量减少和 H^+ 向胃壁反弥散所致。测定基础胃液分泌量(BAO)及注射组胺或五肽胃泌素后测定最大泌酸量(MAO)和高峰泌酸量(PAO)以判断胃泌酸功能,有助于萎缩性胃炎的诊断及指导临床治疗。A 型慢性萎缩性胃炎患者多无酸或低酸,B 型慢性萎缩性胃炎患者可正常或低酸,往往在给予酸分泌刺激药后,亦不见胃液和胃酸分泌。

2.胃蛋白酶原(PG)测定

胃体黏膜萎缩时血清 PGⅠ水平及 PGⅠ/Ⅱ比例下降,严重者可伴餐后血清 G-17 水平升高;胃窦黏膜萎缩时餐后血清 G-17 水平下降,严重者可伴 PGⅠ水平及 PGⅠ/Ⅱ比例下降。然而,这主要是一种统计学上的差异。

日本学者发现无症状胃癌患者,本法 85％阳性,PGⅠ或比值降低者,推荐进一步胃镜检查,以检出伴有萎缩性胃炎的胃癌。该试剂盒用于诊断萎缩性胃炎和判断胃癌倾向在欧洲国家应用要多于我国。

3.血清胃泌素测定

如果以放射免疫法检测血清胃泌素,则正常值应低于 100 pg/mL。慢性萎缩性胃炎胃体为主者,因壁细胞分泌胃酸缺乏、反馈性地 G 细胞分泌胃泌素增多,致胃泌素中度升高。特别是当伴有恶性贫血时,该值可达 1 000 pg/mL 或更高。注意此时要与胃泌素瘤相鉴别,后者是高胃酸分泌。慢性萎缩性胃炎以胃窦为主时,空腹血清胃泌素正常或降低。

4.自身抗体

血清 PCA 和 IFA 阳性对诊断慢性胃体萎缩性胃炎有帮助,尽管血清 IFA 阳性率较低,但胃液中 IFA 的阳性,则十分有助于恶性贫血的诊断。

5.血清维生素 B_{12} 浓度和维生素 B_{12} 吸收试验

慢性胃体萎缩性胃炎时,维生素 B_{12} 缺乏,常低于 200 ng/L。维生素 B_{12} 吸收试验(Schilling 试验)能检测维生素 B_{12} 在末端回肠吸收情况且可与回盲部疾病和严重肾功能障碍相鉴别。同时服用[58]Co和[57]Co(加有内因子)标记的氰钴素胶囊。此后收集 24 小时尿液。如两者排出率均>10%则正常,若尿中[58]Co 排出率低于 10%,而[57]Co 的排出率正常则常提示恶性贫血;而两者均降低的常常是回盲部疾病或者肾衰竭者。

六、诊断和鉴别诊断

(一)诊断

鉴于多数慢性胃炎患者无任何症状,或即使有症状也缺乏特异性体征,因此根据症状和体征难以做出慢性胃炎的正确诊断。慢性胃炎的确诊主要依赖于内镜检查和胃黏膜活检组织学检查,尤其是后者的诊断价值更大。

按照悉尼胃炎标准要求,完整的诊断应包括病因、部位和形态学三方面。例如,诊断为"胃窦为主慢性活动性幽门螺杆菌胃炎"和"NSAIDs 相关性胃炎"。当胃窦和胃体炎症程度相差 2 级或以上时,加上"为主"修饰词,如"慢性(活动性)胃炎,胃窦显著"。当然这些诊断结论最好是在病理报告后给出,实际的临床工作中,胃镜医师可根据胃镜下表现给予初步诊断。病理诊断则主要依据新悉尼胃炎系统,如图 6-1 所示。

A 型、B 型萎缩性胃炎特点见表 6-1。

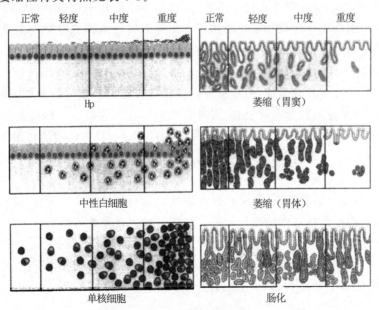

图 6-1 新悉尼胃炎系统

表 6-1　A 型和 B 型慢性萎缩性胃炎的鉴别

项　目	A 型慢性萎缩性胃炎	B 型慢性萎缩性胃炎
胃窦	正常	萎缩
胃体	弥漫性萎缩	多然性
血清胃泌素	明显升高	不定,可以降低或不变
胃酸分泌	降低	降低或正常
自身免疫抗体(内因子抗体和壁细胞抗体)阳性率	90%	10%
恶性贫血发生率	90%	10%
可能的病因	自身免疫,遗传因素	幽门螺杆菌、化学损伤

对于自身免疫性胃炎诊断,要予以足够的重视。因为胃体活检者甚少,或者很少开展 PCA 和 IFA 的检测,诊断该病者很少。为此,如果遇到以全身衰弱和贫血为主要表现,而上消化道症状往往不明显者,应做血清胃泌素测定和/或胃液分析,异常者进一步做维生素 B_{12} 吸收试验,血清维生素 B_{12} 浓度测定可获确诊。注意不能仅仅凭活检组织学诊断本病,特别标本数少时,这是因为幽门螺杆菌感染性胃炎后期,胃窦肠化,幽门螺杆菌上移,胃体炎症变得显著,可与自身免疫性胃炎表现相重叠,但后者胃窦黏膜的变化很轻微。另外,淋巴细胞性胃炎也可出现类似情况,而其并无泌酸腺萎缩。

(二)鉴别诊断

1.功能性消化不良

2006 年,《中国慢性胃炎共识意见》将消化不良症状与慢性胃炎做了对比:一方面慢性胃炎患者可有消化不良的各种症状;另一方面,一部分有消化不良症状者如果胃镜和病理检查无明显阳性发现,可能仅仅为功能性消化不良。当然,少数功能性消化不良患者可同时伴有慢性胃炎。这样在慢性胃炎与消化不良症状功能性消化不良之间形成较为错综复杂的关系。但一般说来,消化不良症状的有无和严重程度与慢性胃炎的内镜所见或组织学分级并无明显相关性。

2.早期胃癌和胃溃疡

几种疾病的症状有重叠或类似,但胃镜及病理检查可鉴别。重要的是,如遇到黏膜糜烂,尤其是隆起性糜烂,要多取活检和及时复查,以排除早期胃癌。这是因为即使是病理组织学诊断,也有一定局限性。原因主要是:①胃黏膜组织学变化易受胃镜检查前夜的食物(如某些刺激性食物加重黏膜充血)性质、被检查者近日是否吸烟、胃镜操作者手法的熟练程度、患者恶心反应等诸种因素影响。②活检是点的调查,而慢性胃炎病变程度在整个黏膜面上并非一致,要多点活检才能做出全面估计,判断治疗效果时,尽量在黏膜病变较重的区域或部位活检,如系治疗前后比较,则应在相同或相近部位活检。③病理诊断易受病理医师主观经验的影响。

3.慢性胆囊炎与胆石症

其与慢性胃炎症状十分相似,同时并存者也较多。对于中年女性诊断慢性胃炎时,要仔细询问病史,必要时行胆囊 B 超检查,以了解胆囊情况。

4.其他

慢性肝炎和慢性胰腺疾病等,也可出现与慢性胃炎类似症状,在详询病史后,行必要的影像学检查和特异的实验室检查。

七、治疗

慢性非萎缩性胃炎的治疗目的是缓解消化不良症状和改善胃黏膜炎症。治疗应尽可能针对病因,遵循个体化原则。消化不良症状的处理与功能性消化不良相同。无症状、幽门螺杆菌阴性的非萎缩性胃炎无须特殊治疗。

(一)一般治疗

慢性萎缩性胃炎患者,不论其病因如何,均应戒烟、忌酒,避免使用损害胃黏膜的药物如NSAIDs 等,及避免对胃黏膜有刺激性的食物和饮品,如过于酸、甜、咸、辛辣和过热、过冷食物,浓茶、咖啡等,饮食宜规律,少吃油炸、烟熏、腌制食物,不食腐烂变质的食物,多吃新鲜蔬菜和水果,所食食品要新鲜并富于营养,保证有足够的蛋白质、维生素(如维生素 C 和叶酸等)及铁质摄入,精神上乐观,生活要规律。

(二)针对病因或发病机制的治疗

1.根除幽门螺杆菌

慢性非萎缩性胃炎的主要症状为消化不良,其症状应归属于功能性消化不良范畴。目前,国内外均推荐对幽门螺杆菌阳性的功能性消化不良行根除治疗。因此,有消化不良症状的幽门螺杆菌阳性慢性非萎缩性胃炎患者均应根除幽门螺杆菌。另外,如果伴有胃黏膜糜烂,也该根除幽门螺杆菌。大量研究结果表明,根除幽门螺杆菌可使胃黏膜组织学得到改善;对预防消化性溃疡和胃癌等有重要意义;对改善或消除消化不良症状具有费用-疗效比优势。

2.保护胃黏膜

关于胃黏膜屏障功能的研究由来已久。1964 年,美国密歇根大学 Horace Willard Davenport 博士首次提出"胃黏膜具有阻止 H^+ 自胃腔向黏膜内扩散的屏障作用"。1975 年,美国密歇根州 Upjohn 公司的 A.Robert 博士发现前列腺素可明显防止或减轻 NSAIDs 和应激等对胃黏膜的损伤,其效果呈剂量依赖性。从而提出细胞保护的概念。1996 年,加拿大的 Wallace 教授较全面阐述胃黏膜屏障,根据解剖和功能将胃黏膜的防御修复分为 5 个层次——黏液-HCO_3^- 屏障、单层柱状上皮屏障、胃黏膜血流量、免疫细胞-炎症反应和修复重建因子作用等。至关重要的上皮屏障主要包括胃上皮细胞顶膜能抵御高浓度酸、胃上皮细胞之间紧密连接、胃上皮抗原呈递,免疫探及并限制潜在有害物质,并且它们大约每 72 小时完全更新一次。这说明它起着关键作用。

近年来,有关前列腺素和胃黏膜血流量等成为胃黏膜保护领域的研究热点。这与 NSAIDs 药物的广泛应用带来的不良反应日益引起学者的重视有关。美国加州大学戴维斯分校的 Tarnawski 教授的研究显示,前列腺素保护胃黏膜抵抗致溃疡及致坏死因素损害的机制不仅是抑制胃酸分泌。当然表皮生长因子(EGF)、成纤维生长因子(bFGF)和血管内皮生长因子(VEGF)及热休克蛋白等都是重要的黏膜保护因子,在抵御黏膜损害中起重要作用。

然而,当机体遇到有害因素强烈攻击时,仅依靠自身的防御修复能力是不够的,强化黏膜防卫能力,促进黏膜的修复是治疗胃黏膜损伤的重要环节之一。具有保护和增强胃黏膜防御功能或者防止胃黏膜屏障受到损害的一类药物统称为胃黏膜保护药,包括铝碳酸镁、硫糖铝、胶体铋剂、地诺前列酮、替普瑞酮、吉法酯、谷氨酰胺类、瑞巴派特等药物。另外,吉法酯能增加胃黏膜更新,提高细胞再生能力,增强胃黏膜对胃酸的抵抗能力,达到保护胃黏膜作用。

3.抑制胆汁反流

促动力药如多潘立酮可防止或减少胆汁反流;胃黏膜保护药,特别是有结合胆酸作用的铝碳酸镁制剂,可增强胃黏膜屏障、结合胆酸,从而减轻或消除胆汁反流所致的胃黏膜损害。考来烯胺可络合反流至胃内的胆盐,防止胆汁酸破坏胃黏膜屏障,方法为每次 3~4 g,每天 3~4 次。

(三)对症处理

消化不良症状的治疗由于临床症状与慢性非萎缩性胃炎之间并不存在明确关系,因此症状治疗事实上属于功能性消化不良的经验性治疗。慢性胃炎伴胆汁反流者可应用促动力药(如多潘立酮)和/或有结合胆酸作用的胃黏膜保护药(如铝碳酸镁制剂)。

(1)有胃黏膜糜烂和/或以反酸、上腹痛等症状为主者,可根据病情或症状严重程度选用抗酸药、H_2 受体拮抗药或质子泵抑制剂(PPI)。

(2)促动力药如多潘立酮、马来酸曲美布汀、莫沙必利、盐酸伊托必利主要用于上腹饱胀、恶心或呕吐等为主要症状者。

(3)胃黏膜保护药如硫糖铝、瑞巴派特、替普瑞酮、吉法酯、依卡倍特适用于有胆汁反流、胃黏膜损害和/或症状明显者。

(4)抗抑郁药或抗焦虑治疗:可用于有明显精神因素的慢性胃炎伴消化不良症状患者,同时应予耐心解释或心理治疗。

(5)助消化治疗:对于伴有腹胀、食欲缺乏等消化不良症状而无明显上述胃灼热、反酸、上腹饥饿痛症状者,可选用含有胃酶、胰酶和肠酶等复合酶制剂治疗。

(6)其他对症治疗:包括解痉止痛、止吐、改善贫血等。

(7)对于贫血,若为缺铁,应补充铁剂。大细胞贫血者根据维生素 B_{12} 或叶酸缺乏分别给予补充。

(张　蕾)

第五节　消化性溃疡

消化性溃疡主要指发生在胃和十二指肠的慢性溃疡,即胃溃疡(GU)和十二指肠溃疡(DU),因溃疡形成与胃酸/胃蛋白酶的消化作用有关而得名。溃疡的黏膜缺损超过黏膜肌层,不同于糜烂。

一、流行病学

消化性溃疡是全球性常见病。西方国家资料显示,自 20 世纪 50 年代以后,消化性溃疡发病率呈下降趋势。我国临床统计资料提示,消化性溃疡患病率在近十多年来亦开始呈下降趋势。本病可发生于任何年龄,但中年最为常见,DU 多见于青壮年,而 GU 多见于中老年,后者发病高峰比前者约迟 10 年。男性患病比女性较多。临床上,DU 比 GU 为多见,两者之比为(2~3):1,但有地区差异,在胃癌高发区 GU 所占的比例有所增加。

二、病因和发病机制

在正常生理情况下,胃十二指肠黏膜经常接触有强侵蚀力的胃酸和在酸性环境下被激活、能水解蛋白质的胃蛋白酶。此外,还经常受摄入的各种有害物质的侵袭,但却能抵御这些侵袭因素的损害,维持黏膜的完整性,这是因为胃十二指肠黏膜具有一系列防御和修复机制。目前认为,胃十二指肠黏膜的这一完善而有效的防御和修复机制,足以抵抗胃酸/胃蛋白酶的侵蚀。一般而言,只有当某些因素损害了这一机制才可能发生胃酸/胃蛋白酶侵蚀黏膜而导致溃疡形成。近年的研究已经明确,幽门螺杆菌和非甾体抗炎药是损害胃十二指肠黏膜屏障从而导致消化性溃疡发病的最常见病因。少见的特殊情况,当过度胃酸分泌远远超过黏膜的防御和修复作用也可能导致消化性溃疡发生。现将这些病因及其导致溃疡发生的机制分述如下。

(一)幽门螺杆菌

确认幽门螺杆菌为消化性溃疡的重要病因主要基于两方面的证据:①消化性溃疡患者的幽门螺杆菌检出率显著高于对照组的普通人群,在 DU 的检出率约为 90%、GU 为 70%～80%(幽门螺杆菌阴性的消化性溃疡患者往往能找到 NSAIDs 服用史等其他原因);②大量临床研究肯定,成功根除幽门螺杆菌后溃疡复发率明显下降,用常规抑酸治疗后愈合的溃疡年复发率为 50%～70%,而根除幽门螺杆菌可使溃疡复发率降至 5% 以下,这就表明去除病因后消化性溃疡可获治愈。至于何以在感染幽门螺杆菌的人群中仅有少部分人(约 15%)发生消化性溃疡,一般认为,这是幽门螺杆菌、宿主和环境因素三者相互作用的不同结果。

幽门螺杆菌感染导致消化性溃疡发病的确切机制尚未阐明。目前比较普遍接受的一种假说试图将幽门螺杆菌、宿主和环境 3 个因素在 DU 发病中的作用统一起来。该假说认为,胆酸对幽门螺杆菌生长具有强烈的抑制作用,因此正常情况下幽门螺杆菌无法在十二指肠生存,十二指肠球部酸负荷增加是 DU 发病的重要环节,因为酸可使结合胆酸沉淀,从而有利于幽门螺杆菌在十二指肠球部生长。幽门螺杆菌只能在胃上皮组织定植,因此在十二指肠球部存活的幽门螺杆菌只有当十二指肠球部发生胃上皮化生才能定植下来,而据认为十二指肠球部的胃上皮化生是十二指肠对酸负荷的一种代偿反应。十二指肠球部酸负荷增加的原因,一方面与幽门螺杆菌感染引起慢性胃窦炎有关,幽门螺杆菌感染直接或间接作用于胃窦 D、G 细胞,削弱了胃酸分泌的负反馈调节,从而导致餐后胃酸分泌增加;另一方面,吸烟、应激和遗传等因素均与胃酸分泌增加有关。定植在十二指肠球部的幽门螺杆菌引起十二指肠炎症,炎症削弱了十二指肠黏膜的防御和修复功能,在胃酸/胃蛋白酶的侵蚀下最终导致 DU 发生。十二指肠炎症同时导致十二指肠黏膜分泌碳酸氢盐减少,间接增加十二指肠的酸负荷,进一步促进 DU 的发生和发展过程。

对幽门螺杆菌引起 GU 的发病机制研究较少,一般认为是幽门螺杆菌感染引起的胃黏膜炎症削弱了胃黏膜的屏障功能,胃溃疡好发于非泌酸区与泌酸区交界处的非泌酸区侧,反映了胃酸对屏障受损的胃黏膜的侵蚀作用。

(二)非甾体抗炎药(NSAIDs)

NSAIDs 是引起消化性溃疡的另一个常见病因。大量研究资料显示,服用 NSAIDs 患者发生消化性溃疡及其并发症的危险性显著高于普通人群。临床研究报道,在长期服用 NSAIDs 患者中 10%～25% 可发现胃或十二指肠溃疡,有 1%～4% 的患者发生出血、穿孔等溃疡并发症。NSAIDs 引起的溃疡以 GU 较 DU 多见。溃疡形成及其并发症发生的危险性除与服用 NSAIDs 种类、剂量、疗程有关外,尚与高龄、同时服用抗凝血药、糖皮质激素等因素有关。

NSAIDs 通过削弱黏膜的防御和修复功能而导致消化性溃疡发病,损害作用包括局部作用和系统作用两方面,系统作用是主要致溃疡机制,主要是通过抑制环加氧酶(COX)而起作用。COX 是花生四烯酸合成前列腺素的关键限速酶,COX 有两种异构体,即结构型 COX-1 和诱生型 COX-2。COX-1 在组织细胞中恒量表达,催化生理性前列腺素合成而参与机体生理功能调节;COX-2 主要在病理情况下由炎症刺激诱导产生,促进炎症部位前列腺素的合成。传统的NSAIDs 如阿司匹林、吲哚美辛等旨在抑制COX-2而减轻炎症反应,但特异性差,同时抑制了COX-1,导致胃肠黏膜生理性前列腺素 E 合成不足。后者通过增加黏液和碳酸氢盐分泌、促进黏膜血流增加、细胞保护等作用在维持黏膜防御和修复功能中起重要作用。

NSAIDs 和幽门螺杆菌是引起消化性溃疡发病的两个独立因素,至于两者是否有协同作用则尚无定论。

(三)胃酸/胃蛋白酶

消化性溃疡的最终形成是由于胃酸/胃蛋白酶对黏膜自身消化所致。因胃蛋白酶活性是pH 依赖性的,在 pH>4 便失去活性,因此,在探讨消化性溃疡发病机制和治疗措施时主要考虑胃酸。无酸情况下罕有溃疡发生及抑制胃酸分泌药物能促进溃疡愈合的事实均确证胃酸在溃疡形成过程中的决定性作用,是溃疡形成的直接原因。胃酸的这一损害作用一般只有在正常黏膜防御和修复功能遭受破坏时才能发生。

DU 患者中约有 1/3 存在五肽胃泌素刺激的最大酸排量(MAO)增高,其余患者 MAO 多在正常高值,DU 患者胃酸分泌增高的可能因素及其在 DU 发病中的间接及直接作用已如前述。GU 患者基础酸排量(BAO)及 MAO 多属正常或偏低。对此,可能解释为 GU 患者多伴多灶萎缩性胃炎,因而胃体壁细胞泌酸功能已受影响,而 DU 患者多为慢性胃窦炎,胃体黏膜未受损或受损轻微因而仍能保持旺盛的泌酸能力。少见的特殊情况如胃泌素瘤患者,极度增加的胃酸分泌的攻击作用远远超过黏膜的防御作用,而成为溃疡形成的起始因素。近年来,非幽门螺杆菌、非 NSAIDs(也非胃泌素瘤)相关的消化性溃疡报道有所增加,这类患者病因未明,是否与高酸分泌有关尚有待研究。

(四)其他因素

下列因素与消化性溃疡发病有不同程度的关系。

1.吸烟

吸烟者消化性溃疡发生率比不吸烟者高,吸烟影响溃疡愈合和促进溃疡复发。吸烟影响溃疡形成和愈合的确切机制未明,可能与吸烟增加胃酸分泌、减少十二指肠及胰腺碳酸氢盐分泌、影响胃十二指肠协调运动、黏膜损害性氧自由基增加等因素有关。

2.遗传

遗传因素曾一度被认为是消化性溃疡发病的重要因素,但随着幽门螺杆菌在消化性溃疡发病中的重要作用得到认识,遗传因素的重要性受到挑战。例如,消化性溃疡的家族史可能是幽门螺杆菌感染的"家庭聚集"现象;O 型血胃上皮细胞表面表达更多黏附受体而有利于幽门螺杆菌定植。因此,遗传因素的作用尚有待进一步研究。

3.急性应激

急性应激可引起应激性溃疡已是共识。但在慢性溃疡患者,情绪应激和心理障碍的致病作用却无定论。临床观察发现长期精神紧张、过劳,确实易使溃疡发作或加重,但这多在慢性溃疡已经存在时发生,因此情绪应激可能主要起诱因作用,可能通过神经内分泌途径影响胃十二指肠分泌、运动和黏膜血流的调节。

4.胃十二指肠运动异常

研究发现部分 DU 患者胃排空增快,这可使十二指肠球部酸负荷增大;部分 GU 患者有胃排空延迟,这可增加十二指肠液反流入胃,加重胃黏膜屏障损害。但目前认为,胃肠运动障碍不大可能是原发病因,但可加重幽门螺杆菌或 NSAIDs 对黏膜的损害。

概言之,消化性溃疡是一种多因素疾病,其中幽门螺杆菌感染和服用 NSAIDs 是已知的主要病因,溃疡发生是黏膜侵袭因素和防御因素失平衡的结果,胃酸在溃疡形成中起关键作用。

三、病理

DU 发生在球部,前壁比较常见;GU 多在胃角和胃窦小弯。组织学上,GU 大多发生在幽门腺区(胃窦)与泌酸腺区(胃体)交界处的幽门腺区一侧。幽门腺区黏膜可随年龄增长而扩大(假幽门腺化生和/或肠化生),使其与泌酸腺区之交界线上移,故老年患者 GU 的部位多较高。溃疡一般为单个,也可多个,呈圆形或椭圆形。DU 直径多<10 mm,GU 要比 DU 稍大。亦可见到直径>2 cm 的巨大溃疡。溃疡边缘光整、底部洁净,由肉芽组织构成,上面覆盖有灰白色或灰黄色纤维渗出物。活动性溃疡周围黏膜常有炎症水肿。溃疡浅者累及黏膜肌层,深者达肌层甚至浆膜层,溃破血管时引起出血,穿破浆膜层时引起穿孔。溃疡愈合时周围黏膜炎症、水肿消退,边缘上皮细胞增生覆盖溃疡面,其下的肉芽组织纤维转化,变为瘢痕,瘢痕收缩使周围黏膜皱襞向其集中。

四、临床表现

上腹痛是消化性溃疡的主要症状,但部分患者可无症状或症状较轻以致不为患者所注意,而以出血、穿孔等并发症为首发症状。典型的消化性溃疡有如下临床特点:①慢性过程,病史可达数年至数十年。②周期性发作,发作与自发缓解相交替,发作期可为数周或数月,缓解期亦长短不一,短者数周、长者数年;发作常有季节性,多在秋冬或冬春之交发病,可因精神情绪不良或过劳而诱发。③发作时上腹痛呈节律性,表现为空腹痛即餐后 2~4 小时和/或午夜痛,腹痛多为进食或服用抗酸药所缓解,典型节律性表现在 DU 多见。

(一)症状

上腹痛为主要症状,性质多为灼痛,亦可为钝痛、胀痛、剧痛或饥饿样不适感。多位于中上腹,可偏右或偏左。一般为轻至中度持续性痛。疼痛常有典型的节律性如上述。腹痛多在进食或服用抗酸药后缓解。

部分患者无上述典型表现的疼痛,而仅表现为无规律性的上腹隐痛或不适。具或不具典型疼痛者均可伴有反酸、嗳气、上腹胀等症状。

(二)体征

溃疡活动时上腹部可有局限性轻压痛,缓解期无明显体征。

五、特殊类型的消化性溃疡

(一)复合溃疡

复合溃疡指胃和十二指肠同时发生的溃疡。DU 往往先于 GU 出现。幽门梗阻发生率较高。

(二)幽门管溃疡

幽门管位于胃远端,与十二指肠交界,长约 2 cm。幽门管溃疡与 DU 相似,胃酸分泌一般较高。幽门管溃疡上腹痛的节律性不明显,对药物治疗反应较差,呕吐较多见,较易发生幽门梗阻、出血和穿孔等并发症。

(三)球后溃疡

DU 大多发生在十二指肠球部,发生在球部远段十二指肠的溃疡称球后溃疡。多发生在十二指肠乳头的近端。具 DU 的临床特点,但午夜痛及背部放射痛多见,对药物治疗反应较差,较易并发出血。

(四)巨大溃疡

巨大溃疡指直径>2 cm 的溃疡。对药物治疗反应较差、愈合时间较慢,易发生慢性穿透或穿孔。胃的巨大溃疡注意与恶性溃疡鉴别。

(五)老年人消化性溃疡

近年,老年人发生消化性溃疡的报道增多。临床表现多不典型,GU 多位于胃体上部甚至胃底部,溃疡常较大,易误诊为胃癌。

(六)无症状性溃疡

约 15%消化性溃疡患者可无症状,而以出血、穿孔等并发症为首发症状。可见于任何年龄,以老年人较多见;NSAIDs 引起的溃疡近半数无症状。

六、实验室和其他检查

(一)胃镜检查

胃镜检查是确诊消化性溃疡首选的检查方法。胃镜检查不仅可对胃十二指肠黏膜直接观察、摄像,还可在直视下取活组织作病理学检查及幽门螺杆菌检测,因此胃镜检查对消化性溃疡的诊断及胃良、恶性溃疡鉴别诊断的准确性高于 X 线钡餐检查。例如,在溃疡较小或较浅时钡餐检查有可能漏诊;钡餐检查发现十二指肠球部畸形可有多种解释;活动性上消化道出血是钡餐检查的禁忌证;胃的良、恶性溃疡鉴别必须由活组织检查来确定。

内镜下消化性溃疡多呈圆形或椭圆形,也有呈线形,边缘光整,底部覆有灰黄色或灰白色渗出物,周围黏膜可有充血、水肿,可见皱襞向溃疡集中。内镜下溃疡可分为活动期(A)、愈合期(H)和瘢痕期(S)3 个病期,其中每个病期又可分为 1 和 2 两个阶段。

(二)X 线钡餐检查

X 线钡餐检查适用于对胃镜检查有禁忌或不愿接受胃镜检查者。溃疡的 X 线征象有直接和间接两种:龛影是直接征象,对溃疡有确诊价值;局部压痛、十二指肠球部激惹和球部畸形、胃大弯侧痉挛性切迹均为间接征象,仅提示可能有溃疡。

(三)幽门螺杆菌检测

幽门螺杆菌检测应列为消化性溃疡诊断的常规检查项目,因为有无幽门螺杆菌感染决定治疗方案的选择。检测方法分为侵入性和非侵入性两大类。前者需通过胃镜检查取胃黏膜活组织进行检测,主要包括快呋塞米素酶试验、组织学检查和幽门螺杆菌培养;后者主要有[13]C或[14]C尿素呼气试验、粪便幽门螺杆菌抗原检测及血清学检查(定性检测血清抗幽门螺杆菌 IgG 抗体)。

快呋塞米素酶试验是侵入性检查的首选方法,操作简便、费用低。组织学检查可直接观察幽门螺杆菌,与快呋塞米素酶试验结合,可提高诊断准确率。幽门螺杆菌培养技术要求高,主要用于科研。^{13}C或^{14}C尿素呼气试验检测幽门螺杆菌敏感性及特异性高而无须胃镜检查,可作为根除治疗后复查的首选方法。

应注意,近期应用抗生素、质子泵抑制剂、铋剂等药物,因有暂时抑制幽门螺杆菌作用,会使上述检查(血清学检查除外)呈假阴性。

(四)胃液分析和血清胃泌素测定

胃液分析和血清胃泌素测定一般仅在疑有胃泌素瘤时做鉴别诊断之用。

七、诊断和鉴别诊断

慢性病程、周期性发作的节律性上腹疼痛,且上腹痛可为进食或抗酸药所缓解的临床表现是诊断消化性溃疡的重要临床线索。但应注意,一方面有典型溃疡样上腹痛症状者不一定是消化性溃疡,另一方面部分消化性溃疡患者症状可不典型甚至无症状。因此,单纯依靠病史难以做出可靠诊断。确诊有赖胃镜检查。X线钡餐检查发现龛影亦有确诊价值。

鉴别诊断本病主要临床表现为慢性上腹痛,当仅有病史和体检资料时,需与其他有上腹痛症状的疾病如肝、胆、胰、肠疾病和胃的其他疾病相鉴别。功能性消化不良临床常见且临床表现与消化性溃疡相似,应注意鉴别。如做胃镜检查,可确定有无胃十二指肠溃疡存在。

胃镜检查如见胃十二指肠溃疡,应注意与引起胃十二指肠溃疡的少见特殊病因或以溃疡为主要表现的胃十二指肠肿瘤鉴别。其中,与胃癌、胃泌素瘤的鉴别要点如下。

(一)胃癌

内镜或X线检查见到胃的溃疡,必须进行良性溃疡(胃溃疡)与恶性溃疡(胃癌)的鉴别。Ⅲ型(溃疡型)早期胃癌单凭内镜所见与良性溃疡鉴别有困难,放大内镜和染色内镜对鉴别有帮助,但最终必须依靠直视下取活组织检查鉴别。恶性溃疡的内镜特点为:①溃疡形状不规则,一般较大;②底凹凸不平、苔污秽;③边缘呈结节状隆起;④周围皱襞中断;⑤胃壁僵硬、蠕动减弱(X线钡餐检查亦可见上述相应的X线征)。活组织检查可以确诊,但必须强调,对于怀疑胃癌而一次活检阴性者,必须在短期内复查胃镜进行再次活检;即使内镜下诊断为良性溃疡且活检阴性,仍有漏诊胃癌的可能,因此对初诊为胃溃疡者,必须在完成正规治疗的疗程后进行胃镜复查,胃镜复查溃疡缩小或愈合不是鉴别良、恶性溃疡的最终依据,必须重复活检加以证实。

(二)胃泌素瘤

胃泌素瘤亦称 Zollinger-Ellison 综合征,是胰腺非 β 细胞瘤分泌大量胃泌素所致。肿瘤往往很小(直径<1 cm),生长缓慢,半数为恶性。大量胃泌素可刺激壁细胞增生,分泌大量胃酸,使上消化道经常处于高酸环境,导致胃十二指肠球部和不典型部位(十二指肠降段、横段、甚或空肠近端)发生多发性溃疡。胃泌素瘤与普通消化性溃疡的鉴别要点是该病溃疡发生于不典型部位,具难治性特点,有过高胃酸分泌(BAO 和 MAO 均明显升高,且 BAO/MAO>60%)及高空腹血清胃泌素(>200 pg/mL,常>500 pg/mL)。

八、治疗

治疗的目的是消除病因、缓解症状、愈合溃疡、防止复发和防治并发症。针对病因的治疗如根除幽门螺杆菌,有可能彻底治愈溃疡病,是近年消化性溃疡治疗的一大进展。

(一)一般治疗

生活要有规律,避免过度劳累和精神紧张。注意饮食规律,戒烟、酒。服用 NSAIDs 者尽可能停用,即使未用亦要告诫患者今后慎用。

(二)治疗消化性溃疡的药物及其应用

治疗消化性溃疡的药物可分为抑制胃酸分泌的药物和保护胃黏膜的药物两大类,主要起缓解症状和促进溃疡愈合的作用,常与根除幽门螺杆菌治疗配合使用。现就这些药物的作用机制及临床应用分别简述如下。

1.抑制胃酸药物

溃疡的愈合与抑酸治疗的强度和时间成正比。抗酸药具中和胃酸作用,可迅速缓解疼痛症状,但一般剂量难以促进溃疡愈合,故目前多作为加强止痛的辅助治疗。H_2受体阻滞剂(H_2RA)可抑制基础及刺激的胃酸分泌,以前一作用为主,而后一作用不如PPI充分。使用推荐剂量各种H_2RA溃疡愈合率相近,不良反应发生率均低。西咪替丁可通过血-脑屏障,偶有精神异常不良反应;与雄激素受体结合而影响性功能;经肝细胞色素P450代谢而延长华法林、苯妥英钠、茶碱等药物的肝内代谢。雷尼替丁、法莫替丁和尼扎替丁上述不良反应较少。已证明H_2RA全天剂量于睡前顿服的疗效与1天2次分服相仿。由于该类药物价格较PPI便宜,临床上特别适用于根除幽门螺杆菌疗程完成后的后续治疗,及某些情况下预防溃疡复发的长程维持治疗。质子泵抑制剂(PPI)作用于壁细胞胃酸分泌终末步骤中的关键酶H^+/K^+-ATP酶,使其不可逆失活,因此抑酸作用比H_2RA更强且作用持久。与H_2RA相比,PPI促进溃疡愈合的速度较快、溃疡愈合率较高,因此特别适用于难治性溃疡或NSAIDs溃疡患者不能停用NSAIDs时的治疗。对根除幽门螺杆菌治疗,PPI与抗生素的协同作用较H_2RA好,因此是根除幽门螺杆菌治疗方案中最常用的基础药物。使用推荐剂量的各种PPI,对消化性溃疡的疗效相仿,不良反应均少。

2.保护胃黏膜药物

硫糖铝和胶体铋目前已少用作治疗消化性溃疡的一线药物。枸橼酸铋钾因兼有较强抑制幽门螺杆菌作用,可作为根除幽门螺杆菌联合治疗方案的组分,但要注意此药不能长期服用,因会过量蓄积而引起神经毒性。米索前列醇具有抑制胃酸分泌、增加胃十二指肠黏膜的黏液及碳酸氢盐分泌和增加黏膜血流等作用,主要用于NSAIDs溃疡的预防,腹泻是常见不良反应,因会引起子宫收缩,故孕妇忌服。

(三)根除幽门螺杆菌治疗

对幽门螺杆菌感染引起的消化性溃疡,根除幽门螺杆菌不但可促进溃疡愈合,而且可预防溃疡复发,从而彻底治愈溃疡。因此,凡有幽门螺杆菌感染的消化性溃疡,无论初发或复发、活动或静止、有无并发症,均应予以根除幽门螺杆菌治疗。

1.根除幽门螺杆菌的治疗方案

已证明在体内具有杀灭幽门螺杆菌作用的抗生素有克拉霉素、阿莫西林、甲硝唑(或替硝唑)、四环素、呋喃唑酮、某些喹诺酮类如左氧氟沙星等。PPI及胶体铋体内能抑制幽门螺杆菌,与上述抗生素有协同杀菌作用。目前尚无单一药物可有效根除幽门螺杆菌,因此必须联合用药。应选择幽门螺杆菌根除率高的治疗方案力求一次根除成功。研究证明以PPI或胶体铋为基础加上两种抗生素的三联治疗方案有较高根除率。这些方案中,以PPI为基础的方案所含PPI能通过抑制胃酸分泌提高口服抗生素的抗菌活性从而提高根除率,再者PPI本身具有快速缓解症状和促进溃疡愈合作用,因此是临床中最常用的方案。而其中,又以PPI加克拉霉素再加阿莫西林或甲硝唑的方案根除率最高。幽门螺杆菌根除失败的主要原因是患者的服药依从性问题和幽门螺杆菌对治疗方案中抗生素的耐药性。因此,在选择治疗方案时要了解所在地区的耐药情况,近年世界不少国家和我国一些地区幽门螺杆菌对甲硝唑和克拉霉素的耐药率在增加,应引起注意。呋喃唑酮(200 mg/d,分 2 次)耐药性少见、价廉,国内报道用呋喃唑酮代替克拉霉素或甲硝唑的三联疗法亦可取得较高的根除率,但要注意呋喃唑酮引起的周围神经炎和溶血性贫血等不良反应。治疗失败后地再治疗比较困难,可换用另外两种抗生素(阿莫西林原发和继发耐药均极少见,可以不换)如 PPI 加左氧氟沙星(500 mg/d,每天 1 次)和阿莫西林,或采用 PPI 和胶体铋合用再加四环素(1 500 mg/d,每天 2 次)和甲硝唑的四联疗法。

2.根除幽门螺杆菌治疗结束后的抗溃疡治疗

在根除幽门螺杆菌疗程结束后,继续给予一个常规疗程的抗溃疡治疗(如 DU 患者予 PPI 常规剂量,每天 1 次,总疗程 2～4 周,或 H_2RA 常规剂量、疗程 4～6 周;GU 患者 PPI 常规剂量、每天1 次、总疗程 4～6 周,或 H_2RA 常规剂量、疗程 6～8 周)是最理想的。这在有并发症或溃疡面积大的患者尤为必要,但对无并发症且根除治疗结束时症状已得到完全缓解者,也可考虑停药以节省药物费用。

3.根除幽门螺杆菌治疗后复查

治疗后应常规复查幽门螺杆菌是否已被根除,复查应在根除幽门螺杆菌治疗结束至少 4 周后进行,且在检查前停用 PPI 或铋剂 2 周,否则会出现假阴性。可采用非侵入性的^{13}C或^{14}C尿素呼气试验,也可通过胃镜在检查溃疡是否愈合的同时取活检做尿素酶和/或组织学检查。对未排除胃恶性溃疡或有并发症的消化性溃疡应常规进行胃镜复查。

(四)NSAIDs 溃疡的治疗、复发预防及初始预防

对服用 NSAIDs 后出现的溃疡,如情况允许应立即停用 NSAIDs,如病情不允许可换用对黏膜损伤少的 NSAIDs 如特异性 COX-2 抑制剂(如塞来昔布)。对停用 NSAIDs 者,可予常规剂量常规疗程的 H_2RA 或 PPI 治疗;对不能停用 NSAIDs 者,应选用 PPI 治疗(H_2RA 疗效差)。因幽门螺杆菌和 NSAIDs 是引起溃疡的两个独立因素,因此应同时检测幽门螺杆菌,如有幽门螺杆菌感染应同时根除幽门螺杆菌。溃疡愈合后,如不能停用 NSAIDs,无论幽门螺杆菌阳性还是阴性都必须继续 PPI 或米索前列醇长程维持治疗以预防溃疡复发。对初始使用 NSAIDs 的患者是否应常规给药预防溃疡的发生仍有争论。已明确的是,对于发生 NSAIDs 溃疡并发症的高危者,如既往有溃疡病史、高龄、同时应用抗凝血药(包括低剂量的阿司匹林)或糖皮质激素者,应常规予抗溃疡药物预防,目前认为 PPI 或米索前列醇预防效果较好。

(五)溃疡复发的预防

有效根除幽门螺杆菌及彻底停服 NSAIDs,可消除消化性溃疡的两大常见病因,因而能大大减少溃疡复发。对溃疡复发同时伴有幽门螺杆菌感染复发(再感染或复燃)者,可予根除幽门螺杆菌再治疗。下列情况则需用长程维持治疗来预防溃疡复发:①不能停用 NSAIDs 的溃疡患者,无论幽门螺杆菌阳性还是阴性(如前述);②幽门螺杆菌相关溃疡,幽门螺杆菌感染未能被根除;③幽门螺杆菌阴性的溃疡(非幽门螺杆菌、非 NSAIDs 溃疡);④幽门螺杆菌相关溃疡,幽门螺杆菌虽已被根除,但曾有严重并发症的高龄或有严重伴随病患者。长程维持治疗一般以 H_2RA 或 PPI 常规剂量的半量维持,而 NSAIDs 溃疡复发的预防多用 PPI 或米索前列醇,已如前述。

(六)外科手术指征

由于内科治疗的进展,目前外科手术主要限于少数有并发症者,包括:①大量出血经内科治疗无效;②急性穿孔;③瘢痕性幽门梗阻;④胃溃疡癌变;⑤严格内科治疗无效的顽固性溃疡。

(张 蕾)

第六节　溃疡性结肠炎

一、病因和发病机制

(一)病因

溃疡性结肠炎的病因尚不十分明确,可能与基因因素、心理因素、自身免疫因素、感染因素等有关。

(二)发病机制

肠道菌群失调后,一些肠道有害菌或致病菌分泌的毒素、脂多糖等激活了肠黏膜免疫和肠道产酪酸菌减少,引起易感患者肠免疫功能紊乱造成的肠黏膜损伤。

二、临床表现

(一)临床症状

本病多发病缓慢,偶有急性发作者,病程多呈迁延发作与缓解期交替发作。

1.消化系统表现

腹泻、腹痛和便血为最常见症状。初期症状较轻,粪便表面有黏液,以后大便次数增多,粪中常混有脓血和黏液,可呈糊状软便。重者腹胀、食欲缺乏、恶心、呕吐,体检可发现左下腹压痛,可有腹肌紧张、反跳痛等。

2.全身表现

全身表现可有发热、贫血、消瘦和低蛋白血症、精神焦虑等。急性暴发型重症患者,出现发热,水、电解质失衡,维生素和蛋白质从肠道丢失,贫血,体重下降等。

3.肠外表现

肠外表现可有关节炎、结节性红斑、口腔黏膜复发性溃疡、巩膜外层炎、前葡萄膜炎等。这些肠外表现在结肠炎控制或结肠切除后可以缓解和恢复;强直性脊柱炎、原发性硬化性胆管炎及少见的淀粉样变性等可与溃疡性结肠炎共存,但与溃疡性结肠炎本身的病情变化无关。

(二)体征

轻型患者除左下腹有轻压痛外,无其他阳性体征。重症和暴发型患者,可有明显鼓肠、腹肌紧张、腹部压痛和反跳痛。有些患者可触及痉挛或肠壁增厚的乙状结肠和降结肠,肠鸣音亢进,肝脏可因脂肪浸润或并发慢性肝炎而肿大。直肠指检常有触痛,肛门括约肌常痉挛,但在急性中毒症状较重的患者可松弛,指套染血。

(三)并发症

并发症主要包括中毒性巨结肠、大出血、穿孔、癌变等。

三、诊断要点

(一)症状

有持续或反复发作的腹痛、腹泻,排黏液血便,伴里急后重,重者伴有恶心、呕吐等症状,病程多在4周以上。可有关节、皮肤、眼、口及肝胆等肠外表现。需再根据全身表现来综合判断。

(二)体征

轻型患者常有左下腹或全腹压痛伴肠鸣音亢进。重型和暴发型患者可有腹肌紧张、反跳痛，或可触及痉挛或肠壁增厚的乙状结肠和降结肠。直肠指检常有压痛。

(三)实验室检查

血常规示小细胞性贫血，中性粒细胞增高。血沉增快。血清蛋白降低，球蛋白升高。严重者可出现电解质紊乱，低血钾。大便外观有黏液脓血，镜下见红细胞、白细胞及脓细胞。

(四)放射学钡剂检查

急性期一般不宜做钡剂检查。特别注意的是重度溃疡性结肠炎在做钡灌肠时，有诱发肠扩张与穿孔的可能性。钡灌肠对本病的诊断和鉴别诊断有重要价值。尤其是对克罗恩病、结肠恶变有意义。临床静止期可做钡灌肠检查，以判断近端结肠病变，排除克罗恩病者宜再做全消化道钡餐检查。钡剂灌肠检查可见黏膜粗糙水肿、多发性细小充盈缺损、肠管短缩、袋囊变浅或消失呈铅管状等。

(五)内镜检查

临床上多数病变在直肠和乙状结肠，采用乙状结肠镜检查很有价值，对于慢性或疑为全结肠患者，宜行纤维结肠镜检查。内镜检查有确诊价值，通过直视下反复观察结肠的肉眼变化及组织学改变，既能了解炎症的性质和动态变化，又可早期发现恶变前病变，能在镜下准确地采集病变组织和分泌物以利排除特异性肠道感染性疾病。检查可见病变，病变多从直肠开始呈连续性、弥漫性分布，黏膜血管纹理模糊、紊乱或消失、充血、水肿、质脆、出血、脓性分泌物附着，亦常见黏膜粗糙，呈细颗粒状等炎症表现。病变明显处可见弥漫性、多发性糜烂或溃疡。重者有多发性糜烂或溃疡，缓解期患者结肠袋囊变浅或消失，可有假息肉或桥形黏膜等。肠镜图片见图6-2、图6-3。

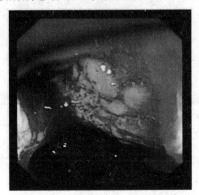

图6-2　溃疡性结肠炎肠镜所见

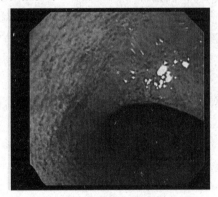

图6-3　溃疡性结肠炎肠镜所见

(六)黏膜活检和手术取标本

1.黏膜组织学检查

本病活动期和缓解期有不同表现。

(1)活动期表现：①固有膜内有弥漫性慢性炎性细胞、中性粒细胞、嗜酸性粒细胞浸润。②隐窝有急性炎性细胞浸润，尤其是上皮细胞间有中性粒细胞浸润及隐窝炎，甚至形成隐窝脓肿，脓肿可溃入固有膜。③隐窝上皮增生，杯状细胞减少。④可见黏膜表层糜烂、溃疡形成和肉芽组织增生。

(2)缓解期表现：①中性粒细胞消失，慢性炎性细胞减少。②隐窝大小、形态不规则，排列紊乱。③腺上皮与黏膜肌层间隙增宽。④潘氏细胞化生。

2.手术切除标本病理检查

手术切除标本病理检查可根据黏膜组织学特点进行。

(七)诊断方法

在排除细菌性痢疾、阿米巴痢疾、慢性血吸虫病、肠结核等感染性结肠炎及结肠 CD、缺血性结肠炎、放射性结肠炎等疾病基础上，具体诊断方法如下。

(1)具有临床表现、肠镜检查及放射学钡剂检查三者之一者可拟诊。

(2)如果加上黏膜活检或手术取标本做病理者可确诊。

(3)初发病例、临床表现和结肠镜改变均不典型者，暂不诊断为 UC，但须随访 3～6 个月，观察发作情况。

(4)结肠镜检查发现的轻度慢性直、乙状结肠炎不能与 UC 等同，应观察病情变化，认真寻找病因。

四、治疗原则

UC 的治疗应掌握好分级、分期、分段治疗的原则。分级指按疾病的严重度，采用不同药物和不同治疗方法；分期指疾病分为活动期和缓解期，活动期以控制炎症及缓解症状为主要目标，缓解期应继续维持缓解，预防复发；分段治疗指确定病变范围以选择不同给药方法，远段结肠炎可采用局部治疗，广泛性结肠炎或有肠外症状者则以系统性治疗为主。溃疡性直肠炎治疗原则和方法与远段结肠炎相同，局部治疗更为重要，优于口服用药。

(一)一般治疗

休息，进柔软、易消化、富含营养的食物，补充多种维生素。贫血严重者可输血，腹泻严重者应补液，纠正电解质紊乱。

(二)药物治疗

1.活动期的治疗

(1)轻度 UC：可选用柳氮磺吡啶(SASP)制剂，每天 3～4 g，分次口服；或用相当剂量的 5-氨基水杨酸(5-ASA)制剂。病变分布于远端结肠者可酌用 SASP 栓剂 0.5～1.0 g，2 次/天。氢化可的松琥珀酸钠盐 100～200 mg 保留灌肠，每晚 1 次。亦可用中药保留灌肠治疗。

(2)中度 UC：可用上述剂量水杨酸类制剂治疗，疗效不佳者，适当加量或改口服类固醇皮质激素，常用泼尼松 30～40 mg/d，分次口服。

(3)重度 UC：①如患者尚未用过口服类固醇激素，可用口服泼尼松龙 40～60 mg/d，观察 7～10 天。亦可直接静脉给药。已使用者应静脉滴注氢化可的松 300 mg/d 或甲泼尼龙 48 mg/d。②肠外应用广谱抗生素控制肠道继发感染，如氨苄西林、硝基咪唑及喹诺酮类制剂。③应嘱患者卧床休息，适当补液、补充电解质，防止电解质紊乱。便血量大者应考虑输血。营养不良病情较重者进要素饮食，必要时可给予肠外营养。④静脉类固醇激素使用 7～10 天后无效者可考虑应用环孢素静脉滴注，每天 2～4 mg/kg。应注意监测血药浓度。⑤慎用解痉剂及止泻剂，避免诱发中毒性巨结肠。如上述药物治疗效果不佳时，应及时予内外科会诊，确定结肠切除手术的时机与方式。

综上，对于各类型 UC 的药物治疗方案可以总结见表 6-2。

表 6-2　各类型溃疡性结肠炎药物治疗方案

类型	药物治疗方案
轻度 UC	柳氮磺吡啶片 1.0 g,口服,1 次/天或相当 5-美沙拉泰(5-ASA)
中度 UC	柳氮磺吡啶片 1.0 g,口服,1 次/天或相当 5-ASA 醋酸泼尼松片 10 mg,口服,2 次/天
重度 UC	甲泼尼龙 48 mg/d(或者氢化可的松 300 mg/d)静脉滴注广谱抗生素(喹诺酮或头孢类＋硝基咪唑类)

2.缓解期的治疗

症状缓解后,维持治疗的时间至少 1 年,一般认为类固醇类无维持治疗效果,在症状缓解后逐渐减量,应尽可能过渡到用 SASP 维持治疗。维持治疗剂量一般为口服每天 1.0～3.0 g,亦可用相当剂量的 5-氨基水杨酸类药物。6-巯基嘌呤(6-MP)或硫唑嘌呤等用于对上述药物不能维持或对类固醇激素依赖者。

3.手术治疗

大出血、穿孔、明确的或高度怀疑癌变者;重度 UC 伴中毒性巨结肠,静脉用药无效者;内科治疗症状顽固、体能下降、对类固醇类药物耐药或依赖者应考虑手术治疗。

(赵允飞)

第七节　克罗恩病

克罗恩病(CD)是一种贯穿肠壁各层的慢性增殖性、炎症性疾病,可累及从口腔至肛门的各段消化道,呈节段性或跳跃式分布,但好发于末端回肠、结肠及肛周。临床以腹痛、腹泻、腹部包块、瘘管形成和肠梗阻为主要特征,常伴有发热、营养障碍及关节、皮肤、眼、口腔黏膜、肝脏等的肠外表现。

本病病程迁延,有终身复发倾向,不易治愈。任何年龄均可发病,20～30 岁和 60～70 岁是2 个高峰发病年龄段。无性别差异。

本病在欧美国家多见。近 10 多年来,日本、韩国、南美本病发病率在逐渐升高。我国虽无以人群为基础的流行病学资料,但病例报道却在不断增加。

一、病因及发病机制

本病病因尚未明了,发病机制亦不甚清楚,推测是由肠道细菌和环境因素作用于遗传易感人群,导致肠黏膜免疫反应过高导致。

(一)遗传因素

传统流行病学研究显示:①不同种族 CD 的发病率有很大的差异。②CD 有家族聚集现象,但不符合简单的孟德尔遗传方式。③单卵双生子中 CD 的同患率高于双卵双生子。④CD 患者亲属的发病率高于普通人群,而患者配偶的发病率几乎为零。⑤CD 与特纳综合征、海-普二氏综合征及糖原贮积病Ⅰb 型等罕见的遗传综合征有密切的联系。

上述资料提示该病的发生可能与遗传因素有关。进一步的全基因组扫描结果显示易感区域分布在 1、3、4、5、6、7、10、12、14、16、19 号及 X 染色体上,其中 16、12、6、14、5、19 及 1 号染色体被分别命名为 IBD1-7,候选基因包括 CARD15、DLG5、SLC22A4 和 SLC22A5、IL-23R 等。

目前,多数学者认为 CD 符合多基因病遗传规律,是许多对等位基因共同作用的结果。具有遗传易感性的个体在一定环境因素作用下发病。

(二)环境因素

在过去的半个世纪里,CD 在世界范围内迅速增长,不仅发病率和流行情况发生了变化,患者群也逐渐呈现低龄化趋势,提示环境因素对 CD 易患性的影响越来越大。研究显示众多的环境因素与 CD 密切相关,有的是诱发因素,有的则起保护作用,如吸烟、药物、饮食、地理和社会状况、应激、微生物、肠道通透性和阑尾切除术。目前只有吸烟被肯定与 CD 病情的加重和复发有关。

(三)微生物因素

肠道菌群是生命所必需,大量微生物和局部免疫系统间的平衡导致黏膜中存在大量的炎症细胞,形成"生理性炎症"现象,有助于机体免受到达肠腔的有害因素的损伤。这种免疫平衡有赖于生命早期免疫耐受的建立,遗传易感性等因素可致黏膜中树突状细胞、Toll 样受体(TLRs)、T 效应细胞等的改变而参与疾病的发生与发展。小肠腺隐窝潘氏细胞和其分泌产物(主要为防御素)对维持肠道的内环境的稳定起着重要作用,有研究指出 CD 是一种防御素缺乏综合征。

多项临床研究亦支持肠道菌群在 CD 的发病机制中的关键环节,如一项研究显示小肠病变的 CD 患者切除病变肠段后行近端粪便转流可预防复发,而将肠腔内容物再次灌入远端肠腔可诱发炎症。

(四)免疫因素

肠道免疫系统是 CD 发病机制中的效应因素,介导对病原微生物反应的形式和结果。CD 患者的黏膜 T 细胞对肠道来源和非肠道来源的细菌抗原的反应增强,前炎症细胞因子和趋化因子的产生增多,如 IFN-7、IL-12、IL-18 等,而最重要的是免疫调节性细胞因子的变化。CD 是典型的 Th_1 反应,黏膜 T 细胞的增殖和扩张程度远超过溃疡性结肠炎,而且对凋亡的抵抗力更强。

最近有证据表明 CD 不仅与上述继发免疫反应有关,也可能与天然免疫的严重缺陷有关。如携带 NOD2 变异的 CD 患者,其单核细胞对 MDP 和 TNF-α 的刺激所产生的 IL-1β 和 IL-8 显著减少。这些新发现表明 CD 患者由于系统性的缺陷导致了天然免疫反应的减弱,提示它们可能同时存在天然免疫和继发性免疫缺陷,但两者是否相互影响或如何影响仍不清楚。

二、诊断步骤

(一)起病情况

大多数病例起病隐袭。在疾病早期症状多为不典型的消化道症状或发热、体重下降等全身症状,从发病至确诊往往需数月至数年的时间。少数急性起病,可表现为急腹症,酷似急性阑尾炎或急性肠梗阻。

(二)主要临床表现

克罗恩病以透壁性黏膜炎症为特点,常导致肠壁纤维化和肠梗阻,穿透浆膜层的窦道造成微小的穿孔和瘘管。

克罗恩病可累及从口至肛周的消化道的任一部位。近 80% 的患者小肠受累,通常是回肠远端,且 1/3 的患者仅表现为回肠炎;近 50% 的患者为回结肠炎;近 20% 的患者仅累及结肠,尽管这一表型的临床表现与溃疡性结肠炎相似,但大致一半的患者无直肠受累;小部分患者累及口腔或胃十二指肠;个别患者可累及食管和近端小肠。

克罗恩病因其透壁性炎症及病变累及范围广泛的特点,临床表现较溃疡性结肠炎更加多样化。克罗恩病的临床特征包括疲乏、腹痛、慢性腹泻、体重下降、发热、伴或不伴血便。约10%的患者可无腹泻症状。儿童克罗恩病患者常有生长发育障碍,而且可能先于其他各种症状。部分患者可伴有瘘管和腹块,症状取决于病变的部位和严重程度。

许多患者在诊断前多年即表现出各种各样的症状。研究显示,患者在诊断为克罗恩病前平均7.7年即已出现类似于肠易激综合征的各种非特异性消化道症状,而病变局限于结肠者从出现症状到获得诊断的时间最长,平均 4.9～11.4 年。

1.回肠炎和结肠炎

腹泻、腹痛、体重下降、发热是大多数回肠炎、回结肠炎和结肠型克罗恩病患者的典型的临床表现。腹泻可由多种原因引致,包括分泌过多、病变黏膜的吸收功能受损、回肠末端炎症或切除所致胆盐吸收障碍、回肠广泛病变或切除所致脂肪泻。小肠狭窄部位的细菌生长过度、小肠结肠瘘、广泛的空肠病变亦可导致脂肪泻。回肠炎患者常伴有小肠梗阻和右下腹包块;局限于左半结肠的克罗恩病患者可出现大量血便,症状类似溃疡性结肠炎。

2.腹痛

不论病变的部位何在,痉挛性腹痛是克罗恩病的常见症状。黏膜透壁性炎症所致纤维性缩窄导致小肠或结肠梗阻。病变局限于回肠远端的患者在肠腔狭窄并出现便秘、腹痛等早期梗阻征象前可无任何临床症状。

3.血便

尽管克罗恩病患者常有大便潜血阳性,但大量血便者少见。

4.穿孔和瘘管

透壁的炎症形成穿透浆膜层的窦道,致肠壁穿孔,常表现为急性、局限性腹膜炎,患者急起发热、腹痛、腹部压痛及腹块。肠壁的穿透亦可表现为无痛性的瘘管形成。瘘管的临床表现取决于病变肠管所在位置和所累及的邻近组织或器官。胃肠瘘常无症状或有腹部包块;肠膀胱瘘将导致反复的复杂的泌尿道感染,伴有气尿;通向后腹膜腔的瘘管可导致腰大肌脓肿和/或输尿管梗阻、肾盂积水;结肠阴道瘘表现为阴道排气和排便;另外还可出现肠皮肤瘘管。

5.肛周疾病

约1/3的克罗恩病患者出现肛周病变,包括肛周疼痛、皮赘、肛裂、肛周脓肿及肛门直肠瘘。

6.其他部位的肠道炎症

临床表现随病变部位而异。如口腔的阿弗他溃疡或其他损伤致口腔和牙龈疼痛;极少数患者因食管受累而出现吞咽痛和吞咽困难;约5%的患者胃十二指肠受累,表现为溃疡样病损、上腹痛和幽门梗阻的症状;少数近端小肠病变的患者可出现类似口炎样腹泻的症状并伴有脂肪吸收障碍。

7.全身症状

疲乏、体重下降和发热是主要的全身症状。体重下降往往是由于患者害怕进食后的梗阻性疼痛而减少摄入所致,亦与吸收不良有关。克罗恩病患者常出现原因不明的发热,发热可能是由于炎症本身所致,亦可能是由穿孔后并发肠腔周围的感染导致。

8.并发症

克罗恩病的并发症包括局部并发症、肠外并发症及与吸收不良相关的并发症。

(1)局部并发症:与炎症活动性相关的并发症包括肠梗阻、大出血、急性穿孔、瘘管和脓肿的形成、中毒性巨结肠。CT检查是检出和定位脓肿的主要手段,并可在CT的引导下对脓肿进行穿刺引流及抗生素的治疗。

(2)肠外并发症:包括眼葡萄膜炎和巩膜外层炎;皮肤结节性红斑和脓皮坏疽病;大关节炎和强直性脊柱炎;硬化性胆管炎;继发性淀粉样变,可导致肾衰竭;静脉和动脉血栓形成。

(3)吸收不良综合征:胆酸通过肠肝循环在远端回肠吸收,回肠严重病变或已切除将导致胆酸吸收障碍。胆酸吸收不良影响结肠对脂肪及水、电解质的吸收而产生脂肪泻或水样泻;小肠广泛切除后所致短肠综合征亦可引起腹泻。胆酸吸收不良致胆酸和胆固醇比例失调,胆汁更易形成胆石。脂肪泻可致严重的营养不良、凝血功能障碍、低血钙及抽搐、骨软化症、骨质疏松。

克罗恩病患者易发生骨折,且与疾病的严重度相关。骨质的丢失主要与激素的使用及体能活动减少、雌激素不足等所致维生素、钙的吸收不良有关。脂肪泻和腹泻可促进草酸钙和尿酸盐结石的形成。维生素B_{12}在远端回肠吸收,严重的回肠病变或回肠广泛切除可导致维生素B_{12}吸收不良产生恶性贫血。因此,应定期监测回肠型克罗恩病及回肠切除术后患者的血清维生素B_{12}水平,根据维生素B_{12}吸收试验的结果决定患者是否需要终身给予维生素B_{12}的替代治疗。

(4)恶性肿瘤:与溃疡性结肠炎相似,病程较长的结肠型克罗恩病患者罹患结肠癌的风险增加。克罗恩病患者患小肠癌的概率亦高于普通人群。有报道称,克罗恩病患者肛门鳞状细胞癌、十二指肠肿瘤和淋巴瘤的概率增加,但是IBD患者予硫唑嘌呤或巯嘌呤(6-MP)治疗后罹患淋巴瘤的风险是否增加则尚无定论。

(三)体格检查

体格检查可能正常或呈现一些非特异性的症状,如面色苍白、体重下降,抑或提示克罗恩病的特征性改变,如肛周皮赘、窦道、腹部压痛性包块。

(四)辅助检查

1.常规检查

全血细胞计数常提示贫血;活动期白细胞计数增高。血清蛋白常降低。粪便隐血试验常呈阳性。有吸收不良综合征者粪脂含量增加。

2.抗体检测

炎症性肠病患者的血清中可出现多种自身抗体。其中一些可用于克罗恩病的诊断和鉴别诊断。抗OmpC抗体阳性提示可能为穿孔型克罗恩病。抗中性粒细胞胞质抗体(P-ANCA)和抗酿酒酵母菌抗体(ASCA)的联合检测用于炎症性肠病的诊断,克罗恩病和溃疡性结肠炎的鉴别诊断。

3.C反应蛋白(CRP)

克罗恩病患者的CRP水平通常升高,且高于溃疡性结肠炎的患者。CRP的水平与克罗恩病的活动性有关,也可作为评价炎症程度的指标。

CRP的血清学水平有助于评价患者的复发风险,高水平的CRP提示疾病活动或合并细菌感染,CRP水平可用于指导治疗和随访。

4.血沉(ESR)

ESR通过血浆蛋白浓度和血细胞比容来反映克罗恩病肠道炎症,精确度较低。ESR虽然可随疾病活动而升高,但缺乏特异性,不足以与 UC 和肠道感染鉴别。

5.回结肠镜检查

对于疑诊克罗恩病的患者,应进行回肠结肠镜检查和活检,观察回肠末端和每个结肠段,寻找镜下证据,是建立诊断的第一步。克罗恩病镜下最特异性的表现是节段性改变、肛周病变和卵石征。

6.肠黏膜活检

其目的通常是为进一步证实诊断而不是建立诊断。显微镜下特征为局灶的(不连续的)慢性的(淋巴细胞和浆细胞)炎症和斑片状的慢性炎症,局灶隐窝不规则(不连续的隐窝变形)和肉芽肿(与隐窝损伤无关)。回肠部位病变的病理特点除上述各项外还包括绒毛结构不规则。如果回肠炎和结肠炎是连续性的,诊断应慎重。"重度"定义:溃疡深达肌层,或出现黏膜分离,或溃疡局限于黏膜下层,但溃疡面超过 1/3 结肠肠段(右半结肠,横结肠,左半结肠)。

近 30% 的克罗恩病患者可见特征性肉芽肿样改变,但肉芽肿样改变还可见于耶尔森菌属感染性肠炎、贝赫切特综合征、结核及淋巴瘤。因此,这一表现既不是诊断所必需也不能用于证实诊断是否成立。

7.胃肠道钡餐

胃肠道钡餐有助于全面了解病变在胃、肠道节段性分布的情况、狭窄的部位和长度。气钡双重造影虽然不能发现早期微小的病变,但可显示阿弗他样溃疡,了解病变的分布及范围、肠腔狭窄的程度,发现小的瘘管和穿孔。

典型的小肠克罗恩病的 X 线改变包括结节样改变、溃疡、肠腔狭窄(肠腔严重狭窄或痉挛时可呈现"线样征")、鹅卵石样改变、脓肿、瘘管、肠襻分离(透壁的炎症和肠壁增厚所致)。胃窦腔的狭窄及十二指肠节段性狭窄提示胃十二指肠克罗恩病。

8.胃十二指肠镜

常规的胃十二指肠镜检查仅在有上消化道症状的患者中推荐使用。累及上消化道的克罗恩病几乎总是伴有小肠和大肠的病变。当患者被诊断为"未定型大肠炎"时,胃黏膜活检可能有助于诊断,局部活动性胃炎可能是克罗恩病特点。

9.胶囊内镜

胶囊内镜为小肠的可视性检查提供了另一手段,可用于有临床症状、疑诊小肠克罗恩病、排除肠道狭窄、回肠末端内镜检查正常或不可行及胃肠道钡餐或 CT 未发现病变的患者。

禁忌证包括胃肠道梗阻、狭窄或瘘管形成、起搏器或其他植入性电子设备及吞咽困难者。

10.其他

当怀疑有肠壁外并发症时,包括瘘管或脓肿,可选用腹部超声、CT 和/或 MRI 进行检查。腹部超声检查是诊断肠壁外并发症的最简单易行的方法,但对于复杂的克罗恩病患者,CT 和 MRI 检查的精确度更高,特别是对于瘘管、脓肿和蜂窝织炎的诊断。

三、诊断对策

(一)诊断要点

克罗恩病的诊断主要根据临床、内镜、组织学、影像学和/或生化检查的综合分析来确立诊断。患者具备上述的临床表现,特别是阳性家族史时应注意是否患克罗恩病。

详细的病史应该包括关于症状始发时各项细节问题,包括近期的旅行、食物不耐受、与肠道疾病患者接触史、用药史(包括抗生素和非甾体抗炎药)、吸烟史、家族史及阑尾切除史;详细询问夜间症状、肠外表现(包括口、皮肤、眼睛、关节、肛周脓肿或肛裂)。

体格检查时应注意各项反映急性和/或慢性炎症反应、贫血、体液丢失、营养不良的体征,包括一般情况、脉搏、血压、体温、腹部压痛或腹胀、可触及的包块、会阴和口腔的检查及直肠指检。测量体重,计算体重指数。

针对感染性腹泻的微生物学检查应包括艰难梭状芽孢杆菌。对有外出旅行史的患者可能要进行其他的粪便检查,而对于病史符合克罗恩病的患者,则不必再进行额外的临床和实验室检查。

完整的诊断应包括临床类型、病变分布范围及疾病行为、疾病严重程度、活动性及并发症。

(二)鉴别诊断要点

克罗恩病因其病变部位多变及疾病的慢性过程,需与多种疾病进行鉴别。许多患者病程早期症状轻微且无特异性,常被误诊为乳糖不耐受或肠易激综合征。

1.结肠型克罗恩病需与溃疡性结肠炎鉴别

克罗恩病通常累及小肠而直肠免于受累,无大量血便,常见肛周病变、肉芽肿或瘘管形成。10%~15%炎症性肠病患者仅累及结肠,如果无法诊断是溃疡性结肠炎还是克罗恩病,可诊断为未定型结肠炎。

2.急性起病的新发病例

应排除志贺氏菌、沙门菌、弯曲杆菌、大肠埃希菌及阿米巴等感染性腹泻。近期有使用抗生素的患者应注意排除艰难梭状芽孢杆菌感染,而使用免疫抑制剂的患者则应排除巨细胞病毒感染。应留取患者新鲜大便标本进行致病菌的检查,使用免疫抑制剂的患者需进行内镜下黏膜活检。

3.其他

因克罗恩病有节段性病变的特点,阑尾炎、憩室炎、缺血性肠炎、合并有穿孔或梗阻的结肠癌均可出现与克罗恩病相似的症状。耶尔森菌属感染引起的急性回肠炎与克罗恩病急性回肠炎常常难以鉴别。

肠结核与回结肠型克罗恩病症状相似,常造成诊断上的困难,但以下特征可有助于鉴别。①肠结核多继发于开放性肺结核;②病变主要累及回盲部,有时累及邻近结肠,但病变分布为非节段性;③瘘管少见;④肛周及直肠病变少见;⑤结核菌素试验阳性等。对鉴别困难者,建议先行抗结核治疗并随访观察疗效。

淋巴瘤、慢性缺血性肠炎、子宫内膜异位症、类癌均可表现为与小肠克罗恩病难以分辨的症状及X线特征,小肠淋巴瘤通常进展较快,必要时手术探查可获病理确诊。

(三)临床类型

新近颁布的蒙特利尔分型较为完整地描述了克罗恩病的年龄分布、病变部位及疾病行为。详见表6-3。

表6-3 克罗恩病蒙特利尔分型

诊断年龄(A)
A1 16岁或更早
A2 17~40岁

A3 40 岁以上		
病变部位(L)	上消化道	
L1 末端回肠	L1+L4	回肠+上消化道
L2 结肠	L2+L4	结肠+上消化道
L3 回结肠	L3+L4	回结肠+上消化道
L4 上消化道	—	—
疾病行为(B)	肛周病变(P)	
B1* 非狭窄,非穿透型	B1p	非狭窄,非穿透型+肛周病变
B2 狭窄型	B2p	狭窄型+肛周病变
B3 穿透型	B3p	穿透型+肛周病变

注: * B1 型应视为一种过渡的分型,直到诊断后再随访观察一段时期。这段时期的长短可能因研究不同而有所变化(例如5~10 年),但应该被明确规定以便确定 B1 的分型。

(四)CD 疾病临床活动性评估(《ACG 指南》,2001)

1.缓解期

无临床症状及炎症后遗症的 CD 患者,也包括内科治疗和外科治疗反应良好的患者;激素维持治疗下持续缓解的患者为激素依赖型缓解。

2.轻至中度

无脱水、全身中毒症状,无中度及中度以上腹痛或压痛,无腹部痛性包块,无肠梗阻,体重下降不超过 10%。

3.中至重度

对诱导轻至中度疾病缓解的标准治疗(5-氨基水杨酸,布地奈德,或泼尼松)无反应,或至少满足下列一项者:中度及中度以上腹痛或压痛,间歇性轻度呕吐(不伴有肠梗阻),脱水/瘘管形成,体温高于37.5 ℃,体重下降超过 10%或血红蛋白<100 g/L。

4.重度至暴发

对标准剂量激素治疗呈现激素抵抗,症状持续无缓解者或至少满足下列一项者:腹部体征阳性,持续性呕吐,脓肿形成,高热,恶病质,或肠梗阻。

为便于对疾病活动性和治疗反应进行量化评估,临床上常采用较为简便实用的 Harvey 和 Bradshow 标准计算 CD 活动指数(CDAI)。见表 6-4。

表 6-4 简化 CDAI 计算法

一般情况	0:良好;1:稍差;2:差;3:不良;4:极差
腹痛	0:无;1:轻;2:中;3:重
腹泻稀便	每天 1 次记 1 分
腹块(医师认定)	0:无;1:可疑;2:确定;3:伴触痛
并发症(关节痛、虹膜炎、结节性红斑、坏疽性脓皮病、阿弗他溃疡、裂沟、新瘘管及脓肿等)	每个 1 分

注:低于 4 分为缓解期;5~8 分为中度活动期;高于 9 分为重度活动期。

四、治疗对策

(一)治疗原则

克罗恩病治疗方案选择取决于疾病严重程度、部位和并发症。尽管有总体治疗方针可循,但必须建立以患者对治疗的反应和耐受情况为基础的个体化治疗。治疗目标是诱导活动性病变缓解和维持缓解。外科手术在克罗恩病治疗中起着重要的作用,经常为药物治疗失败的患者带来持久和显著的效益。

(二)药物选择

1.糖皮质激素

迄今为止仍是控制病情活动最有效的药物,适用于活动期的治疗,使用时主张初始剂量要足、疗程偏长、减量过程个体化。常规初始剂量为泼尼松 40~60 mg/d,病情缓解后一般以每周5 mg 的速度将剂量减少至停用。临床研究显示长期使用激素不能减少复发,且不良反应大,因此不主张应用皮质激进行长期维持治疗。

回肠控释剂布地奈德口服后主要在肠道起局部作用,吸收后经肝脏首关效应迅速灭活,故全身不良反应较少。布地奈德剂量为每次 3 mg,每天 3 次,视病情严重程度及治疗反应逐渐减量,一般在治疗 8 周后考虑开始减量,全疗程一般不短于 3 个月。

建议布地奈德适用于轻、中度回结肠型克罗恩病,系统糖皮质激素适用于中重度克罗恩病或对相应治疗无效的轻、中度患者。对于病情严重者可予氢化可的松或地塞米松静脉给药;病变局限于左半结肠者可予糖皮质激素保留灌肠。

2.氨基水杨酸制剂

氨基水杨酸制剂对控制轻、中型活动性克罗恩病患者的病情有一定的疗效。柳氮磺胺吡啶适用于病变局限于结肠者;美沙拉嗪对病变位于回肠和结肠者均有效,可作为缓解期的维持治疗。

3.免疫抑制剂

硫唑嘌呤或巯嘌呤适用于对糖皮质激素治疗效果不佳或对糖皮质激素依赖的慢性活动性病例。加用该类药物后有助于逐渐减少激素的用量乃至停用,并可用于缓解期的维持治疗。剂量为硫唑嘌呤 2 mg/(kg·d)或巯嘌呤 1.5 mg/(kg·d),显效时间需 3~6 个月,维持用药一般 1~4 年。严重的不良反应主要是白细胞计数减少等骨髓抑制的表现,发生率约为 4%。

硫唑嘌呤或巯嘌呤无效时可选用甲氨蝶呤诱导克罗恩病缓解,有研究显示,甲氨蝶呤每周25 mg 肌内注射治疗可降低复发率及减少激素用量。甲氨蝶呤的不良反应有恶心、肝酶异常、机会感染、骨髓抑制及间质性肺炎。长期使用甲氨蝶呤可引起肝损害,肥胖、糖尿病、饮酒是肝损害的危险因素。使用甲氨蝶呤期间必须戒酒。

研究显示静脉使用环孢素治疗克罗恩病疗效不肯定,口服环孢素无效。少数研究显示静脉使用环孢素对促进瘘管闭合有一定的作用。他克莫司和麦考酚吗乙酯在克罗恩病治疗中的疗效尚待进一步研究。

4.生物制剂

英夫利昔单抗是一种抗肿瘤坏死因子-α(TNF-α)的单克隆抗体,其用于治疗克罗恩病的适应证包括:①中、重度活动性克罗恩病患者经充分的传统治疗,即糖皮质激素及免疫抑制剂(硫唑嘌呤、巯嘌呤或甲氨蝶呤)治疗无效或不能耐受者。②克罗恩病合并肛瘘、皮瘘、直肠阴道瘘,经传统治疗(抗生素、免疫抑制剂及外科引流)无效者。

推荐以 5 mg/kg 剂量(静脉给药,滴注时间不短于 2 小时)在第 0、2、6 周作为诱导缓解,随后每隔 8 周给予相同剂量以维持缓解。原来对治疗有反应随后又失去治疗反应者可将剂量增加至 10 mg/kg。

对初始的 3 个剂量治疗到第 14 周仍无效者不再予英夫利昔单抗治疗。治疗期间原来同时应用糖皮质激素者可在取得临床缓解后将激素减量至停用。已知对英夫利昔单抗过敏、活动性感染、神经脱髓鞘病、中至重度充血性心力衰竭及恶性肿瘤患者禁忌使用。药物的不良反应包括机会感染、输注反应、迟发型超敏反应、药物性红斑狼疮、淋巴瘤等。

其他生物疗法还有骨髓移植、血浆分离置换法等。

5.抗生素

某些抗菌药物,如甲硝唑、环丙沙星等对治疗克罗恩病有一定的疗效,甲硝唑对有肛周瘘管者疗效较好。长期大剂量应用甲硝唑会出现诸如恶心、呕吐、食欲缺乏、金属异味、继发多发性神经系统病变等不良反应,因此,仅用于不能应用或不能耐受糖皮质激素者、不愿使用激素治疗的结肠型或回结肠型克罗恩病患者。

6.益生菌

部分研究报道益生菌治疗可诱导活动性克罗恩病缓解并可用于维持缓解的治疗,但尚需更多设计严谨的临床试验予以证实。

(三)治疗计划及治疗方案的选择

由于克罗恩病病情个体差异很大,疾病过程中病情变化也很大,因此治疗方案必须视疾病的活动性、病变的部位、疾病行为及对治疗的反应及耐受性来制订。

1.营养疗法

高营养低渣饮食,适当给予叶酸、维生素 B_{12} 等多种维生素及微量元素。要素饮食在补充营养的同时还可控制病变的活动,特别适用于无局部并发症的小肠克罗恩病。完全胃肠外营养仅用于严重营养不良、肠瘘及短肠综合征的患者,且应用时间不宜过长。

2.活动性克罗恩病的治疗

(1)局限性回结肠型:轻、中度者首选布地奈德口服每次 3 mg,每天 3 次。轻度者可予美沙拉嗪,每天用量 3~4 g。症状很轻微者可考虑暂不予治疗。中、重度患者首选系统作用糖皮质激素治疗,重症病例可先予静脉用药。有建议对重症初发病例开始即用糖皮质激素加免疫抑制剂(如硫唑嘌呤)的治疗。

(2)结肠型:轻、中度者可选用氨基水杨酸制剂(包括柳氮磺胺吡啶)。中、重度必须予系统作用糖皮质激素治疗。

(3)存在广泛小肠病变:该类患者疾病活动性较强,对中、重度病例首选系统作用糖皮质激素治疗。常需同时加用免疫抑制剂。营养疗法是重要的辅助治疗手段。

(4)根据治疗反应调整治疗方案。轻、中度回结肠型病例对布地奈德无效,或轻、中度结肠型病例对氨基水杨酸制剂无效,应重新评估为中、重度病例,改用系统作用糖皮质激素治疗。激素治疗无效或依赖的病例,宜加用免疫抑制剂。

上述治疗依然无效或激素依赖,或对激素和/或免疫抑制剂不耐受者考虑予以英夫利昔单抗或手术治疗。

3.维持治疗

克罗恩病复发率很高,必须予以维持治疗。推荐方案有以下几点。

(1)所有患者必须戒烟。

(2)氨基水杨酸制剂可用于非激素诱导缓解者,剂量为治疗剂量,疗程一般为 2 年。

(3)由系统激素诱导的缓解宜采用免疫抑制剂作为维持治疗,疗程可达 4 年。

(4)由英夫利昔单抗诱导的缓解目前仍建议予英夫利昔单抗规则维持治疗。

4.外科手术

内科治疗无效或有并发症的病例应考虑手术治疗,但克罗恩病手术后复发率高,故手术的适应证主要针对其并发症,包括完全性纤维狭窄所致机械性肠梗阻、合并脓肿形成或内科治疗无效的瘘管、脓肿形成。

急诊手术指征为暴发性或重度性结肠炎、急性穿孔、大量的危及生命的出血。

5.术后复发的预防

克罗恩病术后复发率相当高,但目前缺乏有效的预防方法。预测术后复发的危险因素包括吸烟、结肠型克罗恩病、病变范围广泛(>100 cm)、因内科治疗无效而接受手术治疗的活动性病例、因穿孔或瘘而接受手术者、再次接受手术治疗者等。

对于术后易复发的高危病例的处理:术前已服用免疫抑制剂者术后继续治疗;术前未用免疫抑制剂者术后应予免疫抑制剂治疗;甲硝唑对预防术后复发可能有效,可以在术后与免疫抑制剂合用一段时间。建议术后 3 个月复查内镜,吻合口的病变程度对术后复发可预测术后复发。对中、重度病变的复发病例,如有活动性症状应予糖皮质激素及免疫抑制剂治疗;对无症状者予免疫抑制剂维持治疗;对无病变或轻度病变者可予美沙拉嗪治疗。

五、病程观察及处理

(一)病情观察要点

在诊治过程中应密切观察患者症状、体征、各项活动性指标和严重度的变化,以便及时修正诊断,或对病变严重程度和活动度做出准确的评估,判断患者对治疗的反应及耐受性,以便于调整治疗方案。

(二)疗效判断标准

临床将克罗恩病活动度分为轻度、中度和重度。大多数临床试验将患者克罗恩病活动指数(CDAI)>220 定义为活动性病变。现在更倾向于 CDAI 联合 CRP 高于 10 mg/L 来评价 CD 的活动。

"缓解"标准为 CDAI 低于 150,"应答"为 CDAI 指数下降超过 100。"复发"定义:确诊为克罗恩病的患者经过内科治疗取得临床缓解或自发缓解后,再次出现临床症状,建议采用 CDAI 高于 150 且比基线升高超过 100 点。经治疗取得缓解后,3 个月内出现复发称为早期复发。复发可分为稀发型(≤1 次/年)、频发型(≥2 次/年)或持续发作型。

"激素抵抗"指泼尼松龙用量达到 0.75 mg/(kg·d),持续 4 周,疾病仍然活动者。"激素依赖"为下列两项符合一项者:①自开始使用激素起 3 个月内不能将激素用量减少到相当于泼尼松龙 10 mg/d(或布地奈得 3 mg/d),同时维持疾病不活动。②停用激素后 3 个月内复发者。在确定激素抵抗或依赖前应仔细排除疾病本身特殊的并发症。

"再发"定义为外科手术后再次出现病损(复发是指症状的再次出现)。"形态学再发"指手术彻底切除病变后新出现的病损。通常出现在"新"回肠末端和/或吻合口,可通过内镜、影像学检查及外科手术发现。

"镜下再发"目前根据 Rutgeerts 标准评估和分级,分为 0 级,没有病损;1 级,阿弗他口疮样病损,少于 5 处;2 级,阿弗他口疮样病损,多于 5 处,病损间黏膜正常,或跳跃性大的病损,或病损局限于回结肠吻合口(<1 cm);3 级,弥散性阿弗他口疮样回肠炎,并黏膜弥散性炎症;4 级,弥散性回肠炎症并大溃疡、结节样病变或狭窄。

"临床再发"指手术完全切除大体病变后,症状再次出现。"局限性病变"指肠道 CD 病变范围<30 cm,通常是指回盲部病变(<30 cm 回肠伴或不伴右半结肠),也可以是指孤立的结肠病变或近端小肠的病变。"广泛性的克罗恩病"肠道克罗恩病受累肠段超过 100 cm,无论定位于何处。这一定义是指节段性肠道炎症性病变的累积长度。

(赵允飞)

第八节 肠易激综合征

一、概述

肠易激综合征(IBS)是一种以腹痛或腹部不适伴排便习惯改变和/或粪便形状改变的功能性肠病,常呈慢性间歇发作或在一定时间内持续发作,缺乏形态学和生化学改变,经检查排除器质性疾病。

本病特征是肠的易激性,症状出现或加重常与精神因素或应激状态有关,患者常伴有疲乏、头痛、心悸、尿频、呼吸不畅等胃肠外表现。肠易激综合征临床上相当常见,在西方国家初级医疗和消化专科门诊中,IBS 患者分别占 12% 和 28%。总体看来,IBS 在人群的总体发病率多在 5%～25%,发达国家的发病率要高于发展中国家。1996 年北京的流行病学调查显示人群发病率按 Manning 标准和罗马标准分别为 0.82% 和 7.26%,2001 年广东的调查显示按罗马 Ⅱ 标准患病率为 5.6%,就诊率 22.4%。近年来的流行病学调查均显示年龄与发病无明显关系,具有 IBS 症状的患者中女性多于男性(男女比例为 1∶1.2～1∶2)。

二、诊断

临床上迄今无统一的 IBS 诊断标准,临床诊断 IBS 应重视病史采集和体格检查,并有针对性地进行排除器质性疾病的辅助实验室检查。

本病起病缓慢,症状呈间歇性发作,有缓解期。症状出现与精神因素、心理应激有关。

(一)症状

1.腹痛

腹痛为主要症状,多诉中腹或下腹疼痛,常伴排便异常、腹胀。腹痛易在进食后出现,热敷、排便、排气或灌肠后缓解,不会在睡眠中发作。疼痛的特点是在某一具体患者疼痛常是固定不变的,不会进行性加重。

2.腹泻

粪量少,呈糊状,含较多黏液,可有经常或间歇性腹泻,可因进食而诱发,无夜间腹泻;可有腹泻和便秘交替现象。

3.便秘

大便如羊粪,质地坚硬,可带较多黏液,排便费力,排便未尽感明显,可为间歇性或持续性便秘,或间中与短期腹泻交替。

除上述症状外,部分尚有上腹不适、嗳气、恶心等消化不良症状,有的则还有心悸、胸闷、多汗、面红、多尿、尿频、尿急、痛经、性功能障碍、焦虑、失眠、抑郁及皮肤表现如瘙痒、神经性皮炎等胃肠外表现。胃肠外表现较器质性肠病多见。

(二)体征

可触及乙状结肠并有压痛,或结肠广泛压痛,或肛门指诊感觉括约肌张力增高,痛感明显;某些患者可有心动过速、血压高、多汗等征象。

临床上常依据大便特点不同将本病分为三型:便秘为主型、腹泻为主型和腹泻便秘交替型三个亚型。

(三)常见并发症

本病并发症较少,腹泻甚者可出现水、电解质平衡紊乱,病程长者可引起焦虑症。

(四)实验室和其他辅助检查

1.血液检查

血常规、血沉无异常。

2.大便检查

粪便镜检大致正常,可含大量黏液或呈黏液管型;粪隐血、虫卵、细菌培养均呈阴性。

3.胰腺功能检查

疑有胰腺疾病时应做淀粉酶检测,还要做粪便脂肪定量,排除慢性胰腺炎。

4.X线检查

胃肠 X 线检查示胃肠运动加速,结肠袋减少,袋形加深,张力增强,结肠痉挛显著时,降结肠以下呈线样阴影。

5.内镜检查

结肠镜下见结肠黏膜正常。镜检时易出现肠痉挛等激惹现象。疑有肠黏膜器质性病变时应做肠黏膜活检。本病患者肠黏膜活检无异常。

6.结肠动力学检查

结肠腔内动力学及平滑肌电活动检查示结肠腔内压力波形及肠平滑肌电波异常。

诊断主要包括三方面内容:①IBS 临床综合征;②可追溯的心理精神因素;③实验室及辅助检查无器质性疾病的依据。

诊断标准体现的重要原则:①诊断应建立在排除器质性疾病的基础上;②IBS属于肠道功能性疾病;③强调腹痛或腹部不适与排便的关系;④该诊断标准判断的时间为 6 个月,近 3 个月有症状,反映了本病慢性、反复发作的特点;⑤该诊断标准在必备条件中没有对排便频率和粪便性状作硬性规定,提高诊断的敏感性。

三、鉴别诊断

首先必须排除肠道器质性疾病,如细菌性痢疾、炎症性肠病、结肠癌、结肠息肉病、结肠憩室、小肠吸收不良综合征。其次必须排除全身性疾病所致的肠道表现,如胃及十二指肠溃疡、胆道及胰腺疾病、妇科病(尤其是盆腔炎)、血卟啉病,以及慢性铅中毒等。

(一)慢性细菌性痢疾

二者均有不同程度的腹痛及黏液便等肠道症状。但慢性细菌性痢疾往往有急性细菌性痢疾病史,对粪便、指肠拭子或内镜检查时所取标本进行培养可分离出痢疾杆菌,必要时可进行诱发试验,即对有痢疾病史或类似症状者,口服泻剂导泻,然后检查大便常规及粪培养,阳性者为痢疾,肠易激综合征粪便常规检查及培养均正常。

(二)溃疡性结肠炎

二者均具反复发作的腹痛、腹泻、黏液便症状。肠易激综合征虽反复发作,但一般不会影响全身情况;而溃疡性结肠炎往往伴有不同程度的消瘦、贫血等全身症状。结肠内镜检查,溃疡性结肠炎镜下可见结肠黏膜粗糙,接触易出血,有黏液血性分泌物附着,多发性糜烂、溃疡,或弥漫性黏膜充血、水肿,甚至形成息肉病。组织活检以黏膜炎性反应为主,同时有糜烂、隐窝脓肿及腺体排列异常和上皮的变化。X线钡剂灌肠显示有肠管变窄、缩短、黏膜粗糙、肠袋消失和假性息肉等改变。而肠易激综合征镜下仅有轻度水肿,但无出血糜烂及溃疡等改变,黏膜活检正常。X线钡剂灌肠无阳性发现,或结肠有激惹征象。

(三)结肠癌

腹痛或腹泻是结肠癌的主要症状,直肠癌除腹痛、腹泻外,常伴有里急后重或排便不畅等症状,这些症状与肠易激综合征很相似。但结肠癌常伴有便血,后期恶性消耗症状明显。肛指检查及内镜检查有助诊断。

(四)慢性胆道疾病

慢性胆囊炎及胆石症可使胆道运动功能障碍,引起发作性、痉挛性右上腹痛,与肠易激综合征结肠痉挛疼痛相似,但慢性胆道疾病疼痛多发生在饱餐之后(尤其是脂肪餐后更明显)。B超、X线胆道造影检查可明确诊断。

四、治疗

肠易激综合征属于一种心身疾病,目前治疗方法的选择均为经验性的,治疗目的是消除患者顾虑,改善症状,提高生活质量。治疗原则是在建立良好医患关系的基础上,根据主要症状类型进行对症治疗和根据症状严重程度进行分级治疗。注意治疗措施的个体化和综合运用。

(一)建立良好的医患关系

对患者进行健康宣教、安慰和建立良好的医患关系是有效、经济的治疗方法,也是所有治疗方法得以有效实施的基础。

(二)饮食疗法

不良的饮食习惯和膳食结构可以加剧 IBS 的症状。因此,健康、平衡的饮食可有助于减轻患者的胃肠功能紊乱状态。IBS 患者宜避免:①过度饮食;②大量饮酒;③含咖啡因的食品;④高脂饮食;⑤某些具有"产气"作用的蔬菜、豆类;⑥精加工食粮和人工食品,山梨醇及果糖;⑦不耐受的食物(因不同个体而异)。增加膳食纤维化主要用于便秘为主的 IBS 患者,增加纤维摄入量的方法应个体化。

(三)药物治疗

对症状明显者,可酌情选用以下每类药物中的 1～2 种控制症状,常用药物有以下几种。

1.解痉剂

(1)抗胆碱能药物,可酌情选用下列一种:①溴丙胺太林,每次 15 mg,每天 3 次。②阿托品,每次 0.3 mg,每天 3 次,或每次 0.5 mg,肌内注射,必要时使用。③奥替溴铵,每次 40 mg,每天 3 次。

(2)选择性肠道平滑肌钙离子通道拮抗剂,可选用匹维溴铵每次 50 mg,每天 3 次。离子通道调节剂马来曲美布汀,均有较好安全性。

2.止泻药

止泻药可用于腹泻患者,可选用:①洛哌丁胺,每次 2 mg,每天 2～3 次。②复方地芬诺酯,每次 1～2 片,每天 2～3 次。轻症腹泻患者可选吸附剂,如双八面体蒙脱石散等,但需注意便秘、腹胀等不良反应。

3.导泻药

便秘使用作用温和的轻泻,容积形成药物如欧车前制剂,甲基纤维素,渗透性轻泻剂如聚乙烯乙二醇、乳果糖或山梨醇。

4.肠道动力感觉调节药

5-HT$_3$ 受体阻滞剂阿洛司琼可改善 IBS-D 患者的腹痛情况及减少大便次数,但可引起缺血性结肠炎等严重不良反应,临床使用应注意。

5.益生菌

益生菌是一类具有调整宿主肠道微生物生态平衡而发挥生理作用的微生态制剂,对改善 IBS 多种症状具有一定疗效,如可选用双歧三联活菌,每次 0.42 g,每天 2～4 次。

6.抗抑郁药物

对腹痛症状重而上述治疗无效,特别是伴有较明显精神症状者,可选用抗抑郁药如氟西汀,有报道氟西汀可显著改善难治性 IBS 患者的生活状况及临床症状,降低内脏的敏感性,每次 20 mg,每天 1 次;或阿普唑仑,每次 0.4 mg,每天 3 次;黛力新,每次 2.5 mg,每天 1～2 次。

(四)心理行为治疗

症状严重而顽固,经一般治疗和药物治疗无效者应考虑予心理行为治疗。这些疗法包括心理治疗、认知疗法、催眠疗法、生物反馈等。

(赵允飞)

第九节　酒精性肝病

一、概述

正常人 24 小时内体内可代谢酒精 120 g,而酒精性肝病(ALD)是由于长期大量饮酒,超过机体的代谢能力所导致的疾病。临床上分为轻症酒精性肝病(AML)、酒精性脂肪肝(AFL)、酒精性肝炎(AH)、酒精性肝纤维化(AF)和酒精性肝硬化(AC)不同阶段。严重酗酒时可诱发广泛肝细胞坏死甚至急性肝功能衰竭。因饮酒导致的 ALD 在西方国家已成为常见病、多发病,占中年人死因的第 4 位。我国由酒精所致肝损害的发病率亦呈逐年上升趋势,酒精已成为继病毒性肝炎后导致肝损害的第二大病因,严重危害人民健康。

ALD 的发病机制较为复杂,目前尚不完全清楚。可能与酒精及其代谢产物对肝脏的毒性作用、氧化应激、内毒素、细胞因子(TNF-α、TGF-β 等)产生异常、免疫异常、蛋氨酸代谢异常、酒精代谢相关酶类基因多态性、细胞凋亡等多种因素有关。

二、诊断

(一)酒精性肝病临床诊断标准

(1)有长期饮酒史,一般超过 5 年,折合酒精量男性不低于 40 g/d,女性不低于 20 g/d,或 2 周内有大量饮酒史,折合酒精量超过 80 g/d。但应注意性别、遗传易感性等因素的影响。酒精量换算公式:酒精量(g)=饮酒量(mL)×酒精含量(%)×0.8。

(2)临床症状为非特异性,可无症状,或有右上腹胀痛、食欲缺乏、乏力、体重减轻、黄疸等;随着病情加重,可有神经精神、蜘蛛痣、肝掌等症状和体征。

(3)血清天冬氨酸氨基转移酶(AST)、丙氨酸氨基转移酶(ALT)、γ-谷氨酰转肽酶(GGT)、总胆红素(TBIL)、凝血酶原时间(PT)和平均红细胞容积(MCV)等指标升高,禁酒后这些指标可明显下降,通常4 周内基本恢复正常,AST/ALT>2,有助于诊断。

(4)肝脏 B 超或 CT 检查有典型表现。

(5)排除嗜肝病毒的感染、药物和中毒性肝损伤等。

符合第(1)、(2)、(3)项和第(5)项或第(1)、(2)、(4)项和第(5)项可诊断酒精性肝病;仅符合第(1)、(2)项和第(5)项可疑诊酒精性肝病。

(二)临床分型诊断

1.轻症酒精性肝病

肝脏生物化学、影像学和组织病理学检查基本正常或轻微异常。

2.酒精性脂肪肝

影像学诊断符合脂肪肝标准,血清 ALT、AST 可轻微异常。

3.酒精性肝炎

血清 ALT、AST 或 GGT 升高,可有血清 TBIL 增高。重症酒精性肝炎是指酒精性肝炎中,合并肝性脑病、肺炎、急性肾衰竭、上消化道出血,可伴有内毒素血症。

4.酒精性肝纤维化

症状及影像学无特殊。未做病理检查时,应结合饮酒史、血清纤维化标志物(透明质酸、Ⅲ 型胶原、Ⅳ 型胶原、层粘连蛋白)、GGT、AST/ALT、胆固醇、载脂蛋白-A1、TBIL、α_2 巨球蛋白、铁蛋白、稳态模式胰岛素抵抗等改变,这些指标十分敏感,应联合检测。

5.酒精性肝硬化

有肝硬化的临床表现和血清生物化学指标的改变。

三、鉴别诊断

鉴别诊断见表 6-5。

表 6-5　酒精性肝病的鉴别诊断

	病史	病毒学检查
非酒精性肝病	好发于肥胖、2 型糖尿病患者	肝炎标志物阴性
病毒性肝炎	无长期饮酒史	肝炎标志物阳性
酒精性肝病	有长期饮酒史	肝炎标志物阴性

四、治疗

(一)治疗原则

治疗包括戒酒、改善营养、治疗肝损伤、防治并发存在的其他肝病、阻止或逆转肝纤维化的进展、促进肝再生、减少并发症、提高生活质量、终末期肝病进行肝移植等措施。

1.戒酒

戒酒是 ALD 治疗的最关键措施,戒酒或显著减少酒精摄入可显著改善所有阶段患者的组织学改变和生存率;Child A 级的 ALD 患者戒酒后 5 年生存率可超过 80%;Child B、C 级患者在戒酒后也能使 5 年生存率从 30% 提高至 60%,除戒酒以外尚无 ALD 特异性治疗方法。戒酒过程中应注意戒断综合征(包括酒精依赖者,神经精神症状的出现与戒酒有关,多呈急性发作过程,常有四肢抖动及出汗等症状,严重者有戒酒性抽搐或癫痫样痉挛发作)的发生。

2.营养支持

ALD 患者同时也需良好的营养支持,因其通常并发热量、蛋白质缺乏性营养不良,而营养不良又可加剧酒精性肝损伤。因此,宜给予富含优质蛋白和 B 族维生素、高热量的低脂饮食,必要时适当补充支链氨基酸为主的复方氨基酸制剂。酒精性肝病的饮食治疗可参考表 6-6。

表 6-6　ALD 患者的饮食指导原则

1.蛋白质=1.0~1.5/kg 体重

2.总热量=1.2~1.4(休息状态下的能量消耗最少)126 kJ/kg 体重

3.50%~55% 为糖类,最好是复合型糖类

4.30%~35% 为脂肪,最好不饱和脂肪酸含量高并含有足量的必须脂肪酸

5.营养最好是肠内或口服(或)经小孔径喂食给予;部分肠道外营养为次要选择;全肠外营养为最后的选择

6.水、盐摄入以保持机体水、电解质平衡

7.多种维生素及矿物质

8.支链氨基酸的补充通常并不需要

9.许多患者能耐受标准的氨基酸补充

10.若患者不能耐受标准氨基酸补充仍可补充支链氨基酸

11.避免仅仅补充支链氨基酸,支链氨基酸并不能保持氮的平衡

12.有必要补充必需氨基酸,必需氨基酸指正常时可从前体合成而在肝硬化患者不能合成,包括胆碱、胱氨酸、氨基乙磺酸、酪氨酸

3.维生素及微量元素

慢性饮酒者可能因摄入不足、肠道吸收减少、肝内维生素代谢障碍、疾病后期肠道黏膜屏障衰竭等导致维生素(维生素 B_1、维生素 B_6、维生素 A、维生素 E、叶酸等)、微量元素(锌、硒)的严

重缺乏。因此适量补充上述维生素和微量元素是必需的,尤其是补充维生素 B_1(目前,推荐应用脂溶性维生素 B_1 前体苯磷硫胺)和补锌在预防和治疗 ALD 非常重要。而维生素 E 是临床上使用较早的抗氧化剂,脂溶性的维生素 E 可以在细胞膜上积聚,结合并清除自由基,减轻肝细胞膜及线粒体膜的脂质过氧化。Sokol 等发现维生素 E 能明显减轻胆汁淤积时疏水性胆汁酸所引起的肝细胞膜脂质过氧化,从而减轻肝细胞损伤。

(二)药物治疗

1.非特异性抗感染治疗

(1)糖皮质激素:多项随机对照研究和荟萃分析,使用糖皮质激素治疗 ALD 仍有一些争议,对于严重急性肝炎(AH)患者,糖皮质激素是研究得最多也可能是最有效的药物。然而,接受激素治疗的患者病死率仍较高,特别在伴发肾衰竭的患者。激素是否能延缓肝硬化进展及改善长期生存率尚不明确。并发急性感染、胃肠道出血、胰腺炎、血糖难以控制的糖尿病者为应用皮质激素的禁忌证。

(2)己酮可可碱(PTX):PTX 是一种非选择性磷酸二酯酶抑制剂,具有拮抗炎性细胞因子的作用,可降低 TNF-α 基因下游许多效应细胞因子的表达。研究表明 PTX 可以显著改善重症 AH 患者的短期生存率,但在 PTX 成为 AH 的常规治疗方法之前,还需进行 PTX 与糖皮质激素联合治疗或用于对皮质激素有禁忌证的 AH 患者的临床试验。

2.保肝抗纤维化

(1)还原型谷胱甘肽:还原型谷胱甘肽由谷氨酸、半胱氨酸组成,具有广泛的抗氧化作用,可与酒精的代谢产物乙醛、氧自由基结合,使其失活,并加速自由基的排泄,抑制或减少肝细胞膜及线粒体膜过氧化脂质形成,保护肝细胞。此外,还可以通过 γ-谷氨酸循环,维护肝脏蛋白质合成。目前临床应用比较广泛。

(2)多稀磷脂酰胆碱(易善复):多稀磷脂酰胆碱是由大豆中提取的磷脂精制而成,其主要活性成分是 1,2-二亚油酰磷脂酰胆碱(DLPC)。DLPC 可将人体内源性磷脂替换,结合并进入膜成分中,增加膜流动性,同时还可以维持或促进不同器官及组织的许多膜功能,包括可调节膜结合酶系统的活性;能抑制细胞色素 $P4502E_1$($CYP2E_1$)的含量及活性,减少自由基;可增强过氧化氢酶活性、超氧化物歧化酶活性和谷胱甘肽还原酶活性。研究表明,多稀磷脂酰胆碱可提高 ALD 患者治疗的有效率,改善患者的症状和体征,并提高生存质量,但不能改善患者病理组织学,只能防止组织学恶化的趋势。常用多稀磷脂酰胆碱500 mg静脉给药。

(3)丙硫氧嘧啶(PTU):多个长期疗效的观察研究提示 PTU 对重度 ALD 有一定效果,而对于轻、中度 ALD 无效。Rambaldi A 通过随机、多中心、双盲、安慰剂对照的临床研究,发现 PTU 与安慰剂相比,在降低病死率、减少并发症及改善肝脏组织学等方面没有显著差异。由于 PTU 能引起甲状腺功能减退,因此应用 PTU 治疗 ALD 要慎重选择。

(4)腺苷蛋氨酸:酒精通过改变肠道菌群,使肠道对内毒素的通透性增加,同时对内毒素清除能力下降,导致高内毒素血症,激活库弗细胞释放 TNF-α、TGF-β、IL-1、IL-6、IL-8 等炎症细胞因子,使具有保护作用的 IL-10 水平下调。腺苷蛋氨酸能降低 TNF-α 水平,下调 TGF-β 的表达,抑制肝细胞凋亡和肝星状细胞的激活,提高细胞内腺苷蛋氨酸/S-腺苷半胱氨酸比值,并能够去除细胞内增加的 S-腺苷半胱氨酸,提高肝微粒体谷胱甘肽贮量从而阻止酒精性肝损发生,延缓肝纤维化的发生和发展的作用。

(5)硫普罗宁:含有疏基,能与自由基可逆性结合成二硫化合物,作为一种自由基清除剂在体内形成一个再循环的抗氧化系统,可有效清除氧自由基,提高机体的抗氧化能力,调节氧代谢平衡,修复乙醇引起的肝损害,对抗酒精性肝纤维化。临床试验显示,硫普罗宁在降酶、改善肝功能方面疗效显著,对抗酒精性肝纤维化有良好的作用。

(三)肝移植

晚期 ALD 是原位肝移植的最常见指征之一。Child C 级酒精性肝硬化患者的 1 年生存率为 50%~85%,而 Child B 级患者 1 年生存率为 75%~95%。因此,如果不存在其他提示病死率增高的情况如自发性细菌性腹膜炎、反复食管胃底静脉曲张出血或原发性肝细胞癌等,肝移植应限于 Child C 级肝硬化患者。虽然大多数移植中心需要患者在移植前有一定的戒酒期(一般为 6 个月),但移植后患者再饮酒的问题及其对预后的影响仍值得重视。目前,统计的移植后再饮酒的比例高达 35%。大多数移植中心为戒酒后 Child-Pugh 积分仍较高的患者提供肝移植治疗。多项研究显示,接受肝移植的酒精性肝硬化患者的生存率与其他病因引起的肝硬化患者相似,5 年和 10 年生存率介于胆汁淤积性肝病和病毒性肝病之间。移植后生活质量的改善也与其他移植指征相似。

(赵允飞)

第十节　病毒性肝炎

一、定义

由多种肝炎病毒引起的以肝实质细胞变性、坏死为主要病变的一种常见传染病。

二、病因

目前已证实引起病毒性肝炎的肝炎病毒有甲型(HAV)、乙型(HBV)、丙型(HCV)、丁型(HDV)、戊型(HEV)等(表 6-7)。

表 6-7　各型肝炎病毒及其相应肝炎的特点

肝炎病毒型	病毒大小、性质	潜伏期(周)	传染途径	发病	暴发型肝炎
HAV	27 nm,单链 RNA	2~6	肠道	急性	0.1%~0.4%
HBV	43 nm,DNA	4~26	密切接触输血、注射	急性、慢性	<1%
HCV	30~60 nm,单链 RNA	2~26	输血、注射	急性、慢性	极少
HDV	缺陷性 RNA	4~7	输血、注射	急性、慢性	共同感染 * 3%~4%,重叠感染 7%~10%
HEV	32~34 nm,单链 RNA	2~8	肠道	急性	合并妊娠 20%
HGV	单链 RNA	不详	输血、注射		不详
TTV	30~50 nm,单链 DNA		输血、注射		

* 共同感染:指 HDV 与 HBV 同时感染;重叠感染:指在慢性 HBV 感染的基础上重叠感染 HDV;输血传播性病毒。

三、年龄和性别

病毒性肝炎发病率较高且有不断升高趋势,流行地区广泛,各种年龄及不同性别均可罹患。

四、部位

肝实质。

五、临床表现

疲惫、食欲缺乏、肝区疼痛,血清谷丙转氨酶升高,可有多种肝功能异常,病变严重者出现黄疸,亦可无症状。

六、基本病变

各型病毒性肝炎病变基本相同,都是以肝细胞的变性、坏死为主,同时伴有不同程度的炎细胞浸润、肝细胞再生和间质纤维组织增生。变质性炎病变主要包括以下几点。①肝细胞变性:肝细胞水肿(胞质疏松化、气球样变)、嗜酸性变;②肝细胞坏死:嗜酸性坏死(凋亡)、点状坏死(单个或数个肝细胞的坏死)、碎片状坏死(肝小叶周边部界板肝细胞的灶性坏死和崩解)、桥接坏死(中央静脉与汇管区之间,两个汇管区之间,或两个中央静脉之间出现的互相连接的坏死带)、大片坏死(累及整个肝小叶的大范围肝细胞坏死)。

七、类型

(一)按病程分类

1.急性病毒性肝炎

(1)普通型急性病毒性肝炎:亲肝病毒引起的急性变质性炎。①病因:临床上以甲、乙型肝炎病毒感染最常见。②年龄和性别:各种年龄及不同性别均可罹患。③部位:肝实质。④临床表现:食欲缺乏、厌油腻、肝区疼痛;血清谷丙转氨酶升高,可有多种肝功能异常,可出现黄疸。⑤影像学:肝轻度增大。大体:肝大,质较软,表面光滑。⑥光镜:肝细胞变性广泛,以细胞水肿为主,表现为肝细胞胞质疏松淡染和气球样变,因而肝细胞体积增大,排列紊乱拥挤,肝窦受压而变窄,肝细胞内可见淤胆现象。肝细胞坏死轻微,肝小叶内可见点状坏死与嗜酸性小体。肝小叶内与汇管区可见轻度炎细胞浸润。黄疸型坏死往往稍重,毛细胆管内常有淤胆和胆栓形成。⑦免疫组化:可鉴定肝炎病毒类型。⑧预后:与感染病毒类型有关:甲型肝炎一般不转成慢性,乙型肝炎部分转为慢性,丙型、丁型肝炎常迁延不愈转成慢性。

(2)轻微的急性肝炎:亲肝病毒引起的轻微急性变质性炎。①病因:常见于肝外炎症病变如肺炎引起患者的肝轻微损伤。②大体:肝脏可轻度大,表面光滑。③光镜:损伤及炎症程度轻微。肝细胞气球样变性较轻,少许嗜酸小体,无胆汁淤积,仅在部分汇管区可见轻度炎症浸润。④预后:该名称表明轻度肝炎改变,一般预后好。

(3)重症急性肝炎:起病急骤,病程短,大多为 10 天左右,病变严重,病死率高。临床上将本型肝炎称暴发型、电击型或恶性肝炎。①病因:HDV 与 HBV 共同感染 3%～4%,重叠感染 7%～10%,HAV 感染 0.1%～0.4%,HBV 感染<1%。严重的坏死性肝炎除了因肝炎病毒引起感染以外,还包括其他病因如自身免疫性肝炎、不良药物反应、中毒性肝细胞坏死以及 Wilson

病。②发病率:少见。③年龄和性别:多见于孕妇、营养不良者、嗜酒者、原有慢性肝炎疾病或长期服用对肝脏有害的药物者,多见于中青年。④部位:肝实质,尤以左叶为甚。⑤临床表现:严重的肝细胞性黄疸,明显的出血倾向,肝功能衰竭,腹水,肝性脑病,肝肾综合征。⑥大体:肝体积明显缩小,重量减至600~800 g,被膜皱缩,质地柔软,切面呈黄色或红褐色,部分区域呈红黄相间的斑纹状,因而又称急性黄色肝萎缩或急性红色肝萎缩。⑦光镜:急性肝炎伴有全小叶及多小叶坏死(块状肝坏死),仅残留网状支架。肝窦明显扩张,充血甚至出血,库普弗细胞增生肥大,吞噬活跃。肝小叶内及汇管区大量巨噬细胞、淋巴细胞浸润。数天后网状支架塌陷,残留的肝细胞无明显再生现象。⑧预后:预后很差,大多数在短期内死亡。死亡原因主要为肝功能衰竭(肝性脑病),其次为消化道大出血、肾衰竭、DIC等。少数迁延而转为亚急性重型肝炎。

(4)亚急性重症肝炎:起病后10天以上同时凝血酶原时间明显延长且出现Ⅱ度以上肝性脑病症状,或肝功严重损害或重度腹水,或明显出血现象的急性黄疸型肝炎(只是病期超过10天,余均似急性重型肝炎)。①临床表现:以急性黄疸型肝炎开始,黄疸迅速加深,肝功能明显异常,病情发展很快,且有恶心、呕吐、肝脏缩小等症状与体征,随后可很快进入昏迷,并有明显的出血倾向,可出现腹水、少尿或无尿。②大体:肝体积缩小,表面包膜皱缩不平,质地软硬程度不一,部分区域呈大小不一的结节状。切面见坏死区呈红褐色或土黄色,再生的结节因胆汁淤积而呈现黄绿色。③光镜:既有肝细胞新旧不等的亚大块坏死、桥接坏死,又有小叶周边出现的结节状肝细胞再生,坏死区网状纤维支架塌陷和胶原化(无细胞硬化),因而使残存的肝细胞再生时不能沿原有支架排列,而呈结节状。肝小叶内外可见明显的炎细胞浸润,主要为淋巴细胞、单核细胞,肝小叶周边增生的小胆管及小叶间胆管淤胆较为显著。较陈旧的病变区有明显的结缔组织增生。④预后:如治疗得当且及时,病变可停止发展并有治愈可能。多数常继续发展而转变为坏死后性肝硬化。

2.慢性病毒性肝炎

肝发生炎症及肝细胞坏死持续6个月以上称为慢性肝炎。

(1)分级和分期:见表6-8、表6-9。

表6-8 慢性炎症活动度分级

分级	汇管区及周围	小叶内	HAI积分
0	无炎症	无炎症	0
1	汇管区炎症	变性及少数坏死灶	1~3
2	轻度碎屑样坏死	变性,点、灶状坏死或嗜酸性小体	4~8
3	中度碎屑样坏死	变性、坏死重,或见桥接坏死	9~12
4	重度碎屑样坏死	桥接坏死范围广,累及多个小叶,小叶结构失常	13~18

表6-9 慢性肝炎的纤维化程度分期

分期	纤维化程度	HAI积分(前4项)
0	无纤维化	0
1	汇管区扩大,纤维化	1
2	汇管区周围纤维化或纤维隔	2
3	纤维隔伴小叶结构紊乱,无肝硬化	3
4	肝硬化	4

(2)病因:导致肝炎慢性化的因素有感染的病毒类型、治疗不当、营养不良、同时又患其他传染病、饮酒、服用对肝有损害的药物以及免疫因素等。

(3)临床表现:慢性肝炎的临床表现轻重不一,可毫无症状、有轻微不适应直至严重肝功能衰竭。实验室检查可表现为轻度肝功能损害直至各项生化指标的明显异常。临床表现与实验室检查的结果与肝病理变化不一定平行,故不能仅以临床表现或实验室检查结果判断慢性肝炎的严重程度。

(4)光镜:以往将慢性肝炎分为慢性持续性肝炎与慢性活动性肝炎。目前学者们注意到HCV患者由慢性肝炎演变为肝硬化的百分率极高,与最初的肝病变程度无关。因而慢性肝炎的病原分型更为重要。学者们根据炎症、坏死、纤维化程度,将慢性肝炎分为下述三型:①轻度慢性肝炎点状坏死,偶见轻度碎片状坏死,汇管区慢性炎细胞浸润,周围有少量纤维组织增生。肝小叶界板无破坏,小叶结构清楚。炎症1~2级,纤维化0~2期。②中度慢性肝炎肝细胞变性、坏死较明显,中度碎片状坏死,出现特征的桥接坏死。小叶内有纤维间隔形成,但小叶结构大部分保存。炎症3级,纤维化1~3期。③重度慢性肝炎重度的碎片状坏死与大范围的桥接坏死。坏死区出现肝细胞不规则再生,纤维间隔分割肝小叶结构。炎症4级,纤维化2~4期。

(5)预后:晚期逐步转变为肝硬化。

(二)按病因分类

1.甲型肝炎

HAV感染引起的肝急性变质性炎。

(1)病因:HAV是一种微小的核糖核酸病毒,含单股正链核糖核酸基因组,长度为9 487个核苷酸,仅有1个血清型。甲肝病毒含有4个主要的结构性多肽,这些多肽形成紧密的蛋白质衣壳,并含有甲肝病毒的核糖核酸,此核糖核酸具有传染性。甲肝病毒在电镜下可见空心和实心两种颗粒,在免疫学上二者无区别。

(2)发病率:传染源是甲型肝炎患者和病毒携带者。多由水和食物的传播,特别是水生贝类等,是甲型肝炎暴发流行的主要传播方式。

(3)年龄:儿童发病率高。

(4)临床表现:起病急,有畏寒、发热、全身乏力、食欲缺乏、厌油腻、恶心、呕吐、腹痛、肝区痛、腹泻、尿色加深、皮肤和巩膜黄染、肝功能异常等。

(5)光镜:以小叶中央性淤胆为主要表现,极少有肝细胞损伤及炎症表现;有些患者,肝组织损伤表现以汇管区周围改变为主,汇管区可见大量富于浆细胞的炎细胞浸润,汇管区淤胆;偶见纤维蛋白环状肉芽肿。

(6)免疫组化:可显示肝细胞及库普弗细胞胞质内的病毒抗原,亦可以通过原位杂交方法来定位病毒RNA。

(7)预后:绝大多数顺利康复,病死率0.015%。患者康复后通常会终身免疫,不会成为长期病毒携带者。

2.乙型肝炎

HBV感染引起的肝变质性炎。

(1)病因:一种嗜肝DNA病毒(只对人和猩猩有易感性)。完整的乙肝病毒成颗粒状,也被称为丹娜颗粒(Dane),1970年由丹娜发现。直径为42 nm。颗粒分为外壳和核心两部分。

外壳含有乙肝表面抗原(HBsAg),核心衣壳由乙肝病毒的核心抗原(HBcAg)组成,e抗原

(HBeAg)潜藏存在于核心部分。

(2)发病率:本病在我国广泛流行,人群感染率达60%,HBsAg阳性率为10%～15%,而性滥交者、吸毒者、同性恋者、囚犯中乙型肝炎发病率最高,医院血液透析、口腔科工作人员的乙肝病毒携带率和乙型肝炎发病率比普通人群高数倍。主要通过血源性、母婴、医源性、性接触、密切接触传播。

(3)年龄和性别:4～10岁是发病的第一高峰;20～40岁是发病的第二高峰;40岁以后乙型肝炎的发病率有所下降。男性多于女性。

(4)临床表现:临床表现多样化包括急性、慢性、淤胆型和重症型肝炎。

(5)光镜:肝细胞的变性坏死常较甲型肝炎为重,病变主要分布在肝小叶中央区,可见较多的嗜酸性小体或点状坏死,汇管区淋巴细胞浸润,胆管上皮可出现增生和病变。肝细胞的受损程度及病理变化,一方面取决于乙型肝炎病毒抗原在肝细胞中的表达类型(与膜型尤其是粗颗粒膜型HBsAg和浆膜型HBcAg关系十分密切),另一方面也取决乙肝病毒抗原在肝细胞膜上表达的量,而与在肝细胞质和胞核内的含量无关。沙粒样细胞核是由于大量的HBcAg积聚。

(6)免疫组化:特异性的免疫组织化学染色可确诊。HBsAg多见于肝细胞胞膜,部分亦可胞质呈弱阳性;病毒复制时期细胞核及胞质内的HBcAg和HBeAg也可见于肝细胞膜。而血中乙肝五项("二对半")检查临床意义如下:HBsAg本身不具有传染性,但其常伴随乙肝病毒的存在,故被认为是已感染乙肝病毒的标志;乙肝表面抗体(HBsAb)阳性表明既往感染过乙肝病毒,但已经排除病毒,或者接种过乙肝疫苗,产生了保护性抗体;HBeAg阳性说明乙肝病毒在体内复制活跃,传染性强;e抗体(HBeAb)阳性表明患者的传染性降低,病毒复制降低或缓解;核心抗体(HBcAb)滴度高,表明乙肝病毒正在复制,有传染性,可持续存在数年至数十年。低滴度的核心抗体表明既往感染过乙肝病毒。"大三阳"指表面抗原、e抗原和核心抗体同时出现阳性,提示乙型肝炎病毒在体内复制活跃,且传染性较强。"小三阳"指表面抗原、e抗体和核心抗体同时出现阳性,提示患者体内的病毒复制已经由活跃转为静止,血中的带病毒量也明显减少,传染性相对降低。

(7)预后:部分患者病情可缓解或相对稳定,但多数患者呈慢性进行性发展,逐渐演变为肝硬化、原发性肝癌或肝功能衰竭。

3.丙型肝炎

HCV感染引起的肝变质性炎。

(1)病因:HCV为有包膜的单链RNA病毒,目前被分为六个基因型,我国丙型肝炎感染以Ⅰ型为主,也存在Ⅱ和Ⅲ型以及混合型。

(2)发病率:据报道全世界慢性HCV感染人群约有1.7亿;输血后引起的肝炎中,90%以上是丙型肝炎。在美国,每年有15万～17万人罹患本病。

(3)年龄和性别:HCV在不同性别、不同年龄、不同种族的人群中均可发病。供血员、受血者、HIV感染者、透析人群、各种肝病患者、静脉药瘾者、同性恋者等为HCV感染的高危人群。

(4)临床表现:消化道症状轻,较少发生黄疸,谷丙转氨酶和血清胆红素水平明显低于急性乙型肝炎。

(5)光镜:其形态学上相对特征的是汇管区炎,表现为汇管区淋巴细胞聚集或淋巴滤泡形成,其次为广泛泡状脂肪变性。

(6)免疫组化:HCV RNA检出是体内感染的直接证据,并可用于HCV感染的早期诊断;丙肝抗体是目前诊断丙型肝炎的主要指标,但对机体无保护作用,且出现较慢,一般在发病后2～12个月才转阳。

(7)预后:自发痊愈的病例很少见,慢性化率为 60%～85%。随着感染 HCV 时间的延长(7～50 年)肝硬化发生率由 0.3%增至 55%,肝癌发生率由 0 增至 23%。HCV-Ⅱ型感染可能与肝癌发生有关。

4.丁型肝炎

HEV 感染引起的肝变质性炎。

(1)病因:丁型肝炎病毒(HDV)是一种缺陷病毒,体形细小,直径 35～37 nm,核心含单股负链共价闭合的环状 RNA 和 HDV 抗原(HDAg),其外包以 HBV 的 HBsAg,只有在 HBV 辅助下才能复制。故常发生 HBV 和 HDV 联合感染或重叠感染。既往未感染过 HBV 者,同时暴露HBV/HDV 发生联合感染;如既往已感染 HBV 如 HBsAg 无症状携带者或慢性乙肝患者,则发生 HDV 重叠感染。

(2)发病率:HDV 感染呈世界性分布,但主要分布在地中海、罗马尼亚、阿拉伯半岛以及非洲、中美洲和南美洲的部分地区。其传播方式主要通过输血或使用血制品,也可通过密切接触与母婴间垂直感染等方式传播。高危人群包括药瘾者及多次受血者。

(3)临床表现。①联合感染:与单纯乙肝相似,症状较轻,肝组织损害不十分严重,3%～4%呈暴发型肝炎;②重叠感染:部分为自限性肝炎,部分呈慢性进行性肝炎。

(4)光镜:绝大多数为 HDV/HBV 同时或重叠感染,其组织学改变较单纯 HBV 感染严重,肝细胞气球样变、灶性分布的嗜酸性变、肝细胞呈现"海绵样改变"或"桑葚样细胞变性"(在南美及非洲急性 HDV 感染时主要为微泡型脂肪变性)、碎屑状坏死、桥接坏死及多小叶融合性坏死等更为多见。慢性乙型肝炎伴发 HDV 重复感染一般特征为重度广泛性界板性肝炎。

(5)免疫组化:可用免疫组化法检测肝组织中 HDAg 以及用 HDVc DNA 探针检测血清中HDV-RNA(此法灵敏度高);HDAg 主要见于肝细胞核,由于过量的 HDAg 而呈沙粒样表现,并可见于肝细胞的胞质及胞膜。HBV 及 HDV 双重免疫组织化学染色显示分别表达 HDAg 与HBsAg 或 HBcAg,但也可出现共同表达。

(6)预后:部分为自限性肝炎,部分呈慢性进行性肝炎,暴发型肝炎病死率高。

5.戊型肝炎

HEV 感染引起的一种急性肠道传染病(肝变质性炎)。

(1)病因:戊型肝炎的病原体是一单股正链 RNA,全长 7.6 kb,没有外壳的核糖核酸病毒,可感染人、猪、猴、鹿、鼠和羊。

(2)发病率:主要发生在亚洲、非洲和中美洲的发展中国家,可引起暴发性大流行。而北美和欧洲的一些发达国家尚未发现本病流行。中国人急性散发性病毒性肝炎血清学调查发现,戊肝占 3.4%～26.3%,平均 9.7%。

(3)年龄和性别:经消化道传播,以青壮年为多,男性发病率高于女性。

(4)临床表现:其临床表现类似甲型肝炎,但病情相对较重。

(5)光镜:在门脉周围区灶状或小片状坏死,可见多量库普弗细胞和多形核白细胞,但淋巴细胞少见,肝细胞内淤胆,毛细胆管胆栓形成较为多见。

(6)免疫组化:HEAg 在肝细胞的表达有胞质弥漫型、包涵体型、核膜胞质聚集型。

(7)预后:属自限性疾病,不会转变为慢性肝炎。一般患者病死率约 2.5%,妊娠孕妇戊肝重症肝炎的发生率高达 25%～30%。

(赵允飞)

第十一节 胰 腺 炎

一、急性胰腺炎

以酶解性坏死为特征的急性胰腺炎症。

(一)病因

各种原因所致的胰腺导管阻塞均可引发急性胰腺炎,包括结石、十二指肠乳头水肿、Oddi 氏括约肌痉挛、肿瘤等。相当一部分病例与大量酒精摄入或暴饮暴食有关。其他病因包括外伤、感染、药物、血管障碍、甲状旁腺功能亢进和高钙血症等。

(二)临床表现

多表现为急腹症,白细胞计数增高、血清淀粉酶和脂肪酶增高,严重者可出现休克和 DIC。X 线可显示胰腺体积增大。

(三)大体

胰腺水肿或出血/坏死,可见脂肪坏死(黄色结节状病灶),病变可扩展至肠系膜、腹膜和结肠。

(四)光镜

间质弥漫性水肿,脂肪坏死,大量中性粒细胞浸润,毛细血管和小静脉内血栓形成,导管扩张,后期中性粒细胞减少,巨噬细胞和淋巴细胞浸润,广泛的钙化在病变早期即可形成,严重者腺泡和血管结构破坏,间质出血。根据病变特征及病因可分为以下几种类型。

1.急性间质性胰腺炎

病变程度相对较轻,以水肿和脂肪坏死为主。

2.急性坏死性胰腺炎

病变较严重,可出现胰腺实质的坏死甚至出血。

3.胆汁性胰腺炎

由胆汁反流所致。

4.感染性胰腺坏死

由坏死灶继发感染所致。

5.术后胰腺炎

因胆总管探查、胃切除、括约肌切开术等手术引发的损伤所致。

(五)预后

5%的患者于发病第一周死于休克,出现急性呼吸窘迫综合征或急性肾衰竭者预后较差,一般胰腺炎的病死率为 20%左右,如伴有出血或坏死,病死率高达 50%。

二、慢性胰腺炎

胰腺炎症反复复发,导致胰腺实质破坏、间质纤维化和胰腺功能不全等表现。

(一)发病率

男性多见,发病高峰年龄为 40 岁左右。

(二)病因

嗜酒、饮食过度、药物及毒品、感染、高钙血症、甲状旁腺功能亢进、高脂蛋白血症、胰腺分裂,以及一些未知原因。

(三)临床表现

发作时淀粉酶升高,CT 可见钙化,此外尚可出现体重减轻、难治性腹痛、低清蛋白血症以及胰腺功能障碍所致的水肿。可并发假性囊肿形成、假动脉瘤、多关节病、骨缺血性坏死等。

(四)大体

胰腺质地变硬,导管扩张,其内可见钙化的凝集物,常常可以见到假性囊肿。

(五)光镜

腺泡减少或消失,可见残存的胰岛,间质广泛纤维化,同时可见胰腺导管有不同程度的阻塞,小叶和导管周围慢性炎细胞浸润,导管扩张,上皮部分萎缩,部分增生或发生鳞状上皮化生。

(六)预后

导管引流可以缓解症状,对于症状严重且持续存在的患者,可行 Whipple 切除术,大约可缓解 50%患者的疼痛症状。

三、嗜酸细胞性胰腺炎

以大量嗜酸性粒细胞浸润为特点的胰腺炎症。

(一)发病率

十分少见,仅有不足 20 例的报道。

(二)临床表现

通常伴有外周血嗜酸性粒细胞增高和多器官累及,血清 IgE 水平亦可升高。有时表现为胰腺包块或胆道梗阻,易误认为恶性病变。

(三)光镜

胰腺组织中大量嗜酸性粒细胞浸润,可累及到血管,间质纤维化,亦可有假性囊肿形成。

四、单纯疱疹病毒性胰腺炎

(一)病因

单纯疱疹病毒感染。

(二)大体

散在分布的小灶性出血性坏死。

(三)光镜

胰腺实质坏死、出血,轻度脂肪坏死,中度中性粒细胞浸润,腺泡细胞萎缩,并可见嗜酸性核内包涵体和透明空晕,间质大量多核巨细胞,核深染且不规则,胞质嗜酸性,部分核呈嗜碱性毛玻璃样外观。

（赵允飞）

第七章 内分泌科常见病

第一节 甲状腺功能亢进症

甲状腺功能亢进症(简称甲亢)是指由于甲状腺本身或甲状腺以外的多种原因引起的甲状腺激素增多,进入循环血中,作用于全身的组织和器官,造成机体的神经、循环、消化等各系统的兴奋性增高和代谢亢进为主要表现的疾病的总称。甲亢是内分泌系统的常见病和多发病。本病可发生于任何年龄,从新生儿到老年人均可能患甲亢,但最多见于中青年女性。

甲亢的病因较复杂,其中以 Graves 病(GD)最多见,又称毒性弥漫性甲状腺肿,是一种伴甲状腺激素分泌增多的器官特异性自身免疫性疾病,约占所有甲亢患者的 85%;其次为亚急性甲状腺炎伴甲亢和结节性甲状腺肿伴甲亢;其他少见的病因有垂体性甲亢、碘甲亢等。本节主要讨论 Graves 病。

一、病因及发病机制

GD 的发病机制和病因未明,一般认为它是以遗传易患性为背景,在精神创伤、感染等应激因素作用下,诱发体内的免疫系统功能紊乱,"禁忌株"细胞失控,Ts 细胞减弱了对 Th 细胞的抑制,特异 B 细胞在特异 Th 细胞辅助下产生异质性免疫球蛋白(自身抗体)而致病。可作为这些自身抗体的组织抗原或抗原成分很多,主要有 TSH、TSH 受体、Tg、甲状腺 TPO 等。

二、病理

(一)甲状腺

甲状腺多呈不同程度的弥漫性、对称性肿大,或伴峡部肿大。质软至韧,包膜表面光滑、透亮,也可不平或呈分叶状。甲状腺内血管增生、充血,使其外观呈鲜牛肉色或猪肝色。滤泡增生明显,呈立方形或高柱状,并可形成乳头状皱褶突入滤泡腔内,腔内胶质常减少或消失。细胞核位于底部,可有分裂象。高尔基器肥大,内质网发育良好,有较多核糖体,线粒体常增多。凡此均提示滤泡上皮功能活跃,处于 TH 合成和分泌功能亢进状态。

(二)眼

浸润性突眼者的球后组织中常有脂肪浸润,纤维组织增生,黏多糖和糖胺聚糖沉积,透明质酸增多,淋巴细胞及浆细胞浸润。眼肌纤维增粗、纹理模糊,肌纤维透明变性、断裂及破坏,肌细胞内黏多糖亦增多。

(三)双下肢对称性胫前黏液性水肿

双下肢对称性胫前黏液性水肿少见。病变皮肤切片在光镜下可见黏蛋白样透明质酸沉积，伴多数带颗粒的肥大细胞、吞噬细胞和内质网粗大的成纤维细胞浸润；电镜下可见大量微纤维伴糖蛋白及酸性糖胺聚糖沉积。

(四)其他

骨骼肌、心肌有类似上述眼肌的改变，但较轻。久病者或重度甲亢患者肝内可有脂肪浸润、灶状或弥漫性坏死、萎缩，门静脉周围纤维化乃至肝硬化。颈部、支气管及纵隔淋巴结增大较常见，脾亦可增大。少数病例可有骨质疏松。

三、临床表现

女性多见，男女之比为 1:(4~6)，各年龄组均可发病，以 20~40 岁为多。临床表现不一，老年和儿童患者的临床表现常不典型，典型病例表现三联症。

(一)甲状腺激素分泌过多综合征

1.高代谢综合征

由于 T_3、T_4 分泌过多和交感神经兴奋性增高，促进物质代谢，氧化加速使产热、散热明显增多，患者常有疲乏无力、怕热多汗，皮肤温暖潮湿、体重锐减、低热(危象时可有高热)等。

2.心血管系统

患者可有心悸、胸闷、气短、心动过速，严重者可导致甲亢性心脏病。查体时可见：心动过速，常为窦性，休息及熟睡时心率仍快；心尖区第一心音亢进，常有收缩期杂音，偶在心尖部可听到舒张期杂音；心律失常以期前收缩、房颤多见，房扑及房室传导阻滞少见；可有心脏肥大、扩大及心力衰竭；由于收缩压上升、舒张压下降，脉压增大，有时出现水冲脉、毛细血管搏动等周围血管征。

3.精神、神经系统

患者易激动、烦躁、失眠、多言多动、记忆力减退。有时出现幻觉，甚而表现为亚躁狂症或精神分裂症。偶尔表现为寡言、抑郁者，以老年人多见。可有双手及舌平伸细震颤，腱反射亢进。

4.消化系统

患者常有食欲亢进、多食消瘦、大便频繁。老年患者可有食欲缺乏、厌食。重者可有肝大及肝功能异常，偶有黄疸。

5.肌肉骨骼系统

部分患者可有甲亢性肌病、肌无力及肌萎缩，多见于肩胛与骨盆带肌群。周期性瘫痪多见于青年男性患者，原因不明。

6.内分泌系统

早期血 ACTH、皮质醇及 24 小时尿 17-羟皮质类固醇(17-羟)升高，继而受过多 T_3、T_4 抑制而下降，皮质醇半衰期缩短。

7.生殖系统

女性常有月经减少或闭经，男性有阳痿，偶有乳腺发育。

8.血液和造血系统

周围血液中，淋巴细胞绝对值和百分比及单核细胞增多，但白细胞总数偏低。血小板寿命缩短。有时可出现皮肤紫癜或贫血。

(二)甲状腺肿

绝大多数患者有程度不等的弥漫性、对称性甲状腺肿大,随吞咽动作上下运动;质软、无压痛、久病者较韧;肿大程度与甲亢轻重无明显关系;左、右叶上下极可扪及细震颤,可闻及收缩期吹风样或连续性收缩期增强的血管杂音,为诊断本病的重要体征。极少数无甲状腺肿大或甲状腺位于胸骨后纵隔内。甲状腺肿大压迫气管、食管及喉返神经时,出现气短、进食哽噎及声音嘶哑。

(三)眼征

GD 患者中,有 25%～50%伴有眼征,其中突眼为重要而较特异的体征之一。突眼多与甲亢同时发生,但亦可在甲亢症状出现前或甲亢经药物治疗后出现,少数仅有突眼而缺少其他临床表现。按病变程度可分为单纯性(干性、良性、非浸润性)和浸润性(水肿性、恶性)突眼两类。

1.非浸润性突眼

非浸润性突眼占大多数,无症状,主要因交感神经兴奋和 TH 的 β 肾上腺素能样作用致眼外肌群和提上睑肌张力增高有关,球后及眶内软组织改变不大,突眼度<18 mm,经治疗常可恢复,预后良好。眼征有以下几种。①Dalrymple 征:眼裂增大。②Stellwag 征:瞬目减少。③Mobius征:双眼聚合能力欠佳。④Von Graefe 征:眼向下看时巩膜外露。⑤Joffroy 征:眼向上看时前额皮肤不能皱起。

2.非浸润性突眼

非浸润性突眼较少见,症状明显,多发生于成年患者,由于眼球后软组织水肿和浸润所致,预后较差。除上述眼征更明显外,往往伴有眼睑肿胀肥厚,结膜充血水肿。患者畏光、复视、视力减退,阅读时易疲劳、异物感,眼胀痛或刺痛、流泪,眼球肌麻痹而视野缩小、斜视,眼球活动度减少甚至固定。突眼度一般>19 mm,左右突眼度常不等。由于突眼明显,不能闭合,结膜及角膜经常暴露,尤其是睡眠时易受外界刺激而引起充血、水肿,继而感染。

四、实验室检查

(一)血清甲状腺激素测定

1.血清总三碘甲状腺原氨酸(TT_3)

TT_3 浓度常与 TT_4 的改变平行,但在甲亢初期与复发早期,TT_3 上升往往很快,约 4 倍于正常;而 TT_4 上升较缓,仅为正常的 2.5 倍,故测定 TT_3 为早期 GD、治疗中疗效观察及停药后复发的敏感指标,亦是诊断 T_3 型甲亢的特异指标。但应注意老年淡漠型甲亢或久病者 TT_3 可不高。

2.血总甲状腺素(TT_4)

TT_4 是判定甲状腺功能最基本的筛选指标,在估计患者甲状腺激素结合球蛋白 TBG 正常情况下,TT_4 的增高提示甲亢。甲亢患者 TT_4 升高受 TBG 影响,而 TBG 又受雌激素、妊娠、病毒性肝炎等影响而升高,受雄激素、低蛋白血症(严重肝病、肾病综合征)、泼尼松等的影响而下降,分析时必须注意。

3.血清游离甲状腺素(FT_4)及游离 T_3(FT_3)

不受血 TBG 影响,能直接反映甲状腺功能。其敏感性和特异性均明显高于 TT_4 和 TT_3,含量极微,正常值因检查机构而有不同。

4.血清反 $T_3(rT_3)$

rT_3 无生物活性,是 T_4 在外周组织的降解产物,其血浓度的变化与 T_3、T_4 维持一定比例,尤其是与 T_4 的变化一致,可作为了解甲状腺功能的指标。

(二)促甲状腺激素(TSH)

甲状腺功能改变时,TSH 的波动较 T_3、T_4 更迅速而显著,故血中 TSH 是反映下丘脑-垂体-甲状腺轴功能的敏感指标。尤其是对亚临床型甲亢和亚临床型甲减的诊断有重要意义。垂体性甲亢升高,甲状腺性甲亢正常或降低。

(三)甲状腺摄¹³¹I率

本法诊断甲亢的符合率达 90%。正常值为 3 小时,5%～25%;24 小时,20%～45%,高峰出现在 24 小时。甲亢患者摄¹³¹I率增强,3 小时＞25%,24 小时＞45%,且高峰前移。缺碘性甲状腺肿摄¹³¹I率也可增高,但一般无高峰前移,可做 T_3 抑制试验鉴别。影响摄¹³¹I率的因素如下。①使摄¹³¹I率升高的因素:长期服用女性避孕药。②使摄¹³¹I率降低的因素:多种食物及含碘药物(包括中药)、抗甲状腺药物、溴剂、利舍平(利血平)、保泰松、对氨基水杨酸、甲苯磺丁脲等。做本测定前应停用上述药物、食物 2 个月以上。孕妇和哺乳期妇女禁用。

(四)促甲状腺激素释放激素(TRH)兴奋试验

GD 时血 T_3、T_4 增高,反馈抑制 TSH,故 TSH 细胞不被 TRH 兴奋。如静脉注射 TRH 200 μg 后 TSH 有升高反应,可排除甲亢;如 TSH 不增高(无反应)则支持甲亢的诊断。本试验因在体外进行测定 TSH,无须将核素引入人体,故不良反应少,对年老有冠心病或甲亢性心脏病者较 T_3 抑制试验安全。

(五)T_3 抑制试验

T_3 抑制试验主要用于鉴别甲状腺肿伴摄¹³¹I率增高系由甲亢或是单纯性甲状腺肿所致;也曾用于长期抗甲状腺药物治疗后,预测停药后复发可能性的参考。方法:先测定基础摄¹³¹I率后,口服 T_3 20 μg,每天 3 次,连续 6 天(或甲状腺片 60 mg,每天 3 次,连服 8 天),然后再测摄¹³¹I率。对比两次结果,正常人及单纯性甲状腺肿患者摄¹³¹I率下降 50% 以上;甲亢患者不被抑制,故摄¹³¹I的下降＜50%。伴有冠心病、甲亢性心脏病或严重甲亢者禁用本项试验,以免诱发心律失常、心绞痛或甲状腺危象。

(六)甲状腺自身抗体测定

未经治疗的 GD 患者血 TSAb 阳性检出率可达 80%～100%,有早期诊断意义,对判断病情活动、是否复发也有价值;还可以作为治疗后停药的重要指标。50%～90% 的 GD 患者血中可检出 TGAb 和/或 TPOAb,但滴度较低。如长期持续阳性且滴度较高,提示患者有进展为自身免疫性甲减的可能。

(七)影像学检查

超声、放射性核素扫描、CT、MRI 等可根据需要选用。

五、诊断及鉴别诊断

(一)诊断

根据临床表现三联征及实验室检查,诊断并不困难。但早期轻型、老年人、小儿表现不典型,尤其是淡漠型甲亢应特别注意。

(二)鉴别诊断

1.单纯性甲状腺肿

无甲亢症状。摄^{131}I率虽也增高但高峰不前移。T_3抑制试验可被抑制。T_3正常或偏高,T_4正常或偏低,TSH正常或偏高。TRH兴奋试验正常。血TSAb、TGAb和TPOAb阴性。

2.神经官能症

神经、精神症状相似,但无高代谢症状群、突眼及甲状腺肿,甲状腺功能正常。

3.其他疾病

以消瘦、低热为主要表现者,应与结核、恶性肿瘤鉴别;腹泻者应与慢性结肠炎鉴别;心律失常应与冠心病、风湿性心脏病鉴别;淡漠型甲亢应与恶性肿瘤、消耗病鉴别;突眼应与眶内肿瘤、慢性肺心病等相鉴别。

六、治疗

一般治疗是解除精神紧张和负担、避免情绪波动。确诊后应适当卧床休息并给予对症、支持疗法。忌碘饮食,补充足够热量和营养如蛋白、糖类及各种维生素。有交感神经兴奋、心动过速者可用普萘洛尔、利舍平等;如失眠可给地西泮、氯氮䓬。

甲亢的治疗,常用方法如下。

(一)控制甲亢的基本方法

(1)抗甲状腺药物治疗。

(2)放射性碘治疗。

(3)手术治疗。

(二)抗甲状腺药物治疗

疗效较肯定;一般不引起永久性甲减;方便、安全、应用最广。

1.常用药物

(1)硫脲类:甲硫氧嘧啶和丙硫氧嘧啶(PTU)。

(2)咪唑类:甲巯咪唑(MMI)和卡比马唑。

2.作用机制

通过抑制过氧化物酶活性,使无机碘氧化为活性碘而作用于碘化酪氨酸减少,阻止甲状腺激素合成,丙硫氧嘧啶还可以抑制T_4在周围组织中转化为T_3,故首选用于严重病例或甲状腺危象。

3.适应证

病情轻、甲状腺呈轻至中度肿大者;年龄在20岁以下,或孕妇、年迈体弱或合并严重心、肝、肾疾病等而不宜手术者;术前准备;作为放射性^{131}I治疗前后的辅助治疗;甲状腺次全切除后复发而不宜用^{131}I治疗者。

4.剂量用法与疗程

长程治疗分为初治期、减量期及维持期,按病情轻重决定剂量。

(1)初治期:丙硫氧嘧啶或甲硫氧嘧啶:300～450 mg/d,甲巯咪唑或卡比马唑:30～40 mg/d,分2～3次口服。至症状缓解或T_3、T_4恢复正常时即可减量。

(2)减量期:每2～4周减量1次,丙硫氧嘧啶或甲硫氧嘧啶每次减50～100 mg/d,甲巯咪唑或卡比马唑每次减5～10 mg/d,待症状完全消除,体征明显好转后再减至最小维持量。

(3)维持期:丙硫氧嘧啶或甲硫氧嘧啶 50～100 mg/d,甲巯咪唑或卡比马唑 5～10 mg/d,维持1.5～2 年,必要时还可以在停药前将维持量减半。疗程中除非有较严重的反应,一般不宜中断,并定期随访疗效。

5.治疗中注意事项

(1)如经治疗症状缓解但甲状腺肿大及突眼却加重时,抗甲状腺药物应酌情减量,并加用甲状腺片,每天 30～60 mg。可能由于抗甲状腺药物过量,T_3、T_4 减少后对 TSH 反馈抑制减弱,故 TSH 分泌增多促使甲状腺增生、肥大。

(2)注意抗甲状腺药物不良反应:粒细胞计数减少与药疹甲巯咪唑较丙硫氧嘧啶常见,初治时每周化验白细胞总数、白细胞分类,以后每 2～4 周 1 次。常见于开始服药 2～3 个月。当白细胞计数低于 $4×10^9$/L 时应注意观察,试用升白细胞药物如维生素 B_4、利血生、鲨肝醇、脱氧核糖核酸,必要时可采用泼尼松。如出现突发的粒细胞缺乏症(对药物的变态反应),常表现咽痛、发热、乏力、关节酸痛等时,应紧急处理并停药。有些患者用抗甲状腺药物后单有药疹,一般不必停药,可给抗组胺药物,必要时可更换抗甲状腺药物种类,目前临床用药中丙硫氧嘧啶出现药疹者较少,但应该特别警惕出现剥脱性皮炎、中毒性肝炎等,一旦出现应停药抢救。

(3)停药问题:近年认为完成疗程后尚须观察,TRAb 或 TSI 免疫抗体明显下降者方可停药以免复发。

(三)放射性碘治疗

1.放射性碘治疗甲亢作用机制

利用甲状腺高度摄取和浓集碘的能力及 ^{131}I释放出 β 射线对甲状腺的毁损效应(β 射线在组织内的射程约 2 mm,电离辐射仅限于甲状腺局部而不累及毗邻组织),破坏滤泡上皮而减少 TH 分泌。另外,也抑制甲状腺内淋巴细胞的抗体生成,加强了治疗效果。

2.适应证

(1)中度甲亢、年龄在 25 岁以上者。

(2)对抗甲状腺药有过敏等反应而不能继用,或长期治疗无效,或治疗后复发者。

(3)合并心、肝、肾等疾病不宜手术,或术后复发,或不愿手术者。

(4)非自身免疫性家族性毒性甲状腺肿者。

(5)某些高功能结节者。

3.禁忌证

(1)妊娠、哺乳期妇女(^{131}I可透过胎盘和进入乳汁)。

(2)年龄在 25 岁以下者。

(3)严重心、肝、肾衰竭或活动性肺结核者。

(4)外周血白细胞计数在 $3×10^9$/L 以下或中性粒细胞计数低于 $1.5×10^9$/L 者。

(5)重症浸润性突眼症。

(6)甲状腺不能摄碘者。

(7)甲状腺危象。

4.方法与剂量

根据甲状腺估计重量和最高摄 ^{131}I率推算剂量。一般主张每克甲状腺组织一次给予 ^{131}I 70～100 μCi(1 Ci = 3.7×10^{10} Bq)放射量。甲状腺重量的估计有 3 种方法:①触诊法。②X 线检查。③甲状腺显像。

5.治疗前注意事项

不能机械采用公式计算剂量,应根据病情轻重、过去治疗情况、年龄、甲状腺有无结节、^{131}I在甲状腺的有效半衰期长短等全面考虑;服^{131}I前2～4周应避免用碘剂及其他含碘食物或药物;服^{131}I前如病情严重,心率超过120次/分,血清T_3、T_4明显升高者宜先用抗甲状腺药物及普萘洛尔治疗,待症状减轻方可用放射性^{131}I治疗。最好服抗甲状腺药物直到服^{131}I前2～3天再停,然后做摄^{131}I率测定,接着采用^{131}I治疗。

6.疗效

一般治疗后2～4周症状减轻,甲状腺缩小,体重增加,3～4个月60%以上的患者可治愈。如半年后仍未缓解,可进行第二次治疗,且于治前先用抗甲状腺药物控制甲亢症状。

7.并发症

(1)甲状腺功能减退:分暂时性和永久性甲减两种,早期由于腺体破坏,后期由于自身免疫反应所致。一旦发生均需用TH替代治疗。

(2)突眼的变化不一:多数患者的突眼有改善,部分患者无明显变化,极少数患者的突眼恶化。

(3)放射性甲状腺炎:见于治疗后7～10天,个别可诱发危象,故必须在^{131}I治疗前先用抗甲状腺药物治疗。

(4)致癌问题:^{131}I治疗后癌发生率并不高于一般居民的自然发生率,但由于年轻患者对电离辐射敏感,有报道婴儿和儿童时期颈都接受过X线治疗者甲状腺癌的发生率高,故年龄在25岁以下者应选择其他治疗方法。

(5)遗传效应:经^{131}I治疗后有报道可引起染色体变异,但仍在探讨中,并须长期随访观察方能得出结论。为保证下一代及隔代子女的健康,将妊娠期列为^{131}I治疗的禁忌证是合理的。

(四)高压氧治疗

1.治疗机制

(1)高压氧治疗可以迅速增加各组织供氧,甲亢患者因甲状腺素增多,机体各组织代谢旺盛、耗氧量增加,要求心脏收缩力增强、心率加快,增加心排血量为组织运送更多氧气和营养物质。心率加快、血压升高结果增加心肌的耗氧量。患者进行高压氧治疗可以迅速增加各组织的氧气供应,减轻心脏负担;高压氧治疗可以减慢心率,降低心肌耗氧量。

(2)高压氧治疗可以降低机体的免疫能力,减少抗体的产生、减少淋巴细胞的数量。

(3)高压氧治疗可以改善大脑皮质的神经活动,改善自主神经功能,稳定患者情绪。调整机体免疫功能。

(4)有实验证明,高压氧治疗可以调整甲状腺素水平,不论甲状腺素水平高或低,经高压氧治疗均有恢复正常水平的趋势。

2.治疗方法

(1)治疗压力不宜过高,1.8～2.0 ATA、每次吸氧60分钟、每天1次、连续1～2个疗程。

(2)配合药物治疗。

(3)甲状腺危象患者可在舱内进行高压氧治疗同时配合药物治疗。

(4)甲状腺手术前准备,行高压氧治疗可减少甲状腺血流量。

七、应急措施

(1)当患者出现明显呼吸困难、发绀、抽搐、昏迷、血压下降、心律失常等情况时,提示有急性呼吸衰竭的可能,立即建立人工气道,行气管插管或气管切开,保持呼吸道通畅,加压给氧,监测生命体征的变化,同时保持静脉液路通畅。

(2)一旦呼吸停止应立即行人工呼吸、气管插管,调用呼吸机进行合理的机械通气。

(张　丽)

第二节　甲状腺功能减退症

甲状腺功能减退症简称甲减,是组织的甲状腺激素作用不足或缺如的一种病理状态,即甲状腺激素合成、分泌或生物效应不足所致的一组内分泌疾病。甲减的发病率有地区及种族的差异。碘缺乏地区的发病率明显较碘供给充分地区高。女性甲减较男性多见,且随年龄增加,其患病率上升。新生儿甲减发生率约为1/4 000,青春期甲减发病率降低,其患病率随着年龄上升,在年龄＞65岁的人群中,显性甲减的患病率为2%～5%。甲减为较常见的内分泌疾病,且常首先求治于非专科医师。

一、病因

99%以上的甲减为原发性甲减,仅不足1%的病例为TSH缺乏引起。原发性甲减绝大多数系由自身免疫性(桥本)甲状腺炎、甲状腺放射性碘治疗或甲状腺手术导致。

二、分类

临床上,按甲减起病时年龄分类可分下列三型。
(1)功能减退始于胎儿期或出生不久的新生儿者,称呆小病(又称克汀病)。
(2)功能减退始于发育前儿童期者,称幼年甲状腺功能减退症,严重时称幼年黏液性水肿。
(3)功能减退始于成人期者,称甲状腺功能减退症,严重者称黏液性水肿。

三、发病机制

(一)呆小病(克汀病)
呆小病有地方性及散发性两种。
1.地方性呆小病
地方性呆小病多见于地方性甲状腺肿流行区,因母体缺碘,供应胎儿的碘不足,以致甲状腺发育不全和激素合成不足。此型甲减对迅速生长中胎儿的神经系统特别是大脑发育危害极大,造成不可逆性的神经系统损害。
2.散发性呆小病
散发性呆小病见于各地,病因不明。母亲既无缺碘又无甲状腺肿等异常,推测其原因有以下几方面。
(1)甲状腺发育不全或缺如:①患儿甲状腺本身生长发育缺陷;②母体在妊娠期患某种自身免疫性甲状腺病,血清中存在抗甲状腺抗体,经血行通过胎盘而入胎儿破坏胎儿部分或全部甲状腺;③母体妊娠期服用抗甲状腺药物或其他致甲状腺肿物质,阻碍了胎儿甲状腺发育和激素

259

合成。

(2)甲状腺激素合成障碍:常有家族史,激素合成障碍主要有五型。①甲状腺摄碘功能障碍:可能由于参与碘进入细胞的"碘泵"发生障碍影响碘的浓集。②碘的有机化过程障碍,又可包括过氧化物酶缺陷,此型甲状腺摄碘力强,但碘化物不能被氧化为活性碘,致不能碘化酪氨酸和碘化酶缺陷。③碘化的酪氨酸不能形成单碘及双碘酪氨酸。碘化酪氨酸耦联缺陷:甲状腺已生成的单碘及双碘酪氨酸发生耦联障碍,以致甲状腺素(T_4)及三碘甲状腺原氨酸(T_3)合成减少。④碘化酪氨酸脱碘缺陷:由于脱碘酶缺乏,游离的单碘及双碘酪氨酸不能脱碘而大量存在于血中不能再被腺体利用,并从尿中大量排出,间接引起碘的丢失过多。甲状腺球蛋白合成与分解异常:酪氨酸残基的碘化及由碘化酪氨酸残基形成 T_3、T_4 的过程,都是在完整的甲状腺球蛋白分子中进行。⑤甲状腺球蛋白异常,可致 T_3、T_4 合成减少。并可产生不溶于丁醇的球蛋白,影响 T_3、T_4 的生物效能。甲状腺球蛋白的分解异常可使周围血液中无活性的碘蛋白含量增高。

未经治疗的呆小病造成儿童期和青春期的生长迟滞、智力受损和代谢异常,显然,早期诊断和治疗是极为重要的。

(二)幼年甲状腺功能减退症

病因与成人患者相同。

(三)成年甲状腺功能减退症

病因可分为甲状腺激素缺乏、促甲状腺激素缺乏和末梢组织对甲状腺激素不应症三大类。

1.由于甲状腺本身病变致甲状腺激素缺乏

由于甲状腺本身病变致甲状腺激素缺乏即原发性甲减。其中部分病例病因不明,又称"特发性",较多发生甲状腺萎缩,约为甲减发病率的 5%。大部分病例有以下比较明确的原因:①甲状腺的手术切除,或放射性碘或放射线治疗后。②甲状腺炎:与自身免疫有关的慢性淋巴细胞性甲状腺炎后期为多,亚急性甲状腺炎引起者罕见。③伴甲状腺肿或结节的功能减退:慢性淋巴细胞性甲状腺炎多见,偶见于侵袭性纤维性甲状腺炎,可伴有缺碘所致的结节性地方性甲状腺肿和散在性甲状腺肿。④腺内广泛病变:多见于晚期甲状腺癌和转移性肿瘤,较少见于甲状腺结核、淀粉样变、甲状腺淋巴瘤等。⑤药物:抗甲状腺药物治疗过量;摄入碘化物(有机碘或无机碘)过多;使用阻碍碘化物进入甲状腺的药物如过氯酸钾、硫氰酸盐、间苯二酚、对氨基水杨酸钠(PAS)、保泰松、碘胺类药物、硝酸钴、碳酸锂等,甲亢患者经外科手术或¹³¹I 治疗后对碘化物的抑制甲状腺激素合成及释放作用常较敏感,故再服用含碘药物则易发生甲减。

2.由于促甲状腺激素不足

由于促甲状腺激素不足可分为垂体性与下丘脑性两种。

(1)由于腺垂体功能减退使促甲状腺激素(TSH)分泌不足所致,又称为垂体性(或继发性)甲减。

(2)由于下丘脑疾病使促甲状腺激素释放激素(TRH)分泌不足所致。又称为下丘脑性(或三发性)甲减。

3.末梢性(周围性)甲减

末梢性甲减是指末梢组织甲状腺激素不应症,即甲状腺激素抵抗。临床上常可见一些有明显的甲减的症状,但甲状腺功能检查结果则与之相矛盾。病因有二:①由于血中存在甲状腺激素结合抗体,从而导致甲状腺激素不能发挥正常的生物效应。②由于周围组织中的甲状腺激素受体数目减少,受体对甲状腺激素的敏感性减退导致周围组织对甲状腺激素的效应减少。

甲状腺激素抵抗的主要原因是外周组织对甲状腺激素的敏感性降低。正常情况下，T_3 和 T_4 可抑制性地反馈作用于垂体，具有活性的 T_3 抵达外周组织与甲状腺激素受体结合产生生物效应。甲状腺激素抵抗时由于垂体对甲状腺激素的敏感性降低，其负反馈受抑，导致 TSH 升高，结果甲状腺激素分泌增加，作用于外周不敏感的组织出现甲减症状，而抵抗不明显的组织则出现甲亢表现。

四、病理

(一)呆小病

散发性者除激素合成障碍一类甲状腺呈增生肿大外，多数在甲状腺部位或舌根仅有少许滤泡组织，甚至完全缺如。地方性甲状腺肿呈萎缩或肿大，腺体内呈局限性上皮增生及退行性变。腺垂体常较大，部分病例示蝶鞍扩大，切片中 TSH 细胞肥大。此外，可有大脑发育不全、脑萎缩、骨成熟障碍等。

(二)黏液性水肿

原发性者甲状腺呈显著萎缩，腺泡大部分被纤维组织所替代，兼有淋巴细胞浸润，残余腺泡上皮细胞矮小，泡内胶质含量极少。放射线治疗后甲状腺的改变与原发性者相似。慢性甲状腺炎者腺体大多有淋巴细胞、浆细胞浸润且增大，后期可纤维化而萎缩，服硫脲类药物者腺体增生肥大，胶质减少而充血。继发于垂体功能减退者垂体有囊性变或纤维化，甲状腺腺体缩小，腺泡上皮扁平，腔内充满胶质。

甲状腺外组织的病理变化包括皮肤角化，真皮层有黏液性水肿，细胞间液中积聚多量透明质酸、黏多糖、硫酸软骨素和水分，引起非凹陷性水肿。内脏细胞间液中有相似情况，称内脏黏液性水肿。浆膜腔内有黏液性积液。全身肌肉不论骨骼肌、平滑肌或心肌都可有肌细胞肿大、苍白，肌浆纤维断裂且有空泡变性和退行性病灶，心脏常扩大，间质水泡伴心包积液。肾脏可有基底膜增厚从而出现蛋白尿。

五、临床表现

甲减可影响全身各系统，其临床表现并不取决于甲减的病因而是与甲状腺激素缺乏的程度有关。

(一)呆小病

病因繁多，于出生时常无特异表现，出生后数周内出现症状。共同的表现有皮肤苍白，增厚，多皱褶，多鳞屑。口唇厚，舌大且常外伸，口常张开多流涎，外貌丑陋，面色苍白或呈蜡黄，鼻短且上翘，鼻梁塌陷，前额多皱纹，身材矮小，四肢粗短，手常呈铲形，脐疝多见，心率缓慢，体温偏低，其生长发育均低于同年龄者，当成年后常身材矮小。各型呆小病可有的特殊表现如下。

1.先天性甲状腺发育不全

腺体发育异常的程度决定其症状出现的早晚及轻重。腺体完全缺如者，症状可出现于出生后 1～3 个月且较重，无甲状腺肿。如尚有残留或异位腺体时，多数在 6 个月～2 岁内出现典型症状，且可伴代偿性甲状腺肿大。

2.先天性甲状腺激素合成障碍

病情因各种酶缺乏的程度而异。一般在新生儿期症状不显，后逐渐出现代偿性甲状腺肿，且多为显著肿大。典型的甲状腺功能低下可出现较晚，可称为甲状腺肿性呆小病，可能为常染色体隐性遗传。在碘有机化障碍过程中除有甲状腺肿和甲状腺功能低下症状外,常伴有先天性神经性聋哑,称 Pendred 综合征。这两型多见于散发性呆小病者,其母体不缺碘且甲状腺功能正常,胎儿自身虽不能合成甲状腺激素但能从母体得到补偿。故不致造成神经系统严重损害,出生后3 个月以上,母体赋予的甲状腺激素已耗竭殆尽,由于本身甲状腺发育不全或缺如或由于激素合成障碍,使体内甲状腺激素缺乏处于很低水平,出现显著的甲状腺功能低下症状,但智力影响却较轻。

3.先天性缺碘

先天性缺碘多见于地方性呆小病。因母体患地方性甲状腺肿,造成胎儿期缺碘,在胎儿及母体的甲状腺激素合成均不足的情况下,胎儿神经系统发育所必需的酶[如尿嘧啶核苷二磷酸(UDP)等]生成受阻或活性降低,造成胎儿神经系统严重且不可逆的损害、出生后永久性的智力缺陷及听力、语言障碍,但出生后患者的甲状腺在供碘好转的情况下,能加强甲状腺激素合成,故甲状腺功能低下症状不明显,这种类型又称为"神经型"呆小病。

4.母体怀孕期服用致甲状腺肿制剂或食物

母体怀孕期服用致甲状腺肿制剂或食物如卷心菜、大豆、对氨基水杨酸、硫脲类、间苯二酚、保泰松及碘等,这些食物中致甲状腺肿物质或药物能通过胎盘,影响甲状腺功能,出生后引起一过性甲状腺肿大,甚至伴有甲状腺功能低下。此型临床表现轻微、短暂,常不被发现,如妊娠期口服大量碘剂且历时较长,碘化物通过胎盘可导致新生儿甲状腺肿,巨大者可产生初生儿窒息死亡,故妊娠妇女不可用大剂量碘化物。哺乳期中碘亦可通过乳汁进入婴儿体内引起甲状腺肿伴甲减。

(二)幼年黏液性水肿

临床表现随起病年龄而异,幼儿发病者除体格发育迟缓和面容改变不如呆小病显著外,余均和呆小病相似。较大儿童及青春期发病者,大多似成人黏液性水肿,但伴有不同程度的生长阻滞,青春期延迟。

(三)成人甲状腺功能减退及黏液性水肿

临床表现取决于起病的缓急、激素缺乏的速度及程度,且与个体对甲状腺激素减少的反应差异性有一定关系,故严重的甲状腺激素缺乏有时临床症状也可轻微。轻型者症状较轻或不典型;重型者累及的系统广泛,称黏液性水肿。现今严重甲减患者较以往少见,该术语常用以描述甲减表现的皮肤和皮下组织黏液性水肿这一体征。临床型甲减的诊断标准应具备不同程度的临床表现及血清 T_3、T_4 的降低,尤其是血清 T_4 和 FT_4 的降低为临床型甲减的一项客观实验室指标。临床上无或仅有少许甲减症状,血清 FT_3 及 FT_4 正常而 TSH 水平升高,此种情况称为"亚临床甲减",需根据 TSH 测定和/或 TRH 试验确诊,可进展至临床型甲减,伴有甲状腺抗体阳性和/或甲状腺肿者进展机会较大。

成人甲状腺功能减退最早症状是出汗减少、怕冷、动作缓慢、精神萎靡、疲乏、嗜睡、智力减退、胃口欠佳、体重增加、大便秘结等。当典型症状出现时有下列表现。

1.低基础代谢率症状群

疲乏、行动迟缓、嗜睡、记忆力明显减退且注意力不集中,因周围血液循环差和能量产生降低以致异常怕冷,无汗及体温低于正常。

2.黏液性水肿面容

面部表情可描写为"淡漠""愚蠢""假面具样""呆板",甚至"白痴"。面颊及眼睑虚肿,垂体性黏液性水肿有时颜面胖圆,犹如满月。面色苍白,贫血或带黄色或陈旧性象牙色。有时可有颜面皮肤发绀。由于交感神经张力下降对 Müller 肌的作用减弱,故眼睑常下垂形或眼裂狭窄。部分患者有轻度突眼,可能和眼眶内球后组织有黏液性水肿有关,但对视力无威胁。鼻、唇增厚,舌大而发声不清,言语缓慢,音调低嗄,头发干燥、稀疏、脆弱,睫毛和眉毛脱落(尤以眉梢为甚),男性胡须生长缓慢。

3.皮肤

皮肤苍白或因轻度贫血及甲状腺激素缺乏使皮下胡萝卜素变为维生素 A 及维生素 A 生成视黄醛的功能减弱,以致高胡萝卜素血症,加以贫血肤色苍白,因而常使皮肤呈现特殊的蜡黄色,且粗糙少光泽,干而厚、冷、多鳞屑和角化,尤以手、臂、大腿为明显,且可有角化过度的皮肤表现。有非凹陷性黏液性水肿,有时下肢可出现凹陷性水肿。皮下脂肪因水分的积聚而增厚,致体重增加,指甲生长缓慢、厚脆,表面常有裂纹。腋毛和阴毛脱落。

4.精神神经系统

精神迟钝,嗜睡,理解力和记忆力减退。目力、听觉、触觉、嗅觉均迟钝,伴有耳鸣、头晕。有时可呈神经质或可发生妄想、幻觉、抑郁或偏狂。严重者可有精神失常,呈木僵、痴呆、昏睡状。偶有小脑性共济失调,还可有手足麻木、痛觉异常、腱反射异常。脑电图可异常。脑脊液中蛋白质可增加。

5.肌肉和骨骼

肌肉松弛无力,主要累及肩、背部肌肉,也可有肌肉暂时性强直、痉挛、疼痛或出现齿轮样动作,腹背肌及腓肠肌可因痉挛而疼痛,关节也常疼痛,骨质密度可增高。少数病例可有肌肉肥大。发育期间骨龄常延迟。

6.心血管系统

心率降低,心音低弱,心排血量降低,由于组织耗氧量和心排血量的降低相平行,故心肌耗氧量减少,很少发生心绞痛和心力衰竭。一旦发生心力衰竭,因洋地黄在体内的半衰期延长,且由于心肌纤维延长伴有黏液性水肿故疗效常不佳且易中毒。心电图可见 ST-T 改变等表现。严重甲减者全心扩大,常伴有心包积液。久病者易并发动脉粥样硬化及冠心病,发生心绞痛和心律不齐。如没有合并器质性心脏病,甲减本身的心脏表现可以在甲状腺激素治疗后得到纠正。

7.消化系统

食欲缺乏、厌食、腹胀、便秘、鼓肠,甚至发生巨结肠症及麻痹性肠梗阻。因有抗胃泌素抗体存在,患者可伴胃酸缺乏。

8.呼吸系统

由于肥胖、黏液性水肿、胸腔积液、贫血及循环系统功能差等综合因素可导致肺泡通气量不足及二氧化碳麻醉现象。阻塞性睡眠呼吸暂停常见,可以在甲状腺激素治疗后得到纠正。

9.内分泌系统

血皮质醇常正常,尿皮质醇可降低,ACTH 分泌正常或降低,ACTH 兴奋反应延迟,但无肾上腺皮质功能减退的临床表现。长期患本病且病情严重者,可能发生垂体和肾上腺功能降低,在应激或快速甲状腺激素替代治疗时加速产生。长期患原发性甲减者垂体常常增大,可同时出现催乳素增高及溢乳。交感神经的活性降低,可能与血浆环腺苷酸对肾上腺素反应降低有关,肾上腺素的分泌率及血浆浓度正常,而去甲肾上腺素的相应功能增加,β-肾上腺素能的受体在甲减时可能会减少。胰岛素降解率下降且患者对胰岛素敏感性增强。LH 分泌量及频率峰值均可下降,血浆睾酮和雌二醇水平下降。严重时可致性欲减退和无排卵。

10.泌尿系统及水电解质代谢

肾血流量降低,肾小球基底膜增厚可出现少量蛋白尿,水利尿试验差,水利尿作用不能被可的松而能被甲状腺激素所纠正。由于肾脏排水功能受损,导致组织水潴留。Na^+交换增加,可出现低血钠,但K^+的交换常属正常。血清Mg^{2+}可增高,但交换的Mg^{2+}和尿Mg^{2+}的排出率降低。血清钙、磷正常,尿钙排泄下降,粪钙排泄正常,粪、尿磷排泄正常。

11.血液系统

甲状腺激素缺乏使造血功能遭到抑制,红细胞生成素减少,胃酸缺乏使铁及维生素B_{12}吸收障碍,加之月经过多以致患者中2/3可有轻、中度正常色素或低色素小红细胞型贫血,少数有恶性贫血(大红细胞型)。血沉可增快。Ⅷ和Ⅸ因子的缺乏导致机体凝血机制减弱,故易有出血倾向。

12.昏迷

昏迷为黏液性水肿最严重的表现,多见于年老长期未获治疗者。大多在冬季寒冷时发病,受寒及感染是最常见的诱因,其他如创伤、手术、麻醉、使用镇静剂等均可促发。昏迷前常有嗜睡病史,昏迷时四肢松弛,反射消失,体温很低(可在33 ℃以下),呼吸浅慢,心动过缓,心音微弱,血压降低,休克,并可伴发心、肾衰竭,常威胁生命。

六、辅助检查

(一)间接依据

1.基础代谢率降低

基础代谢率常在45%～35%,有时可达70%。

2.血脂

常伴高胆固醇血症和高LDL血症。甘油三酯也可增高。

3.心电图检查

心电图检查示低电压、窦性心动过缓、T波低平或倒置,偶有PR间期延长及QRS波时限增加。

4.X线检查

骨龄的检查有助于呆小病的早期诊断。X线片上骨骼的特征有成骨中心出现和成长迟缓(骨龄延迟);骨骺与骨干的愈合延迟;成骨中心骨化不均匀呈斑点状(多发性骨化灶)。95%呆小病患者蝶鞍的形态异常。7岁以上患儿蝶鞍常呈圆形增大,经治疗后蝶鞍可缩小;7岁以下患儿蝶鞍表现为成熟延迟,呈半圆形,后床突变尖,鞍结节扁平。心影于胸片上常弥漫性为双侧增大,超声波检查示心包积液,治后可完全恢复。

5.脑电图检查

某些呆小病者脑电图有弥漫性异常,频率偏低,节律不齐,有阵发性双侧Q波,无α波,表现为脑中枢功能障碍。

(二)直接依据

1.血清TSH和T_3、T_4

血清TSH和T_3、T_4是最有用的检测项目,测定TSH对甲减有极重要意义,较T_4、T_3为大。甲状腺性甲减,TSH可升高;而垂体性或下丘脑性甲减常偏低,也可在正常范围或轻度升高,可伴有其他腺垂体激素分泌低下。除消耗性甲减及甲状腺激素抵抗外,不管何种类型甲减,血清总 T_4 和 FT_4 均低下。轻症患者血清 T_3 可在正常范围,重症患者可以降低。部分患者血清 T_3 正常而 T_4 降低,这可能是甲状腺在 TSH 刺激下或碘不足情况下合成生物活性较强的 T_3 相对增多,或周围组织中的 T_4 较多地转化为 T_3 的缘故。因此 T_4 降低而 T_3 正常可视为较早期诊断甲减的指标之一。亚临床型甲减患者血清 T_3、T_4 可均正常。此外,在患严重疾病且甲状腺功能正常的患者及老年正常人中,血清 T_3 可降低故 T_4 浓度在诊断上比 T_3 浓度更为重要。由于总 T_3、T_4 可受 TBG 的影响,故可测定 FT_3、FT_4 协助诊断。

2.甲状腺摄 ^{131}I 率

甲状腺摄 ^{131}I 率明显低于正常,常为低平曲线,而尿中 ^{131}I 排泄量增加。

3.反 T_3(rT_3)

在甲状腺性及中枢性甲减中降低,在周围性甲减中可能增高。

4.促甲状腺激素(TSH)兴奋试验

进行 TSH 兴奋试验以了解甲状腺对 TSH 刺激的反应。如用 TSH 后摄碘率不升高,提示病变原发于甲状腺,故对 TSH 刺激不发生反应。

5.促甲状腺激素释放激素试验(TRH 兴奋试验)

如 TSH 原来正常或偏低者,在 TRH 刺激后引起升高,并呈延迟反应,表明病变在下丘脑。如 TSH 为正常低值至降低,正常或略高而 TRH 刺激后血中 TSH 不升高或呈低(弱)反应,表明病变在垂体或为垂体 TSH 贮备功能降低。如 TSH 原属偏高,TSH 刺激后更明显,表示病变在甲状腺。

6.抗体测定

怀疑甲减由自身免疫性甲状腺炎所引起时,可测定甲状腺球蛋白抗体(TGA)、甲状腺微粒体抗体(MCA)和甲状腺过氧化酶抗体(TPOAb),其中,以 TPOAb 的敏感性和特异性较高。

七、诊断

甲减的诊断包括确定功能减退、病变定位及查明病因 3 个步骤。

呆小病的早期诊断和治疗可避免或尽可能减轻永久性智力发育缺陷。婴儿期诊断本病较困难,应细微观察其生长、发育、面貌、皮肤、饮食、睡眠、大便等各方面情况,及时做有关实验室检查。尽可能行新生儿甲状腺功能筛查。黏液性水肿典型病例诊断不难,但早期轻症及不典型者常与贫血、肥胖、水肿、肾病综合征、月经紊乱等混淆,需做测定甲状腺功能以鉴别。一般来说,TSH 增高伴 FT_4 低于正常即可诊断原发性甲减,T_3 价值不大。下丘脑性和垂体性甲减则靠 FT_4 降低诊断。TRH 兴奋试验有助于定位病变在下丘脑还是垂体。中枢性甲减的患者常可合并垂体其他激素分泌缺乏,如促性腺激素及促肾上腺皮质激素缺乏。明确 ACTH 缺乏继发的肾上腺皮质功能低下症尤其重要,甲状腺激素替代治疗不可先于可的松替代治疗。

对于末梢性甲减的诊断有时不易,患者有临床甲减征象而血清 T_4 浓度增高为主要实验室特点,甲状腺摄 ^{131}I 率可增高,用 T_4、T_3 治疗疗效不显著,提示受体不敏感。部分患者可伴有特征性面容、聋哑、点彩样骨骺,不伴有甲状腺肿大。

八、治疗

(一)呆小病

及时诊断,治疗愈早,疗效愈好。初生期呆小病最初口服三碘甲状腺原氨酸 5 μg 每 8 小时 1 次及左甲状腺素钠(LT$_4$)25 $\mu g/d$,3 天后,LT$_4$ 增加至 37.5 $\mu g/d$,6 天后 T$_3$ 改至 2.5 μg,每 8 小时 1 次。在治疗进程中 LT$_4$ 逐渐增至每天 50 μg,而 T$_3$ 逐渐减量至停用。或单用 LT$_4$ 治疗,首量 25 $\mu g/d$ 以后每周增加 25 $\mu g/d$,3~4 周后至 100 $\mu g/d$,以后进增缓慢,使血清 T$_4$ 保持 9~12 $\mu g/dL$,如临床疗效不满意,可剂量略加大。年龄为 9 月至 2 岁的婴幼儿每天需要 50~150 μg LT$_4$,如果其骨骼生长和成熟没有加快,甲状腺激素应增加。TSH 值有助于了解治疗是否适当,从临床症状改善来了解甲减治疗的情况比测定血清 T$_4$ 更为有效。治疗应持续终身。儿童甲减完全替代 LT$_4$ 剂量可达 4 $\mu g/(kg \cdot d)$。

(二)幼年黏液性水肿

幼年黏液性水肿治疗与较大的呆小病患儿相同。

(三)成人黏液性水肿

成人黏液性水肿用甲状腺激素替代治疗效果显著,并需终身服用。使用的药物制剂有合成甲状腺激素及从动物甲状腺中获得的含甲状腺激素的粗制剂。

1.左甲状腺素钠(LT$_4$)

LT$_4$ 替代治疗的起始剂量及随访间期可因患者的年龄、体重、心脏情况,以及甲减的病程及程度而不同。一般应从小剂量开始,常用的起始剂量为 LT$_4$ 每天 1~2 次,每次口服 25 μg,之后逐步增加,每次剂量调整后一般应在 6~8 周后检查甲状腺功能以评价剂量是否适当,原发性甲减患者在 TSH 降至正常范围后 6 个月复查一次,之后随访间期可延长至每年一次。一般每天维持量为 100~150 μg LT$_4$,成人甲减完全替代 LT$_4$ 剂量为 1.6~1.8 $\mu g/(kg \cdot d)$。甲状腺激素替补尽可能应用 LT$_4$,LT$_4$ 在外周脱碘持续产生 T$_3$,更接近生理状态。

2.干甲状腺片

从每天 20~40 mg 开始,根据症状缓解情况和甲状腺功能检查结果逐渐增加。因其起效较 LT$_4$ 快,调整剂量的间隔时间可为数天。已用至 240 mg 而不见效者,应考虑诊断是否正确或为周围型甲减。干甲状腺片由于含量不甚稳定,故一般不首先推荐。

3.三碘甲状腺原氨酸(T$_3$)

T$_3$ 20~25 μg 相当于干甲状腺片 60 mg。T$_3$ 每天剂量为 60~100 μg。T$_3$ 的作用比 LT$_4$ 和甲状腺片制剂快而强,但作用时间较短。不宜作为甲减的长期治疗,且易发生医源性甲亢,老年患者对 T$_3$ 的有害作用较为敏感。

4.T$_4$ 和 T$_3$ 的混合制剂

T$_4$ 和 T$_3$ 按 4:1 的比例配成合剂或片剂,其优点是有近似内生性甲状腺激素的作用。年龄较轻不伴有心脏疾病者,初次剂量可略偏大,剂量递增也可较快。

由于血清 T$_3$、T$_4$ 浓度的正常范围较大,甲减患者病情轻重不一,对甲状腺激素的需求及敏感性也不一致,故治疗应个体化。甲状腺激素替补疗法的原则要强调"早""适量起始""正确维持""注意调整"等。

甲减应早期使用甲状腺激素治疗,包括绝大多数的亚临床期患者。甲状腺功能的纠正有助于改善血脂。对甲减伴有甲状腺肿大者还有助于抑制其肿大。甲状腺激素替补要力求做到"正确"维持剂量。轻度不足不利于症状完全消除和生化指标的改善;轻度过量可致心、肝、肾、骨骼等靶器官的功能改变。随着甲减病程的延长,甲状腺激素的替补量会有所变化,应及时评估,酌情调整剂量。

腺垂体功能减退且病情较重者,为防止发生肾上腺皮质功能不全,甲状腺激素的治疗应在皮质激素替代治疗后开始。

老年患者剂量应酌情减少。伴有冠心病或其他心脏病史,以及有精神症状者,甲状腺激素更应从小剂量开始,并应更缓慢递增。如导致心绞痛发作,心律不齐或精神症状,应及时减量。周围型甲减治疗较困难可试用较大剂量 T_3 。

甲减导致心脏症状者除非有充血性心力衰竭一般不必使用洋地黄,在应用甲状腺制剂后心脏体征及心电图改变等均可逐渐消失。

黏液性水肿患者对胰岛素、镇静剂、麻醉剂甚敏感,可诱发昏迷,故使用宜慎。

对于治疗效果不佳的患者,以及 18 岁以下、妊娠、伴其他内分泌疾病、伴心血管疾病、伴甲状腺肿大或结节等情况的患者建议转至内分泌专科治疗。

(四)黏液性水肿昏迷的治疗

(1)甲状腺制剂:由于甲状腺片及 T_4 作用太慢,故必须选用快速作用的三碘甲状腺原氨酸(T_3)。开始阶段,最好用静脉注射制剂,首次 $40\sim120$ μg,以 T_3 每 6 小时静脉注射 $5\sim15$ μg,直至患者清醒改为口服。如无此剂型,可将 T_3 片剂研细加水鼻饲,每 $4\sim6$ 小时 1 次,每次 $20\sim30$ μg。无快作用制剂时可采用 T_4 ,首次剂量 $200\sim500$ μg 静脉注射,以后静脉注射 25 μg,每 6 小时 1 次或每天口服 100 μg。也有人主张首次剂量 T_4 200 μg 及 T_3 50 μg 静脉注射,以后每天静脉注射 T_4 100 μg 及 T_3 25 μg。也可采用干甲状腺片,每 $4\sim6$ 小时 1 次,每次 $40\sim60$ mg,初生儿剂量可稍大,以后视病情好转递减,有心脏病者,起始宜用较小量,为一般用量的 $1/5\sim1/4$ 。

(2)给氧保持气道通畅:必要时可气管切开或插管,保证充分的气体交换。

(3)保暖:用增加被褥及提高室温等办法保暖,室内气温调节要逐渐递增,以免耗氧骤增对患者不利。

(4)肾上腺皮质激素:每 $4\sim6$ 小时给氢化可的松 $50\sim100$ mg,清醒后递减或撤去。

(5)积极控制感染。

(6)升压药:经上述处理血压不升者,可用少量升压药,但升压药和甲状腺激素合用易发生心律失常。

(7)补给葡萄糖液及复合维生素 B,但补液量不能过多,以免诱发心力衰竭。

经以上治疗,24 小时左右病情有好转,则 1 周后可逐渐恢复。如 24 小时后不能逆转,多数不能挽救。

(五)特殊情况处理

1.老年患者

老年甲减患者可无特异性的症状和体征,且症状极轻微或不典型,包括声音嘶哑、耳聋、精神错乱、痴呆、运动失调、抑郁、皮肤干燥或脱发等。60 岁以上女性甲减发生率甚高,建议对可疑者常规测定 TSH。

2.妊娠

多数甲减患者在妊娠期需增加 LT_4 剂量。孕期应密切监测以确保 TSH 浓度适当,并根据

TSH 浓度调整 LT_4 用量。分娩后 LT_4 即应恢复妊娠前水平,并应对其血清 TSH 浓度进行随访。

3.亚临床甲减

对于 TSH>10 $\mu U/mL$ 的患者宜使用小剂量 LT_4 使 TSH 控制在 0.3~3.0 $\mu U/mL$,TSH 升高但不超过 10 $\mu U/mL$ 患者的替代治疗尚存在不同意见,但一般认为对甲状腺自身抗体阳性和/或甲状腺肿大者也应当治疗。若不应用 LT_4,则应定期随访。

九、预防

预防极其重要。地方性甲状腺肿流行区,孕妇应供应足够碘化物。妊娠合并 Graves 病用硫脲类药物治疗者,应尽量避免剂量过大。妊娠合并甲亢禁用放射性[131]I 治疗,诊断用的示踪剂避免口服,但可做体外试验。目前在国内地方性甲状腺肿流行区,由于大力开展了碘化食盐及碘油等防治工作,呆小病已非常少见。

(张 丽)

第三节 肥 胖 症

肥胖症是指身体脂肪的过度堆积,以及体重的超重。在健康的个体中,女性身体脂肪约为体重量 25%,男性约为 18%。体重指数(BMI),即体重(kg)/身高(m^2),与身体脂肪高度相关,因此目前国际上常常使用 BMI 来作为评估肥胖症水平的指标,一般认为 BMI 为 20~25 kg/m^2 代表健康体重,轻度超重的定义是 BMI 25~30 kg/m^2,或者体重在正常体重的上限与高于正常体重上限(根据标准身高-体重表)的 20%;而 BMI 高于 30 kg/m^2,或者体重高于正常体重上限的 20%,被定义为肥胖。BMI 高于 30 kg/m^2 意味着患病风险极大地增高。肥胖症与神经性厌食和神经性贪食相比较不属于精神类疾病,但是属于医学类疾病。

在美国大约 35% 的女性和 31% 的男性显著超重(BMI≥27 kg/m^2);如果以 BMI 超过 25 kg/m^2 来定义肥胖症,可能现在肥胖的美国人多于不肥胖的;如果以 BMI 超过 30 kg/m^2 来定义肥胖症,则有 11% 的女性和 8% 的男性有肥胖症。目前在美国,肥胖症的患病率至少是 20 世纪早期的 3 倍。

社会经济地位与肥胖症密切相关,在美国,社会经济地位低的女性肥胖症的患病率是社会经济地位高的女性的 6 倍。无论男性还是女性,体重在 25~44 岁增加是最明显的。怀孕可能导致女性体重大大地增加,如果一个女性接连怀孕,她们的体重平均会比上一次怀孕约有2.5 kg的增长。在 50 岁以后,男性的体重趋于稳定,在 60~74 岁,甚至会出现轻微下降;女性则相反,体重的持续增长会持续到 60 岁,在 60 岁以后才会开始下降。

一、病因学

肥胖症是一个复杂的多因素疾病,涉及生物、社会、心理等多方面因素。在今天,大多数研究者认为肥胖者是能量平衡障碍,即能量摄入与消耗的障碍;肥胖症也是与某个基因结构有关的疾病,而这个基因结构是通过文化和环境的影响来被调整的。

（一）生物学因素

1.遗传因素

遗传因素在肥胖症中起着重要作用。双生子研究和寄养子研究均显示遗传因素对患肥胖症有重要影响。大约80%的肥胖患者都有肥胖症家族史；80%的肥胖父母的下一代都是肥胖子女，父母其中之一是肥胖者，他们中40%的下一代有肥胖，而父母都很苗条的，只有10%的下一代是肥胖者。这些均提示了遗传的作用。虽然有研究发现肥胖基因能调节体重和身体脂肪的储存，但迄今为止，还未发现肥胖症特异的遗传标志物。

2.神经生物学

中枢神经系统，特别是外侧下丘脑存在"摄食中枢"或者"饥饿中枢"，可以根据能量需求的改变来调节食物摄取的量，并以此来维持体内脂肪的基线储存量。动物试验发现，用电刺激动物的外侧下丘脑，已经吃饱了的动物又重新开始吃食物；损毁了大白鼠两侧的外侧下丘脑，结果发现动物拒绝吃东西。

饱足感与饥饿感对食物摄取起着调控作用，参与肥胖症的发病。饱足感是一种当饥饿被满足后的感觉。人会在就餐结束时停止进食是因为他们已经补充了那些耗尽的营养，来自已经被吸收的食物的新陈代谢的信号通过血液被携带到大脑，大脑信号激活了可能位于下丘脑的受体细胞，从而产生了饱足感。5-羟色胺、多巴胺和去甲肾上腺素的功能紊乱通过下丘脑参与调节进食行为，其他涉及的激素因子可能包括促肾上腺皮质激素释放因子（CRF）、神经肽Y、促性腺激素释放激素和促甲状腺激素。当重要营养物质耗尽，新陈代谢信号强度下降，便产生饥饿感。嗅觉系统对饱足感可能起着重要作用，实验显示通过使用一个充满特殊气味的吸入器使鼻子里的嗅球受到食物气味的强烈刺激，从而产生出对食物的饱足感。

有一种脂肪细胞产生的激素称为瘦素，是脂肪的自动调节器。当血液瘦素浓度低时，更多的脂肪被消耗，而当瘦素浓度高时，脂肪消耗较少。

（二）心理-社会因素

尽管心理、社会因素是肥胖症发展的重要因素，但是这些因素如何导致肥胖症至今尚不清楚。饮食调节机制易受环境影响，文化、家庭和个体心理活动因素都影响着肥胖症的发展。

肥胖症与文化有着密切的关系，随着全球化的进展和经济飞速发展导致生活节奏加快、人们压力增大、活动锻炼时间明显减少，而快餐文化的迅速发展及餐馆餐饮消费的增多，使得当今社会肥胖症日益增多。躯体活动明显减少是作为公共卫生问题的肥胖症日趋增多的一个主要因素，原因是躯体活动不足限制了能量的消耗、而摄食却不一定会相应减少。

特殊的家族史、生活事件、人格结构或是潜意识冲突都可能导致肥胖症。有很多肥胖的患者因为在他们的成长环境里可以看到很多的过量进食例子，所以他们学会了用过量摄食作为应对情绪紊乱及各种心理问题的一种方式。

（三）其他因素

有很多临床疾病会导致肥胖症。肾上腺皮质功能亢进与特征性的脂肪分配有关（水牛型肥胖症）；黏液水肿与体重增加有关，尽管并非恒定；其他神经内分泌障碍，包括脑性肥胖症（Frohlich's综合征），是以肥胖症、性与骨骼的异常为特征。

不少精神药物会导致体重增加。在非典型抗精神药物中，奥氮平、氯氮平、利培酮和喹硫平常见的不良反应即为体重增加；在心境稳定剂中，锂盐、丙戊酸盐和卡马西平也会引起体重增加；长期使用选择性5-羟色胺再摄取抑制剂也能导致体重增加。

二、临床特征

(一)心理和行为障碍

肥胖症的心理和行为障碍分成两类:进食行为紊乱和情绪紊乱。肥胖症患者的进食模式存在很大的差异,最常见的是肥胖者经常抱怨他们不能限制自己进食,并且很难获得饱足感。一些肥胖者甚至不能区分饥饿和其他烦躁不安的状态,并且当他们心情不好时就会吃东西。

肥胖症患者不会出现明显的或者过度的病理心理学。通过对那些已经做过胃旁路术的严重肥胖患者的研究,发现对他们最多见的精神科诊断是重性抑郁障碍。但是,在肥胖症患者中重性抑郁障碍的患病率并不高于普通人群。自我贬低自己的体像尤其是见于那些从童年期就开始肥胖的人,这可能是由于对肥胖人群长期的社会偏见所致。有些研究反应肥胖者因病感觉羞耻和社会偏见在教育和就业问题上遭遇到不公正待遇。很多肥胖者在试图节食的过程中会出现焦虑和抑郁。

(二)生理障碍

肥胖会对生理功能产生很大的影响,产生一系列的医学并发症。

当体重增加时血液循环会负担过重,严重肥胖者可能会发生充血性心力衰竭;高血压和肥胖症高度关联;肥胖症患者的低密度脂蛋白水平升高,而高密度脂蛋白水平下降,低水平高密度脂蛋白可能是增加肥胖症心血管疾病风险的机制之一。如果一个人是上半身体脂肪增加而非下半身,很可能与糖尿病的发生相关联。严重肥胖症患者肺功能受损非常严重,包括肺换气不足、高碳酸血症、缺氧症和嗜睡(即肥胖低通气综合征),且肥胖低通气综合征的病死率很高。肥胖症可能会恶化骨关节炎及因皮肤伸张、擦烂和棘皮症而引起皮肤病问题。肥胖妇女存在产科风险,易患毒血症和高血压。

肥胖症还与一些癌症有关联。肥胖男性患前列腺癌和结肠直肠癌的比率更高,肥胖女性患胆囊癌、乳腺癌、宫颈癌、子宫癌和卵巢癌的比率更高。研究发现肥胖症通过影响雌激素分泌而导致子宫内膜癌和乳腺癌的产生和恶化。

三、诊断与鉴别诊断

(一)诊断

肥胖症的诊断主要根据 BMI 或体重:BMI 高于 30 kg/m^2,或者体重高于正常体重上限的20%,被诊断为肥胖症。

(二)鉴别诊断

1.其他综合征

夜间进食综合征的患者会在晚餐后过度进食,他们是被充满压力的生活环境而促发的,一旦得了往往就会每天反复发生,直到压力缓解。

暴食综合征(贪食症)被定义为在短时间里突然强迫性地摄取大量食物,通常随后伴有严重的不安和自责。暴食也可以表现为是一种应激反应。与夜间进食综合征比起来,暴食综合征的暴食发作并不是定时的,而且常常与特定的促发环境紧密相连。

肥胖低通气综合征(皮克威克综合征)是当一个人的体重超过理想体重的100%,并伴有呼吸和心血管疾病时才被认为患有肥胖低通气综合征。

2.躯体变形障碍(畸形恐惧症)

一些肥胖者感觉他们的身体畸形、令人厌恶,并且感觉他人对他们带有敌意和厌恶。这种感觉是与他们的自我意识及社会功能受损紧密相连。情绪健康的肥胖者没有体像障碍,只有少数神经质的肥胖者才有体像障碍。该躯体变形障碍主要局限于从儿童期就已经肥胖的人,而在这些儿童期就肥胖的人中间,也仅有少于一半的人患躯体变形障碍。

四、病程和预后

肥胖症的病程是进展性的。减轻体重的预后很差,那些体重明显减轻的患者,90%最终体重再增加;儿童期就开始肥胖的患者预后特别差;青少年发病的肥胖症患者,往往更严重,更难治,与情绪紊乱的联系也比成人肥胖症更紧密。肥胖症的预后取决于肥胖产生的医学并发症。

肥胖症对患者健康有着不良影响,与心血管疾病、高血压[血压高于 21.3/12.7 kPa(160/95 mmHg)]、高胆固醇血症(血胆固醇高于 6.5 mmol/L)、由遗传决定的糖尿病特别是 2 型糖尿病(成年起病或非胰岛素依赖型糖尿病)等一系列疾病有关。根据美国健康协会的资料,肥胖的男性无论抽不抽烟,都会由于结肠、直肠和前列腺癌症而比正常体重的男性有更高的病死率。肥胖的女性会由于胆囊、胆管、乳腺、子宫(包括子宫颈和子宫内膜)和卵巢的癌症而比正常女性有更高的病死率。研究指出一个超重的人其体重越重,死亡的概率就越大。对那些极端肥胖的人,即体重为理想体重的 2 倍,减轻体重可能是挽救他们生命的方法,这些患者可能会出现心肺衰竭,特别是在睡觉的时候(睡眠呼吸暂停综合征)。

五、治疗

存在广泛的精神病理学如焦虑障碍、抑郁障碍的肥胖者,在节食过程中有过情绪紊乱病史的,以及正处于中年危机的肥胖者,应该尝试减肥,并最好在专业人员严格的督导下进行。

(一)节食

减肥的基础很简单——通过摄入低于消耗减少热量摄入。减少热量摄入的最简单方式就是建立一个低热量的饮食方式,包含那些易获得食物的均衡节食计划可获得最佳长期效果。对大多数人来说,最满意的节食计划通常的食物数量参照标准的节食书上可获得的食物营养价值表,这样节食可以最大机会地长期保持体重的持续减少。

禁食计划一般用于短期减肥,但经常会引发一些疾病,包括直立性低血压、钠利尿和氮平衡的破坏。酮体生成节食是高蛋白、高脂肪的节食方式,用于促进减肥,但这种节食会增高胆固醇浓度并且会导致酮症,产生恶心、高血压和嗜睡等反应。无论各种节食方式多么有效,他们大多数都很乏味,所以当一个节食者停止节食并回到以前的饮食习惯,会刺激他们过度进食。

一般而言,减肥的最好方式就是有一个含有 4 602~5 021 kJ 的均衡饮食方案。这种节食方案可以长期执行,但必须另外补充维生素,特别是铁、叶酸、锌和维生素 B_6。

(二)锻炼

增加躯体活动常常被推荐为一种减肥养生法。因为多数形式的躯体活动所消耗的热量直接与体重成一定比例,所以做同样多的运动肥胖的人比正常体重的人消耗更多的热量。而且,以前不活动的人增加躯体活动事实上可能还会减少食物摄入。锻炼也有助于维持体重的降低。

(三)药物疗法

各种用于治疗肥胖症的药物中,有些药物效果较好,如安非他明、右旋安非他明、苄非他明、苯二甲吗啡、苯丁胺、马吲哚等。药物治疗有效是因为它会抑制食欲,但是在使用几周后可能会产生对该作用的耐受。

奥利斯特是一个选择性胃和胰腺脂肪酶抑制剂减肥药,这种抑制剂用于减少饮食中脂肪(这种脂肪会通过粪便排泄出来)的吸收。它通过外围机制起作用,所以一般不影响中枢神经系统(即心跳加快、口干、失眠等),而大多数减肥药都会影响中枢神经系统。奥斯利特主要的不良反应是肠胃道不良反应。该药可以长期使用。

西布曲明是一种 β-苯乙胺,它抑制 5-羟色胺和去甲肾上腺素的再摄取(在一定范围内还抑制多巴胺),用于减肥,长期使用可以维持体重减轻。

(四)外科手术

那些可引发食物吸收不良或者减少胃容量的外科手术方法已经用于显著肥胖者。胃旁路术是一个通过横切或者固定胃大弯或胃小弯而使胃变小的手术。胃成形术使胃的入口变小从而使食物通过变慢。尽管会出现呕吐、电解质紊乱和梗阻,但是手术的结果还是成功的。抽脂术(脂肪切除术)一般是为了美容,而对长期的减肥并没有用。

(五)心理治疗

精神动力性心理治疗以内省为取向,可能对一些患者有效,但没有证据表明揭示过度进食的无意识原因可以改变肥胖者以过度进食来应对压力的症状。在成功的心理治疗和成功的减肥后的几年里,多数患者在遇到压力时还会继续过度进食,而且,许多肥胖者似乎特别容易过度依赖一个治疗师,在心理治疗结束过程中可能会发生紊乱的退行。

行为矫正已经是最成功的心理治疗法,并被认为是治疗肥胖症的选择。患者通过指导会认识到与吃有关的外界线索,并且在特定环境中保持每天的进食量,比如在看电影、看电视或处于焦虑、抑郁等某种情绪状态之下时。患者也会通过教导发展出新的进食模式,比如慢吃,细嚼慢咽,吃饭时不看书,两餐间不吃东西或不坐下就不吃东西。操作性条件治疗通过奖励比如表扬或新衣服来强化减肥,也已经使减肥获得成功。

团体治疗有助于保持减肥动机,有助于提高对已经减肥成功的成员的认同,并且可以提供有关营养方面的教育。

(六)综合治疗

一个管理肥胖症患者的真正全面的方法是以设备(如新陈代谢测量室)和人(如营养学家和锻炼生理学家)为核心,但是这些很难获得。设计高质量的项目时,要有容易获得的资源(如治疗手册),以及合理运用锻炼、心理治疗和药物治疗相结合的综合方法。决定使用哪种心理治疗或体重管理方法是一项重要环节,并且与患者一起来决定哪些资源的结合可以控制体重将是最合适的方式。

(张　丽)

第四节　糖　尿　病

糖尿病(CDM)是一组由遗传和环境因素相互作用而引起的临床综合征。因胰岛素分泌绝对或相对不足,以及靶组织细胞对胰岛素敏感性降低,引起糖、蛋白质、脂肪、水和电解质等一系列代谢紊乱。临床以高血糖为主要表现,多数情况下会同时合并脂代谢异常和高血压等,久病可引起多个系统损害。病情严重或应激时可发生急性代谢紊乱如酮症酸中毒等。

糖尿病患者的心血管危险是普通人群的 4 倍,超过 75% 的糖尿病患者最终死于心血管疾病。NCEP ATPⅢ认为,糖尿病是冠心病的等危症;有学者甚至认为糖尿病是"代谢性血管病"。

一、分类

(一)胰岛素依赖型糖尿病

该型多发生于青幼年。临床症状较明显,有发生酮症酸中毒的倾向,胰岛素分泌缺乏,需终身用胰岛素治疗。

(二)非胰岛素依赖型糖尿病

非胰岛素依赖型糖尿病多发生于 40 岁以后的中、老年人。临床症状较轻,无酮症酸中毒倾向,胰岛素水平可正常、轻度降低或高于正常,分泌高峰延迟。部分肥胖患者可出现高胰岛素血症,非肥胖者有的胰岛素分泌水平低,需用胰岛素治疗。

(三)其他特殊类型的糖尿病

其他特殊类型的糖尿病包括以下 3 种。

(1)B 细胞遗传性缺陷:①家族有 3 代或更多代的成员在 25 岁以前发病,呈常染色体显性遗传,临床症状较轻,无酮症酸中毒倾向,称青年人中成年发病型糖尿病(简称 MODY)。②线粒体基因突变糖尿病。

(2)内分泌病。

(3)胰腺外分泌疾病等。

(四)妊娠期糖尿病(CDM)

CDM 指在妊娠期发生的糖尿病。

二、临床表现

(一)代谢紊乱综合征

多尿、多饮、多食、体重减轻(三多一少),部分患者外阴瘙痒、视物模糊。胰岛素依赖型 DM 起病急,病情较重,症状明显;非胰岛素依赖型 DM 起病缓慢,病情相对较轻或出现餐后反应性低血糖。反应性低血糖是由于糖尿病患者进食后胰岛素分泌高峰延迟,餐后 3～5 小时血浆胰岛素水平不适当地升高,其所引起的反应性低血糖可成为这些患者的首发表现。患者首先出现多尿,继而出现口渴、多饮,食欲亢进,但体重减轻,形成典型的"三多一少"表现。患者可有皮肤瘙痒,尤其是外阴瘙痒。高血糖可使眼房水、晶状体渗透压改变而引起屈光改变致视物模糊。患者可出现诸多并发症和伴发病、反应性低血糖等。

(二)糖尿病自然病程

1.胰岛素依赖型糖尿病

胰岛素依赖型糖尿病多于 30 岁以前的青少年期起病,起病急,症状明显,有酮症倾向,患者对胰岛素敏感。在患病初期经胰岛素治疗后,部分患者胰岛功能有不同程度的改善,胰岛素用量可减少甚至停用,称蜜月期。蜜月期一般不超过 1 年。15 年以上长期高血糖患者,可出现慢性并发症。强化治疗可降低或延缓并发症的发生。

2.非胰岛素依赖型糖尿病

非胰岛素依赖型糖尿病多发生于 40 岁以上中、老年人,患者多肥胖,起病缓慢,病情轻,口服降糖药物有效,对胰岛素不敏感;但在长期的病程中,胰岛 β 细胞功能逐渐减退,以至需要胰岛素治疗。

(三)并发症

1.急性并发症

(1)糖尿病酮症酸中毒(DKA)是糖尿病的急性并发症。多发生于胰岛素依赖型糖尿病患者,也可发生在非胰岛素依赖型糖尿病血糖长期控制不好者。其病因有感染、饮食不当、胰岛素治疗中断或不足,应激情况如创伤、手术、脑血管意外、麻醉、妊娠和分娩等,有时可无明显的诱因,多见于胰岛素的作用下降。患者表现为原有的糖尿病症状加重,尤其是口渴和多尿明显,胃肠道症状、乏力、头痛、萎靡、酸中毒深大呼吸,严重脱水、血压下降、心率加快、嗜睡、昏迷。少数患者既往无糖尿病史,还有少数患者有剧烈腹痛、消化道出血等表现。

(2)高渗性非酮症糖尿病昏迷(HNDC):简称高渗性昏迷,是糖尿病急性代谢紊乱的表现之一,多发生在老年人。可因各种原因导致大量失水,发生高渗状态,病情危重。患者易并发脑血管意外、心肌梗死、心律失常等并发症,病死率高达 40%~70%。有些患者发病前无糖尿病史。常见的诱因有感染、急性胃肠炎、胰腺炎、血液或腹膜透析、不合理限制水分、脑血管意外,某些药物如糖皮质激素、利尿、输入大量葡萄糖液或饮用大量含糖饮料等。患者的早期表现为原有糖尿病症状逐渐加重,可有呕吐、腹泻、轻度腹痛、食欲缺乏、恶心、尿量减少、无尿、呼吸加速、表情迟钝、神志淡漠、不同程度的意识障碍,随后可出现嗜睡、木僵、幻觉、定向障碍、昏睡以至昏迷。患者体重明显下降,皮肤黏膜干燥,皮肤弹性差,眼压低、眼球软,血压正常或下降,脉搏细速,腱反射可减弱。并发脑卒中时,有不同程度的偏瘫、失语、眼球震颤、斜视、癫痫样发作、反射常消失、前庭功能障碍,有时有幻觉。

(3)感染:糖尿病患者常发生疖、痈等皮肤化脓性感染,可反复发生,有时可引起败血症或脓毒血症;尿路感染中以肾盂肾炎和膀胱炎最常见,尤其是多见于女性患者,反复发作可转为慢性;皮肤真菌感染,如足癣也常见;真菌性阴道炎和巴氏腺炎是女性糖尿病患者常见并发症,多为白色念珠菌感染所致;糖尿病合并肺结核的发生率较高,易扩展播散形成空洞,下叶病灶较多见。

2.慢性并发症

(1)大血管病变:大、中动脉粥样硬化主要侵犯主动脉、冠状动脉、大脑动脉、肾动脉和肢体外周动脉等,临床上引起冠心病、缺血性或出血性脑血管病、高血压,肢体外周动脉粥样硬化常以下肢动脉病变为主,表现为下肢疼痛、感觉异常和间歇性跛行,严重者可导致肢体坏疽。

(2)糖尿病视网膜病变:是常见的并发症,其发病率随年龄和糖尿病的病程增长而增加,病史超过10 年者,半数以上有视网膜病变,是成年人失明的主要原因。此外,糖尿病还可引起白内障、屈光不正、虹膜睫状体炎。

(3)糖尿病肾病:又称肾小球硬化症,病史常超过 10 年以上。胰岛素依赖型 DM 患者30%~40%发生肾病,是主要死因;非胰岛素依赖型糖尿病患者约 20%发生肾病,在死因中列在心、脑血管病变之后。

(4)糖尿病神经病变:糖尿病神经病变常见于 40 岁以上血糖未能很好控制和病程较长的糖尿病患者。但有时糖尿病性神经病变也可以是糖尿病的首发症状,也可在糖尿病初期或经治疗后血糖控制比较满意的情况下发生。

(5)糖尿病足(肢端坏疽):在血管、神经病变的基础上发生肢端缺血,在外伤、感染后可发生肢端坏疽。糖尿病患者的截肢率是非糖尿病者的 25 倍。

三、诊断

(一)辅助检查

1.尿糖测定

尿糖阳性是诊断线索,肾糖阈升高时(并发肾小球硬化症)尿糖可阴性。肾糖阈降低时(妊娠),尿糖可阳性。尿糖定性检查和 24 小时尿糖定量可判断疗效,指导调整降糖药物。

2.血葡萄糖(血糖)测定

血糖测定常用葡萄糖氧化酶法测定。空腹静脉正常血糖 3.3~5.6 mmol/L(全血)或 3.9~6.4 mmol/L(血浆、血清)。血浆、血清血糖比全血血糖高 1.1 mmol/L。

3.葡萄糖耐量试验

葡萄糖耐量试验有口服和静脉注射 2 种。当血糖高于正常值但未达到诊断糖尿病标准者,须进行口服葡萄糖耐量试验(OGTT)。成人口服葡萄糖 75 g,溶于 250~300 mL 水中,5 分钟内饮完,2 小时后再测静脉血血糖含量。儿童按 1.75 g/kg 计算。

4.糖化血红蛋白 A1(GHbA1)

其量与血糖浓度呈正相关,且为不可逆反应,正常人 GHbA1c 在 3%~6%。病情控制不良的 DM 患者 GHbA1c 较高。因红细胞在血液循环中的寿命约为 120 天,因此 GHbA1 测定反映取血前 8~12 周的血糖状况,是糖尿病患者病情监测的指标。

5.血浆胰岛素和 C 肽测定

血浆胰岛素和 C 肽测定有助于了解胰岛 B 细胞功能和指导治疗。①血胰岛素水平测定:正常人口服葡萄糖后,血浆胰岛素在 30~60 分钟达高峰,为基础值的 5~10 倍,3~4 小时恢复基础水平。②C 肽:正常人基础血浆 C 肽水平约为 0.4 nmol/L。C 肽水平在刺激后则升高 5~6 倍。

6.尿酮体测定

尿酮体测定对新发病者尿酮体阳性胰岛素依赖型糖尿病的可能性大。

7.其他

血脂、肾功能、电解质及渗透压、尿微量清蛋白测定等应列入常规检查。

(二)诊断要点

1.糖尿病的诊断标准

首先确定是否患糖尿病,然后对被做出糖尿病诊断者在排除继发性等特殊性糖尿病后,做出胰岛素依赖型或非胰岛素依赖型的分型,并对有无并发症及伴发病做出判定。1999 年 10 月我国糖尿病学会采纳的诊断标准如下。①空腹血浆葡萄糖(FBG):低于 6.0 mmol/L 为正常,FBG 不低于 6.1 mmol/L 且低于 7.0 mmol/L(126 mg/dL)为空腹葡萄糖异常(IFG),FBG 不低于 7.0 mmol/L 暂时诊断为糖尿病。②服糖后 2 小时血浆葡萄糖水平(P2hBG):低于 7.8 mmol/L 为正常,P2hBG 不低于 7.8 mmol/L 且低于 11.1 mmol/L 为糖耐量降低(IGT),P2hBG 不低于 11.1 mmol/L 暂时诊断为糖尿病;③糖尿病的诊断:标准症状+随机血糖不低于 11.1 mmol/L,或 FPG 不低于 7.0 mmol/L,或 OGTT 中 P2hBG 不低于 11.1 mmol/L;症状不典型者,需另一天再次证实。

作为糖尿病和正常血糖之间的中间状态,糖尿病前期(中间高血糖)人群本身即是糖尿病的高危人群。及早发现和处置糖尿病和糖尿病前期高危人群的心血管危险,对预防糖尿病和心血管疾病具有双重价值。因此,OGTT应是具有心血管危险因素和已患心血管病个体的必查项目,以便早期发现糖尿病前期和糖尿病,早期进行干预治疗,以减少心血管事件发生。

2.糖尿病酮症酸中毒的诊断条件

(1)尿糖、尿酮体强阳性。

(2)血糖明显升高,多数在500 mg/dL(28.9 mmol/L)左右,有的高达600～1 000 mg/(33.3～55.6 mmol/L)。

(3)血酮体升高,多大于50 mg/dL(4.8 mmol/L),有时高达300 mg/dL。

(4)CO_2结合力降低,pH<7.35,碳酸氢盐降低,阴离子间隙增大,碱剩余负值增大。

(5)血钾正常或偏低,血钠、氯偏低,血尿素氮和肌酐常偏高。血浆渗透压正常或偏高。

(6)白细胞计数升高,如合并感染时则更高。

3.鉴别诊断

(1)其他原因所致的尿糖阳性:肾性糖尿由肾糖阈降低致尿糖阳性,血糖及OGTT正常。甲亢、胃空肠吻合术后,因碳水化合物在肠道吸收快,餐后0.5～1.0小时血糖过高,出现糖尿,但FBG和P2hBG正常;弥漫性肝病,肝糖原合成、储存减少,进食后0.5～1.0小时血糖高出现糖尿,但FBG偏低,餐后2～3小时血糖正常或低于正常;急性应激状态时胰岛素对抗激素分泌增加,糖耐量降低,出现一过性血糖升高,尿糖阳性,应激过后可恢复正常;非葡萄糖的糖尿如果糖、乳糖、半乳糖可与班氏试剂中的硫酸铜呈阳性反应,但葡萄糖氧化酶试剂特异性较高,可加以区别;大量维生素C、水杨酸盐、青霉素、丙磺舒也可引起尿糖假阳性反应。

(2)药物对糖耐量的影响:噻嗪类利尿药、呋塞米、糖皮质激素、口服避孕药、阿司匹林、吲哚美辛、三环类抗抑郁药等可抑制胰岛素释放或对抗胰岛素的作用,引起糖耐量降低,血糖升高,尿糖阳性。

(3)继发性糖尿病:肢端肥大症或巨人症、皮质醇增多症、嗜铬细胞瘤分别因生长激素、皮质醇、儿茶酚胺分泌过多,对抗胰岛素而引起继发性糖尿病。久用大量糖皮质激素可引起类固醇糖尿病。通过病史、体检、实验室检查,不难鉴别。

(4)除外其他原因所致的酸中毒或昏迷,才能诊断糖尿病酮症酸中毒或高渗性非酮症糖尿病昏迷。

四、治疗

治疗原则为早期、长期、综合、个体化。基本措施为糖尿病教育,饮食治疗,体育锻炼,降糖药物治疗和病情监测。

(一)饮食治疗

饮食治疗是糖尿病治疗的基础疗法,也是糖尿病治疗成功与否的关键。目前主张平衡膳食,掌握好每天进食的总热量、食物成分、规律的餐次安排等,应严格控制和长期执行。饮食治疗的目标是维持标准体重,纠正已发生的代谢紊乱,减轻胰腺负担。饮食控制的方法如下。

1.制订总热量

理想体重(kg)=身高(cm)-105。计算每天所需总热量(成年人),根据休息、轻度、中度、重度体力活动分别给予104.6～125.52 kJ/kg,125.52～146.44 kJ/kg,146.44～167.36 kJ/kg,不低

于 167.36 kJ/kg(40 kcal/kg)的热量。儿童、孕妇、乳母、营养不良和消瘦及伴消耗性疾病者应酌情增加,肥胖者酌减,使患者体重恢复至理想体重的±5%。

2.按食品成分转为食谱三餐分配

根据生活习惯、病情和药物治疗的需要安排。可按每天分配为 1/5、2/5、2/5 或 1/3、1/3、1/3;也可按 4 餐分为 1/7、2/7、2/7、2/7。在使用降糖药过程中,按血糖变化再做调整,但不能因降糖药物剂量过大,为防止发生低血糖而增加饮食的总热量。

3.注意事项

(1)糖尿病患者食物选择原则:少食甜食、油腻食品,多食含纤维多的蔬菜、粗粮,在血糖控制好的前提下可适当进食一些新鲜水果,以补充维生素,但应将热量计算在内。

(2)糖尿病与饮酒:非糖尿病患者长期饮酒易发生神经病变,糖尿病患者长期饮酒可加重神经病变,并可引起肝硬化、胰腺炎及多脏器损坏。对戒酒困难者在血糖控制好和无肝肾病变的前提下可少量饮酒,一般白酒低于 100 g,啤酒低于 200 mL。

(二)体育锻炼

运动能促进血液循环,降低非胰岛素依赖型糖尿病患者的体重,提高胰岛素敏感性,改善胰岛素抵抗,改善糖代谢,降低血脂,减少血栓形成,改善心肺功能,促进全身代谢。运动形式有行走、慢跑、爬楼梯、游泳、骑自行车、跳舞、打太极拳等有氧运动,每周至少 5 次,每次 30 分钟以上。胰岛素依赖型糖尿病患者接受胰岛素治疗时,常波动于相对胰岛素不足和胰岛素过多之间。在胰岛素相对不足时进行运动可使肝葡萄糖输出增多,血糖升高,游离脂肪酸(FFA)和酮体生成增加;在胰岛素相对过多时,运动使肌肉摄取和利用葡萄糖增加,肝葡萄糖生成降低,甚至诱发低血糖。因此对胰岛素依赖型糖尿病患者运动宜在餐后进行,运动量不宜过大。总之,体育锻炼应个体化。

(三)药物治疗

目前临床应用的药物有六大类,即磺酰脲类(SU)、双胍类、α-葡萄糖苷酶抑制药、噻唑烷二酮类(TZD)、苯甲酸衍生物类、胰岛素。

1.治疗原则

胰岛素依赖型糖尿病一经诊断,则需用胰岛素治疗。非胰岛素依赖型糖尿病患者经饮食控制后如血糖仍高,则需用药物治疗。出现急性并发症者需急症处理;出现慢性并发症者在控制血糖的情况下对症处理。

2.磺酰脲类

目前因第一代药物不良反应较大,低血糖发生率高,已较少使用,主要选用第二代药物。

(1)用药方法:一般先从小剂量开始,1～2 片/天,根据病情可逐渐增量,最大剂量为 6～8 片/天。宜在餐前半小时服用。格列本脲作用较强,发生低血糖反应较重,老年人、肾功能不全者慎用。格列齐特和格列吡嗪有增强血纤维蛋白溶解活性、降低血液黏稠度等作用,有利于延缓糖尿病血管并发症的发生。格列喹酮的代谢产物由胆汁排入肠道,很少经过肾排泄,适用于糖尿病肾病患者。格列苯脲是新一代磺酰脲类药物,作用可持续 1 天,服用方便,1 次/天;它不产生低血糖,对心血管系统的影响较小。格列吡嗪控释片 1 次/天口服,该药可促进胰岛素按需分泌,提高外周组织对胰岛素的敏感性,显著抑制肝糖的生成,有效降低全天血糖,不增加低血糖的发生率,不增加体重,不干扰脂代谢,不影响脂肪分布;与二甲双胍合用疗效增强。

(2)药物剂量:格列本脲,每片 2.5 mg,2.5～15 mg/d,分 2～3 次服;格列吡嗪,每片 5 mg,

5～30 mg/d,分 2～3 次服;格列吡嗪控释片,每片 5 mg,5～20 mg/d,1 次/天;格列齐特,每片 80 mg,80～240 mg/d,分 2～3 次服;格列喹酮,每片 30 mg,30～180 mg/d,分 2～3 次服;格列苯脲,每片 1 mg,1～4 mg/d,1 次/天。

3.双胍类

(1)常用的药物剂量:肠溶二甲双胍,每片 0.25 g,0.5～1.5 g/d,分 2～3 次口服;二甲双胍,每片 0.5 g,0.85～2.55 g/d,分 1～2 次口服,剂量超过 2.55 g/d 时,最好随三餐分次口服。

(2)用药方法:二甲双胍开始时用小剂量,餐中服,告知患者有可能出现消化道反应,经一段时间有可能减轻、消失;按需逐渐调整剂量,以不超过 2 g/d 肠溶二甲双胍或 2.55 g/d 二甲双胍为度;老年人减量。

4.α-葡萄糖苷酶抑制药

用药方法:常用药物如阿卡波糖,开始剂量 50 mg,3 次/天,75～300 mg/d;伏格列波糖 0.2 mg,3 次/天,与餐同服。合用助消化药、制酸药、胆盐等可削弱效果。

5.胰岛素增敏(效)药

胰岛素增敏(效)药包括罗格列酮、吡格列酮等,属于噻唑烷二酮类口服降糖药。

(1)吡格列酮。①用药方法:口服 1 次/天,初始剂量为 15 mg,可根据病情加量直至 45 mg/d。肾功能不全者不必调整剂量。②本品不适于胰岛素依赖型糖尿病、糖尿病酮症酸中毒的患者,禁用于对本品过敏者。活动性肝病者不应使用本品。水肿和心功能分级 NYHA Ⅲ～Ⅳ 患者不宜使用本品。本品不宜用于儿童。用药过程中若 ALT 水平持续超过 3 倍正常上限或出现黄疸,应停药。联合使用其他降糖药有发生低血糖的危险。③常见不良反应有头痛、背痛、头晕、乏力、恶心、腹泻等,偶有增加体重和肌酸激酶升高的报道。

(2)罗格列酮。①用药方法:起始剂量为 4 mg/d,单次服用;经 12 周治疗后,如需要可加量至 8 mg/d,1 次/天或 2 次/天服用。②临床适应证及注意事项同吡格列酮,但本品的肝不良反应少。

6.胰岛素

(1)适应证包括以下几方面:胰岛素依赖型糖尿病;糖尿病酮症酸中毒、高渗性昏迷和乳酸性酸中毒伴高血糖时;合并重症感染、消耗性疾病、视网膜病变、肾病变、神经病变、急性心肌梗死、脑血管意外;因伴发病需外科治疗的围术期;妊娠和分娩;非胰岛素依赖型糖尿病患者经饮食及口服降糖药治疗未获得良好控制;全胰腺切除引起的继发性糖尿病。

(2)临床常用胰岛素制剂包括超短效胰岛素、人胰岛素类似物,无免疫原性,低血糖发生率低;短效胰岛素(R);中效胰岛素(中性鱼精蛋白锌胰岛素 NPH);预混胰岛素(30R、50R);长效胰岛素(鱼精蛋白锌胰岛素 PZI)。

五、糖尿病酮症酸中毒

(一)概述

糖尿病酮症酸中毒(DKA)为最常见的糖尿病急症。酮体包括 β-羟丁酸、乙酰乙酸和丙酮。糖尿病加重时,胰岛素绝对缺乏,三大代谢紊乱,不但血糖明显升高,而且脂肪分解增加,脂肪酸在肝脏经 β 氧化产生大量乙酰辅酶 A,由于糖代谢紊乱,草酰乙酸不足,乙酰辅酶 A 不能进入三羧酸循环氧化供能而缩合成酮体;同时由于蛋白合成减少,分解增加,血中生糖、生酮氨基酸均增加,使血糖、血酮进一步升高。DKA 分为几个阶段:①早期血酮升高称酮血症,尿酮排出增多称酮尿症,统称为酮症。②酮体中β-羟丁酸和乙酰乙酸为酸性代谢产物,消耗体内储备碱,初期血pH正常,属代偿性酮症酸中毒,晚期血pH下降,为失代偿性酮症酸中毒。③病情进一步发展,出现神志障碍,称糖尿病酮症酸中毒昏迷。目前本症延误诊断和缺乏合理治疗而造成死亡的情况仍较常见。

1.诱因

T1DM患者有自发DKA倾向,T1DM患者在一定诱因作用下也可发生DKA。常见诱因有感染、胰岛素治疗中断或不适当减量、饮食不当,各种应激如创伤、手术、妊娠和分娩等,有时无明显诱因。其中20%～30%无糖尿病病史。

2.病理生理

(1)酸中毒:β-羟丁酸、乙酰乙酸,以及蛋白质分解产生的有机酸增加,循环衰竭、肾脏排出酸性代谢产物减少导致酸中毒。酸中毒可使胰岛素敏感性降低;组织分解增加,K^+从细胞内逸出;抑制组织氧利用和能量代谢。严重酸中毒使微循环功能恶化,降低心肌收缩力,导致低体温和低血压。当血pH降至7.2以下时,刺激呼吸中枢引起呼吸加深加快;低至7.1～7.0时,可抑制呼吸中枢和中枢神经功能、诱发心律失常。

(2)严重失水:严重高血糖、高血酮和各种酸性代谢产物引起渗透压性利尿,大量酮体从肺排出又带走大量水分,厌食、恶心、呕吐使水分大量减少,从而引起细胞外失水;血浆渗透压增加,水从细胞内向细胞外转移引起细胞内失水。

(3)电解质平衡紊乱:渗透性利尿同时使钠、钾、氯、磷酸根等大量丢失,厌食、恶心、呕吐使电解质摄入减少,引起电解质代谢紊乱。胰岛素作用不足,物质分解增加、合成减少,钾离子(K^+)从细胞内逸出导致细胞内失钾。由于血液浓缩、肾功能减退时K^+滞留,以及K^+从细胞内转移到细胞外,因此血钾浓度可正常甚或增高,掩盖体内严重缺钾。随着治疗过程中补充血容量(稀释作用)、尿量增加、K^+排出增加,以及纠正酸中毒及应用胰岛素使K^+转入细胞内,可发生严重低血钾,诱发心律失常,甚至心脏骤停。

(4)携带氧系统失常:红细胞向组织供氧的能力与血红蛋白和氧的亲和力有关,可由血氧离解曲线来反映。DKA时红细胞糖化血红蛋白(GHb)增加,以及2,3-二磷酸甘油酸(2,3-DPG)减少,使血红蛋白与氧亲和力增高,血氧离解曲线左移。酸中毒时,血氧离解曲线右移,释放氧增加(Bohr效应),起代偿作用。若纠正酸中毒过快,失去这一代偿作用,而血GHb仍高,2,3-DPG仍低,可使组织缺氧加重,引起脏器功能紊乱,尤以脑缺氧加重、导致脑水肿最为重要。

(5)周围循环衰竭和肾功能障碍:严重失水,血容量减少和微循环障碍未能及时纠正,可导致低血容量性休克。肾灌注量减少引起少尿或无尿,严重者发生急性肾衰竭。

(6)中枢神经功能障碍:严重酸中毒、失水、缺氧、体循环及微循环障碍可导致脑细胞失水或水肿、中枢神经功能障碍。此外,治疗不当如纠正酸中毒时给予碳酸氢钠不当导致反常性脑脊液酸中毒加重,血糖下降过快或输液过多过快、渗透压不平衡可引起继发性脑水肿并加重中枢神经功能障碍。

(二)临床表现

早期"三多一少"症状加重;酸中毒失代偿后,病情迅速恶化,疲乏、食欲缺乏、恶心呕吐,多尿、口干、头痛、嗜睡,呼吸深快,呼气中有烂苹果味(丙酮);后期严重失水,尿量减少、眼眶下陷、皮肤黏膜干燥,血压下降、心率加快、四肢厥冷;晚期不同程度意识障碍,反射迟钝、消失、昏迷。感染等诱因引起的临床表现可被DKA的表现所掩盖。少数患者表现为腹痛,酷似急腹症。

(三)诊断

1.辅助检查

(1)尿:尿糖强阳性、尿酮阳性,当肾功能严重损害而肾阈增高时尿糖和尿酮可减少或消失。可有蛋白尿和管型尿。

(2)血:血糖增高,一般为 16.7～33.3 mmol/L(300～600 mg/dL),有时可达 55.5 mmol/L(1 000 mg/dL)以上。血酮体升高,正常低于 0.6 mmol/L,高于 1.0 mmol/L 为高血酮,高于 3.0 mmol/L 提示酸中毒。血 β-羟丁酸升高。血实际 HCO_3^- 和标准 HCO_3^- 降低,CO_2 结合力降低,酸中毒失代偿后血 pH 下降;剩余碱负值增大,阴离子间隙增大,与 HCO_3^- 降低大致相等。血钾初期正常或偏低,尿量减少后可偏高,治疗后若补钾不足可严重降低。血钠、血氯降低,血尿素氮和肌酐常偏高。血浆渗透压轻度上升。部分患者即使无胰腺炎存在,也可出现血清淀粉酶和脂肪酶升高,治疗后数天内降至正常。即使无合并感染,也可出现白细胞数及中性粒细胞比例升高。

2.诊断要点

早期诊断是决定治疗成败的关键,临床上对于原因不明的恶心呕吐、酸中毒、失水、休克、昏迷的患者,尤其是呼吸有酮味(烂苹果味)、血压低而尿量多者,不论有无糖尿病病史,均应想到本病的可能性。立即查末梢血糖、血酮、尿糖、尿酮,同时抽血查血糖、β-羟丁酸、尿素氮、肌酐、电解质、血气分析等以肯定或排除本病。

3.鉴别诊断

(1)其他类型糖尿病昏迷:低血糖昏迷、高血糖高渗状态、乳酸性酸中毒。

(2)其他疾病所致昏迷:脑膜炎、尿毒症、脑血管意外等。部分患者以 DKA 作为糖尿病的首发表现,某些病例因其他疾病或诱发因素为主诉,有些患者 DKA 与尿毒症或脑卒中共存等使病情更为复杂,应注意辨别。

(四)防治

治疗糖尿病,使病情得到良好控制,及时防治感染等并发症和其他诱因,是主要的预防措施。

对早期酮症患者,仅需给予足量短效胰岛素及口服补充液体,严密观察病情,定期查血糖、血酮,调整胰岛素剂量;对酮症酸中毒甚至昏迷患者应立即抢救,根据临床情况和末梢血糖、血酮、尿糖、尿酮测定做出初步诊断后即开始治疗,治疗前必须同时抽血送生化检验。

治疗原则:尽快补液以恢复血容量、纠正失水状态,降低血糖,纠正电解质及酸碱平衡失调,同时积极寻找和消除诱因,防治并发症,降低病死率。

1.补液

补液是治疗的关键环节。只有在有效组织灌注改善、恢复后,胰岛素的生物效应才能充分发挥。通常使用生理盐水。输液量和速度的掌握非常重要,DKA 失水量可达体重 10％以上,一般根据患者体重和失水程度估计已失水量,开始时输液速度较快,在 1～2 小时内输入 0.9％氯化钠 1 000～2 000 mL,前 4 小时输入所计算失水量 1/3 的液体,以便尽快补充血容量,改善周围循环和肾功能。如治疗前已有低血压或休克,快速输液不能有效升高血压,应输入胶体溶液并采用其他抗休克措施。以后根据血压、心率、每小时尿量、末梢循环情况及有无发热、吐泻等决定输液量和速度,老年患者及有心肾疾病患者必要时监测中心静脉压,一般每 4～6 小时输液 1 000 mL。24 小时输液量应包括已失水量和部分继续失水量,一般为 4 000～6 000 mL,严重失水者可达 6 000～8 000 mL。开始治疗时不能给予葡萄糖液,当血糖下降至 13.9 mmol/L(250 mg/dL)时改用5%葡萄糖液,并按每2~4 g葡萄糖加入1 U短效胰岛素。有建议配合使用胃管灌注温0.9%氯化钠或温开水,但不宜用于有呕吐、胃肠胀气或上消化道出血者。

2.胰岛素治疗

目前,均采用小剂量(短效)胰岛素治疗方案,即每小时给予每千克体重0.1 U胰岛素,使血清胰岛素浓度恒定达到100~200 μU/mL,这已有抑制脂肪分解和酮体生成的最大效应,以及相当强的降低血糖效应,而促进钾离子运转的作用较弱。通常将短效胰岛素加入生理盐水中持续静脉滴注(应另建输液途径),亦可间歇静脉注射,剂量均为每小时每千克体重0.1 U。重症患者[指有休克和/或严重酸中毒和/或昏迷者]应酌情静脉注射首次负荷剂量10~20 U胰岛素。血糖下降速度一般以每小时降低3.9~6.1 mmol/L(70~110 mg/dL)为宜,每1~2小时复查血糖,若在补足液量的情况下2小时后血糖下降不理想或反而升高,提示患者对胰岛素敏感性较低,胰岛素剂量应加倍。当血糖降至13.9 mmol/L时开始输入5%葡萄糖溶液,并按比例加入胰岛素,此时仍需每4~6小时复查血糖,调节输液中胰岛素的比例及每4~6小时皮下注射一次胰岛素4~6 U,使血糖水平稳定在较安全的范围内。病情稳定后过渡到胰岛素常规皮下注射。

3.纠正电解质及酸碱平衡失调

本症酸中毒主要由酮体中酸性代谢产物引起,经输液和胰岛素治疗后,酮体水平下降,酸中毒可自行纠正,一般不必补碱。严重酸中毒影响心血管、呼吸和神经系统功能,应给予相应治疗,但补碱不宜过多、过快,补碱指征为血 pH<7.1,HCO_3^- 5 mmol/L。应采用等渗碳酸氢钠(1.25%~1.40%)溶液。给予碳酸氢钠50 mmol/L,即将5%碳酸氢钠84 mL加注射用水至300 mL配成1.4%等渗溶液,一般仅给1~2次。若不能通过输液和应用胰岛素纠正酸中毒,而补碱过多过快,可产生不利影响,包括脑脊液反常性酸中毒加重、组织缺氧加重、血钾下降和反跳性碱中毒等。

DKA患者有不同程度失钾,失钾总量达300~1 000 mmol。如上所述,治疗前的血钾水平不能真实反映体内缺钾程度,补钾应根据血钾和尿量:治疗前血钾低于正常,立即开始补钾,头2~4小时通过静脉输液每小时补钾13~20 mmol/L(相当于氯化钾1.0~1.5 g);血钾正常、尿量大于40 mL/h,也立即开始补钾;血钾正常、尿量低于30 mL/h,暂缓补钾,待尿量增加后再开始补钾;血钾高于正常,暂缓补钾。头24小时内可补氯化钾达6~8 g或8 g以上,部分稀释后静脉输入、部分口服。治疗过程中定时监测血钾和尿量,调整补钾量和速度。病情恢复后仍应继续口服钾盐数天。

4.处理诱发病和防治并发症

在抢救过程中要注意治疗措施之间的协调及从一开始就重视防治重要并发症,特别是脑水肿和肾衰竭,维持重要脏器功能。

六、高血糖高渗状态

(一)概述

高血糖高渗状态(HHS)是糖尿病急性代谢紊乱的另一临床类型,以严重高血糖、高血浆渗透压、脱水为特点,无明显酮症酸中毒患者常有不同程度的意识障碍或昏迷。"高血糖高渗状态"与以前所称"高渗性非酮症性糖尿病昏迷"略有不同,因为部分患者并无昏迷,部分患者可伴有酮症。多见于老年糖尿病患者,原来无糖尿病病史,或仅有轻度症状,用饮食控制或口服降糖药治疗。

诱因为引起血糖增高和脱水的因素:急性感染、外伤、手术、脑血管意外等应激状态,使用糖皮质激素、免疫抑制剂、利尿剂、甘露醇等药物,水摄入不足或失水,透析治疗,静脉高营养疗法等。有时在病程早期因误诊而输入大量葡萄糖液或因口渴而摄入大量含糖饮料可诱发本病或使病情恶化。

(二)临床表现

本病起病缓慢,最初表现为多尿、多饮,但多食不明显或反而食欲缺乏,以致常被忽视。渐出现严重脱水和神经精神症状,患者反应迟钝、烦躁或淡漠、嗜睡,逐渐陷入昏迷、抽搐,晚期尿少甚至无尿。就诊时呈严重脱水、休克,可有神经系统损害的定位体征,但无酸中毒样大呼吸。与DKA相比,失水更为严重、神经精神症状更为突出。

(三)诊断

1.辅助检查

实验室检查:血糖达到或超过 33.3 mmol/L(一般为 33.3~66.8 mmol/L),有效血浆渗透压达到或超过 320 mmol/L(一般为 320~430 mmol/L)可诊断本病。血钠正常或增高。尿酮体阴性或弱阳性,一般无明显酸中毒(CO_2 结合力高于 15 mmol/L),借此与 DKA 鉴别,但有时两者可同时存在。有效血浆渗透压(mmol/L)$= 2 \times (Na^+ + K^+) +$ 血糖(均以 mmol/L 计算)。

2.诊断要点

本症病情危重、并发症多,病死率高于 DKA,强调早期诊断和治疗。临床上凡遇原因不明的脱水、休克、意识障碍及昏迷均应想到本病可能性,尤其是血压低而尿量多者,不论有无糖尿病史,均应进行有关检查以肯定或排除本病。

(四)治疗

治疗原则同 DKA。本症失水比 DKA 更为严重,可达体重 10%~15%,输液要更为积极小心,24 小时补液量可达 6 000~10 000 mL。关于补液的种类和浓度,目前多主张治疗开始时用等渗溶液如 0.9%氯化钠,因大量输入等渗液不会引起溶血,有利于恢复血容量,纠正休克,改善肾血流量,恢复肾脏调节功能。休克患者应另予血浆或全血。如无休克或休克已纠正,在输入生理盐水后血浆渗透压高于 350 mmol/L,血钠高于 155 mmol/L,可考虑输入适量低渗溶液如 0.45%或 0.6%氯化钠。视病情可考虑同时给予胃肠道补液。当血糖下降至 16.7 mmol/L 时开始输入 5%葡萄糖液并按每 2~4 g 葡萄糖加入 1 U 胰岛素。应注意高血糖是维护患者血容量的重要因素,如血糖迅速降低补液不足,将导致血容量和血压进一步下降。胰岛素治疗方法与DKA 相似,静脉注射胰岛素首次负荷量后,继续以每小时每千克体重 0.05~0.10 U 的速率静脉滴注胰岛素,一般来说本症患者对胰岛素较敏感,因而胰岛素用量较小。补钾要更及时,一般不补碱。应密切观察从脑细胞脱水转为脑水肿的可能,患者可一直处于昏迷状态,或稍有好转后又陷入昏迷,应密切注意病情变化,及早发现和处理。

(张 丽)

第八章 老 年 病

第一节 老年心律失常

老年心律失常（ECA）是一种常见的疾病，主要有各种期前收缩、心动过速、心房颤动与扑动、各种房室传导阻滞及病态窦房结构综合征等。同时，老年人各种心血管疾病的发生率增高，更易发生致命性心律失常，其中室性心律失常最常见。

一、期前收缩

期前收缩是在心脏基本节律中出现一个或几个期外收缩，按其起源可以分为室上性（房性与交界性）与室性期前收缩。

（一）病因

（1）期前收缩可发生于无器质性心脏病的正常老年人，称之功能性期前收缩。

（2）期前收缩常见于冠心病、高血压性心脏病、风湿性心脏病、肺源性心脏病、心肌病与心肌炎等器质性心脏病及嗜铬细胞瘤、甲状腺功能亢进等疾病。老年人以冠心病、高血压最常见。

（3）可见于电解质紊乱，如低血钾。

（4）药物作用或中毒，如洋地黄、奎尼丁、肾上腺素等。

（5）心导管检查与心脏手术等机械性刺激。

（二）分型

1.室上性期前收缩

（1）概述：房性期前收缩 P 波提前出现，形态异于窦性 P 波，QRS 形态多正常，有时伴室内差异性传导，房室交界性期前收缩 QRS 提前出现，形态多为正常，P 波多掩盖于 QRS 中，或出现在 QRS 前。PR 间期小于 0.12 秒，在 Ⅱ、Ⅲ、AVF 导联 P 波倒置，此即逆行性 P 波，或出现在 QRS 之后，PR＜0.12 秒。老年人室上性期前收缩较常见。部分患者发展成房性心动过速和心房颤动。

（2）治疗：①室上性期前收缩无明显症状且对患者血流动力学影响甚微者，可以不治疗；②由于情绪激动及烟酒过度引起的期前收缩，应去除诱因，口服地西泮等镇静剂；③患者症状明显，心功能尚可，可以口服维拉帕米 40～80 mg，每天 3 次，或口服 β_1 受体阻滞剂如美托洛尔 12.5～50.0 mg，每天 1 次。严密观察心律，酌情减量；④如果患者心功能不良，口服地高辛 0.25 mg，每天 1 次,或酌情调整剂量。

2.室性期前收缩

(1)概述:室性期前收缩 QRS 波群宽大畸形并提前出现。其前无相关 P 波。其后常有完全性代偿间歇期。室性期前收缩可以单个出现。也可以成对出现。或呈二联律、三联律及并行心律形式出现。

(2)治疗:①无明显症状的功能性期前收缩不必治疗。②室性期前收缩引起心悸、胸闷等临床症状者。可以口服美西律 0.1~0.2 g,每天 3 次,或普罗帕酮 0.15 g,每天 3 次,或胺碘酮 0.2 g,每天 3 次,达到总量 5 g 后减量维持。③洋地黄过量引起的室性期前收缩,应立即停用洋地黄,可用氯化钾 2~3 g 加入 5% 葡萄糖中滴注,同时口服氯化钾溶液,必要时缓慢推注苯妥英钠 125 mg。④下述室性期前收缩对血流动力学影响较大,因为可能发展成室性心动过速或心室颤动,故应予以高度重视,严重器质性心脏病,尤其是患急性心肌梗死,严重心脏病瓣膜病患者;心功能不良,射血分数低于 40% 者;临床症状明显,有眩晕、黑蒙或晕厥者;心电图:室性期前收缩呈 Lown3 级以上表现者(多源、成对、连续 3 个以上或有 R-on-T 现象);心肺复苏后出现室性期前收缩者;心电图伴有 QT 间期延长者。

紧急控制室性期前收缩可以推注利多卡因 50~100 mg。有效后以 1~4 mg/min 速度维持滴注。或将普罗帕酮 70 mg 加入 50% 葡萄糖 20 mL 中滴注。或缓慢静脉注射 10% 硫酸镁 10~20 mL。

二、心动过速

(一)窦性心动过速

1.概述

窦性心律超过 100 次/分者称之为窦性心动过速,最高可 180 次/分。窦性心动过速时症状轻重不一,一般只有心率超过 140 次/分才需治疗,但二尖瓣狭窄及冠心病患者轻度窦性心动过速就可以引起明显症状,应及早治疗。再则健康老年人,最好心率随着年龄的增大而降低,平均心率在老年人也有下降的趋势,因此老年人出现窦性心动过速时,常比年轻人的症状更明显,常需要处理。

2.治疗

(1)若无明显的心肺功能不全,首选 β 受体阻滞剂,如阿替洛尔每次使用 6.25~12.50 mg。每天 1~2 次。

(2)心力衰竭引起的窦性心动过速,口服地高辛 0.25 mg,每天 1 次,或者静脉注射毛花苷 C 0.2~0.4 mg。

(二)阵发性室上性心动过速

1.概述

阵发性室上性心动过速(PSVT)心率 150~250 次/分。节律齐整。QRS 一般不增宽。偶尔合并束支阻滞。PSVT 包括以下 7 种类型。

(1)窦房结折返性心动过速(SNRT)。

(2)心房内折返性心动过速(LART)。

(3)心房自律性心动过速(AAT)。

(4)房室结折返性心动过速(AVNRT)慢快型。

(5)房室结折返性心动过速(AVNRT)快慢型。

(6)预激综合征房室折返性心动过速(AVRT)顺向型。

(7)预激综合征房室折返性心动过速(AVRT)逆向型。

2.病因

PSVT 常见于无器质性心脏病患者,近年认为预激综合征及房室结双通道是 PSVT 常见原因,少数情况下 PSVT 可合并先天性心脏病,风湿性心脏病或冠心病。心房自律性心动过速可见于冠心病及洋地黄中毒等情况,在老年人较多见。

3.治疗

(1)终止 PSVT 发作:①刺激迷走神经的方法仍为首选措施,但老年人应以刺激咽部为宜,不宜按压颈动脉窦及眼球,否则可能导致心跳、呼吸停止。②如上述方法无效。患者无心力衰竭及低血压。可首选维拉帕米 5～10 mg 加入 50％葡萄糖 20 mL 中,缓慢静脉注射,或用普罗帕酮 70～150 mg 加入 50％葡萄糖 20 mL 中,静脉注射。③如患者有心力衰竭。可用毛花苷 C 0.4～0.8 mg 加入 50％葡萄糖 20 mL 静脉推注,但是预激综合征合并心房颤动者。禁用毛花苷 C 和维拉帕米。④如果血压低,可用去氧肾上腺素 5 mg 或甲氧明 10 mg 加入 5％葡萄糖 100 mL 中静脉滴注,使血压升至 17.3～20.0 kPa,反射性刺激迷走神经而使 PSVT 终止。但应慎用。⑤对于血压低心功能不良的 PSVT 患者。或预激综合征合并逆向 AVRT 心房颤动患者。可用直流电转复。

(2)防止 PSVT 复发:①患者本人应掌握 1～2 种兴奋迷走神经而终止发作的方法,如刺激咽喉催吐、憋气等;②频繁发作期间可以口服维拉帕米 40～80 mg,每天 3 次,或普罗帕酮 0.15 g。每天 3 次,以防止发作;③近年来,电消融治疗各型 PSVT 效果良好,成功率可达 90％以上,并发症少,已迅速推广普及。

三、室性心动过速

(一)概述

老年人室性心动过速有随年龄增高的趋势。据报告,健康老年人的室性期前收缩的发生率高达 64％～90％。其中 62％～80％为多源性。

室性心动过速是危险性心律失常,可致血流动力学严重障碍,心排血量减少,从而出现心力衰竭或休克,或者转变成心室颤动而致命。

室性心动过速可分为单形性与多形性两种。单形性室性心动过速是 3～6 个以上室性期前收缩连续出现。QRS 宽大畸形,但形态基本一致,在其中可见融合波与窦性夺获,使 QRS 波不整。房室传导大多数呈分离状态,多形性室性心动过速 QRS 形态多,围绕等电位线扭转,多伴有 QT 间期延长。称之尖端扭转型室性心动过速。

(二)病因

(1)老年人恶性心律失常,多见于器质性心脏病。75％死于冠心病,10％死于心肌病,10％死于心脏瓣膜病及高血压性心脏病、心肌炎等。

(2)药物中毒或药物作用:洋地黄、奎尼丁与锑剂中毒等。

(3)心脏内操作机械刺激,见于心导管检查、心脏造影与心脏手术等。

(4)有些室性心动过速患者无器质性心脏病,称之为特发性室性心动过速,如起源于右心室流出道与左心室心尖部的室性心动过速等,对血流动力学影响较小。

(三)治疗

(1)终止单形性室性心动过速发作:①静脉推注利多卡因 50～100 mg。必要时 5～10 分钟后重复。但 20 分钟内总量不超过 250 mg 为宜。有效后以 1～4 mg/min 滴速维持。②普罗帕酮 70～150 mg 加入 50％葡萄糖 20 mL 中静脉注射。③如果药物治疗无效。可用 100～200 J 直流电转复。

(2)预防复发:①可以口服美西律 0.1～0.2 g。每天 3 次。②如美西律无效,可选用普罗帕酮片 0.15 g。每天 3 次或口服胺碘酮 0.2 g,每天 3 次,7 天后减量。长期口服注意其不良反应,胺碘酮的主要不良反应有皮疹、甲状腺功能紊乱、角膜后沉着物、肺硬化及视力障碍等,普罗帕酮的主要不良反应有眩晕、恶心、呕吐,并可能引起其他心律失常。③某些类型特发性室性心动过速与单源性室性心动过速可试用电消融或外科治疗。④消除不利因素。注意可能存在的低钾血症和/或低镁血症、洋地黄中毒等。应予以纠正或消除;有无抗心律失常药物本身所诱发或加重的心律失常。如普托帕酮长期使用的老年人。促心律失常的发生率超过 10％;有无心肌梗死或失代偿的心功能不全;对有明显的左冠状动脉主干或三支冠状动脉病变者。应考虑作冠状动脉搭桥术。

(3)尖端扭转型室性心动过速的治疗:①去除诱因,由药物引起者,停用奎尼丁、胺碘酮等致心律失常药物,低血钾者补充氯化钾,家族性 Q-T 延长综合征用 β 受体阻滞剂治疗。②给予 10％硫酸镁 20 mL 加入 50％葡萄糖 20 mL 缓慢静脉注射,有效后用 8 mg/min 速度滴注维持。③点滴异丙肾上腺素。1 mg 加 5％葡萄糖 500 mL 中。滴速从 1 mL/min 开始渐增,使心律维持在 100～120 次/分。改善心肌传导。缩短 QT 间期。可以终止室性心动过速,或者心脏起搏治疗。④禁用ⅠA、ⅠC及Ⅲ类抗心律失常药物。因为这些药物会延长 QT 间期,使尖端扭转型室性心动过速恶化。

四、颤动与扑动

(一)心房颤动

1.概述

心房失去协调收缩,呈快速乱颤,称之为心房颤动。心房频率为 350 次/分左右,心室率快且极不整齐,为 100～160 次/分。临床检查可见心音强弱不等、有脉搏短绌等。心房颤动可呈阵发性,也可呈持续性,轻者无症状,重者可致心悸、气短及胸闷等。二尖瓣狭窄合并快速房颤可致肺水肿。心房颤动是老年人常见的心律失常,约占老年人心律失常的 20％。

2.病因

(1)常见于心脏及传导系统退行性病变(约占 60％)。

(2)肺源性心脏病引起的心房颤动约占 20％,若肺功能较差,则呼吸功能改善后可使心房颤动自然消失,否则即使复律,则心房颤动也极易复发。

(3)高血压心脏病(约占 10％)。

(4)冠心病、甲状腺功能亢进症、预激综合征等。

(5)由风湿性心脏病引起的心房颤动,若心脏明显扩大,并有心功能不全者,心房颤动不宜复律。

(6)无明显原因的特发性心房颤动。

3.治疗

(1)减慢心室律：①口服地高辛，使心室率降至100次/分以下，其中8％患者可以转成窦性心律。由于房颤时心排血量减少，具有正性肌力作用的洋地黄制剂常为首选；②心功能较好者可以口服维拉帕米40～80 mg，或阿替洛尔25 mg，或美托洛尔50 mg，每天3次。

(2)转复成窦性心律：①药物心律转复法对发病时间72小时以内，超声心动图证实无二尖瓣疾病和左心衰竭者，可用氟卡尼2.0 mg/kg，静脉注射1次。不低于15分钟完成。成功后口服索他洛尔80 mg，2次/天，维持窦性心律，或交替口服氟卡尼50～100 mg，和胺碘酮200 mg，1次/天。如用胺碘酮，按每公斤体重5 mg给药，一般先用150 mg加入5％葡萄糖50～100 mL中静脉滴注，若未复律，再加150 mg。据报道，每公斤体重5 mg给药不致心肌收缩力的抑制，而每公斤体重10 mg可致心功能减退。若有奎尼丁，则剂量宜小，以每天0.4～0.6 g为宜，无效时不必再加大剂量。老年人对奎尼丁的毒性作用较为敏感，使用时应慎重；②直流电心律转复对发病时间小于12个月。经超声心动图，甲状腺功能试验和胸部X线检查，证实无明显瓣膜疾病、左心室功能无严重障碍、左心房直径小于50 mm者，可选取进行一个月的抗凝治疗，然后用100～150 J电量进行直流电击，成功后，再按前述方法口服抗心律失常药物，随访2年。

(3)抗凝治疗：心房颤动不论是否伴有二尖瓣狭窄均易致动脉栓塞，尤其是脑动脉栓塞。动脉栓塞常见于房颤发生的数天至数周及转复后，据报道，有卒中危险因素而未经抗凝治疗者，每年至少有4％～5％的人发生卒中。因老年房颤患者发生卒中的脑损害较重，有半数以上患者致死或遗留严重残疾，故抗凝治疗用以预防房颤患者的卒中已成定论，抗凝剂可选用阿司匹林50～300 mg，每天1次口服。如果发生了动脉栓塞，急性期可以滴注肝素，恢复期常用醋硝香豆素或华法林等药物口服，使凝血酶原时间长至对照值的2倍。

(二)心房扑动

1.概述

心房扑动时P波消失，代之以规整的扑动波(F波)频率250～350次/分，房室传导比例不等，从2：1至4：1，心室率125～175次/分，QRS不增宽，药物治疗后室率可减慢，心房扑动常不稳定，有时可以转变成心房颤动。

2.病因

同心房颤动。

3.治疗

(1)减慢心室律，改善血液循环：主要使用延缓房室传导的药物。通常首选洋地黄制剂。如地高辛0.25 mg每天1～2次。或者静脉注射毛花苷C0.4～0.8 mg。如果患者心功能尚好。也可使用维拉帕米口服或静脉注射。

(2)将心房扑动转变为窦性心律：给予较大剂量的洋地黄，地高辛首剂0.5 mg，以后每4小时0.25 mg，直至总量达3 mg，或者毛花苷C静脉注射，1天总量可达1.2 mg，可使部分心房扑动转变成窦性心律，但要谨防洋地黄中毒，心功能较好者，可以口服或静脉注射维拉帕米，或给予奎尼丁0.2 g，3次/天，最有效的转复方法是电转复律，可用20～40 J小量直流电同步转复，成功率达90％以上。

(3)防止复发：转复成功后，要长期口服地高辛维持，0.125～0.250 mg。每天1次，或口服奎尼丁0.2 g，每天3次，防止复发的根本方法是去除病因，例如手术治疗风湿性心脏瓣膜病，顽固性心房扑动引起血流动力学障碍者可试用电消融治疗。

(三)心室扑动与颤动

1.概述

心室扑动与颤动均为致命性心律失常,多见于严重心脏病、中毒与临终状态,发作时血压迅速降至 0。继而意识丧失,应分秒必争进行抢救,心室扑动时,心电图 QRS-T 波消失,变成正弦样波形,每分钟 150～250 次,心室颤动是心电图变成振幅不等、大小不一的颤动波,每分钟150～300次。

2.治疗

(1)现场急救:立即去除病因。及早进行心肺功能复苏及直流电非同步除颤。使用能量300～400 J。

(2)预防复发:可长期口服有效抗心律失常药物,如胺碘酮,或者安装心脏自动转复除颤器(AICD 与 PCD)。

五、窦性过缓性心律失常

窦性过缓性心律失常包括窦性心动过缓、窦性停搏、窦房传导阻滞与病态窦房结合征,在老年人中多见。

(一)窦性心动过缓

窦性心律每分钟低于 60 次。称之为窦性心动过缓(窦缓)。心电图 P 波形态正常。

1.病因

(1)生理性:心脏窦房结构中的起搏细胞随着年龄的增大而减少,故正常老年人的心率随着年龄增大而呈降低的趋势,老年人的心脏传导系统也发生退行性改变,60 岁时,左束支纤维束紧保留不到一半,代之以纤维组织增长,并且可见微小钙化。

(2)药物性:β 受体阻滞剂、维拉帕米、胺碘酮、利血平、吗啡、洋地黄、可乐定等药物可致窦缓。

(3)病理性:某些心肌梗死及缺血性心脏病、心肌病(如心肌淀粉样变)、病态窦房结综合征、颅内压升高、流感或伤寒等传染病,以及阻塞性黄疸等。

2.治疗

(1)无症状者不必治疗老年人心率在 55 次/分以上时常无症状,但心率降到 40 次/分时即引起眩晕,进一步降低时可致晕厥。

(2)阿托品口服 0.3 mg,或氨茶碱 0.1 g,每天 3 次,必要时静脉注射阿托品 0.5 mg,无心肌缺血时,滴注异丙基肾上腺素,滴速 1～2 μg/min,效果更好。

(3)烟酰胺:烟酰胺可增加呼吸链的逆氢作用,从而促进线粒体中能量的产生,有助于恢复窦房结和传导系统的功能,一般开始每天用 400 mg 静脉滴注,无不良反应后 600～1 000 mg/d 滴注。

(二)窦性停搏

窦性心律中有一段停顿,停搏时间不是 P-P 间期的倍数。见于某些心肌梗死、心肌纤维化及退行性变、洋地黄中毒,或者迷走神经张力亢进等情况,治疗上与窦性心动过缓相同。

(三)窦房传导阻滞

窦性心律中有一段停顿,其间期恰好是基础 P-P 间期的整数倍,即为窦房传导阻滞。窦房传导阻滞分为 Ⅰ 度、Ⅱ 度与 Ⅲ 度,在体表心电图上,只能诊断出 Ⅱ 度窦房传导阻滞,对 Ⅰ 度与 Ⅲ 度窦房传导阻滞不能诊断。二度Ⅰ型窦房传导阻滞表现 P-P 间期逐渐缩短,之后出现间歇,间歇期小于两个 P-P 间期之和,窦房传导阻滞的原因与治疗与窦性心动过缓相同。

(四)病态窦房结综合征

1.概述

病态窦房结综合征系因窦房结与其周围心房肌器质性病变使窦房结功能障碍所致,迷走神经功能亢进加重窦房结功能失常。主要表现:①为持续性心动过缓,每分钟心率低于 50 次;②窦房阻滞与窦性停搏;③严重窦性心动过缓。窦性停搏或窦房传导阻滞与房性心动过速、心房颤动或扑动交替出现,即快慢综合征。上述异常可通过心电图、动态心电图进行诊断,有些病例在运动试验或静脉注射阿托品 1～2 mg 后,心率不能达到 90 次,必要时,进行食管心房调搏,测定窦房结恢复时间＞2 秒,均可以诊断为病态窦房结综合征。

2.治疗

(1)药物治疗:阿托品 0.3 mg,溴丙胺太林 15 mg,麻黄碱 30 mg,氨茶碱 0.1 g,均每天 3 次,可以暂时加快心率,缓解症状。必要时滴注异丙基肾上腺素,每分钟 1～2 μg,效果更好,但上述药物长期应用不良反应大,患者难以耐受。

(2)起搏治疗:出现下述情况者应考虑安装人工心脏起搏器:①严重心动过缓窦性停搏,以致出现阿-斯综合征,威胁患者生命者;②严重心动过缓(心率小于 40 次/分)而致心力衰竭、晕厥等症状,药物治疗无效者;③慢性病窦综合征患者药物治疗困难者,因为加速心率的药物常易诱发房性心动过速,安装人工心脏起搏器后可使生活质量改善。

(王忠平)

第二节　老年扩张型心肌病

一、分类

心肌病可分为两类:一类病因不明的原发性心肌病,有三种类型,即扩张型心肌病、肥厚型心肌病及限制型心肌病。克山病及围生期心肌病的表现类似扩张型心肌病,以往曾划入原发性扩张型心肌病,后因其有独特的发病特点而从原发性心肌病中划分出来;另一类为病因明确的或与全身性疾病有关的继发性心肌病,如酒精性心肌病、糖尿病性心肌病、尿毒症性心肌病等。在此仅就老年人中常见的扩张型心肌病加以叙述。

二、病因

至目前病因尚不明确,可能与下列因素有关。

(一)病毒感染

临床上部分扩张型心肌病,是由病毒性心肌炎延续而来,尤其是苛萨奇 B 病毒感染,故有人称之为"心肌炎后心肌病"。

(二)家族遗传

扩张型心肌病中 10%～20% 有家族史,并能检测出一些遗传学异常,故有"家族性心肌病"

的提法。

（三）营养不良

肝硬化患者并发本病的较多，还有一些营养不良的中老年人的发病率也较高，这提示本病可能与营养因素有关，在营养不良的情况下，体内必需的氨基酸或一些微量元素缺乏可能会导致患病。

三、诊断

（一）临床表现

（1）扩张型心肌病是最常见的心肌病，尤以中老年人居多，50～70岁集中，男性多于女性。

（2）主要症状为疲乏无力，心悸气短，劳力性呼吸困难，进而出现夜间阵发性呼吸困难，高枕位或端坐性呼吸困难。

（3）主要体征为不明原因的心脏扩大（呈普大型）、心力衰竭（左心衰竭或全心衰竭）、心律失常（各种心律失常，以期前收缩、房颤多见）。此外，心尖区可闻及收缩期杂音，为左心室扩大造成二尖瓣关闭不全所致，少数患者可闻及短促的舒张期杂音，为二尖瓣相对狭窄引起，上述杂音随心衰加重而减弱或消失，心衰控制又可闻及，肺动脉第二音可因肺动脉高压而增强。早期由于心排血量增加血压可升高，到中晚期心排血量减少，血压下降，脉压差缩小。疾病晚期可出现胸腔积液、腹水、肝大、黄疸等。

（二）实验室及特殊检查

1.血、尿、便常规检查

多为正常，病程长者可有贫血、低蛋白血症，肝、肾功能异常，心肌酶谱多为正常或轻度升高。

2.心电图

可有心室肥厚，ST段及T波改变，偶见异常Q波，但缺乏特异性，而多种心律失常并存是扩张型心肌病心律失常的特点。

3.超声心动图

扩张型心肌病超声心动图检查有特征性改变，腔大，各房室腔扩大，早期可仅有左心室腔扩大；壁薄，心室壁变薄；口小，指二尖瓣开放幅度减小，亦有主动脉根部内径缩小；广泛性运动减弱，早期亦可呈节段性运动异常；心功能不全，部分患者可见附壁血栓。

4.X线检查

早期多为左心室扩大，逐渐全心扩大呈普大型，晚期全心显著扩大，透视下呈静而少动的心影，有时很难与大量心包积液区别。

（三）鉴别诊断

扩张型心肌病的高发年龄，同样也是高血压心脏病、冠心病的高发年龄，而且临床表现又有许多相似之处。因此，对其鉴别具有重要的临床意义。

1.冠心病

扩张型心肌病与冠心病都可有ST-T改变及异常Q波，心律失常、心功能不全及胸痛，因此，必须加以鉴别。

鉴别要点为以下几点。

（1）冠心病多有反复心绞痛发作病史，有的曾发生过心肌梗死。

（2）冠心病的心力衰竭是发生在中晚期后或发生在急性梗死之后，而扩张型心肌病一开始就有心力衰竭表现。

（3）冠心病以左心室扩大为主，室壁活动为节段性运动异常；而扩张型心肌病是全心扩大，室壁运动普遍减弱。

（4）冠状动脉造影，冠心病有冠状动脉狭窄，而扩张型心肌病则无此改变。

2.高血压心脏病

（1）扩张型心肌病亦可有血压升高，应与高血压心脏病相鉴别，但扩张型心肌病的血压升高是在心衰初期血压轻度升高，随心衰加重而血压下降，高血压导致高血压心脏病往往有较严重的高血压，且在多年高血压之后发生心脏改变，最后发生心力衰竭，这些容易与扩张型心肌病相鉴别。

（2）高血压心脏病以左心室肥厚伴有主动脉增宽、延长、迂曲为特征；而扩张型心肌病则以心脏普大、心腔扩大、室壁变薄为特征，二者不难鉴别。

3.心包积液

（1）心包积液患者有奇脉，心尖冲动点在心浊音界内侧，卧床时心底部浊音界增宽，扩张型心肌病无此征象。

（2）超声心动图检查，心包积液时心包内有液性暗区，而心脏大小、室腔及室壁厚度多正常，因此可明确与扩张型心肌病鉴别。

四、治疗

扩张型心肌病到目前尚无特效治疗方法，一般采取如下措施。

（一）一般治疗

避免劳累，戒酒，禁用对心脏有害的药物，防治合并感染，改善营养状况。

（二）纠正心力衰竭

扩张型心肌病心力衰竭常为初发表现，心力衰竭的治疗，与其他疾病所致的心力衰竭基本相同。

1.正性肌力药物

首选洋地黄制剂，但应注意此类患者由于心脏特大，易发生洋地黄中毒，用量宜偏小。

2.血管扩张剂

硝酸甘油、异山梨酯扩张静脉，减轻前负荷，对改善心功能有益。

3.转换酶抑制剂

卡托普利、依那普利等，可通过减轻心脏前后负荷改善心功能，并可使 β 受体上调，恢复心脏储备功能。

4.β 受体阻滞剂

心衰患者常伴有心肌 β 受体密度下调，心肌储备能力下降，致使药物疗效降低或无效，为提高心肌β受体密度，改善心肌反应性，在收缩压不低于 12 kPa、心率不低于 60 次/分情况下，可试用 β 受体阻滞剂，如美托洛尔或阿替洛尔 6.25 mg 每天 2～3 次，连用 3～6 个月，可使心功能改善，并可预防恶性心律失常发生。

（三）抗心律失常

多种心律失常合并发生是扩张型心肌病的特征，故有效地抗心律失常对改善心功能、预防猝死是有益的。

(四)心脏移植

因目前对扩张型心肌病常无特效的药物,对晚期患者心脏移植可以说是改善预后的唯一有效手段。术后 1 年存活率 80%,5 年存活率 60%～70%。

(王忠平)

第三节　老年睡眠呼吸障碍

一、病因和发病机制

大多数患者可以找到导致睡眠时反复发生呼吸停顿和/或低通气的因素,包括睡眠时呼吸控制异常、睡眠姿势和体位、循环时间和心排血量、上气道形态学改变及遗传因素等。

(一)中枢性 SDB 的发病机制

如表 8-1 所示。

表 8-1　中枢性睡眠呼吸暂停的发病机制

呼吸调节或肌肉功能的缺陷
中枢性肺泡低通气综合征(原发、继发)、呼吸神经肌肉疾病、呼吸驱动短暂的波动、睡眠开始时的不稳定性
继发于高通气引起的低碳酸血症、低氧血症、如心肺疾病、心血管疾病、肺充血、中枢神经系统疾病、循环时间的延长
中枢呼吸驱动反射性抑制
食管反流
吸入
上气道塌陷

(二)阻塞性 SDB 的发病机制

阻塞性 SDB 发病的三个基本特征已阐明。

(1)上气道的阻塞,常见咽部。如肥胖患者上气道周围脂肪增多,气道外压增高,导致管腔狭窄,肢端肥大症、甲状腺功能减退症,可能由于上气道组织增生或黏液水肿,导致管腔狭窄且易于塌陷;咽部、舌和下颌解剖结构异常,如下颌后缩或下颌过小,颈子过粗过短等到也可导致管腔狭窄。

(2)咽腔的大小受上气道肌肉张力影响,醒觉时气道肌张力较高,睡眠时上气道肌张相应降低,快动眼睡眠期(REM)肌张力最低,此期呼吸暂停的次数往往最多。OSAS 患者上气道肌纤维断裂、神经脱髓鞘,导致肌张力下降,也是气道管腔易于塌陷的重要原因。

(3)咽腔的大小取决于咽腔关闭压和开放压的平衡,吸气时胸膜腔内压降低,管壁倾向于塌陷;呼气时胸膜腔内压增高,管壁倾向于开放,因此气流限制和呼吸停顿仅发生在吸气相。

(三)遗传因素

SDB 有家族聚集倾向。长相的遗传,使得家族中许多人有易患 SDB 的颌面测量学特征。研究发现对高碳酸血症和低氧的敏感也有家族性,睡眠中易于发生周期性呼吸。肥胖亦有遗传倾向。

二、病理生理改变与临床表现

SDB 的主要病理生理变化是睡眠期间反复出现呼吸暂停或低通气所导致的低氧血症和/或高碳酸血症,以及睡眠结构的改变,引起一系列的临床表现和多器官功能的损害(见图 8-1)。包括睡眠期间的症状,白天的症状和器官功能的损害与并发症。

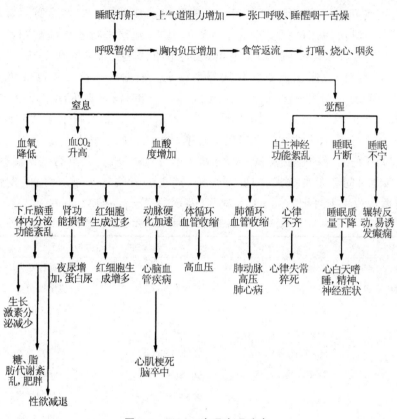

图 8-1　OSAS 病理生理改变

(一)睡眠期间的症状

打鼾是 OSAS 的主要症状,由于气流通过狭窄的咽部时咽腔软组织发生颤动所致,老年患者即使病情较重,鼾声可能较小;夜间憋醒与窒息,个别严重者可因窒息而死亡;其他症状还有失眠、遗尿、惊叫、夜游等。

(二)白天的症状

白天过度困倦(excessive daytime sleepiness,EDS)往往是 OSAS 最突出的症状,因夜间反复睡眠中断,睡眠质量下降所致。轻者仅有注意力不集中,间歇打瞌睡。严重患者在与人谈话,甚至驾车、骑自行车时也会打瞌睡。晨起头痛,多见于女性。可出现神经精神症状,如记忆力减退、性格改变、焦虑、抑郁等,老年患者尤其明显。老年患者嗜睡程度低于非老年患者,即 EDS 与 AHI 并不呈正相关。

(三)器官功能损害和并发症的表现

患者可能出现性功能障碍、易疲劳等症状,病情持久可引起或加重多个系统的疾病,如高血压、心脑血管疾病、肺心病和呼吸衰竭、糖尿病等,有时这些疾病可能是就诊的主要症状,而没有注意 SDB 的存在。

三、诊断与鉴别诊断

SDB 的诊断并不难,根据病史、体征和对睡后 15 分钟以上的观察,则可做出推测性诊断。注意 SDB 的易患因素:①40～60 岁的男性患者。②肥胖。③上气道或颌面的异常如扁桃体肥大、腭垂肥大粗短或下颌后缩畸形、小颌等。④甲状腺功能减退。⑤经常服用镇静药物。⑥饮酒。但确诊分型,了解疾病轻重程度和治疗效果的观察,则须进行多导睡眠图(PSG)的监测检查,观察患者睡眠时整夜脑电图、眼动图、肌电图、心电图、脉搏、血氧饱和度(SaO_2)的记录,用热敏电阻测定鼻和口腔气流、阻抗以及胸腹式呼吸测定。根据呼吸紊乱指数(RDI)将 SDB 分为轻、中重度三级。轻度 RDI 5～10 次/小时,最低 $SaO_2 \geqslant 86\%$;中度 RDI 20～50 次/小时,最低 SaO_2 80%～85%;重度 RDI>50 次/小时,最低 $SaO_2 \geqslant 79\%$。多次睡眠潜伏时间试验(mutiple sleep latency test,MSLT),可评估患者嗜睡的程度,对 SDB 的诊断有一定价值。方法是让患者白天在无灯光、无任何刺激的睡眠实验室内每隔 2 小时检查一次,共进行 5 次睡眠检查,观察患者 5 次的平均入睡时间。正常成人平均 12 分钟,严重患者往往小于 5 分钟,发作性睡病小于 8 分钟,同时有两次或以上可记录到 REM 睡眠(表 8-2)。

表 8-2 鼾症患者诊断和处理示意图

临床表现	检查	诊断	处理
无症状,无呼吸暂停证明	不需睡眠检查		预防性劝告
无症状,无呼吸暂停证明	初筛检查	正常	预防性劝告
		异常	OSAS 治疗
轻至中度白天嗜睡	初筛检查	明显异常	OSAS 治疗
	AutoCPAP 系统诊断	轻度异常或正常	预防性劝告
	全夜多导睡眠监测	OSAS	OSAS 治疗
		无 OSAS	其他治疗或进一步检查
严重白天嗜睡,右心衰竭,高碳酸血症	全夜多导睡眠检测	不能诊断 OSAS	其他治疗或进一步检查
		诊断 OSAS	积极治疗 OSAS

影像学检查包括 X 线摄片、CT、MPI 以及纤维支气管镜检查等,主要用于判断下颌形态,阻塞部位,对手术的指征和手术方法有指导意义。

有些睡眠疾病也有 EDS 症状,须与 SDB 相鉴别,如发作性睡病、不宁腿症和周期性肢体运动症,这些疾病有的可能与 SDB 并发。

四、治疗

(一)内科治疗

1.一般治疗

建议患者戒烟酒,睡觉取右侧卧位,睡前勿饱食,避免服用安眠药及停止注射睾酮,治疗与发病有联系的疾病。肥胖者须控制体重,逐渐减肥,使体重下降 5%～10%,对改善症状及睡眠呼吸暂停,提高 SaO_2,有肯定疗效。对合并甲状腺功能减退症患者,逐渐补充甲状腺素的治疗,可使睡眠呼吸暂停完全消失或显著改善。对肢端肥大症患者,手术切除垂体肿瘤或服用控制生长激素分泌的药物,亦可减轻症状,避免病情发展。

2.药物治疗

使用增加上气道开放,减低上气道阻力的药物,如麻黄碱滴鼻或非特异性抗炎药喷鼻(如丁地曲安西龙等)。服用呼吸兴奋剂,如甲羟孕酮。服用普罗替林和氯丙嗪,可抑制快眼动睡眠,减轻由此引起的低通气和呼吸暂停。

3.经鼻面罩持续气道正压通气(CPAP)治疗

CPAP 对 OSAS 患者尤以中重度及中枢性 SDB 患者是一个常用的最有效的首选取治疗。CPAP 治疗后患者的呼吸暂停次数减少或消失,SaO_2 上升,睡眠结构改善,生活质量提高。坚持应用,可改善远期预后。目前双水平正压通气,(BiPAP)具有吸气、呼气正压可分别调节及呼吸、同步等到功能,增加了患者 CPAP 治疗的适应性,扩大了临床应用范围(表 8-3)。

表 8-3 鼻 CPAP 和鼻通气治疗指征

鼻 CPAP 指征	鼻通气指征
阻塞性呼吸睡眠暂停	伴有神经肌肉疾病的呼吸衰竭
中枢性呼吸睡眠暂停	脊柱侧突
睡眠呼吸暂停伴慢性肺病	中枢性呼吸睡眠暂停
夜间间哮喘	
严重打鼾	

4.口腔正畸及矫治器治疗

根据作用方式和部位的不同,大致分为三类。

(1)鼾声治疗装置,仅用于治疗鼾声的矫治,不适用于治疗 OSAS。其作用部位大多在较腭。如由 Paskow 发明的可调节性软腭上托器,其原理是通过矫治器的塑料扣,轻轻地上托软腭,并限制软腭在睡眠期间颤动,来降低或消除鼾声。

(2)舌治疗装置,引舌向前以防止上气道阻塞的治疗方法。由 Samelson 发明的舌治疗装置,其作用原理是在睡眠期间戴用时,其前端的囊腔内产生负压,通过该负压吸引舌体向前,但患者的耐受差,影响推广使用。

(3)改变下颌姿势的矫治器,用于治疗轻、中度的 OSAS。其原理可能是通过前移和/或向下移动下颌位,使颏舌肌等肌肉张力增大,从而使舌根部及舌骨向前移,最终扩大上气道,并促进儿童下颌生长发育。适宜于不能耐受 CPAP、行外科手术危险性较大的、阻塞部位在下咽部及时治疗又不积极配合者。

(二)外科治疗

治疗的目的解决 OSAS 患者上气道狭窄和梗阻。由于手术为有创性手段,应严格掌握手术适应证,手术疗法更多地用于对 CPAP 治疗不适应的患者。气管切开或气管造口术,对 OSAS 伴严重夜间睡眠时低氧导致的昏迷、肺心病、心力衰竭或心律失常的患者,是解除上气道阻塞引起的致命性窒息最有效的救命措施。由于 CPAP 治疗的应用,需要此种手术治疗者已减少。鼻阻塞性疾病的治疗,该治疗须根据不同的原因及鼻塞的严重程度,而采用鼻翼的修复术、鼻中隔矫正术、鼻息肉摘除术、肥大下鼻甲切除术,及腺样体摘除术等。腭垂腭咽成形术(Uppp)是目前较常用的手术治疗方法,其手术指征为长软腭、过多的侧咽壁及扁桃体组织肥大。颌面外科手术,适合于下颌异常的患者。

五、预后

国内外均有资料显示,严重 OSAS(RDI>30 次/小时),如不治疗,远期死亡率增加。

(王忠平)

第四节 老年慢性腹泻

老年慢性腹泻指腹泻每天 3 次以上呈持续或反复出现,腹泻多由慢性消化系统疾病所致;也有由消化系统以外的慢性疾病以及其他原因所引起,病因主要为器质性的,有时也有功能性的。

一、病因

(一)肠源性
(1)慢性细菌性痢疾。
(2)慢性阿米巴性痢疾。
(3)肠道寄生虫感染。
(4)肠道菌群失调症。
(5)非特异性溃疡性结肠炎。
(6)局限性肠炎。
(7)肠道肿瘤(小肠淋巴瘤、结肠癌)。
(8)肠功能紊乱。

(二)胃源性
如萎缩性低胃酸性胃炎、胃癌、胃切除术后造成胃酸及胃蛋白酶减少,以致食物消化障碍所致,胃内未消化的食物常大量倾入肠内,引起肠蠕动增加,而发生腐败性消化不良性腹泻。

(三)胰源性
如胰腺疾病,特别是慢性胰腺炎,胰淀粉酶、胰脂肪酶、胰蛋白酶分解障碍,导致消化不良、慢性腹泻,常表现为脂肪泻(脂肪从粪便中排出增加)。

(四)胆源性
如胆管疾病,胆盐不足造成食物(主要是脂肪)消化障碍,而导致慢性腹泻。

(五)肠功能紊乱
肠功能紊乱,造成食物消化、吸收障碍,而发生慢性肠泻,临床称吸收不良综合征。

(六)全身性疾病
甲状腺疾病、肾上腺疾病、糖尿病、尿毒症及免疫功能低下等均可发生慢性腹泻。

二、诊断

(一)病史询问
慢性腹泻如上所述可为许多疾病共同症状(共性),但每种疾病均有其特殊病史及症状(特性),病史询问可获其特殊病史及症状,是诊断的重要依据。如曾患有急性痢疾,而后遗留慢性腹泻,则很可能为慢性痢疾;患有慢性胰腺炎者其慢性腹泻则胰原性的可能性大等等。

(二)大便检查

大便检查对慢性腹泻的诊断与鉴别诊断有特别重要的价值。

(1)细致多次观察新鲜排出的全部大便,脓血便可见于慢性结肠炎、结肠直肠癌、慢性痢疾、血吸虫病等;大便量多、颜色浅淡、外观无黏液,水样或粥样,见于原发性吸收不良综合征、小肠炎;腹泻间歇期间大便形如羊粪,上附大量黏液,可见于痉挛性结肠。

(2)大便镜检有无红、白细胞、溶组织阿米巴、寄生虫等,可明确慢性腹泻的病因学诊断。大便痢疾杆菌培养和肠菌谱鉴定,对诊断慢性痢疾及肠道菌群失调有重要意义。

(三)肠镜检查

通过肠镜可直接窥视肠黏膜的病变,并可在直视下采取黏膜或溃疡分泌物检查或做活体组织检查。近年来应用口式小肠黏膜活检装置,对诊断某些慢性小肠疾病有重要价值。

(四)胃肠钡餐检查

胃肠钡餐检查可发现小肠功能性与器质性病变。

(五)试验性治疗

试验性治疗即选用某种药物进行疗效观察,可作为诊断指标。例如抗生素、甲硝唑、胰酶、胃蛋白酶合剂、考来烯胺等,常能根据疗效对某些疾病做出肯定与否定的推断。

三、治疗

(一)一般治疗

老年慢性腹泻的治疗,关键在于明确病因,进行病因治疗,即根据不同病因采取各自的有效疗法。对有些病因不明的腹泻或某些基础病因目前尚无特效治疗者,则进行对症及支持疗法,如补充液体,维持水、电解质及酸碱平衡,也可考虑给阿片酊、可待因等以减少排便频度。

(二)特殊治疗

临床上难以治疗的又常遇到的溃疡性结肠炎的治疗原则有以下几点。

1.控制感染

用阿莫西林、甲硝唑、小檗碱及柳氮磺胺吡啶长时间(1~2年)、交替口服或肛门栓剂。

2.肾上腺皮质激素

地塞米松 2.5 mg 或泼尼松 20 mg 加生理盐水 100 mL,每晚灌肠 1 次,好转后改为每周2~3 次,疗程 1~3 个月,内可加用小檗碱。

3.中药治疗

锡类散 1 支、生肌散 2 支加生理盐水 100 mL 灌肠,每晚 1 次。

4.免疫抑制剂

硫唑嘌呤可减轻结肠黏膜炎症,适合反复发作、特别对柳氮磺胺及肾上腺皮质激素无效的患者,1.5 mg/kg,分次口服,疗程 3~6 个月。注意此药常有胃肠道反应及白细胞数减少,老年人免疫功能低下者不宜应用。

5.对症治疗

如止痛、止泻、补充营养、纠正贫血等亦应根据患者的具体情况给予相应的治疗。

(鲁　娜)

第五节 老年便秘

老年便秘是指排便次数减少,同时排便困难,粪便干结。正常人每天排便1~2次或2~3天排便1次,便秘患者每周排便少于2次,并且排便费力,粪质硬结、量少。随着人口的老龄化趋势,便秘已成为老年病中一种高发性疾病,65岁以上老年人便秘的发生率约为30%,便秘由于能引起胃肠及心脑血管方面的并发症而危及老年人的健康,严重影响老年人的生活质量。

一、病因和发病机制

(一)与增龄有关

老年人便秘的患病率较青壮年明显增高,主要是由于随着增龄,老年人的食量和体力活动明显减少,胃肠道分泌消化液减少,肠管的张力和蠕动减弱,腹腔及盆底肌肉乏力,肛门内外括约肌减弱,胃结肠反射减弱,直肠敏感性下降,使食物在肠内停留过久,水分过度吸收引起便秘;此外,高龄老人常因老年性痴呆或精神抑郁症而失去排便反射,引起便秘。

(二)不良生活习惯

1.饮食因素

老年人牙齿脱落,喜吃低渣精细的食物或少数患者图方便省事,饮食简单,缺少粗纤维使粪便体积缩小,黏滞度增加,在肠内运动缓慢,水分过度吸收而致便秘。此外,老年人由于进食少,食物含热量低,胃结肠通过时间减慢,亦可引起便秘。

2.排便习惯

有些老年人没有养成定时排便的习惯,常常忽视正常的便意,致使排便反射受到抑制而引起便秘。

3.活动减少

老年人由于某些疾病和体型肥胖等因素,致使活动减少,特别是因病卧床或乘坐轮椅的患者,因缺少运动性刺激以推动粪便的运动,往往易患便秘。

(三)精神心理因素

患抑郁、焦虑、强迫观念及行为等心理障碍者易出现便秘,据Merkel等研究表明,1/3便秘患者抑郁、焦虑方面的评分明显增高。

(四)肠道病变

肠道的病变有炎症性肠病、肿瘤、疝、直肠脱垂等,此类病变导致功能性出口梗阻引起排便障碍。

(五)全身性病变

全身性疾病有糖尿病、尿毒症、脑血管意外、帕金森病等。

(六)医源性(滥用泻药)

由于长期使用泻剂,尤其是刺激性泻剂,可因损伤结、直肠肌而产生"导泻的结肠",造成肠道黏膜及神经的损害,降低肠道肌肉张力,反而导致严重便秘。此外,引起便秘的其他药物还有如鸦片类镇痛药、抗胆碱类药、抗抑郁药、钙通道阻滞剂、利尿剂等。

正常排便包括产生便意和排便动作两个过程。进餐后通过胃结肠反射,结肠运动增强,粪便向结肠远端推进。直肠被充盈时,肛门内括约肌松弛,同时肛门外括约肌收缩,使直肠腔内压升高,压力刺激超过阈值时即引起便意。这种便意的冲动沿盆神经、腹下神经传至腰骶部脊髓的排便中枢,再上行经丘脑到达大脑皮质。如条件允许,耻骨直肠肌和肛门内、外括约肌均松弛,两侧肛提肌收缩,腹肌和膈肌也协调收缩,腹压增高,促使粪便排出。老年人这组肌肉静息压普遍降低,黏膜弹性也减弱,甚至肛门周围的感受器的敏感性和反应性均有下降,使粪便易堆积于壶腹部而无力排出。老年人脑血管硬化容易产生大脑皮质抑制,胃结肠反射减慢,容易产生便秘。新近的研究表明,血胃肠激素参与控制结肠的动力,如血管活性肠肽、血浆胰多肽、胃动素、生长激素、缩胆囊素等,激素的改变可能在老年便秘发病中起重要的作用。

二、临床表现及并发症

便秘的主要表现是排便次数减少和排便困难。许多患者的排便次数每周少于2次,严重者长达2～4周才排便一次。然而,便次减少还不是便秘唯一或必备的表现,有的患者可突出地表现为排便困难,排便时间可长达30分钟以上,或每天排便多次,但排出困难,粪便硬结如羊粪状,且数量很少。此外,有腹胀、食纳减少,以及服用泻药不当引起排便前腹痛等。体检左下腹有存粪的肠襻,肛诊有粪块。

老年人过分用力排便时,可导致冠状动脉和脑血流的改变,由于脑血流量的降低,排便时可发生晕厥,冠状动脉供血不足者可能发生心绞痛、心肌梗死,高血压者可引起脑血管意外,还可引起动脉瘤或室壁瘤的破裂、心脏附壁血栓脱落、心律失常甚至发生猝死。由于结肠肌层张力低下,可发生巨结肠症,用力排便时腹腔内压升高可引起或加重痔疮,强行排便时损伤肛管,可引起肛裂等其他肛周疾病。粪便嵌塞后会产生肠梗阻、粪性溃疡、尿潴留及大便失禁,还有结肠自发性穿孔和乙状结肠扭转的报道。

三、诊断和鉴别诊断

便秘可能是唯一的临床表现,也可能是某种疾病的症状之一。对于便秘患者,应了解病史、体格检查,必要时做进一步的检查,以明确是否存在消化道机械性梗阻,有无动力障碍。

(一)询问病史

详细了解便秘的起病时间和治疗经过,近期排便时间的改变,问清排便次数,有无排便困难、费力及大便是否带血,是否伴有腹痛、腹胀、上胃肠道症状及能引起便秘的其他系统疾病,尤其要排除器质性疾病。如病程在几年以上病情无变化者,多提示功能性便秘。

(二)体格检查

体格检查能发现便秘存在的一些证据,如腹部有无扩张的肠型,是否可触及存粪的肠襻。进行肛门和直肠检查,可发现有无直肠脱垂、肛裂疼痛、肛管狭窄,有无嵌塞的粪便,还可估计静息时和用力排便时肛管张力的变化。

(三)特殊检查

1.腹部平片

腹部平片能显示肠腔扩张及粪便存留和气液平面,可确定器质性病变如结肠癌、狭窄引起的便秘。

2.钡灌肠

钡灌肠可了解结肠、直肠肠腔的结构。

3.结肠镜及纤维乙状结肠镜

结肠镜及纤维乙状结肠镜可观察肠腔黏膜以及腔内有无病变和狭窄,还可发现结肠黑变病。

4.肛管直肠压力测定

肛管直肠压力测定可以帮助判断有无直肠、盆底功能异常或直肠感觉阈值异常。

5.球囊逼出试验

球囊逼出试验有助于判断直肠及盆底肌的功能有无异常。

6.盆底肌电图检查

盆底肌电图检查可判断有无肌源性或神经源性病变。

7.结肠传输功能实验

结肠传输功能实验可帮助了解结肠传输功能。

8.排粪造影

排粪造影有助于盆底疝及直肠内套叠的诊断。

四、治疗

(一)非药物治疗

1.坚持参加锻炼

对 60 岁以上老年人的调查表明,因年老体弱极少行走者便秘的发生率占 15.4%,而坚持锻炼者便秘的发生率为 0.21%,因此,鼓励患者参加力所能及的运动,如散步、走路或每天双手按摩腹部肌肉数次,以增强胃肠蠕动能力。对长期卧床患者应勤翻身,并进行环形按摩腹部或热敷。

2.培养良好的排便习惯

进行健康教育,帮助患者建立正常的排便行为。可练习每晨排便一次,即使无便意,亦可稍等,以形成条件反射。同时,要营造安静、舒适的环境及选择坐式便器。

3.合理饮食

老年人应多吃含粗纤维的粮食和蔬菜、瓜果、豆类食物,多饮水,每天至少饮水 500 mL,尤其是每天晨起或饭前饮一杯温开水,可有效预防便秘。此外,应食用一些具有润肠通便作用的食物,如黑芝麻、蜂蜜、香蕉等。

4.其他

防止或避免使用引起便秘的药品,不滥用泻药;积极治疗全身性及肛周疾病;调整心理状态,良好的心理状态有助于建立正常排便反射。

(二)药物治疗

1.促动力药

西沙必利是新一代全胃肠促动力药,对老年便秘疗效较好。可缩短胃肠通过时间,增加排便次数。

2.泻药

(1)润滑性泻药:大多是无机矿物油,容易通过肠腔而软化粪便,可以口服或灌肠。此类制剂主要有甘油、液状石蜡,适宜于老年人心肌梗死后或肛周疾病手术后,避免用力排便,对药物性便秘无效。长期使用会影响脂溶性维生素 A、维生素 D、维生素 E、维生素 K 之吸收,还会引起肛门瘙痒和骨软化症。餐间服用较合适,避免睡前服用,以免吸入肺内引起脂性肺炎。

(2)容积性泻药:为含有较高成分的纤维素或纤维素衍生物,它有亲水性和吸水膨胀性的特点,可使粪便的水分及体积增加,促进肠蠕动而转运粪便。此类药有金谷纤维王、美特泻、康赐尔。适宜用于低渣饮食的老年人,不但通便,还能控制血脂、血糖,预防结肠癌的发生。在服用时必须同时饮 240 mL 水或果汁,以免膨胀后凝胶物堵塞肠腔而发生肠梗阻。

（3）刺激性泻药:此类药物含有蒽醌,可刺激结肠蠕动,6～12 小时即有排便作用,但会产生腹痛、水及电解质紊乱等不良反应。此类药物有果导、番泻叶、舒立通、大黄苏打等。长期使用可丧失蛋白质而软弱无力,因损害直肠肌间神经丛而形成导泻的结肠。此类制剂含有蒽醌,长期摄取后在结肠黏膜下会有黑色素沉积,形成所谓的结肠黑变病。

（4）高渗性泻剂:如山梨醇、乳果糖溶液是含不被吸收糖类的电解质混合液。乳果糖是一种合成的双糖,由一分子果糖与一分子半乳糖连接而成,人体内不含有能将它水解为单糖的酶,因此乳果糖口服后能完整地通过胃肠道到达结肠,并分解为单糖,随后分解为低相对分子质量的有机酸,增加肠腔的渗透压和酸度,从而易于排便。乳果糖(杜秘克)口服 15～30 mL/d,24～48 小时即有排便功效。

（5）盐性轻泻药:如硫酸镁、磷酸钠,由于渗透压的作用会很快增加粪便中水分的含量,半小时后即可产生突发性水泻。此类泻剂可引起电解质紊乱,不宜长期使用,对有粪便嵌塞者可灌肠排出粪便。有肾功能不全者不宜使用含镁制剂。

（6）通便胶囊:系纯中药制剂,具有"健脾益肾、润肠通便"的功能。本品用量小,通便作用可靠,具有"通而不泻,补不滞塞"的特色。每次 2～4 粒,2～3 次/天,1～2 天即可通便,通便后改为每次 1～2 粒,1 次/天。

（三）综合序贯疗法

对于习惯性便秘,在训练定时排便前,宜先清肠,即用生理盐水灌肠清洁肠道,2 次/天,共 3 天。清肠后检查腹部,并摄腹部平片,确定肠内已无粪便嵌塞。清肠后可给石蜡油,5～15 mL/(kg·d),或乳果糖 15～30 mL/d,使便次至少达到 1 次/天。同时鼓励患者早餐后解便,如仍不排便,还可鼓励晚餐后再次解便,使患者渐渐恢复正常排便习惯。一旦餐后排便有规律地发生,且达到 2～3 个月以上,可逐渐停用液状石蜡或乳果糖。在以上过程中,如有 2～3 天不解便,仍要清肠,以免再次发生粪便嵌塞。文献报道,这种通过清肠、服用轻泻剂并训练排便习惯的方法,治疗习惯性便秘,其成功率可达到 70%～80%,但不少会复发。

（四）生物反馈治疗

生物反馈治疗是一种以意念去控制机体功能的训练,以前被用来治疗大便失禁,近年已有较多文献报道用于治疗盆底肌肉痉挛性便秘,包括气囊生物反馈法和机电生物反馈法两种,其通便的成功率可达 75%～90%。反馈治疗法是将特制的测压器插入肛门内,通过仪器的显示器,可获得许多信息,包括肛门括约肌的压力、直肠顺应性、肛直肠处的感觉敏感性,使患者自己感到何时可有排便反应,然后再次尝试这种反应,启发排便感觉,达到排除粪便的目的。

（五）中医药治疗

大量文献报道,中医药在治疗老年便秘方面颇有特效,如炒决明子 60 g,压粉,每次服 3 g,早晚各一次。加味增液汤、芍药甘草汤、加味硝菔通结汤、增液润肠丸等,从人的整体角度出发,合理运用气血津液、阴阳脏腑基本理论,从不同角度用药,既可治表又可治本。此外,尚有运用中医理论,采取足底推拿、自我按摩、肛前推按、穴位注射等方法治疗老年便秘,均可使气血通畅,大便自调。

五、预防

坚持参加适当的体育锻炼,有意培养良好的排便习惯,合理饮食,注意补充膳食纤维。膳食纤维对改变粪便性质和排便习惯性很重要,纤维本身不被吸收,能使粪便膨胀,刺激结肠运动。这对于膳食纤维摄取少的便秘患者,可能更有效。含膳食纤维最多的食物是麦麸,还有水果、蔬菜、燕麦、玉米、大豆、果胶等。此外,应积极治疗全身性及肛周疾病,防止或避免使用引起便秘的药品,培养良好的心理状态,均有利于便秘的防治。

(鲁 娜)

第六节 老年前列腺癌

前列腺癌是男性泌尿生殖系统中最重要的肿瘤,也是人类特有的疾病。本病多发生在 50 岁以上,随年龄增长而增加,国外尸检资料显示,60 岁组病例中的 1/3、70 岁组病例中的 1/2、80 岁组病例中的 3/4 存在着无临床症状的潜伏性前列腺癌。我国属于前列腺癌的低发区,但随着人类长寿、诊断技术的提高以及环境改变,我国的前列腺癌已较为多见,成为我国老年男性的常见肿瘤。

一、病因

前列腺癌的病因不明,大量临床资料提示,前列腺淋病、病毒及衣原体感染、性活动强度及激素的影响可能与发病有关。另外,高脂肪饮食、大量饮酒、环境污染及职业因素(过多接触镉)与发病也有一定关系。近年来的研究表明,细胞的遗传学损伤在前列腺癌的发病过程中起着重要作用。环境因素如放射、化学物质、物理损伤所致的 DNA 突变或其他类型异常,即原癌基因的激活和抑癌基因的丢失或突变,可在敏感细胞中产生致癌作用。

二、病理

前列腺癌最多发生于后叶,两侧叶偶有发病。前列腺癌一般分为三个类型。①潜伏型:小而无症状,不转移,常见于尸检。②临床型:有局部症状,侵犯明显,而转移较晚。③隐藏型:原发灶小、不易被发现,但常有早期广泛转移。

95%的前列腺癌为腺癌,少数为黏液癌、移行上皮癌和鳞状上皮癌。肿瘤多发生在前列腺外周带,约 85%的前列腺腺体内有多个病灶。

前列腺癌可直接蔓延至尿道、膀胱颈、精囊及膀胱三角,但很少侵及直肠。淋巴转移最常累及闭孔及髂内淋巴结,髂外、髂总、主动脉旁和锁骨上淋巴结亦可累及。血行转移最常见的为骨转移,部位依次为骨盆、腰椎、股骨、胸椎、肋骨等。另外尚可转移至肺及肝脏。

三、临床表现

早期前列腺癌常无症状,当肿瘤增大,阻塞尿路时可出现与前列腺增生相似的症状,如尿流缓慢、尿频、尿急、排尿不尽、排尿困难等。血尿并不常见,晚期可出现腰痛、腿痛、大便困难等局部受侵、压迫的症状。一些患者以转移症状就医,而无前列腺原发症状。

四、诊断

早期前列腺癌临床不易诊断,血清酸性磷酸酶(PAP)及前列腺特异抗原(PSA)测定有时可提供线索。潜伏型的前列腺癌常在尸检中发现。对50岁以上患者,出现膀胱颈阻塞症状时经直肠指诊扪及前列腺硬结节,常提示前列腺癌。肿瘤晚期腺体增大坚硬、结节状、固定时诊断较易。常辅以下列检查以最后明确诊断。

(一)生化检查

血清酸性磷酸酶(PAP)、前列腺特异抗原(PSA)的检测对肿瘤的诊断、分期及预后的判断均有帮助。

(二)超声波检查

B型超声通过对前列腺异常回声的部位、包膜形态,对膀胱颈、直肠的侵犯情况等的探测,有助于诊断及分期,经直肠的腔内超声检查对前列腺癌的诊断更为准确。

(三)影像学检查

静脉尿路造影可发现肿瘤压迫所致的输尿管、肾盂积水。骨骼照片可发现骨转移灶,放射性核素骨扫描更早、更易发现骨转移灶。CT及MRI分辨率高,对肿瘤的诊断及分期更为准确,但对早期病变诊断仍困难。

(四)活体检查

前列腺活检可以明确前列腺结节的性质及肿瘤病理分级,是诊断前列腺癌最可靠的方法,常采用B超引导下经直肠细针穿刺抽吸活检,此法操作简便,穿刺准确可靠,创伤小,是可疑前列腺癌的首选诊断方法。

五、鉴别诊断

前列腺癌须与前列腺良性疾病如前列腺增生、慢性前列腺炎等相鉴别,PAP及PSA测定和血浆锌的测定均有助于良恶性的鉴别。

六、分期

(一)国际抗癌联盟(UICC)修订后的前列腺癌 TNM 分期

1.T——原发肿瘤

T_x:原发肿瘤无法估计。

T_0:未发现肿瘤。

T_{1a}:切除标本中偶然发现(<5%的切除标本)。

T_{1b}:切除标本中偶然发现(>5%的切除标本)。

T_{1c}:指检未发现,PSA检出。

T_{2a}:肿瘤不到一叶的1/2。

T_{2b}:肿瘤超过一叶的1/2,但非两叶。

T_{2c}:肿瘤侵及两叶。

T_{3a}:单侧包膜外扩散。

T_{3b}:侵及一侧或两侧精囊;双侧包膜外扩散。

T_{4a}:侵犯膀胱颈、外括约肌或直肠。

T_{4b}：侵入肛提肌或盆壁固定。

2.N——区域淋巴结

N_0：无区域淋巴结转移。

N_1：有区域淋巴结转移。

3.M——远处转移

M_0：无远处转移。

M_{1a}：骨转移。

M_{1b}：其他部位转移，有或无骨转移。

(二)北美地区较多采用的分类法

A 期：在前列腺中有局灶的改变(直径<5 mm)或仅有镜下改变。

B 期：肿瘤结节直径不低于 5 mm 或多发性，但均局限在包膜内，局限于一叶为 B1 期。两叶均有累及为 B2 期。

C 期：肿瘤超出前列腺包膜，累及精囊、尿道及膀胱。

D 期：有远处转移。有淋巴转移，主要为盆腔、腹主动脉旁者为 D1 期；有骨及其他脏器转移者为 D2 期。

七、治疗

前列腺癌的治疗主要有内分泌疗法、化学疗法、放射疗法及手术疗法。

(一)内分泌疗法

内分泌治疗是晚期前列腺癌的主要治疗方法，常用的方法有雌激素治疗，抗雄性激素类药物治疗，促性腺释放激素类似物促进剂及肾上腺酶合成抑制剂治疗等。

(二)化学治疗

内分泌治疗失败后，可选用单药或联合化疗，常用药物有环磷酰胺(CTX)、阿霉素(ADM)、紫杉醇、长春新碱(VCR)、雌莫司汀(EMP)、顺铂(DDP)、氟尿嘧啶(5-Fu)等。

(三)调强放射治疗

1.靶体积的确定

前列腺腺癌的大体肿瘤靶区(GTV)较难分辨，因而无法单独勾画。有些研究者使用 MR 光谱或 ProstaScint 扫描等功能性影像检查区分需增加剂量的 GTV，但这些还在研究探索中。

临床靶区(CTV)有前列腺，有或无精囊、前列腺旁淋巴结(表 8-4)，勾画范围取决于患者的危险指数(低、中、高)。

表 8-4　前列腺癌 IMRT 各靶区及剂量详细说明

靶	低危病变(剂量)	中危病变(剂量)	高危病变(剂量)
CTV1	前列腺±相邻的精索(74 Gy)	前列腺和相邻的精索(76~78 Gy)	前列腺，肉眼所见包膜外病变和邻近精囊 *(76~78 Gy)
CTV2	无资料	远端精囊(56 Gy)	远端精囊和前列腺旁淋巴结(56 Gy)

* 对 T_3b 疾病：只要不是包括精囊全部，均可全量照射。

低危组的 CTV 包及前列腺±邻近的精囊。高危组，包及前列腺、精囊、前列腺旁淋巴结。

根据最近美国放射治疗协作组（RTOG）94-13报告,高危患者前列腺旁淋巴结和精囊旁淋巴结区也该考虑包括在CTV中½。高、中、低危各组患者IMRT靶区的确定。

2.靶区的勾画

在Fox Chase癌症中心,前列腺、精囊、前列腺旁淋巴结区域在MRI上勾画,MRI与CT模拟同时记录勾画结果。这两种扫描互相在1小时内获取数据。如单用CT模拟扫描,前列腺体积会因为较难精确确定前列腺尖端、基底和放射状边缘而多估计了30％～40％。

3.计划靶区的确定

计划靶区（PTV）是一个另加边缘形成的区域,将所有的靶位置的不确定因素都考虑在内,包括患者每天摆位和治疗期间因直肠充盈、膀胱充盈和呼吸所致的体位变动的误差。

考虑每次治疗的移动,需再增加1.1 cm的边界以确保治疗时CTV位于PTV95％区域内。为了减少这种不确定性,必须对前列腺进行固定(如每天直肠内放置气球)或每天对其位置进行确定(如摄植入标记的照射野片,治疗室内每天经腹超声检查或每天CT扫描)。虽然俯卧位前列腺移动会增加,但放疗时移动范围很小。

在Fox Chase癌症中心使用绝对PTV边缘,即向后外放5 mm,其他方向外放8 mm。如果每天用Nomos BAT超声系统(Nomos Corporation,Sewickey,PA)做影像扫描来纠正每天位置移动,患者开始治疗时就可以使用这种较紧的边界。

4.剂量详细说明

在前列腺特异抗原时期就有一些剂量递增试验证实了三维适形放疗治疗患者对剂量的反应。似乎中度危险患者获益的呼声最高。

这些发现也在M.D.安德生肿瘤中心发表的前瞻性随机试验中得到了回应,其结果显示治疗前前列腺特异抗原大于10的患者放疗78 Gy比放疗70 Gy更不易复发(图8-2)。在这个实验里剂量规定为同中心剂量。

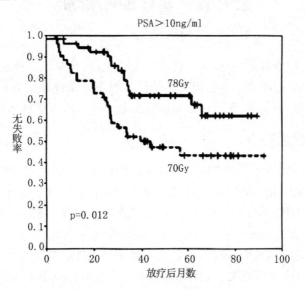

图8-2　Kaplan-Meier无失败生存期

包括生化和临床失败。曲线来自M.D.安德生肿瘤中心的前瞻性随机研究。该研究中患者治疗前PSA>10 ng/mL,治疗剂量为70 Gy或78 Gy。

在 Fox Chase 癌症中心,前列腺癌 IMRT 的给量情况取决于患者的危险度。至少 PTV 的95％(D95)得到处方剂量。

5.正常组织勾画

整个直肠周围线的勾画从坐骨结节到空虚状况下的乙状弯曲处。模拟定位前灌肠,这对计划制定和评估直肠的剂量体积直方图(DVH)会产生一定的不利影响。

在 Fox Chase 癌症中心,因为每天都借助腹部超声确定位置,患者在膀胱半充盈状况下进行治疗。半充盈的膀胱可以使其在放射治疗时受量显著降低。膀胱的全部轮廓线是勾画出来的。目前尚无对尿道、神经血管束或阴茎球部的勾画研究。

(四)手术治疗

手术治疗分根治性前列腺切除术和内分泌腺切除术。目前鉴于诊断的水平和手段有限,确诊时已多为晚期,手术治疗效果不佳。对 C 期或 D 期患者采用内分泌腺(如双侧睾丸)切除是较好的姑息疗法。

八、预后

前列腺癌的预后与其分级、分期的关系极大。A 期的患者,尤其是 A1(T_{1a})期。其治疗与否对生存率不产生影响,有淋巴结转移者预后差。细胞分化好的预后较好。A 期、B 期、C 期及 D 期患者的 5 年生存率分别为 70％、50％、25％。故对进展期前列腺癌,如予以积极治疗,则生存率可有很大提高。

(鲁　娜)

第七节　老年血脂紊乱

血脂紊乱是脂质代谢障碍的表现,属于代谢性疾病,是指血浆中一种或多种脂质成分的增高或降低、脂蛋白量和/或质的改变。血脂紊乱被公认为心血管系统最重要的危险因素之一,大规模临床试验及荟萃分析结果表明,积极治疗血脂紊乱是老年人心血管疾病防治的重要组成部分。

一、老年人血脂代谢特点

血脂是血浆中胆固醇(TC)、甘油三酯(TG)和类脂(如磷脂等)的总称。血脂水平发生变化是老年人的生理特点,基因和环境因素与衰老过程中的脂代谢变化密切相关。根据美国胆固醇教育计划第 3 版成人治疗指南(NCEP ATPⅢ),随着年龄增加,高胆固醇血症患者显著增多[>65 岁的人群中 TC>5.2 mmol/L(200 mg/dL),男性占 60％,女性占 77％]。我国的流行病学调查显示,男性在 65 岁以前,TC、LDL-C 和 TG 水平随年龄增加逐渐升高,以后随年龄增加逐渐降低;中青年女性 TC 水平低于男性,女性绝经后 TC 水平较同年龄男性高。在增龄过程中,HDL-C 水平相对稳定;与欧美国家相比,我国老年人的 TC、LDL-C 和 TG 水平低于西方人群,以轻中度增高为主。

人们提出了许多机制用来说明与年龄相关的血脂蛋白浓度的变化,尤其是 LDL-C 的浓度变化。这些机制包括与年龄相关的进食油脂增加、肥胖、体育锻炼减少,健康状况下降及肝细胞上

LDL 受体数量随年龄增长而逐渐减少、功能减退。血脂紊乱是心脑血管疾病的独立危险因素，随着年龄增长，动脉粥样硬化发生率增加，老年人是发生心脑血管事件的高危人群。

二、病因

血脂紊乱的发生是由于脂蛋白生成加速或者降解减少，抑或两者同时存在。原发的血脂紊乱可能是由于单基因突变所致的生物化学缺陷，也可能是多基因或者多因子所致。继发的血脂紊乱在老年人中更常见，是由于肥胖、糖尿病、甲状腺功能减退及肝、肾疾病等系统性疾病所致。此外，某些药物，如利尿剂、β 受体阻滞剂、糖皮质激素等也可能引起继发性血脂升高。

三、临床表现

多数血脂紊乱的老年患者无任何症状和体征，常于血液常规生化检查时被发现。脂质在血管内皮沉积可引起动脉粥样硬化，由此引起心脑血管和周围血管病变，因此血脂紊乱的首发症状往往与心血管疾病症状相关。

TG 水平中度升高会导致脂肪肝和胰腺炎，如果 TG 水平继续升高则会在背部、肘部、臀部、膝部、手足等部位出现黄色瘤。严重的高甘油三酯血症[TC>5.2 mmol/L(200 mg/dL)]会导致视网膜的动静脉呈白乳状，形成脂血症视网膜炎。某些形式的高脂血症可以导致肝脾肿大，从而出现上腹不适感或者压痛，而患有罕见的 β 脂蛋白不良血症的患者则可能出现手掌黄斑和结节状的黄色瘤。

四、诊断

鉴于目前老年人群的研究数据缺乏，建议老年人血脂紊乱的分类和合适的血脂水平参考2007 年《中国成人血脂异常防治指南》制定的标准，诊断老年人血脂异常时应重视全身系统性疾病，如肥胖、糖尿病、甲状腺功能减退、梗阻性肝病、肾病综合征、慢性肾衰竭等和部分药物，如利尿剂、β 受体阻滞剂、糖皮质激素等及酒精摄入、吸烟引起的继发性血脂异常。对老年患者而言，检测甲状腺功能十分重要，因为无临床症状的甲状腺功能减退与继发性血脂异常相关。

然而，国内外大规模前瞻性流行病学调查结果一致显示，患有心血管疾病的危险性不仅取决于个体具有某一危险因素的严重程度，更取决于个体同时具有危险因素的数目，而仅依靠血脂检查结果并不能真实反映出被检查者的血脂健康水平。当前，根据心血管疾病发病的综合危险大小来决定血脂干预的强度，已成为国内外相关指南所共同采纳的原则。

因此，2011 年 ESC/EAS 血脂指南取消了"血脂合适范围"的描述，更加强调根据危险分层指导治疗策略，建议采用 SCORE 系统将患者的心血管风险分为很高危、高危、中危或低危，以此指导治疗策略的制订。我国仍然采用 2007 年《中国成人血脂异常防治指南》血脂异常危险分层方案，按照有无冠心病及其等危症、有无高血压、其他心血管危险因素的多少，结合血脂水平来综合评估心血管病发病危险，将人群进行危险性分类，此种分类也可用于指导临床开展血脂异常的干预。

五、治疗

(一)老年人降脂治疗的现状

对老年人群的流行病学研究显示，老年人总死亡率及心血管疾病病死率与 LDL-C 水平呈

U 形关系,LDL-C<2 mmol/L(77 mg/dL)或>5 mmol/L(193 mg/dL)时,总死亡率及心血管疾病病死率升高;LDL-C 在 3～4 mmol/L(115～154 mg/dL)时总死亡率及心血管疾病病死率最低。老年人 TC 与心脑血管疾病关系的研究为矛盾结果,多年来人们担心降低 TC 水平对老年人可能存在不利影响,严重影响了调脂药物的临床应用。大量循证医学证据显示,他汀类药物显著减少老年人心血管事件和心血管死亡,强化降脂治疗对老年患者非常有益。另外近年研究显示,血脂异常患者即使经过大剂量他汀类药物强化降胆固醇治疗后仍面临很高的心血管剩留风险,而在 2 型糖尿病、肥胖、代谢综合征和/或心血管病患者中,TG 升高和 HDL-C 降低是构成心血管剩留风险的主要血脂异常表型。因此,在关注高胆固醇血症的危害性及强调他汀类药物在心血管疾病防治中基石地位的同时,亦应充分重视对 TG 增高等其他类型血脂异常的筛查和干预。

(二)血脂紊乱的治疗

1.老年人血脂紊乱治疗的目标水平

基于循证医学证据,结合我国近 10～20 年随访结果,2007 年《中国成人血脂异常防治指南》指出,调脂治疗防治冠心病的临床益处不受年龄影响,对于老年心血管危险人群同样应进行积极调脂治疗。推荐参考 2007 年《中国成人血脂异常防治指南》,根据老年患者的血脂水平和合并的危险因素确定治疗策略及血脂的目标水平。

2.治疗性生活方式的干预

2011 年 ESC/EAS 指南与我国血脂管理指南一致强调治疗性生活方式改变(TLC)是控制血脂异常的基本和首要措施。国际动脉粥样硬化学会于 2013 年 7 月发布的《全球血脂异常诊治建议》也指出生活方式干预的主要目的是降低 LDL-C 和非 HDL-C,其次是减少其他危险因素。提倡用富含纤维的碳水化合物或不饱和脂肪酸代替过多的饱和脂肪酸。提倡减轻体重、规律进行有氧运动,并采取针对其他心血管病危险因素的措施,如戒烟、限盐以降低血压等。

3.药物治疗

对许多患有血脂紊乱存在冠心病风险的老年人而言,治疗性生活方式干预不能有效降低 LDL-C 水平以达到控制目标,需要在健康生活方式改变的基础上开始个体化的调脂药物治疗。临床上供选用的调脂药物主要有他汀类、贝特类、烟酸类、树脂类药物和胆固醇吸收抑制剂,以及其他具有调脂作用的药物,以下做简单介绍。

(1)他汀类:在肝脏合成胆固醇的过程中,羟甲基戊二酰辅酶 A(HMG-CoA)还原酶催化其中的限速反应,他汀类药物可以抑制 HMG-CoA 还原酶,从而减少胆固醇的生成。这类药物有如下作用:上调肝细胞的 LDL 受体,从而使含有 ApoE 和 ApoB 的脂蛋白从循环中清除增多,还使肝脏合成、分泌的脂蛋白减少。他汀类药物降低 LDL-C 水平、增加其清除,并减少极低密度脂蛋白和中等密度脂蛋白(非 HDL-C)等残存颗粒的分泌。所以他汀类药物对 LDL-C 和 TG 水平升高的患者是有效的。临床常用制剂有阿托伐他汀、辛伐他汀、洛伐他汀、氟伐他汀、瑞舒伐他汀、匹伐他汀等。他汀类药物是目前临床上最重要、应用最广的降脂药。现有的临床证据表明,他汀类药物治疗可显著减少老年人心脑血管事件。

(2)贝特类:贝特类药物降低 VLDL 的产生、增加富含 TG 的脂蛋白的清除。后者是通过过氧化物酶体增殖物激活受体(PPAR)α 以及增强脂蛋白脂肪酶的脂解活性来实现的。贝特类药物还能升高 HDL-C 和 ApoA I 的水平,适用于 TG 高、HDL-C 低的患者。临床常用制剂有非诺贝特、苯扎贝特、吉非贝齐等。

(3)烟酸类:烟酸抑制脂蛋白的合成,减少肝脏产生 VLDL,且抑制游离脂肪酸的外周代谢,从而减少肝脏产生 TG、分泌 VLDL,并减少 LDL 颗粒。烟酸促进 ApoA I 产生增多,因此可以升高 HDL-C 的水平。临床常用制剂有烟酸、阿昔莫司等。AIM-HIGH 研究结果显示,烟酸缓释制剂虽然提高了 HDL-C 水平、降低 TG 水平,但并未减少心脏病发作、卒中或其他的心血管事件。临床试验结果的公布对烟酸类药物在心血管病防治中的地位产生较大影响。

(4)树脂类:树脂类药物一般作为治疗高胆固醇血症的二线用药。胆汁酸多价螯合剂在肠道中结合胆汁酸,从而减少了胆汁酸的肝肠循环。这类药上调 7-α 羟化酶促使肝细胞中更多的胆固醇转变成胆汁酸,从而肝细胞中 TC 的含量下降、LDL 受体表达增多,LDL 和 VLDL 残粒从循环中的清除增加。同时,胆汁酸多价螯合剂使肝脏胆固醇合成增加,从一定程度上否定了螯合剂的降 LDL-C 的作用。TG 水平高的患者应用树脂类药物需要注意该类药物会使肝脏产生更多的 VLDL 而致 TG 升高。临床常用制剂有考来烯胺、考来替哌等。

(5)胆固醇吸收抑制剂:胆固醇吸收抑制剂依折麦布抑制肠道吸收胆固醇,使胆汁及食物中运送至肝脏的胆固醇减少,且减少致动脉粥样硬化的残余颗粒中 VLDL、LDL 胆固醇的含量。肠道向肝脏运输的胆固醇减少使得肝细胞 LDL 受体活性增强,从而导致循环中 LDL 的清除增多。

(6)其他调脂药物:普罗布考可以通过渗入到脂蛋白颗粒中影响脂蛋白代谢,降低 TC、LDL-C,也可降低 HDL-C,可用于高胆固醇血症的治疗。n-3 脂肪酸制剂是深海鱼油的主要成分,可降低 TG 和轻度升高 HDL-C。一类全新的降低 LDL-C 药物——人类前蛋白转化酶枯草溶菌素 9(PCSK9)抑制剂,临床研究提示该药能显著降低 LDL-C 水平,有望用于不能耐受他汀类药物或者他汀类药物治疗不能达标的患者。

综上,老年人群同样应该遵循 2007 年《中国成人血脂异常防治指南》,根据患者心脑血管疾病的危险分层及个体特点选择调脂药物,如无特殊原因或禁忌证,应鼓励具有多种心脑血管疾病危险因素的老年人使用他汀类药物。当最大剂量他汀类药物治疗未能达到 LDL-C 目标或不耐受大剂量他汀类药物,可联合使用依折麦布。如果 LDL-C 达标,而非 HDL-C 和 TG 水平明显升高,可加用贝特类药物、烟酸或高剂量的 n-3 脂肪酸,TG 明显升高的患者,需要及时干预,预防急性胰腺炎的发生。

4.老年人药物治疗的安全性

降脂药物较为常见的不良反应是胃肠道不适,少数的不良反应为肝功能异常和肌病,肾损伤、周围神经病变等也曾有报道。总体而言,随着老年人降脂治疗研究的深入,已经证明老年人使用降脂药物是安全有效的;但是无论是血脂紊乱还是药动学、药效学,老年人均有其独特特点,老年人的降脂治疗应在遵循一般原则的前提下,进行个体化治疗,建议应从小剂量开始,并充分考虑到药物相关不良反应,尽可能单药调脂,以避免药物相关肌病的发生,同时密切监测相关症状和生化指标,从而使调脂治疗的获益最大化。

六、关于老年人血脂紊乱有待解决的问题

目前,血脂异常防治指南已经深入临床实际,但关于他汀类药物治疗的观察与思考仍未停止。60 岁以上老年人的他汀类药物治疗,无论是一级预防还是二级预防,总体是获益的。但对于 80 岁以上老年人存在是否还要进一步分层、制订新的他汀类药物治疗目标及剂量选择的问题。目前已经公布的关于降脂治疗的临床试验缺乏 80 岁以上人群研究的结果,缺乏专为高龄老

年人设计的前瞻、随机、对照、大规模临床试验。

在血脂研究领域,针对 LDL-C 降脂达标是老年人血脂紊乱治疗的主要目标,升高 HDL-C 和综合降脂治疗对老年人预后的影响是未来应关注的热点,期待更多专为老年人群设计的大规模随机临床试验,以解决老年人降脂治疗中存在的问题。

(鲁 娜)

第八节 老年性贫血

老年性贫血是老年人群的一种常见病。近年来,老年人贫血的患病率有上升趋势。据资料统计,老年人贫血患病率已达到 50%～55%。同时老年人出现贫血后,由于其各组织及器官代偿能力差,并可影响到其他疾病,因而防治老年贫血应引起人们的重视。

一、定义

任何原因或不明原因所致的老年人全血红细胞数(RBC)、血红蛋白含量(HGB)和红细胞比容(HCT)低于健康老年人的正常值的一种病理状态称为老年性贫血。

二、诊断标准

世界卫生组织(WHO)的标准是 HGB 低于 130 g/L(男性)和 120 g/L(女性)。国内目前尚无 60 岁以上老年人贫血的统一标准,鉴于老年人的红细胞计数和血红蛋白浓度在男、女之间差别不大,目前认为白仓提出的 RBC<3.5×10^{12}/L,HGB<110 g/L,HCT<0.35 作为老年人贫血的标准较为合适。

三、病因

老年人贫血也和其他年龄者一样,有各种不同病因贫血;随着年龄不同,各种贫血的患病率也有所不同(表 8-5)。

表 8-5 不同年龄的各种贫血患病率

贫血类型	年龄(岁)		
	20～29	40～49	>60
缺铁性贫血	20.26%	10.1%	12.3%
巨幼细胞性贫血	1.0%	0.7%	3.2%
溶血性贫血	1.3%	1.0%	1.0%
再生障碍性贫血	3.3%	4.0%	0.7%
血压恶性病	13.9%	5.3%	2.7%
慢性病贫血	63.3%	71.9%	81.2%

从表中可见,慢性病贫血是最多见的贫血,随着年龄增长,患病率也增多。缺铁性贫血在老年人中比年轻人明显减少,但仍位居老年性贫血原因第二位。巨幼细胞性贫血较为增多,老人恶

性血液病患病率相对较低。

老年性贫血病因较多,可能是单一因素或多种因素共同引起的。常见的原因是营养不良或继发于其他全身性疾病。

(一)失血过多

如消化道肿瘤、消化性溃疡、上消化道出血、痔疮出血等。

(二)红细胞生成减少

1.骨髓造血功能不良

如感染、内分泌障碍、慢性肾功能不全、结缔组织病、骨髓病性贫血、再生障碍性贫血等使骨髓造血功能受损,导致血红蛋白浓度下降。

2.造血物质缺乏

人体内造血所需的原料主要是铁、铜、维生素 B_1、维生素 B_6、维生素 C、叶酸、蛋白质等,上述任何一种物质缺乏都可导致贫血。

(三)红细胞破坏过多

在正常情况下,红细胞的生成和破坏处于平衡状态。如果各种原因导致红细胞破坏加速,超过骨髓的代偿能力,则出现贫血。

1.红细胞内在缺陷所致的贫血

如遗传性球形细胞增多症、红细胞葡萄糖、磷酸脱氢酶(G6PD)缺乏、海洋性贫血等,上述情况在老年人中少见。

2.红细胞外因素所致的溶血

(1)感染,如疟原虫、溶血链球菌等感染。

(2)免疫性溶血性贫血。

(3)常继发于淋巴瘤、白血病等。

(4)药物,长期服用降糖药、利尿剂、抗癫痫药等。

(5)其他如脾功能亢进、血型不合的输血后溶血等。

四、临床特点

(1)老年人贫血以继发性贫血多见,约占87.1%。此与老年人相伴随的某些疾病,如肿瘤、感染、肾功能不全、慢性失血、某些代谢性疾病等以及应用药物有关。如发生原因不明的进行性贫血,则一定要考虑恶性肿瘤的可能性。即使是轻度贫血也要仔细寻找原因。

(2)老年人由于各器官有不同程度衰老,且常有心、肺、肝、肾及脑等其他脏器疾病,造血组织应激能力差,因而对贫血的耐受能力低,即使轻度或中度贫血,也可以出现明显的症状,特别是在迅速发生的贫血。

(3)多表现为心脑血管病的症状,因而易忽略贫血的检诊。

(4)老年人贫血易出现中枢神经系统症状而导致误诊。一些老年患者往往以神经、精神等首发症状而就诊,如淡漠、忧郁、易激动、幻想、幻觉等,甚至出现精神错乱。

(5)老年人由于皮肤色素沉着,眼睑结合膜充血,使皮肤黏膜的表现与贫血程度不呈平行关系。

(6)老年人贫血多为综合因素所致,如有的患者既有胃肠道疾病,对叶酸、维生素 B_{12} 吸收障碍导致的营养不良性巨幼细胞性贫血,又同时有慢性失血所致的缺铁性小细胞性贫血。因而在临床表现和实验室检查方面均表现不典型,给诊断治疗带来困难。

(7)老年人免疫器官及其活性都趋向衰退,血清 IgM 水平下降,自身免疫活性细胞对机体正常组织失去自我识别能力,故易发生自身免疫性溶血性贫血。

五、老年人常见的贫血

(一)老年缺铁性贫血

缺铁性贫血是指体内可用来制造血红蛋白的贮存铁已用尽,红细胞生成受到障碍时发生的小细胞低色素性贫血。缺铁性贫血在老年人中较常见,仅次于慢性病性贫血,男、女患病率无明显差别。老年人由于肥胖、高脂血症、糖尿病,过分限制肉、肝、蛋类等含铁多的食物,使铁的摄入不足,消化功能的减退(胃肠道黏膜萎缩、胃酸缺乏)造成铁的吸收不良,以及慢性胃肠道疾病引起慢性失血是老年人缺铁性贫血最主要的三个原因。

1.临床特点

(1)老年女性因已不受月经妊娠和哺乳的影响,患病率与男性无差异。

(2)贫血症状和体征与中青年人的不同之处是老年人吞咽时疼痛、舌萎缩、口角皲裂的发生率较高。

(3)常可出现血液中红细胞、白细胞、血小板的数量减少。

2.诊断

(1)主要症状及体征:疲劳乏力,嗜睡,耳鸣,食欲减退,心慌气短(活动后加重),情绪不稳定,面色苍白,皮肤和毛发干燥,踝部浮肿及下肢浮肿,心率加速,心尖区收缩期杂音。

(2)实验室检查:表现为小细胞低色素性贫血,MCV$<$80 μm^3,HGB$<$110 g/L,RBC$<$3.5$\times$$10^{12}$/L;血清铁降至 10.7 μmol/L 以下,血清铁蛋白低于 12 μg/L,血清铁饱和度低于 16%。

(3)骨髓象示红细胞大小不等,中心浅染;铁染色含铁血黄素颗粒消失,铁粒幼细胞大多数消失。

(4)诊断要点:具有典型症候的诊断并不难,可据病因、红细胞形态、铁代谢检查、骨髓红色变化及铁染色做出诊断。铁剂治疗性试验是诊断缺铁性贫血一种简单可靠的方法。缺铁性贫血患者每天口服铁剂后,短期内网织红细胞计数明显升高,5～10 天达高峰,以后又降至正常。这种反应仅出现于缺铁性贫血。

缺铁性贫血确诊后,必须进一步查明缺铁原因。必须进行全面系统的体格检查,特别注意消化道检查,如有无溃疡病、痔疮、肠道寄生虫等。女性患者特别注意月经情况及妇科检查。大便潜血试验应作为任何原因不明的缺铁性贫血的常规检查。再根据所发现的线索进一步作针对性的特殊检查,如影像学及生物化学、免疫学检查等。力求探明引起缺铁及缺铁性贫血的原因。

3.治疗

(1)病因治疗:老年人缺铁性贫血首先要查明病因。病因治疗对纠正贫血及防止其复发均有重要意义。单纯的铁剂治疗有可能使血象好转或恢复正常,但对原发疾病不做处理,将不能巩固疗效。

(2)铁剂治疗:口服铁剂。①硫酸亚铁 0.15～0.3 g,3/d。②琥珀酸亚铁 0.1～0.2 g,3/d,对胃肠道刺激较小。③多糖铁复合物胶囊 150 mg,2/d,4～6 周后改为 150 mg,1/d,对胃肠道刺激较小。为了减少铁剂对胃的刺激,应在饭后口服。宜先行少量,渐达足量,2～3 月为 1 个疗程。诊断确实,疗效明显,可在 1～2 周内显著改善,5～10 天网织红细胞上升达高峰,2 周后血红蛋白

开始上升,平均 2 个月恢复。为了预防复发,必须补足贮备铁,即血红蛋白正常后,再延长用药 1 个月。6 个月时还可复治 3～4 周。

若口服铁剂后无网织红细胞反应,血红蛋白亦无增加,应考虑如下因素:①患者未按医嘱服药。②患者无缺铁情况,应重新考虑诊断。③仍有出血灶存在,在老年人要注意胃肠肿瘤。④感染、炎症、肿瘤等慢性疾病,干扰了骨髓对铁的利用。⑤铁剂吸收障碍,应考虑改用注射铁剂。缺铁性贫血必要时可用铁注射剂治疗。但由于注射铁剂毒性反应较多,不如口服方便且价格昂贵,故必须严格掌握其适应证。

其适应证如下:①口服铁剂无效或因胃肠道等不良反应不能忍受者。②急需矫正贫血,如短期内须进行手术者。③不易控制的慢性失血,失铁量超过了肠道吸收量。④有胃肠道疾病及曾行胃切除者。⑤有慢性腹泻或吸收不良综合征的患者。

常用的铁剂注射有右旋糖酐铁和山梨醇铁。右旋糖酐铁含铁 5%,首次给药剂量为 50 mg,深部肌内注射。如无不良反应,第 2 天起每天 100 mg。每提高血红蛋白 10 g/L,需右旋糖酐铁 300 mg,总剂量(mg):300×[正常血红蛋白浓度(g/L)-患者血红蛋白浓度(g/L)]+500 mg(补充储存铁)。右旋糖酐铁可供静脉注射,但不良反应多且严重,应谨慎使用。山梨醇铁不能静脉注射,每提高血红蛋白 10 g/L,需山梨醇铁 200～250 mg。所需总剂量可按照上述右旋糖酐铁所需总剂量的公式计算。约 5%患者注射铁剂后发生局部疼痛、淋巴结炎、头痛、头晕、发热、荨麻疹、关节痛、肌肉痛、低血压,个别患者有过敏性休克,长期注射过量可发生铁中毒等不良反应。

(3)治疗要点:①积极进行病因和/或原发病的治疗。②口服铁剂治疗与中青年人相同,但老年人宜加服维生素 C 或稀盐酸,有利于铁的吸收。③对正规铁剂治疗后仅得到血液学暂时改善的老年人,应高度警惕肿瘤的存在。④用铁剂治疗 3～4 周无效者应想到是否缺铁原因未去除或诊断有误;部分缺铁性贫血患者合并缺铜,铁剂治疗反应差,加用铜剂可能有效。

(二)慢性病性贫血

慢性病性贫血通常是指继发于其他系统疾病,如慢性感染、恶性肿瘤、肝脏病、慢性肾功能不全及内分泌异常等,直接或间接影响造血组织而导致的一组慢性贫血。这一类贫血也是老年人最常见贫血。本组贫血的症状和体征多种多样,除原发病的临床表现外,还有贫血和其他血液学异常。老年人由于慢性病较多,故慢性病所致贫血甚为多见,且常因起病缓慢而隐袭,症状多无特征性而易于漏诊、误诊。

慢性病性贫血发病机制复杂,主要与下列因素有关:红细胞寿命缩短;骨髓造血功能受损,从网状内皮细胞转移铁至骨髓的功能受损,导致血浆铜及游离原卟啉增高;肾衰竭者还与红细胞生成素缺乏有关(病因见表 8-6)。

表 8-6 慢性病贫血病因表

结缔组织病:类风湿性关节炎、系统性红斑狼疮、多发性肌炎、甲状腺炎、结节性动脉周围炎
慢性肾衰竭
慢性肝功能衰竭
内分泌病:垂体、甲状腺或肾上腺皮质功能低下
非血液系统急性病
慢性感染:结核、真菌、骨髓炎、肾盂肾炎、亚急性细菌心内膜炎、支气管扩张、脓肿、压疮、结肠憩室炎等慢性炎症

1.慢性感染所致贫血

凡持续 2 个月以上的感染、炎症常伴有轻至中度贫血。产生贫血的原因是铁利用障碍。正常肝脾中的单核-巨噬细胞可清除衰老红细胞内破坏后释放出的铁。可溶性铁转移蛋白、脱铁转铁蛋白进入单核-吞噬细胞系统的巨噬细胞后和吸收铁结合转变为转铁蛋白。巨噬细胞携带转铁蛋白经循环进入骨髓腔后释放出铁,铁进入红细胞前体形成血红蛋白。伴随铁的转移,脱铁,转铁蛋白又被释放回血浆。在炎症时,炎性细胞释放白细胞介素-1,并刺激中性粒细胞释放一种能与铁结合的蛋白-脱铁传递蛋白,它可与脱铁-转铁蛋白竞争而与铁结合。铁与之结合后形成乳铁传递蛋白,但不能转运到红细胞前体,故铁不能被利用。其结果是铁沉积在巨噬细胞内,不能作为红细胞生成之用,导致低色素性贫血。另外,各种非特异性因素刺激单核-巨噬细胞系统,加强对红细胞的吞噬破坏作用,导致红细胞寿命缩短,当红细胞破坏加快时,其造血组织缺乏相应的代偿能力,这也是引起慢性疾病性贫血的重要原因。

贫血的临床表现常被原发性疾病的症状所掩盖。贫血一般并不严重,多为正细胞正色素型,但重度贫血时可变为小细胞低色素型。如无原发疾病的影响,骨髓象基本正常,骨髓涂片中铁粒不减少,血清铁降低,转铁蛋白或总铁结合力正常或降低,铁蛋白正常或增多,红细胞内游离原卟啉增多。以上特点可与缺铁性贫血鉴别。

2.恶性肿瘤所致的贫血

恶性肿瘤,特别是大多数的实体瘤,在老年的患病率较中青年高。因此,老年人有贫血要高度警惕有无恶性肿瘤。有时,贫血可以是恶性肿瘤的首现症状,如胃癌及肠癌。

恶性肿瘤引起贫血的机制与慢性感染引起贫血的机制相似,为铁利用障碍。其他影响还有以下几点。

(1)癌细胞转移至骨髓而影响正常造血机制,此称为骨髓病性贫血。

(2)肿瘤细胞生长过快或消化道肿瘤引起营养吸收障碍,导致造血原料不足的营养不良性贫血。

(3)肿瘤本身如消化道肿瘤所致胃肠道慢性失血。

(4)放疗、化疗对造血系统的影响,老年人因骨髓功能低下,对放疗、化疗的耐受性差,易出现骨髓抑制。

(5)老年肿瘤患者免疫功能低下,容易感染从而导致贫血加重。

(6)在因癌细胞侵犯而变狭窄的血管中,或由于肿瘤组织释放组织凝血因子,发生弥散性血管内凝血(DIC),可形成纤维蛋白网,使红细胞行进时受阻而破碎,发生微血管病性溶血性贫血。

除原发病所引起的症状外,常见的症状是进行性贫血,程度轻重不一。实验室检查与慢性感染所致的贫血特征相似。如骨髓受肿瘤浸润,骨髓中可见癌细胞,中性粒细胞、血小板可减少;发生 DIC 时可出现不能用原发病解释的栓塞、出血和休克;如伴有溶血性贫血,可出现黄疸。

3.肾性贫血

肾性贫血是肾脏疾病进展恶化导致肾衰竭或尿毒症所引起的一种贫血,为尿毒症比较早期出现的特征之一。当尿素氮大于 17.9 mmol/L,肌酐大于 354 μmol/L 时,贫血几乎必然发生。可见于慢性肾盂肾炎、慢性弥漫性肾小球肾炎,也可见于糖尿病肾病、肾囊肿、肾结核、肾动脉硬化、代谢异常及血流动力学障碍等引起的肾小球滤过率减低,有的患者在上述疾病检查中发现贫血,也有的因贫血就诊检查才发现肾衰竭。此种贫血在老年贫血中较常见。

其发病机制:①由于肾脏内分泌功能失常,致红细胞生成素(EPO)生成障碍而使红细胞生成减少,此为肾病性贫血的最主要原因。②代谢异常,潴留的代谢产物抑制红细胞生成及分化,并损害红细胞膜,使其寿命缩短。③骨髓增生不良。④尿毒症时,禁食、腹泻以及容易出血等会造成缺铁、叶酸缺乏和蛋白质不足,尿中蛋白的丢失,特别是运铁蛋白的丢失,也易造成贫血。⑤尿毒症患者常有各种出血而致慢性失血。

临床表现除一般贫血症状、体征外,有肾功衰竭的症状、体征。实验室检查为正细胞正色素性贫血,网织红不高,白细胞和血小板一般正常。骨髓象正常。在肾功衰竭进展,尿素氮水平高度上升时,骨髓可呈低增生状态,幼红细胞成熟受到明显抑制。

肾病性贫血患者可用红细胞生成素(EPO)治疗,效果显著,疗效与剂量及用药时间相关。EPO对其他慢性病贫血,如恶性肿瘤化疗后的贫血也有效。有资料表明,EPO能有效纠正老年尿毒症患者贫血,但贫血纠正速率较非老年患者慢,维持剂量较大。不良反应主要为血压升高。起始剂量可按每次100 U/kg,3次/周,疗程不短于8周。治疗期间应根据疗效及不良反应及时调整剂量,密切观察血压并予以相应处理。由于老年人易发生缺铁,应及时防治铁缺乏,以保证疗效。有报道表明EPO尚具有免疫调节功能,能提高患者IgG、IgA。EPO治疗后的患者,生活质量改善,上呼吸道感染的发生率降低。

4.肝病性贫血

肝病所致贫血在60岁以上老年人中占全部老年人贫血的3%。贫血在慢性肝病时是常见的临床表现,尤其是肝硬化患者多见。

引起贫血的主要因素:①肝病患者的红细胞因膜内胆固醇含量增多,使膜变得僵硬,易在脾脏内破坏,寿命缩短。②门脉高压、腹水时血浆容量增大,血液相对稀释。③肝硬化、门脉高压、食管胃底静脉出血及痔出血以及肝功能不良造成的凝血因子减少所致出血,加重了贫血程度。④肝硬化者,特别是长期嗜酒者,可有营养不良、叶酸缺乏,呈现巨幼红细胞贫血。⑤病毒性肝炎可导致肝炎后再生障碍性贫血,少数肝炎后患者可发生单纯红细胞再生障碍性贫血。

贫血类型主要为正常细胞或轻度大细胞性,多染性细胞和网织红细胞可轻度增多。骨髓细胞常呈现增生象,主要为大细胞-正幼红细胞性增生。

5.内分泌疾病性贫血

老年人内分泌功能一般均有减退,但引起贫血的主要因素为甲状腺、肾上腺和垂体功能减低。

甲状腺功能减退患者常呈现不同程度的贫血。发病原因是甲状腺激素缺乏,机体组织对氧的需求降低,红细胞生成素处于较低水平,红细胞生成相对不足。临床上呈轻度或中度贫血,多为正细胞正色素性贫血,伴细胞轻度大小不一,骨髓象可呈轻度增生低下表现。

肾上腺皮质功能减退时可出现贫血,其主要原因如下:①肾上腺皮质功能减退引起脱水,经治疗后血浆容积增加,血液稀释引起贫血,使用皮质类固醇治疗1~2月后,贫血可消失。②肾上腺皮质功能减退引起糖皮质激素分泌不足,使机体功能下降,不能产生足够的红细胞生成素,因而影响了红细胞生成,导致贫血。

垂体功能减退所致贫血是继发于它所致的甲状腺、肾上腺皮质功能减退。

治疗上,主要治疗原发病,随着原发病的缓解,贫血可被纠正。对于内分泌腺功能减退,在补足缺少的激素之后,贫血即可纠正。若伴有叶酸或维生素B_{12}及铁剂缺乏,给予补充即有效。除了慢性肾衰并发贫血比较严重以外,大部分慢性病的贫血并不严重。

贫血较重者可输血,最好输浓缩红细胞,以暂时纠正贫血。

(三)老年巨幼细胞性贫血

巨幼细胞性贫血(简称巨幼贫)主要是叶酸、维生素 B_{12} 在机体内缺乏引起 DNA 合成障碍所致的大细胞贫血。可因食物中叶酸、维生素 B_{12} 来源减少,消化功能差,吸收障碍,机体有慢性疾病(如肿瘤、糖尿病等),需要增加或排泄过多等引起,占老年人贫血患病率的 3%～4%。

1.病因特点

(1)摄入不足:人体不能合成叶酸,必须从食物中获得。老年人由于食欲缺乏或限食,导致叶酸摄入减少,加之供老年人的食物常烹煮过度,使食物中叶酸破坏增加。Buxton 检测 40 例精神正常的老年人,血清叶酸水平低于 1.5 $\mu g/L$ 的有 47.5%,40 例精神异常的老年人,血清叶酸水平低于 1.5 $\mu g/L$ 的有 67.5%。维生素 B_{12} 存在于动物组织中,植物中没有,老年人由于肥胖、高脂血症,过分限制肉类食物的摄入,导致维生素 B_{12} 的摄入不足。

(2)吸收障碍:有报告表明,36% 的营养不良老年患者有叶酸盐的吸收障碍;萎缩性胃炎时,内因子分泌减少,不能形成 B_{12} 内因子复合物,使回肠吸收减少。随着年龄增长,血清维生素 B_{12} 水平呈进行性下降。

(3)干扰叶酸代谢的药物:如甲氨蝶呤、乙胺嘧啶能抑制三氢叶酸还原酶的作用,影响四氢叶酸的形成;苯妥英钠、苯巴比妥可影响叶酸在肠内的吸收;新霉素、秋水仙碱可影响维生素 B_{12} 的吸收。

大细胞贫血有营养巨幼贫血和恶性贫血两种。营养巨幼贫血是由上述原因造成叶酸、维生素 B_{12} 缺乏而引起的。恶性贫血原因尚不清楚,目前认为是由于内因子缺乏或分泌减少,70%～95% 患者伴有神经系统症状。营养性巨幼贫血及恶性贫血老年人患病率均较高,而且症状严重。

2.临床特点

(1)老年巨幼细胞贫血患者除贫血外,常伴有白细胞和血小板数量减少。

(2)感染发生率较高。

(3)发病缓慢,常得不到及时诊断。

(4)消化系统病症如腹胀、腹泻或便秘常易被医师认为是消化道本身疾病所致,而忽略了是巨幼细胞贫血的非血液学表现。特别是神经、精神症状更易被认为是老年性改变,而放松了对巨幼细胞贫血的警惕性,典型的表现有四肢麻木,软弱无力,共济失调,下肢强直行走困难,深部感觉减退以至消失,腱反射减弱、消失或亢进,病理反射征阳性,还可有膀胱、直肠功能障碍,健忘,易激动以至精神失常等症。这些表现多出现于维生素 B_{12} 缺乏,尤其是恶性贫血的患者。单纯的叶酸缺乏极少引起这些表现,但可出现末梢神经炎的症状。

(5)舌炎,舌光滑、发亮、萎缩在老年人较常见。

3.诊断

(1)有贫血的一般症状,常有舌炎、典型的牛肉舌。

(2)大细胞贫血红细胞体积(MCV)在 100 μm^3 以上,常伴红细胞、白细胞、血小板数量减少。

(3)生化测定:维生素 B_{12} 和叶酸低于正常。

(4)用维生素 B_{12} 或叶酸试验治疗 4～5 天,血中网织细胞上升表示有效,峰值 5～10 天。

(5)诊断要点:呈大细胞或正细胞正色素贫血,中性粒细胞核呈多分叶现象。骨髓红细胞系增生,出现正常和巨幼细胞并存现象。叶酸和维生素 B_{12} 测定是诊断本病的重要指标(叶酸低于 6.8 nmol/L,维生素 B_{12} <103 pmol/L)。约 70% 恶性贫血患者血清抗内因子抗体阳性。

4.治疗

(1)病因治疗,如有肿瘤、慢性感染、腹泻等应积极治疗。

(2)叶酸,适用于叶酸缺乏者。口服 5 mg,3 次/天,贫血纠正后一般不须维持治疗。胃肠道吸收不良者,可用四氢叶酸肌内注射 5～10 mg,1 次/天,到血象完全恢复正常为止。若治疗效果不好,应考虑到有无混合性贫血或肿瘤等疾病存在。

(3)对于维生素 B_{12} 缺乏者其原因大多与维生素 B_{12} 吸收不良有关,故给药的方式应该是肌内注射。50～100 μg,每天或隔天肌内注射 1 次,总量 1.8～2 mg,贫血纠正后,改为 100 μg,1 次/月。对于病因不能去除者和恶性贫血患者须终身维生素 B_{12} 维持治疗。有神经损害者须加大剂量,必要时可鞘内注射。

在应用维生素 B_{12} 治疗时,大量新生红细胞生成,细胞外钾转移到细胞内,血钾下降,故应预防性口服钾盐。另外,血清和尿中的尿酸水平可能升高,引起肾脏的损害,应密切观察肾功能变化。维生素 B_{12} 治疗后,血小板可骤然增加,应注意预防可能发生的血栓栓塞。

部分胃黏膜萎缩的恶性贫血对肾上腺皮质激素治疗有效。可能与胃黏膜再生、分泌内因子等有关。这类患者应长期应用皮质激素治疗。

叶酸和维生素 B_{12} 治疗 24 小时后,骨髓内巨幼红细胞即可显著减少,3～4 天可恢复正常。中性粒细胞分叶过多的恢复需 1～2 周。纠正贫血需 4～6 周。

(4)治疗要点:①治疗基础疾病。②纠正偏食及不良的烹调习惯。③补充叶酸或维生素 B_{12}。④叶酸和维生素 B_{12} 缺乏引起的巨幼细胞贫血由于两者难以区别,最好维生素 B_{12} 和叶酸同时应用。如患者有维生素 B_{12} 缺乏,仅用叶酸治疗会加重神经系统的损害。⑤严重贫血的患者经维生素 B_{12} 及叶酸治疗后,血钾大量进入新生成的细胞内,血清钾会突然下降,老年人应注意密切观察,必要时应予补钾。

(四)再生障碍性贫血(再障)

再生障碍性贫血(再障)是因骨髓造血组织显著减少,引起造血功能衰竭而发生的一类贫血。欧美国家再障社会人群患病率为 2.2/10 万～2.4/10 万,60 岁以上老年人高达 43.6/10 万,因此西方学者认为再障是一种"老年病"。在我国再障多发于 10～30 岁青少年,但近年来老年患者有增高趋势。

1.病因

病因不明者称为原发性再障,有病因可寻者称为继发性再障。部分原发性再障可能是因为某些病因尚未被认识或原因较为隐蔽而病因不明。

(1)物理因素:各种电离辐射如 X 线、放射性核素、核武器爆炸等均可造成骨髓造血干细胞及骨髓造血微环境的损害,影响造血细胞的增生和分化。

(2)化学因素:苯及其衍生物是引起再障的重要化学物质,其引起再障与剂量可能无关,长期接触比一次大剂量接触的危险性更大。其他化学物质如杀虫剂、重金属盐、染发剂等亦可导致再障。引起再障的药物有各种抗肿瘤药物,抗生素如氯霉素、四环素、磺胺药,抗风湿药如阿司匹林、保泰松,镇静药如氯丙嗪等。其中氯霉素所致的药物性再障最多见。

(3)生物因素:主要是一些病毒,如肝炎病毒、EB 病毒等。

2.发病机制

随着实验研究的进展,目前多数学者认为再障的发生与造血干细胞受损、骨髓微环境缺陷及免疫机制有关。

(1)造血干细胞受损:随着骨髓培养技术的发展,证实部分再障患者骨髓细胞体外培养,存在着干细胞缺陷。CFU-C、CFU-E、BFU-E的产生率大多数都显著低于正常人。上述各种致病因素都可以损害干细胞,有缺陷的多能干细胞自身复制的速率低于分化率,最终导致干细胞的减少,而发生全血细胞减少。

(2)造血微环境缺陷:骨髓的微环境是指骨髓的微循环和基质。实验证明,造血微环境不仅为造血提供支持及营养,更主要的是提供一些造血所必需的因子。再障时骨髓活检标本可见到静脉窦壁细胞水肿,网状纤维增加,毛细血管明显坏死,说明造血微环境病理改变为再障重要发病机制之一。

(3)免疫机制:在部分患者中,再障的发生可能与免疫机制有关。无论再障患者或正常人骨髓体外培养时,再障患者的骨髓及外周血的淋巴细胞能抑制红细胞及粒细胞的生成。临床上用同种异基因骨髓移植治疗再障虽未成功,但由于应用了大量免疫抑制剂,患者自身的造血功能都获得恢复。有些患者经单独采用抗淋巴细胞球蛋白或大剂量肾上腺皮质激素后,临床症状得到缓解。说明再障的发生与免疫机制有关。

3.临床表现

(1)急性再障:急性再障亦称重症再障Ⅰ型,而慢性再障病程突然加重达重症再障标准者称重症再障Ⅱ型。急性再障起病急,常以感染发热和出血为首发症状。贫血呈进行性加重。出血症状较重,皮肤及黏膜出血广泛,消化道出血和血尿常见,眼底出血可致视力障碍,严重者可因颅内出血死亡。常见感染部位为口咽部、呼吸系统、肛门周围,并易致败血症。病程短,死亡率高。

(2)慢性再障:起病缓慢,以贫血为主要表现。出血症状较轻,一般只限于皮肤黏膜。感染的发生率不高,且较易控制。病程长,如治疗适当,可获缓解以至痊愈,也有部分患者多年迁延不愈。

4.实验室检查

(1)血象:红细胞、白细胞和血小板数量减少。贫血为正细胞、正色素型。网织红细胞减少。急性再障外周血中性粒细胞低于$0.5\times10^9/L$,血小板低于$20\times10^9/L$。网织红细胞所占比例小于1%,绝对值低于$15\times10^9/L$。

(2)骨髓象:急性再障有核细胞明显减少,淋巴细胞、浆细胞、组织嗜碱性粒细胞、网状细胞等非造血细胞增多,巨核细胞极少见或消失。慢性再障可有局部增生灶,但至少有一个部位增生不良。如增生良好,则红系中常有晚幼红细胞脱核障碍。巨核细胞减少。

(3)骨髓活检:诊断困难时应做骨髓活检,在判断骨髓增生情况时优于骨髓涂片。再障时骨髓造血组织减少,非造血组织增多,巨核细胞数量减少并伴有骨髓间质水肿、出血,说明骨髓造血功能受损。

(4)其他检查:①成熟中性粒细胞碱性磷酸酶活性增高。②核素骨髓扫描,可估计骨髓造血量及其分布情况,以判断造血组织减少程度,有助于不典型再障的诊断。

5.诊断

1987年全国再生障碍性贫血学术会议制订我国再障诊断标准如下:①全血细胞减少,网织红细胞绝对值减少。②一般无脾大。③骨髓检查显示至少一个部位增生减低或重度减低。如增生活跃,须有巨核细胞减少,骨髓小粒成分中应见非造血细胞增多,有条件者应做骨髓活检等检查。④能排除引起全血细胞减少的其他疾病。

老年人再障特点:①老年人再障发病前多有致病因素接触史。天津血研所分析老年人再障

76 例中,有致病因素接触史者 30 例(44.1%),其中与服用氯霉素有关者 6 例,与服用安乃近、对位乙酰氨基酚、磺胺类药物、土霉素、灰黄霉素等有关者共 12 例,有长期与油漆及农药接触史共 7 例,病毒性肝炎相关性 5 例。②症状不典型,早期易误诊。老年人体力活动少,即使贫血,症状也不明显。老年人皮肤易着色,眼睑结膜充血,皮肤黏膜苍白常被掩盖。老年再障常与其他老年病并存,症状多不典型,易被误诊。③贫血、感染及出血症状多见且严重,易导致心力衰竭、感染性休克或脏器出血而死亡。老年人骨髓脂肪组织增多,造血组织减少,红细胞寿命缩短。老年再障患者骨髓脂肪化更明显,其骨髓基质细胞造血支持功能更为降低。老年人再障症状重,并发症多。④再障治疗效果差,病死率高。一组报道表明老年再障治疗有效率为 17.9%,而青中年组为 68.5%。

6.治疗

(1)一般治疗。①去除病因:详细调查可能的致病因素,及时去除病因。②输血:老年患者由于心血管代偿功能较差,以成分输血为好,以免发生心力衰竭。输注压积红细胞改善贫血,输注浓缩血小板控制出血。③防治感染:保护皮肤、口腔清洁。白细胞严重低下者,应给予保护性隔离。有感染征象时要及时给予有效的抗生素治疗。中性粒细胞数目低下可给予 G-CSF 或 GM-CSF 皮下注射。

(2)急性再障治疗:由于异基因骨髓移植不适宜治疗老年人再障,目前抗胸腺细胞球蛋白(ATG)或抗淋巴细胞球蛋白(ALG)、环孢素 A 及大剂量皮质激素三联治疗已成为老年人再障标准疗法。①ATG 或 ALG:ATG 和 ALG 属于免疫调节剂,可以杀伤抑制性 T 细胞,使辅助性 T 细胞增加,T4/T8 比值恢复正常,并有致有丝分裂原的作用。临床上常用马或猪的 ATG,剂量为 10~20 mg/(kg·d),静脉滴注,连用 4~5 天。②环孢素 A(CSA):为免疫抑制剂,可杀伤抑制性 T 细胞。临床所用的剂量为 5~12 mg/(kg·d),分 2 次口服,应用时间不短于 3~6 月。③肾上腺皮质激素:大剂量泼尼松龙 20~30 mg/(kg·d)静脉滴注,连用 3 天,以后每隔 4~7 天剂量减半,至维持量 20~30 mg/d。老年人须谨防不良反应。再障或急性再障治疗有效率为 60%~75%。

(3)慢性再障治疗。①雄性激素:通过使红细胞生成素生成增加而发挥作用,对慢性再障疗效较肯定。常用的制剂有:丙酸睾酮 50~100 mg,肌内注射,每天或隔天 1 次;司坦唑醇 2.4 mg,口服,1 次/天,一般在 3~6 个月后见效,首先网织红细胞升高,然后血红蛋白上升。连用半年无效者应停药。不良反应有毛发增多,痤疮,女性停经及男性化,肝功能损害等。十一酸睾酮 50 mg/d,口服,每疗程宜在 3 月以上。②皮质激素:可抑制自身免疫反应,增强毛细血管抵抗力,适用于免疫因素引起的再障或有出血症状的患者。常用剂量为泼尼龙 20~30 mg/d,顿服或分次口服。③免疫抑制剂:如左旋咪唑、环磷酰胺等,对因免疫因素所致有一定疗效。左旋咪唑每次 25 mg,2~3 次/天,长期使用。本药有不良反应少、价格低廉等优点,通常与雄性激素等联合应用。环磷酰胺 50~100 mg/d,顿服或分次口服。在 ATG 及环孢素 A 等出现后,本药已较少应用于再障的治疗。④中医中药治疗:如川芎嗪、复方皂矾丸等。辨证论治亦可获较好疗效。⑤其他:一叶萩碱有脊髓兴奋作用,16 mg/d,肌内注射,每疗程 160~180 天。硝酸士的宁有脊髓兴奋及扩张微血管、改善造血微环境等作用,可连续或间断给药,剂量 1.5 mg,肌内注射。慢性再障的治疗原则是联合用量、长疗程治疗。其有效率可达 60% 左右。

(鲁　娜)

第九节　老年视力障碍

随着人口老龄化的发展,老年人群的生活质量已日渐成为一个热点问题。老年人高水平的生活质量离不开良好的视觉功能,因此积极预防和治疗老年人的眼病对提高生活质量至关重要。

大多数眼病会导致视觉器官的损伤和功能丧失,导致盲和视力损伤。不同年龄的人群中盲和视力损伤的患病率明显不同,老年人群患病率明显增高。据世界卫生组织的资料显示,在全球范围内,致盲的前5位病因分别是白内障、未矫正屈光不正、青光眼、年龄相关性黄斑变性及角膜混浊,而在这其中,白内障、青光眼及年龄相关性黄斑变性是老年人视力损伤最重要的病因。

白内障是指由于晶状体混浊导致的视力下降,其所导致的盲为可避免盲,即可以通过现有的知识和恰当的措施就能得到预防或控制。随着医疗技术的发展,白内障的手术治疗已越来越安全及成熟,很多因白内障导致视力下降的老年人经白内障手术治疗后都恢复了光明。

青光眼和年龄相关性黄斑变性属于不可避免盲,即指应用现有的知识和治疗还不能够预防和治疗的眼病。但这并不意味着上述两种疾病的患者只有束手就擒直到视力丧失,目前的治疗方法已经能够很好地帮助患者延缓因上述疾病导致视力下降的过程。青光眼是由于眼压超过眼内组,特别是视神经所能耐受的强度,而引起视神经损害和视野缺损的一种严重眼病,近年来青光眼的药物治疗和手术治疗进展迅速,通过合理用药和手术将眼压控制在"靶眼压"下就能显著延缓疾病进展。

年龄相关性黄斑变性是老年人黄斑区的退行性疾病,这其中的湿性黄斑变性会引起患者产生中心暗点和视物变形等严重症状,长期以来对于这种疾病没有有效的药物治疗。然而近10年来,年龄相关性黄斑变性的治疗因抗血管内皮生长因子的出现有了突飞猛进的发展,大部分患者经治疗后视功能有了明显改善。

白内障、青光眼和年龄相关性黄斑变性严重影响了老年人的视功能,进而影响了老年人的生活质量,正确的诊断、合理的治疗此类疾病将大大改善老年人的视觉功能,提高他们的生活质量。

一、白内障

(一)概述

1.定义

人眼正常的晶状体是透明的,光线通过它的聚焦到达视网膜,从而清晰地看到外界物体。晶状体由于某些原因发生变性、混浊、透光度下降,就会影响视网膜成像的清晰度,使人看不清东西。晶状体混浊导致视力下降就是白内障。晶状体初期混浊对视力影响不大,而后逐渐加重,明显影响视力甚至失明。世界卫生组织(WHO)将晶状体混浊且矫正视力<0.5称为临床意义的白内障。

2.流行病学

一般来说,随着年龄的增长,白内障的发病率逐渐提高。在世界范围内白内障是致盲的首要病因,现在世界上大约有2 000万人是由于白内障而致盲,另有1亿白内障患者需要手术恢复视力,在大多数的非洲和亚洲国家,白内障至少占盲人的一半。我国目前有白内障患者超过800万人,而且每年新增白内障患者 80 万左右。白内障手术率(CSR)是衡量不同地区眼保健水平的标准之一,它代表每年每百万人口中所做的白内障手术量。白内障手术率(CSR)受患者的医疗观念、手术费用和医疗服务质量以及患者离医疗部门的远近等因素影响。大部分发达地区 CSR 值可达 4 000~6 000,中国幅员辽阔,地区发展不平衡,CSR 值最高达 1 500,最低不到 1 000。

(二)病因和分类

1.病因

白内障的发病原因是多种多样的,而且有很多患者原因不明。凡是各种原因,如老化、遗传、局部营养障碍、免疫与代谢异常、外伤、中毒、辐射等,都能引起晶状体代谢紊乱,导致晶状体蛋白质变性而发生混浊,均可导致白内障。白内障发生的危险因素包括日光照射、严重腹泻、营养不良、糖尿病、吸烟、性别、青光眼、服用类固醇或阿司匹林药物,以及遗传等因素。

2.分类

目前,白内障无统一的分类,可按病因、发病时间、形态、部位等进行分类。

(1)病因:分为先天性、年龄相关性、并发性、代谢性、药物及中毒性、外伤性和后发性白内障等。

(2)发病时间:分为先天性白内障、后天性白内障。

(3)晶状体混浊形态:分为点状白内障、花冠状白内障、绕核性白内障、珊瑚状白内障等,这种分类多指先天性白内障。

(4)晶状体混浊部位:分为皮质性白内障、核性白内障、囊下性白内障。

(5)晶状体混浊程度:分为初发期、肿胀期、成熟期、过熟期。

老年人群中最常见的白内障类型是年龄相关性白内障,临床上常根据晶体混浊的部位不同分为以下 3 类。①皮质性白内障:以晶体皮质灰白色混浊为主要特征,其发展过程可分为 4 期:初发期、未成熟期、成熟期、过熟期。初发期晶体皮质表现为楔形,羽毛状混浊,视力受限不明显。发展到未成熟期,部分患者可因皮质吸水膨胀而诱发青光眼。发展到过熟期时,由于皮质液化释放,可导致晶状体过敏性葡萄膜炎或晶状体溶解性青光眼。②核性白内障:晶体混浊从晶状体中心部位,即胚胎核位置开始出现密度增加,逐渐加重并缓慢向周围扩展,早期呈淡黄色,随着混浊加重,色泽渐加深如深黄色、深棕黄色,核的密度增大,屈光指数增加,患者常诉说老视减轻或近视增加,早期周边部皮质仍为透明。因此,在黑暗处瞳孔散大视力增进,而在强光下瞳孔缩小视力反而减退,故一般不等待皮质完全混浊即行手术。③后囊下白内障:混浊位于晶状体的后囊膜下皮质,如果位于视轴区,早期即影响视力。若进一步发展,合并皮质和核混浊,最后成为完全性白内障。

(三)临床表现

1.症状

(1)视力下降:典型白内障的临床表现是无痛性渐进性视力下降,自觉有一层毛玻璃挡在眼前。单眼或双眼发生,两眼发病可有先后。

(2)屈光改变:随着晶状体核混浊加重,屈光指数增加,折射力增强,患眼近视度数增加。晶状体核混浊不均,也可产生晶状体性散光。

(3)眩光:光线通过混浊的晶状体产生散射所致。

(4)复视或多视:视力进行性减退,由于晶状体皮质混浊导致晶状体不同部位屈光力不同,可有单眼复视或多视。

(5)色觉改变:混浊的晶状体吸收和阻断了蓝光端的光线,使患眼对这些光线的色觉敏感度下降。

2.体征

晶状体混浊的形态和程度主要通过裂隙灯显微镜观察,可通过照相比对定量分析观察白内障进展情况。可在充分散瞳的条件下观察晶状体周边皮质混浊表现。

3.晶状体形态描述

临床上白内障分类是以形态学分类为主,形态学的分类则以活体裂隙灯下观察为标准。常用的分类和分级系统主要有 Oxford 分类法和 LOCS 分类法。临床上最常用的是 LOCS Ⅱ 分类法。

4.晶状体核硬度分级标准

临床常用的分级标准是 Emery 核硬度分级,共为 5 级。

Ⅰ级:透明、无核、软性。

Ⅱ级:核呈黄白色或黄色,软核。

Ⅲ级:核呈深黄色,中等硬度核。

Ⅳ级:核呈棕色或琥珀色,硬核。

Ⅴ级:核呈棕褐色或黑色,极硬核。

(四)诊断

世界卫生组织从群体防盲,治盲角度出发,对晶状体发生变性和混浊,变为不透明,以致影响视力,而且矫正视力在 0.5 或以下者,方可诊断为白内障。但从广义上讲,任何形式的晶状体混浊,即使中心视力正常,均可诊断为白内障。诊断主要依据以下 3 种方法:①裂隙灯显微镜检查法;②直接眼底镜检查法;③手电筒检查法。临床上最常用的是 LOCS Ⅱ 分类法,采用裂隙灯照相和后照法,区别晶状体混浊的类型和程度。

(五)治疗

1.药物治疗

白内障药物治疗没有确切的效果,目前国内外都处于探索研究阶段,一些早期白内障,用药以后病情可能会减慢发展,视力也稍有提高,但这不一定是药物治疗的结果,因为白内障的早期进展至成熟是一个较漫长的过程,它有可能自然停止在某一发展阶段而不致严重影响视力。一些中期白内障患者用药后视力和晶状体混浊程度未能改善。近成熟期的白内障,药物治疗更无实际意义。目前临床上常用的药物有眼药水或口服的中西药。

2.手术治疗

正常的晶状体具有一个囊袋,即晶状体囊,按照手术摘除时晶体核与囊袋的关系,分为囊内摘除和囊外摘除。在摘除混浊的晶体后,往往还要植入一个人工晶体,人工晶体的位置可以放置在前房或者后房,在后房又可以在囊内或者囊外。放置人工晶体除了可以恢复视力,还可以恢复眼内的解剖关系,防止前部玻璃体的脱出,如果前部玻璃体从玻璃体腔内脱出到前房和角膜或者虹膜组织相粘连,可能会对视网膜造成牵拉。

(1)白内障超声乳化术:为近年国内蓬勃发展起来的新型白内障手术方式。白内障超声乳化技术是显微手术的重大成果,自 1967 年美国的 KELMAN 医师发明了第一台超声乳化仪并用于临床,之后经过众多眼科专家 40 多年不断改进、完善,白内障超声乳化技术已成为世界公认的、先进而成熟的手术方式。超声乳化目前在发达国家已普及,我国自 1992 年开始引进并推广。使用超声波将晶状体核粉碎使其呈乳糜状,然后连同皮质一起吸出,术毕保留晶状体后囊膜,可同时植入后房型人工晶状体。老年性白内障发展到视力<0.3,或白内障的程度和位置显著影响或干扰视觉功能,患者希望有好的视觉质量,即可行超声乳化白内障摘除手术。其优点是切口小、组织损伤少、手术时间短、视力恢复快。

(2)白内障囊外摘除术(Extracapsular cataract extraction,ECCE):切口较囊内摘出术小,将混浊的晶状体核娩出,吸出皮质,但留下晶状体后囊。后囊膜被保留,可同时植入后房型人工晶状体,术后可立即恢复视功能。

(3)白内障囊内摘除术(intracapsular cataract extraction,ICCE):大切口切开角巩膜缘,将晶体整个取出,需佩戴矫正眼镜或者植入前房型人工晶体。目前此种手术方式已较少应用。

(4)飞秒激光辅助的白内障手术:目前流行的白内障超声乳化联合人工晶体植入手术虽然已经使患者术后视觉质量大大改善,但是其仍有术后散光、连续环形撕囊技术不佳致前囊不圆等问题。利用飞秒激光技术可以帮助解决这些问题,其优势主要表现在:①结构精密的切口,大小精确,自闭性好,居中正圆的 CCC 撕囊,减少术后屈光误差;②激光劈核,减少超声能量的使用,减少产热和机械损伤;③三维图像引导下的手术操作,降低了高质量白内障手术的技术门槛,能更好地提升患者术后的视觉质量。

(六)人工晶体的选择

自从英国医师 Harold Ridley 于 1949 年植入首例人工晶体起,植入人工晶体以矫正白内障患者术后无晶状体状态,实现生理性视功能恢复成为白内障手术的主要目标。人工晶体的发展相应经历了由后房型人工晶体至前房型人工晶体,再由前房型人工晶体发展为以聚甲基丙烯酸甲酯(polymethyl methacrylate,PMMA)为主导地位的后房型人工晶体的阶段。白内障超声乳化吸出术联合折叠人工晶体的植入已成为当今主要的白内障手术方式。

折叠人工晶体从材质区分主要有以下几种。

1.硅凝胶折叠人工晶体

折叠时容易叠起,张开时弹开迅速,但是不适合有眼底病变,特别是硅油眼植入。

2.疏水性丙烯酸酯人工晶体

目前应用最广泛的折叠人工晶体,黏性高,展开缓慢,与后囊黏附好,后发性白内障发生率低。

3.水凝胶人工晶体

Hydrogel IOL 水凝胶人工晶体可分为水凝胶人工晶体和亲水性丙烯酸酯人工晶体,含水量高、易折叠、展开缓慢。

目前,临床上常用的人工晶体根据光学性能不同可分为多种不同类型,传统的人工晶体为无色的单焦点晶体,而目前已发展出多环衍射的多焦点人工晶体、可变色晶体及可调节晶体,不同类型的人工晶体可以满足不同人群的视觉需要。

(七)预后

应了解玻璃体、视网膜、视盘黄斑区和视神经是否正常及脉络膜有无病变,对白内障术后视力恢复会有正确的评估,可借助 A 型及 B 型超声了解有无玻璃体病变、视网膜脱离或眼内肿物,亦可了解眼轴长度及脱位的晶体位置,视网膜电图(ERG)对评价视网膜功能有重要价值,单眼白内障患者为排除黄斑病变视路疾病所致的视力障碍,可进行诱发电位(VEP)检查,此外亦可应用视力干涉仪检查未成熟白内障的黄斑功能。光学相干生物测量仪(IOL master)以及人工晶体屈光度的计算公式的应用,使人工晶体度数计算的准确性逐步提高,为白内障手术复明提供了重要保证。

手术医师应严格掌握手术适应证、选择正确的手术方式、减少手术中和术后并发症,患者预后才能收获良好的效果,经抗感染治疗后很快恢复正常的视觉功能。患者手术后应避免剧烈远动,尤其注意避免眼部及眼周围头部的碰撞伤,按时点药,密切随访。术后 3 个月后有些患者需要做验光检查,有残留的屈光不正,需要配镜矫正。

二、青光眼

(一)原发性闭角型青光眼

90%以上的患者在 40 岁以后发病,女性常多于男性(4∶1)。患眼多为远视,具有小眼球、小角膜、浅前房,房角狭窄的解剖基础。随年龄增长,老年人晶状体逐渐增厚、变硬、前移,悬韧带更加松弛。一旦受过度劳累、情绪波动、暗光线环境及寒冷季节等刺激发生急性瞳孔阻滞,使房水排出受阻,眼压升高,导致急性闭角型青光眼的发作。

慢性闭角型青光眼的发病机制除瞳孔阻滞外,还常常伴有高褶虹膜及睫状体位置异常等解剖特点,随房角关闭逐渐加重,眼压逐渐升高,没有急性大发作的过程。

1.临床表现

急性闭角型青光眼的临床过程分为 6 期:临床前期、前驱期、急性发作期、缓解期、慢性期、绝对期。临床前期多为一眼已发病患者的另一只眼。前驱期多表现为间断发作的眼胀头痛、视物模糊,休息后自然缓解,老年人多误认为是视疲劳。急性大发作期患眼混合充血明显、角膜水肿、前房极浅、瞳孔竖椭圆扩大、固定,眼压可到达 10.7 kPa(80 mmHg)以上,患者剧烈眼痛、头痛,甚至伴有恶心、呕吐。急性发作期如及时治疗,眼压完全恢复正常,房角重新开放,则称为缓解期;如经治疗眼压仍控制不好,并出现青光眼特征性视神经损害时称为慢性期;如未得到及时治疗导致视力丧失,并伴有角膜大泡性病变,虹膜新生血管时,称为绝对期。急性发作后患眼常可见"三联征",即色素性角膜后沉着物、虹膜脱色素及节段性萎缩、晶状体前囊下皮质混浊(青光眼斑)。

慢性闭角型青光眼仅有眼部不适、视物模糊、虹视等轻度表现,随房角粘连、关闭逐渐加重,眼压也逐渐升高,晚期出现特征性视神经萎缩及视野缺损。

2.诊断

(1)急性闭角型青光眼:明显的周边虹膜膨隆、浅前房、窄房角、充血性急性发作和发作后"三联征"标志本病特点。老年患者青光眼急性发作时所引起的剧烈眼、头痛和严重的恶心、呕吐、血压升高、心率减慢等症状常被误诊为心脑血管意外、急性胃肠炎等内科疾病。应注意发作时是否有眼红、视力下降,及时到眼科就诊。患者于眼科经眼压测量及裂隙灯检查排除急性结膜炎、急性虹膜睫状体炎等其他可引起眼红的疾病即可确诊。临床前期及前驱期临床不易发现,可利用激发试验帮助诊断:①暗室俯卧试验,患者于暗室内俯卧位或头低位 1～2 小时,眼压升高≥1.1 kPa(8 mmHg)时为阳性;②扩瞳试验需应用短效散瞳药,可诱发急性青光眼大发作,临床需慎用。

(2)慢性闭角型青光眼:多由间断发作逐渐发展至持续性高眼压及青光眼性视神经损害,无急性发作表现。中等度窄角和浅前房及部分房角关闭粘连。中老年人如经常出现眼胀、头痛、雾视,需警惕此病。仔细询问病史,多次多时间点测量眼压,客观敏感的视神经纤维层分析仪以及自动静态视野计都可帮助早期诊断。

3.治疗

传统原发性闭角型青光眼治疗原则以手术治疗为主,药物治疗为辅。近年来随着检查、治疗手段的不断增加,治疗措施多根据患者眼压、房角关闭范围、年龄等多因素综合考虑。

(1)激光治疗:激光虹膜成形及打孔等治疗可以有效解除瞳孔阻滞,增加房角宽度,适用于急性闭角型青光眼的临床前期、前驱期、大发作后的缓解期、房角关闭＜180°的慢性期以及慢性闭角型青光眼,再联合药物治疗往往可以稳定的控制眼压。绝对期眼压仍高、症状难耐者可行睫状体光凝术破坏部分睫状体功能以降低眼压。

(2)药物治疗。①缩瞳剂:可使虹膜拉平、变薄,增加房角宽度,促进房水外流,各期均可应用。长期使用会导致瞳孔缩小、视物模糊、瞳孔后粘连等并发症,临床已不再推荐长期、大量使用。②β受体阻滞剂、α受体激动剂、碳酸酐酶抑制剂:均可抑制房水生成而降低眼内压。但应该注意β受体阻滞剂有减慢心率、诱发哮喘等不良反应。③前列腺素类药物:通过增加房水葡萄膜巩膜通道引流降低眼内压,但依赖于房角的开放,通常应用于开角型青光眼。对于房角仍有开放或施行激光或手术后部分房角开放的慢性期患眼仍有效。④高渗剂(20%甘露醇、50%甘油盐水)和碳酸酐酶抑制剂:仅在急性大发作期或慢性闭角型青光眼眼压≥5.3 kPa(40 mmHg)需迅速降低眼内压时短期应用。但糖尿病患者、肾功能不全的老年患者应慎用高渗剂,磺胺过敏者禁忌应用碳酸酐酶抑制剂。

(3)手术治疗:急慢性闭角型青光眼房角粘连范围＞180°时需要行外引流手术,如小梁切除术来控制眼压。伴有一定程度白内障的老年患者同时行白内障摘除＋人工晶体植入术,既可增加前房深度及房角宽度,还可大大降低小梁切除术后浅前房、白内障加重等并发症的发生。老年患者因晶体老化、膨胀,青光眼急性发作的危险性大大增高,及时行白内障摘除＋人工晶体植入术可达到完全治愈的效果。绝对期眼压仍高、症状难耐者可行睫状体冷凝术降低眼压,如不能控制可行眼球摘除术。

(二)原发性开角型青光眼

原发开角型青光眼(POAG)存在高眼压性原发开角型青光眼(HTG)和正常眼压性原发开角型青光眼(NTG)两个亚型,属多基因或多因素遗传病,双眼疾病。随年龄增长发病率不断增加,40岁以上为0.5%～1.0%,70～74岁可达到2%。HTG眼压升高原因主要由于小梁细胞异常丢失和功能下降、小梁融合及内皮小梁网细胞外基质异常堆积导致房水外流受阻所致。此外,可能存在神经系统对眼压调节失常的机制。NTG病因尚不清楚,一致公认视盘缺血在NTG性视神经损害的作用,最新的研究发现跨筛板压力差增大在NTG的发病中扮演了重要的角色。

1.临床表现

开角型青光眼发病隐蔽、进展缓慢,早期患者无症状或仅有视物模糊、眼胀、疲劳等现象,直至病程晚期视野显著缩小,出现夜盲甚至失明才有所发觉。HTG患眼早期眼压不稳定,随着病程发展眼压升高。NTG峰值眼压始终不超过2.8 kPa(21 mmHg),但日曲线波动度大(多＞8 mmHg)。开角型青光眼患眼视盘进行性盘沿丢失,视杯扩大变深,环形血管显露,筛孔显见。NTG视盘改变比HTG视盘更大,盘沿较薄,筛孔较大,多见颞下部视盘出血和切迹,常见"青光眼晕"。多数患眼早期出现颞上或颞下方弓形视神经纤维局限性萎缩,逐渐发展为楔形缺损。少数患眼表现为视神经纤维层弥漫性变薄,颜色变暗。随视神经纤维萎缩进展,患眼开始出现5°～30°视野内的相对或绝对性旁中心暗点以及以水平线为界的上方或下方鼻侧阶梯。随病情发展,旁中心暗点与生理盲点相连成上方或下方的弓形暗点。病变晚期上、下弓形暗点在鼻侧水平线相连形成管状视野,或仅存颞侧小视岛。NTG患眼早期即可出现侵犯注视区5°范围内的致密旁中心暗点,较HTG更早累及中心视力,但视野损害进展相对缓慢。开角型青光眼患者前房正常或偏深。房角多为宽角、少数轻度窄角、但始终开放。NTG患者常常存在血压、血管和血液方面的异常及眼后节血流异常。

2.诊断

(1)HTG诊断要点:眼压升高>2.8 kPa(21 mmHg),具有典型的青光眼进行性视盘改变和/或伴有局限性视神经纤维层缺损,与之相应的青光眼性视野改变。房角开放,并排除其他可引起眼压升高的眼部及全身异常,即可诊断。

(2)NTG诊断要点:具有典型的进行性青光眼性视神经改变和视野损害,且24小时眼压曲线峰值≤2.8 kPa(21 mmHg)、波动度大时即可诊断正常眼压性青光眼。某些老年患者因颅内病变或颈动脉硬化或急性大失血等引起的"假性青光眼"与NTG有许多相似之处,如视盘苍白、凹陷扩大、神经纤维束性视野缺损、眼压正常,应注意区别,以免延误原发病的治疗。后者双眼发病,视盘凹陷多为局限性扩大、较深、眼压波动度常大于正常。前者有相关病变或病史。当原发病控制后,视神经损害停止发展。

3.治疗

(1)降低眼内压:循证医学研究显示,眼压是青光眼进展的独立危险因素。降低并维持稳定的靶眼压可以延缓或停止视野缺损的进展。靶眼压的确定具有个体化特点,需要考虑患者的基线眼压水平、视野缺损程度、预期寿命、其他危险因素(年龄、种族、家族史、高度近视、糖尿病等)。目前临床应用的降眼压手段包括药物、激光、手术。药物治疗仍然是开角型青光眼的首选治疗方法。各种作用机制的局部降眼压药均可选择,或单一或配合应用。前列腺素类药物具有降眼压幅度大、作用时间长、昼夜均有作用、全身不良反应小等优点,已由国外的一线用药逐渐成为我国POAG的首选用药。选择性激光小梁成形术(SLT)具有无创伤、可反复进行的特点,通常作为滤过手术前的补充治疗方法,70%~80%的患者可使眼压下降0.8~1.1 kPa(6~8 mmHg)。缺点是降压效果不持久,一段时间后眼压又会升高。当药物或激光治疗都不能有效降低眼压及视野进展的患者应及时采取手术治疗。传统小梁切除术和非穿透性手术均适合本病,术中联合使用抗瘢痕药物及调整缝线技术的应用大大提高了手术成功率。近两年一种新型的金属房水引流器应用到临床中,因无须切除小梁及虹膜组织、手术创伤小、术后并发症大大降低,取得了良好的治疗效果。尽管NTG患者基线眼压并不高,降低眼压仍是目前主要的治疗方向。应将原眼压水平降低25%~30%,或早期患者降至1.6 kPa(12 mmHg)以下,当视野损害到注视区内者,眼压最好降至1.1~1.3 kPa(8~10 mmHg)。前列腺素类和局部碳酸酐酶抑制剂在夜间睡眠时仍起作用,被认为是最理想的药物。选择性激光小梁成形术(SLT)治疗也同样有效。当药物无法达到目标眼压时,非穿透性或传统小梁切除术可能获得更低更稳定的眼压水平。

(2)改善供血,保护视神经:对于眼压控制较好而视野损害仍发展,并有眼后节血流不畅,同时患有高血压动脉粥样硬化、外周血管疾病、糖尿病、高黏血症等患者,适当地给予改善血液循环的药物是有益的。目前尚无明显有效的药物,有一些局部用药(贝特舒、阿法根)、口服CCBS类制剂(如尼莫地平、硝苯地平)以及银杏叶片能改善视盘供血,保护视野的报道。维生素B_1、维生素B_{12}是传统的营养神经药物,也被用于青光眼视神经损害的辅助治疗。

(三)继发性青光眼

继发性青光眼是眼局部或全身其他疾病引起的青光眼。与老年相关性较高的继发性青光眼常见于以下几种。

1.晶体膨胀继发性青光眼

老年性白内障发展到膨胀期,因晶状体体积增大导致晶体瞳孔接触平面前移,接触面积增大,引起瞳孔阻滞发生的继发性闭角型青光眼。多见于眼轴较短、眼前节结构较拥挤的老年白内障患者。

(1)诊断:此病起病急,眼疼头痛等症状明显,眼球混合充血、角膜水肿、前房浅、瞳孔扩大、眼压升高,同时可见膨胀、混浊的晶体。与 PACG 亚急性或急性发作很相似。无间隙小发作史,对侧眼无 PACG 的特征和病史。

(2)治疗:应在发病及数小时内联合应用高渗剂,口服及局部抑制房水生成等多种药物迅速降低眼压,并尽可能恢复和维持在正常水平。摘除患眼的白内障是治疗本病的关键,应尽早实施。术前尽可能控制好眼压。患眼急性发作高眼压后炎症反应重,不必急于施行三联手术,除非发病持续时间过长,已造成不可逆转的房角粘连和小梁损害,手术中应做虹膜周边切除。术后应继续关注眼压,尤其对发病持续时间较长者,需随诊治疗 2～3 个月,直至眼压恢复并稳定在正常水平为止。

2.剥脱综合征青光眼

这是一种眼内,特别是以前节出现假性剥脱物质为特点伴白内障和青光眼的综合征。剥脱物质和色素颗粒沉淀于小梁网,使房水流出受阻。并引起小梁上皮细胞功能损害和数量减少,导致眼压升高。此病发病率随年龄增长而升高,开始发病多为单眼。此病患者中青光眼发生率为30%～93%,主要为开角型青光眼,眼压多高于 POAG,但是闭角型青光眼的发生率也远高于普通人群(约 20%)。

(1)临床表现:患眼常见灰白色无定形剥脱物质在晶体前囊表面沉淀,常形成一中央盘和一周边带,瞳孔缘常见发亮的蓝白色或灰白色头皮屑样剥脱物沉着。房角隐窝和小梁表面大量无定形剥脱物沉淀。晶体悬韧带受累严重,可被剥脱物完全覆盖或替代,因脆性增加可断裂导致晶体不全脱位或半脱位。瞳孔缘虹膜色素溶解明显,色素穗消失、蛀蚀样色素缺失,显露出一灰白边缘,少量色素不规则的沉着于中央部角膜内皮表面,大量沉淀于房角,不规则状,下部多。有时见 Sampaolesi 线或房水中色素云流。眼压升高和青光眼性视神经改变及视野缺损与 POAG 相似。

(2)诊断:患眼具有原发性开角型青光眼样临床表现,同时眼内前节可见特征性剥脱物质沉淀时即可明确诊断。

(3)治疗:药物治疗与原发性开角型青光眼相同,但疗效较差。缩瞳剂可以增加房水流出也可以抑制瞳孔运动,减少剥脱物的数量和色素播散是初始治疗的最好选择。可以联合应用 β 受体阻滞剂、α 受体激动剂及碳酸酐酶抑制剂。选择性激光小梁成形术(SLT)疗效尚佳,激光后继续缩瞳剂治疗可防止进一步的色素游离及阻塞小梁网。但有些患者治疗后会出现突发性眼压升高,可再次施行 SLT 治疗。药物治疗效果不如原发性开角型青光眼,建议及早 SLT 或滤过性手术。滤过性手术有效,白内障摘除能否减少剥脱物质和改善眼压尚无一致结论。

3.新生血管性青光眼(NVG)

NVG 是眼内组织处在慢性缺血缺氧代谢过程中虹膜和房角表面大量新生血管(NVI)和纤

维血管膜形成,导致房角损害引起的继发性青光眼。老年患者因糖尿病、高血压、高血脂等慢性病导致眼底发生严重的缺血性病变,如治疗不及时或病情无法控制常常会导致本病的发生。这些疾病因眼内组织慢性缺氧,产生大量新生血管生成因子刺激虹膜和房角生成新生血管。新生血管和周围纤维组织构成纤维血管膜,破坏小梁网的结构和功能,导致眼内房水外引流阻力增大。晚期新生血管膜收缩造成前房角粘连和关闭,房水引流受阻,眼压逐渐升高。

(1)临床特征:患眼具有原发病的临床表现,同时随病程发展新生血管性青光眼的临床表现分为3期。①青光眼前期:瞳孔及附近虹膜少数小的新生血管、房角或有轻微新生血管达小梁网,呈分支状,眼内压多为正常。②开角青光眼期:虹膜和房角新生血管增多、粗大,虹膜红变明显。眼压可突然升高,伴有明显高眼压症状、房角开放。房水闪光阳性,可伴前房积血。③闭角青光眼期:眼压持续增高可达 8.0 kPa(60 mmHg)或更高,常有明显眼痛、头痛。结膜中度充血、角膜水肿混浊。房水闪光、虹膜表面新生血管多而粗大、瞳孔扩大、色素层外翻、房角粘连、虹膜变平。视力极差、常只有指数或手动。

(2)诊断:患眼存在导致新生血管形成的基础病变,无其他青光眼病史。眼压常突然升高、有明显症状,虹膜和房角可见新生血管和新生血管膜即可明确诊断。

(3)治疗:早期可选择药物控制眼压,高渗剂和各种房水生成抑制剂均可选用,缩瞳剂不宜用于新生血管性青光眼。同时局部应用非甾体抗炎药和睫状肌麻痹剂(阿托品)改善炎症和症状。治疗新生血管可直接激光光凝新生血管,如前房或玻璃体积血眼底不清无法施行视网膜光凝者传统行经巩膜外的全视网膜冷凝及睫状体冷凝,促使已有的虹膜和房角新生血管消退,再行常规小梁切除术,可获得较好的疗效。近年来临床应用抗 VEGF 药物行玻璃体腔注射可有效抑制网膜及虹膜新生血管的生成,并使已形成的新生血管膜短时间内萎缩,为进一步行青光眼滤过手术、玻璃体视网膜手术提供了手术时机。有一定视功能者可施行小梁切除术或房水引流物植入术,无有用视功能者可行睫状体光凝或冷冻术。该病属于难治性青光眼,药物疗效差,手术成功率低。

(鲁　娜)

第九章 医学营养

第一节 营养的消化、吸收与代谢

一、碳水化合物的消化、吸收与代谢

(一)人类膳食中常见的碳水化合物

1.单糖

单糖指结构上有 3 个到 6 个碳原子的糖,根据其结构和性质的不同,又可分为以下几种。

(1)葡萄糖:与人类关系最为密切,含有 6 个碳原子,并且有还原性,呈右旋光性。

(2)果糖:分子式与葡萄糖一样,但结构不同,它是一种酮糖,呈左旋光性。

(3)半乳糖:也含有 6 个碳原子,是乳糖的组成部分。

(4)甘露糖:也是一种己糖。

此外,食物中尚有少量的戊糖,如核糖、阿拉伯糖及木糖等。

2.双糖

双糖是由两分子单糖连接而成的化合物,膳食中常见的双糖有以下几种。

(1)蔗糖:就是我们日常食用的白糖、砂糖或红糖,它是由一分子葡萄糖和一分子果糖借助于 1-2 糖苷键连接而成,由于半缩醛羟基都被占据不可能变成醛式,故没有还原性。

(2)乳糖:天然存在于哺乳动物的乳汁中,由一分子葡萄糖和一分子半乳糖经 4-1 糖苷键连接而成。由于保留着葡萄糖的半缩醛羟基,因此具有还原性。

(3)麦芽糖:由两个分子葡萄糖经 α-1,4 糖苷键连接构成,具有还原性。

3.多糖

多糖是由许多单糖分子组成的碳水化合物,分子量一般在几万以上,理化性质与单糖不同,多糖一般没有甜味,不溶于水或在水中形成胶体溶液。多糖按其能否被人体消化吸收而分为两类。

(1)能被人体消化吸收的多糖类。

1)淀粉:由多个葡萄糖分子连接而成,按其连接方式又可分为直链淀粉和支链淀粉,前者遇碘呈蓝色反应,后者单独存在时与碘发生棕色反应。直接淀粉的主链以葡萄糖经 α-1,4-糖苷键连接而成。在支链上还有 α-1,6 糖苷键链有少数分支。支链淀粉的主链也是葡萄糖经 α-1,4 糖

苷键连接而成,但它以 α-1,6 糖苷链或其他连接方式的侧链比直链淀粉多得多。在黏性较大的植物如糯米中,含有支链淀粉较多。

2)糊精:是淀粉的初步水解产物,平均每个分子由 5 个葡萄糖分子构成,它的甜度低于葡萄糖。

3)糖原:是动物性贮藏多糖,由 3 千到 6 万个葡萄糖单位构成,但其侧链数大大多于支链淀粉,具有较多的非还原端,大量贮存于动物的肝脏和肌肉。

(2)不能被人体消化吸收的多糖类:这部分多糖类总称为粗纤维,人类消化道没有消化这些物质的酶,故不能被人体所利用。但是粗纤维能刺激胃肠道蠕动,促进消化腺的分泌,有利于消化的正常进行和废物及毒物的排泄,它们在营养和保健上的作用已日益受到人们的重视。

1)纤维素:由几千个葡萄糖分子经 β-1-4 糖苷键连接构成,而且排列成绳索状长链,由此表现出纤维的特性。纤维素是自然界分布最广的多糖化合物,约占植物细胞膜的 50%。

2)半纤维素:往往与纤维素共存,可被肠道细菌部分水解。根据它的组成成分又可分为多缩戊糖类和多缩己糖类。

3)木质素:是植物组织的结构物质,人类及草食动物都不能消化。

4)果胶类物质:存在于水果及蔬菜的软组织中,可在热溶液中溶解,主要为葡萄糖醛酸和其他糖类所构成。

5)海藻多糖:包括琼脂和藻酸,多用于食品加工。

(二)碳水化合物的消化

碳水化合物必须经过消化分解成单糖分子后才能被人体吸收。碳水化合物的消化从口腔开始,唾液中含有的 α-淀粉酶可催化淀粉分子中的 α-1,4-糖苷键的断裂,从而形成葡萄糖、麦芽糖、麦芽三糖、糊精等淀粉水解产物。且咀嚼使食物分散,增加其溶解性及食物和酶作用的表面积。但食物在口腔内停留的时间很短,唾液淀粉酶在 pH 4.0 或以下时又迅速失活,当食糜进入胃后,胃酸逐渐渗入食糜从而使消化中止,故唾液淀粉酶对碳水化合物的消化作用在人体中无多大意义。食糜由胃进入十二指肠后,酸度被胰液及胆汁中和,同时胰液中存在着活性很强的胰 α-淀粉酶将未分解的淀粉水解成 α-糊精、麦芽三糖、麦芽糖及少量葡萄糖。但胰淀粉酶不能催化 α-1,6 糖苷键的水解。小肠黏膜细胞刷状缘上存在着 α-糊精酶,它可将糊精分子中的 α-1,6 糖苷键及 α-1,4 糖苷键水解,使 α-糊精水解成葡萄糖。刷状缘上还有麦芽糖酶,可将麦芽三糖及麦芽糖完全水解。食物中的蔗糖可在蔗糖酶催化下水解为葡萄糖和果糖,乳糖则在乳糖酶作用下水解为葡萄糖和半乳糖。因此,食物中人体可利用的碳水化合物进入小肠后绝大部分被分解成单糖,有利于吸收。

(三)碳水化合物的吸收

虽然认为胃可能会吸收乙醇,但营养素几乎全部在小肠中被吸收,碳水化合物的消化产物主要以己糖(葡萄糖、果糖、甘露糖、半乳糖)和戊糖(核糖)的形式从小肠吸收进入门静脉。

糖的吸收机制还不清楚。戊糖靠被动扩散吸收。己糖,尤其是葡萄糖和半乳糖的分子较戊糖大,但其吸收速率为戊糖的 5～10 倍,显然其吸收不是简单的扩散。体外试验发现葡萄糖的吸收能对抗浓度差并消耗能量,所以称之为主动吸收。于是有人提出了载体假说,这个假说认为小肠细胞的刷状缘上存在着几种转运体系用以吸收不同的糖。以葡萄糖为例,它的载体有两个结合部位分别结合 Na^+ 和葡萄糖,且载体蛋白质对葡萄糖的亲和力受 Na^+ 浓度调节。当细胞外 Na^+ 浓度高于细胞内时,载体蛋白对葡萄糖的亲和力增加,这时葡萄糖-Na^+-载体蛋白复合物一起进入细胞。由于细胞内 Na^+ 浓度比较低,引起载体蛋白 Na^+ 的释放,因而降低了载体蛋白对葡萄糖的亲和力,使糖从载体上释放,达到葡萄糖的转运。而进入细胞内的 Na^+ 再经 Na^+-K^+ 泵转运到细胞外,此时需要 ATP。根皮苷抑制复合物的形成、毒毛花苷抑制 Na^+-K^+ 泵运转、二硝基酚抑制 ATP 的生成,因此它们都能抑制糖的主动运转。通过上述机制,肠腔内葡萄糖浓度在低于细胞内浓度的情况下仍可被吸收。载体蛋白对单糖分子的结构有选择性,它要求吡喃型单糖,并在其第二位碳上有自由羟基,故半乳糖、葡萄糖等能与载体结合而被迅速吸收,而果糖、甘露糖等则不能与这类载体结合,所以吸收速度较低。

目前,载体假说已被普遍接受,但是,人体在消化吸收期的大部分时间内,肠腔内葡萄糖的浓度大于血液,因而并不对抗浓度差,不需消耗能量。因此,除了主动运转以外,糖还可通过载体以促进扩散方式吸收。目前已至少发现一种不依赖 Na^+ 的葡萄糖载体,它在转运葡萄糖过程中不需 Na^+ 的参与,也不消耗能量。

(四)碳水化合物的代谢

人体各组织细胞都能有效地进行糖的分解代谢。糖分解代谢的重要生理功能之一,就是提供人体各组织细胞生命活动中所需的能量,并且是体内首先被利用的供能物质。在糖供给不足时,必须动员脂类及蛋白质以满足体内对能量的需要。故糖类有节省蛋白质及脂类的作用。

糖的分解代谢既可在有氧条件下进行,也可在无氧条件下进行酵解,这对于某些组织的功能活动是十分重要的,如成熟红细胞不能进行糖的有氧分解,必须以酵解提供能量。而脂肪及蛋白质都不能在无氧情况下供能。每克糖在体内通过生物氧化所供给的能量为 16.7 kJ(4 kcal)。

除了有氧分解和无氧酵解外,糖还可循磷酸戊糖途径进行分解。磷酸戊糖途径主要为细胞提供还原性物质 NADPH 和核糖。NADPH 为体内许多重要物质,如脂肪酸、类固醇等的生物合成所必需,而核糖对于核苷酸的合成是不可缺少的。

当体内糖的供给充裕时,细胞可将糖转变成糖原的形式贮存,糖原在维持血糖恒定中起重要作用。此外,糖还可转变成乙酰辅酶 A,继而合成脂肪的形式贮存能量。但在一般情况下,脂肪不能转变成糖用以维持血糖的特定。

二、脂类的消化、吸收与代谢

(一)脂类的消化

膳食中的脂类主要为脂肪,此外还含有少量磷脂,胆固醇等。由舌背面分泌的舌脂肪酶在口腔中即可对脂肪进行水解,并且可在胃中继续进行。舌脂肪酶对中短链脂肪构成的甘油三酯表现出较大的活性,而乳中的脂肪则是此酶的理想作用物。食糜在胃中停留 2~4 小时后,经舌脂肪酶及胃脂肪酶的共同作用,大约有 30% 的甘油三酯可被消化。脂类进入小肠后经胆盐的作用,乳化并分散成细小的微团后才能被消化酶所消化。胆盐是较强的乳化剂,它能降低油与水相之间的界面张力,使脂肪及胆固醇酯等疏水脂质乳化成细小微团,这样便增加了消化酶与脂类物质的接触面以利于消化。胰腺受脂类物质刺激后,分泌出无活性的胰脂肪酶原、共脂肪酶原、磷脂酶 A2 原及胆固醇脂酶原等。这些酶原在小肠内被激活后分别作用于各自的底物。胰脂肪酶必须吸附于乳化脂肪微团的水油界面上才能作用于微团内的甘油三酯,它能特异催化甘油三酯上伯位酯键(即 1 位及 3 位酯键)的水解,生成 2-甘油一酯及二分子脂肪酸。2-甘油一酯上的脂肪酸与甘油以仲位酯键相连,它的水解需要一个异构化过程生成伯位酯键才能进行。这是一个相对缓慢的过程,因此,在摄入的甘油三酯中只有少于四分之一被完全水解成甘油和脂肪酸。共脂肪酶能与胆汁及胰脂肪酶结合,并促进胰脂肪酶吸附在微团的水油界面上,因而能增加胰脂肪酶的活性,促进甘油三酯的水解,磷脂酶 A2 催化磷脂第 2 位酯键的水解,生成脂肪及溶血磷脂。Ca^{2+} 为磷脂酶 A2 的激活剂。胆固醇酯酶促进胆固醇酯的水解,生成游离胆固醇及脂肪酸。上述各种消化产物可与胆盐乳化成更小的混合微团,这种微团体积更小,极性更大,易于穿过肠黏膜细胞表面的水屏障,为肠黏膜细胞吸收。

(二)脂类物质的吸收

脂类消化产物主要以简单扩散的形式在十二指肠下段及空肠上段吸收。中、短链脂肪酸及甘油极易被小肠黏膜细胞所吸收。中、短链脂肪酸构成的甘油三酯,经胆盐乳化后也可以完整的形式吸收,在肠黏膜细胞内脂肪酶的作用下,水解成脂肪酸及甘油,通过门静脉进入血液循环。长链脂肪酸及 2-甘油一酯吸收进入肠黏膜细胞后,则在细胞内活化,并在光面内质网转酰酶的作用下重新合成甘油三酯,然后与载脂蛋白、磷脂、胆固醇等生成乳糜微粒,经淋巴从胸导管进入血液循环。小肠中的游离胆固醇可与胆汁酸盐、磷脂及脂肪水解产物甘油一酯、脂肪酸等结合形成混合微团,为小肠黏膜吸收。在肠黏膜细胞内,大部分游离胆固醇又与长链脂肪酸结合成胆固醇酯,后者的大部分参与乳糜微粒,小量参与组成极低密度脂蛋白,经淋巴进入血液循环。但除了麦角甾醇外,植物固醇不能从肠道吸收。被吸收的溶血性磷脂酯,在肠黏膜细胞内也要与脂酰 CoA 重新合成磷脂,经淋巴从胸导管进入血液循环。

(三)脂类的代谢

脂类在体内分解代谢的功能亦以供给能量为主。在肝脏中甘油首先磷酸化生成磷酸甘油,后者再氧化成磷酸甘油醛参与糖的代谢途径。脂肪酸循 β-氧化逐步断裂生成乙酰辅酶 A。乙酰辅酶 A 的去路如下。

(1)通过三羧酸循环彻底氧化成 CO_2 和水,并释放出大量能量。脂肪酸在 β-氧化过程和三羧酸循环中都有能量的释放,并为组织细胞所利用。因此,它是非常有效的组织能源,每克脂肪在体内氧化时,供给的能量是 37.7 kJ(9 kcal)。

(2)用以合成胆固醇及其他固醇类物质。

(3)在肝脏中形成乙酰乙酸,继而形成酮体。酮体是一种水溶性的组织能源,在肝外组织中它可进入三羧酸循环而被彻底氧化供能,这对脑组织有重要意义,脑组织在正常情况下主要依赖血糖供能,但在饥饿时则主要依赖酮体供能。

人类可以从糖代谢的中间产物乙酰辅酶 A 合成脂肪酸,继而进一步合成甘油三酯。但人类不能合成亚油酸和 α-亚麻酸,因此,目前把亚油酸和 α-亚麻酸称作人类必需脂肪酸。以前曾把亚油酸、α-亚麻酸以及二十碳四烯酸(花生四烯酸)都称为必需脂肪酸,但后来的实验发现,只要亚油酸的供给充分,花生四烯酸可从亚油酸转变而来。必需脂肪酸的主要功能是作为合成白三烯,前列腺素及凝血恶烷的前体。同时,它也是构成生物膜的一种重要材料,所以对膜结构的完整性是不可缺少的。除此之外,必需脂肪酸在体内脂类的代谢及运输中也起着作用。人类中必需脂肪酸缺乏症极为少见,只有在喂食脱脂奶的婴儿或静脉内输入无脂肪营养液的病人中发现,观察到的症状主要为鳞屑性皮炎、毛发脱落及伤口愈合缓慢等,一般认为,必需脂肪酸的供给占食物总能量的 1‰～2‰就可预防临床缺乏症的出现。

三、蛋白质的消化、吸收与代谢

(一)蛋白质的消化

1.胃中的消化

唾液中不含水解蛋白质的酶,故食物蛋白的消化自胃中开始。胃主细胞分泌的胃蛋白酶原是人胃液中仅有的蛋白质水解酶的酶原。在正常胃液中(pH 1~5),胃蛋白酶原经 H^+ 激活,生成胃蛋白酶,胃蛋白酶本身也可催化这种转变。胃蛋白酶的分子量为 33 KD,最适 pH 为 1.5~2.5,主要作用于蛋白质多肽链分子内部的肽键,故称之为内肽酶。但它对蛋白质肽键作用的特异性较差,主要水解芳香族氨基酸、蛋氨酸、亮氨酸、色氨酸等氨基酸的氨基与其他氨基酸的羧基形成的肽键。蛋白质经胃蛋白酶作用后,主要产物为多肽及少量氨基酸。胃蛋白酶对乳中的酪蛋白有凝乳作用,可使乳中酪蛋白与钙离子结合成不溶解的变性酪蛋白钙,延长酪蛋白在胃中的停留时间,有利于充分消化。蛋白质虽然在胃中可被胃蛋白酶所作用,可食物在胃中停留的时间较短,且胃中蛋白水解酶种类单一,因此蛋白质在胃中消化很不完全。

2.小肠中的消化

食糜自胃中进入小肠后,蛋白质的不完全水解产物再经胰液及肠液中的蛋白酶以及小肠黏膜细胞蛋白酶的消化作用,进一步水解成为氨基酸。因此,小肠是蛋白质消化的主要部位。

胰液中有关蛋白质消化的酶有:胰蛋白酶原、糜蛋白酶原,弹性蛋白酶原,羧基肽酶原 A 和 B。酶原一经分泌到肠腔,必须转变成相应的蛋白酶在肠液中才具有活性,肠液中的肠激酶主要起着激活胰蛋白酶原的作用,它特异作用于胰蛋白酶原,使其 N 端水解一分子六肽而生成活性的胰蛋白酶。胰蛋白酶本身也可使胰蛋白酶原激活,但作用较弱。此外,胰蛋白酶可迅速把胰液中其他四种蛋白酶原转变成有活性的蛋白酶。

如上所述,胰液中各种蛋白水解酶最初均以酶原形式存在,同时,胰液中还存在着各种胰蛋白酶抑制剂,这些对保护胰组织免受蛋白酶的自身消化作用具有重要意义。

胰蛋白酶,糜蛋白酶及弹性蛋白酶也都是内肽酶,对不同氨基酸组成的肽键也有一定的专一性。而羧基肽酶 A 和 B 自肽链的 C 端开始作用,故称作外肽酶,每次水解掉一分子氨基酸残基,但对不同氨基酸组成的肽键也有一定的专一性。

蛋白质经胃液、胰液中各种蛋白酶的水解,所得的产物也仅有 1/3 为氨基酸,其余 2/3 为寡肽,这些寡肽的进一步消化由小肠黏膜细胞完成。小肠黏膜细胞的刷状缘及胞液中存在着一些寡肽酶。例如氨基肽酶、二肽酶等。氨基肽酶也是外肽酶,但从肽链的 N 端逐个水解下氨基酸,最后生成二肽。二肽再经二肽酶水解,最终生成氨基酸。由此可见,寡肽的水解主要在小肠黏膜细胞内进行。

总之,蛋白质的消化作用由多种外肽酶及内肽酶的参与,前者自肽链的两端水解蛋白质,每次释放一分子氨基酸,后者则自肽链的内部开始水解,生成较小的多肽或寡肽,并为外肽酶提供更多的作用点。由于各种蛋白水解酶对肽链作用的专一性不同,通过它们的协同作用,蛋白质的消化效率很高,一般正常成人,食物蛋白质的 95% 可被完全水解。

(二)氨基酸的吸收

氨基酸的吸收主要在小肠中进行。关于吸收机制,目前尚未完全搞清楚,一般认为它主要是一个耗能的主动吸收过程。

1.氨基酸吸收载体

实验证明,肠黏膜细胞膜上具有运输氨基酸的载体蛋白质,分为需 Na^+ 和不需 Na^+ 两大类,并有维生素 B_6 参与氨基酸的转运。需 Na^+ 的载体,能与氨基酸及 Na^+ 形成三联体,将氨基酸及 Na^+ 转运入细胞, Na^+ 借钠泵排出细胞外,并消耗 ATP。此过程与葡萄糖的吸收载体系统类似。

由于氨基酸结构的差异,主动转运氨基酸的载体也不相同。已知人体内至少有三种类型的需 Na^+ 载体,分别参与不同氨基酸的吸收。

(1)中性氨基酸载体,是主要载体,侧链中不带电荷的氨基酸均可由此载体转运。

(2)苯丙氨酸和亮氨酸载体。

(3)亚氨酸载体,转运效率很低。

除了需 Na^+ 载体外,目前还至少发现两种不需 Na^+ 的氨基酸载体。①中性氨基酸及亲脂性氨基酸载体:转运中性氨基酸、苯丙氨酸和亮氨酸。②阳离子氨基酸载体:主要转运赖氨酸等带有阳离子的氨基酸。

各种载体转运的氨基酸在结构上有一定的相似性,当某些氨基酸共用同一载体时,则它们在吸收过程中将彼此竞争。

上述氨基酸的转运不仅存在于小肠黏膜细胞,类似的作用也可能存在于肾小管细胞、肌肉细胞等细胞膜上,这对于细胞浓集氨基酸的作用具有普遍意义。

2.γ-谷氨酰基循环对氨基酸的转运作用

除了上述氨基酸的吸收机制外,近些年 Meister 提出氨基酸吸收及向细胞内的转运过程是通过谷胱甘肽起作用的,称为"γ-谷氨酰基循环",又叫 Meister 循环。

目前已经发现,催化上述反应的各种酶在小肠黏膜细胞、肾小管细胞和脑组织中均存在。在这些酶中,γ-谷氨酰基转移酶位于细胞膜上,其余的酶均在胞液中。同时,通过这个循环,每转运 1 分子氨基酸需要消耗 3 分子 ATP。

值得提出的是,某些氨基酸,例如脯氨酸不能通过 γ-谷氨酰基循环转运入细胞,由此并不排除其他转运过程的存在。

3.肽的吸收

肠黏膜细胞上还存在着吸收二肽或三肽转运体系。此种转运也是一个耗能的主动吸收过程,吸收作用在小肠近端较强,故肽吸收入细胞甚至先于游离氨基酸。不同二肽的吸收具有相互竞争作用。

(三)氨基酸的代谢

氨基酸在机体内主要用作蛋白质的合成。其中有些氨基酸人体内不能合成或合成速度不足以满足需要,必须由食物提供,这些氨基酸称为必需氨基酸。其他则称为非必需氨基酸。除了合成蛋白质外,氨基酸还是体内各种含氮物质氮的来源。如嘌呤、嘧啶等。此外,氨基酸经脱氨基作用后所留下的碳架还可用于供给能量或形成葡萄糖、酮体。每克蛋白质所供给的能量为 16.7 kJ(4 kcal)。

(吴松亭)

第二节 基 础 营 养

基础营养主要是研究食物供给人体生存必需的各类营养素的生理功能、消化吸收和代谢、营养学评价、营养不良及营养状况评价、参考摄入量及食物来源等;食物提供营养素的数量和质量是否满足机体的需要是维持机体的健康及预防疾病的关键所在。

一、产能营养素和能量

在获取的食物营养素中,蛋白质、脂肪和碳水化合物经体内氧化可以释放能量,称为产能营养素。

(一)蛋白质

在体内不能合成或合成速度不能满足机体需要,且必须从食物中获取的氨基酸称为必需氨基酸(EAA),即亮氨酸、异亮氨酸、赖氨酸、蛋氨酸、苯丙氨酸、苏氨酸、色氨酸、缬氨酸和组氨酸,共 9 种氨基酸;另外,还有半必需氨基酸又称条件必需氨基酸,如半胱氨酸和酪氨酸,在体内分别由蛋氨酸和苯丙氨酸转变而来,所以将蛋氨酸与半胱氨酸、苯丙氨酸与酪氨酸分别合并计算;人体可以自身合成的氨基酸为非必需氨基酸。因某种必需氨基酸含量相对较低,影响了食物蛋白质在体内的消化利用,该种必需氨基酸称为限制氨基酸。谷类和豆类食物的第一限制氨基酸分别是赖氨酸和蛋氨酸。同时摄入两种以上的食物,相互补充食物间必需氨基酸数量的不足,提高蛋白质营养价值的作用称为蛋白质互补作用。

1.蛋白质的生理功能

(1)构成人体组织成分:包括构成组织和器官。

(2)构成体内的生理活性物质:包括酶、激素、抗体、物质运输与交换体以及维持体液平衡等。

(3)提供机体氨基酸和肽类:一类生理调节物。

(4)提供能量:1 g 食物蛋白质在体内氧化产生约 16.7 kJ(4 kcal)能量。

2.蛋白质营养学评价

主要从食物蛋白质的含量(或数量)、被人体消化吸收的程度和被人体利用的程度进行全面评价食物蛋白质的营养价值。常用评价食物蛋白质消化、吸收和利用程度的指标包括蛋白质表观消化率、蛋白质生物价、蛋白质净利用率、蛋白质功效比值以及氨基酸评分等。一般来说,动物性食物蛋白质消化率和利用率较高,同时还富含必需氨基酸,而植物性食物蛋白质利用率较低。

3.蛋白质的食物来源和参考摄入量

蛋白质广泛存在于食物中,其中动物性食物蛋白质和大豆蛋白质是优质蛋白质的重要食物来源。在中国营养学会修订的《中国居民膳食营养素参考摄入量》中建议成人蛋白质推荐摄入量(RNI)男性为 65 g/d,女性则为 55 g/d,孕妇和乳母在同龄人群参考值基础上的额外增加量分别为孕中期 15 g/d、孕晚期 30 g/d 及乳母 25 g/d。

(二)脂类

脂类包括脂肪和类脂,其中脂肪又称为甘油三酯,其基本结构是由三分子脂肪酸和一分子甘油组成。依据碳链长短不同,脂肪酸可以分为长链脂肪酸(LCFA)含 14～24 个碳,中链脂肪酸

(MCFA)含 8～12 个碳,短链脂肪酸(SCFA)含 6 个碳以下。根据饱和程度不同,脂肪酸可分为饱和脂肪酸(SFA)和不饱和脂肪酸(USFA);根据不饱和双键数量的不同,可将不饱和脂肪酸分为单不饱和脂肪酸(MUFA)和多不饱和脂肪酸(PUFA)。按双键的位置不同,可分为 n-3(ω-3)和 n-6(ω-6)系列多不饱和脂肪酸,即从甲基(CH_3^-)端数起,第一个不饱和键在第 3 和第 4 碳之间或第 6 和第 7 碳之间。如亚油酸为 $C_{18:2}$,n-6,即亚油酸有 2 个不饱和键,第 1 个不饱和键位于第 6 和第 7 碳之间,是含 18 个碳的 n-6 系列的长链脂肪酸。按照脂肪酸的空间结构不同,脂肪酸可分为顺式脂肪酸和反式脂肪酸,在自然界中,多数不饱和脂肪酸是以顺式脂肪酸形式存在的。过多的饱和脂肪酸可导致肥胖相关的慢性非传染性疾病,反式脂肪酸可增加心血管疾病发生的风险,诱发肿瘤、2 型糖尿病等疾病。

1.脂肪的主要生理功能

(1)贮存和供给能量:1 g 脂肪在体内氧化产生 37.56 kJ(9 kcal)能量。

(2)构成机体组成成分和内分泌作用。

(3)提供必需脂肪酸:必需脂肪酸(EFA)是指人体不可缺少而自身又不能合成,必须通过食物供给的脂肪酸,如亚油酸和 α-亚麻酸;亚油酸可转化为花生四烯酸(AA),而 α-亚麻酸又可代谢为二十碳五烯酸(EPA)和二十二碳六烯酸(DHA)。

(4)促进脂溶性维生素的吸收,同时增进食欲、增加饱腹感。

2.脂类主要的食物来源和参考摄入量

动物性脂肪以饱和脂肪酸和单不饱和脂肪酸相对较多,而植物油和坚果类食品主要提供多不饱和脂肪酸。中国营养学会推荐成人亚油酸和 α-亚麻酸的适宜摄入量(AI)应分别占总能量的 4.0% 和 0.6%;孕妇和乳母二十碳五烯酸(EPA)与二十二碳六烯酸(DHA)之和的适宜摄入量为 0.25 g/d,其中 DHA 为 0.20 g/d。目前尚缺乏膳食胆固醇引起血脂代谢异常和脑血管疾病死亡风险阈值摄入量的研究证据,暂未设定膳食胆固醇可接受范围(AMDR)。

(三)碳水化合物

碳水化合物是由碳、氢和氧三种元素组成的有机化合物,广泛存在于自然界的动物和植物性食物中。按照化学结构及生理作用不同,可将碳水化合物分为糖(单糖、双糖和糖醇)、寡糖或低聚糖(低聚寡糖、棉子糖和水苏糖)、多糖(直链、支链或变性淀粉和非淀粉多糖)。按照是否能被人体消化,碳水化合物又可分为可消化和不可消化的碳水化合物(部分糖醇、低聚糖、膳食纤维或抗性淀粉等)。碳水化合物是人类膳食最经济和最主要的能量来源。

1.碳水化合物的主要生理功能

(1)贮存和提供能量:糖原是肝脏和肌肉内碳水化合物的贮存形式,1 g 葡萄糖在体内氧化可释放 16.8 kJ(4 kcal)能量。

(2)参与构成组织结构(细胞膜、细胞器膜、细胞质、结缔组织、神经组织及骨骼和角膜等)及生理活性物质(酶、抗体和激素)。

(3)节约蛋白质作用:摄入充足的碳水化合物可减少糖异生作用,降低组织蛋白质的消耗。

(4)抗生酮作用:足够的碳水化合物可提供充足的草酰乙酸,利于脂肪酸彻底氧化,减少酮体的产生。

(5)预防慢性病:膳食纤维是指植物性食物中不能被人体小肠消化和吸收,但对机体可产生健康效应的碳水化合物,具有吸水膨胀和促进肠蠕动的作用,有利于预防便秘、大肠疾病、某些癌症、心血管病、糖尿病、胆石症和肥胖症等。

2.碳水化合物的食物来源与参考摄入量

碳水化合物主要来源于植物性食物,如谷类、薯类、根茎类蔬菜、豆类和坚果等。蔬菜、水果是膳食纤维的良好来源。中国营养学会建议 18～64 岁成人总碳水化合物平均需要量(EAR)为 120 g/d,孕妇为 130 g/d,乳母为 160 g/d;多数学者建议膳食纤维摄入量为 25～30 g/d 较为适宜。

(四)能量

能量单位是焦耳(J)、千焦耳(kJ)或千卡(kcal),其换算关系如下:1 kJ＝0.239 kcal,1 kcal＝4.184 kJ。目前,营养学上更多应用的能量单位是千卡,即 1 kcal 是指 1 000 g 纯水的温度由 15 ℃上升到 16 ℃所吸收的能量。每克产能营养素在体内氧化产生的能量值称为能量系数,蛋白质、脂肪和碳水化合物分别为 4 kcal/g、9 kcal/g 和 4 kcal/g。

1.人体的能量消耗

正常成人的能量主要用于维持机体基础代谢、体力活动、食物热效应以及生长发育等需要。食物热效应(TEF)是指人体在摄食过程中所引起的额外能量消耗的现象,与食物营养成分、进食的量及频数有关。

2.能量的主要来源与参考摄入量

能量主要来源于食物中的碳水化合物、脂肪和蛋白质。中国营养学会按照人群不同身体活动水平(轻、中和重)、不同性别和年龄健康人情况,制订出膳食能量需要量(EER)。以中等身体活动水平为例,18～49 岁男性与女性分别为 10.88 MJ/d(2 600 kcal/d)和 8.79 MJ/d(2 100 kcal/d)、50～64 岁分别为 10.25 MJ/d(2 450 kcal/d)和 8.58 MJ/d(2 050 kcal/d)、65～79 岁则分别为 9.83 MJ/d(2 350 kcal/d)和 8.16 MJ/d(1 950 kcal/d);孕中期和孕晚期在同龄人群参考值基础上分别额外增加 1.26 MJ/d(300 kcal/d)和 1.88 MJ/d(450 kcal/d),而乳母则额外增加 2.09 MJ/d(500 kcal/d)。我国营养学家建议产能营养素供能可接受范围为总碳水化合物 50%～65%、总脂肪 20%～30%、蛋白质 10%～15%。

二、维生素

维生素是维持机体正常生理功能及细胞代谢所必需的一类微量的低分子有机化合物。按照溶解性不同,可分为脂溶性维生素与水溶性维生素。脂溶性维生素包括维生素 A、D、E 及 K,可溶于脂肪或有机溶剂,在脂肪酸败中容易被破坏,摄入过多时,可产生蓄积并引起机体中毒。水溶性维生素包括 B 族维生素(维生素 B_1、维生素 B_2、维生素 B_6、维生素 B_{12}、烟酸、叶酸、泛酸和生物素)和维生素 C,可溶于水,多数对光和热敏感,在紫外光照射或过度加热时易被破坏。满足组织需要后,过多的部分将经尿排出。大多数维生素在体内不能合成且也不能大量贮存于组织中,必须由食物提供,来满足机体需要。

(一)维生素 A

维生素 A 类是指具有视黄醇结构的一类生物活性物质。动物性食物来源的维生素 A 为已形成的维生素 A,包括视黄醇、视黄醛和视黄酸;植物性食物来源的 β-胡萝卜素及其他类胡萝卜素需在体内转化形成维生素 A,因此,称其为维生素 A 原,其中最重要的是 β-胡萝卜素。维生素 A 单位可用视黄醇活性当量(RAE)表示。

1.维生素 A 的生理功能

(1)维持正常的视觉:视黄醛是构成视网膜视觉细胞内感光物质——视紫红质的重要成分,

缺乏可致暗适应能力下降。

(2)促进细胞生长和分化:视黄酸作为转录调节因子参与多种基因的表达,调节神经系统、心血管系统、眼睛、上皮组织细胞生长与分化。

(3)增强细胞和体液免疫、抗癌以及维持生殖功能。

2.维生素 A 的缺乏与过量

(1)维生素 A 缺乏的表现:①眼部症状表现为暗适应能力下降,严重者可致夜盲症,有的则出现眼干燥症,甚至失明;儿童缺乏的典型症状是存在于角膜两侧和结膜外侧的毕脱氏斑;②皮肤症状表现为皮肤干燥、毛囊上皮角化、毛囊性丘疹与皮脂腺分泌减少等,呈现蟾皮样和鱼鳞样的改变;③细胞免疫功能下降,儿童易发生呼吸道感染及腹泻症状。

(2)过量摄入维生素 A 可产生急性毒性、慢性毒性和致畸等中毒表现。

3.维生素 A 的食物来源和参考摄入量

动物性食物富含已形成的维生素 A,而绿叶蔬菜、黄色蔬菜和水果则是 β-胡萝卜素及其他类胡萝卜素的良好来源。中国营养学会提出维生素 A 推荐摄入量(RNI)成年男子为 800 μg RAE/d,女子为 700 μg RAE/d;孕中、晚期在同龄人群参考值的基础上额外增加 70 μg RAE/d,而乳母则增加 600 μg RAE/d。成人维生素 A 可耐受最高摄入量(UL)为 3 000 μg RAE/d。

(二)维生素 D

维生素 D 是一类含环戊氢烯菲环结构、具有钙化醇生物活性的化合物。食物中的维生素 D 主要有维生素 D_2(麦角钙化醇)和维生素 D_3(胆钙化醇),人体皮肤中含有的 7-脱氢胆固醇在日光或紫外线照射下转变为维生素 D_3。膳食来源或由皮肤合成的维生素 D 必须运输到靶器官(小肠、肾脏和骨等)才能发挥生理效应。维生素 D 的激活与肝脏和肾脏 D_3-25-羟化酶和 25-(OH)-D_3-1 羟化酶活性密切相关。维生素 D 的主要活性形式为 1,25-$(OH)_2$-D_3(或 D_2)。

1.维生素 D 的生理功能

(1)促进小肠对钙的吸收与转运:维生素 D 可诱导合成一种特异性钙调蛋白,进而促进钙吸收。

(2)促进肾小管对钙、磷的重吸收,减少钙、磷的丢失。

(3)调节血钙平衡:如血钙降低时,甲状旁腺素升高,维生素 D 增多,通过靶器官的调节作用,使血钙水平升高。近年研究发现,维生素 D 参与机体生长发育、细胞分化以及免疫等调节,与多种慢性病(如心脑血管疾病、某些肿瘤、糖尿病及自身免疫性疾病等)有关。

2.维生素 D 的缺乏与过量

婴幼儿缺乏时可引起佝偻病,表现为骨骼变软且易弯曲变形,牙齿萌出推迟,恒牙发育不良等;而成人则发生骨质软化症、骨质疏松症或手足痉挛症,常有自发性、多部位骨折。过量摄入维生素 D 可导致中毒症状,如食欲减退、烦躁以及多种消化道症状,甚至出现组织钙化。

3.维生素 D 的来源和参考摄入量

维生素 D 的两个来源,即动物性食品及鱼肝油制剂和经皮肤合成。中国营养学会提出维生素 D 推荐摄入量(RNI)1~64 岁及孕妇与乳母均为 10 μg/d,≥65 岁为 15 μg/d;成人维生素 D 可耐受的最高摄入量(UL)为 50 μg/d。

(三)维生素 E

维生素 E 是指含苯并二氢吡喃结构,具有 α-生育酚生物活性的一类化合物,其中以 α-生育酚的生物活性最大。大部分维生素 E 贮存于肝脏和肌肉中。维生素 E 的活性可用 α-生育酚当量(TE)来表示。

1.维生素 E 的生理功能

(1)抗氧化和预防衰老作用:维生素 E 是非酶抗氧化体系中重要的抗氧化剂,可保护生物膜中的多不饱和脂肪酸、细胞骨架、含巯基蛋白质及细胞内的核酸免受自由基的攻击,减少体内脂褐质的产生。

(2)调节血小板的黏附力和聚集作用:通过调节磷脂酶 A_2 的活性,减少血小板的聚集和凝血作用。

(3)与精子生成和繁殖能力有关。

2.维生素 E 的缺乏与过量

维生素 E 缺乏可导致视网膜退行性改变、溶血性贫血、肌无力以及神经退行性病变等。维生素 E 毒性较小,但长期大剂量摄入时,可引起维生素 K 吸收和利用障碍等中毒症状。

3.维生素 E 的食物来源和参考摄入量

植物油、麦胚、种子、坚果和豆类是维生素 E 良好的来源。中国营养学会建议成人维生素 E 适宜摄入量(AI)是 14 mg α-TE/d 总生育酚,乳母额外增加 3 mg α-TE/d 总生育酚;成人维生素 E 可耐受最高摄入量(UL)为 700 mg α-TE/d。

(四)维生素 B_1

维生素 B_1 又称硫胺素、抗神经炎因子或抗脚气病因子。维生素 B_1 由嘧啶环和噻唑环通过亚甲基桥连接而成,主要以焦磷酸硫胺素(TPP)的形式存在体内。

1.维生素 B_1 生理功能

(1)辅酶功能:TPP 是氧化脱羧酶和转酮醇酶的辅酶,参与 α-酮酸的氧化脱羧反应和磷酸戊糖途径的转酮醇反应。

(2)非辅酶功能:作为胆碱酯酶的抑制剂,影响乙酰胆碱的合成和代谢等。

2.维生素 B_1 的缺乏与过量

(1)维生素 B_1 缺乏会直接影响氨基酸、核酸和脂肪酸的合成代谢。长期缺乏维生素 B_1 可引起成人脚气病。①干性脚气病:主要症状是多发性周围神经炎,表现为肢端麻痹或功能障碍,肌肉酸痛压痛,尤其是腓肠肌压痛更为明显;②湿性脚气病:主要症状是充血性心力衰竭引起的水肿和心脏功能的改变;③婴儿脚气病:初期为心跳加快,呼吸急促和困难,继而出现发绀、水肿、心脏扩大以及心力衰竭等,多见于维生素 B_1 缺乏的乳母所喂养 2~5 月龄的婴儿。

(2)由于过量摄入维生素 B_1 引起的中毒较为少见。

3.维生素 B_1 的食物来源和参考摄入量

维生素 B_1 良好的食物来源是动物内脏、瘦肉类、禽蛋、豆类、酵母和坚果以及粮谷类。中国营养学会建议维生素 B_1 的推荐摄入量(RNI)成年男子为 1.4 mg/d,女子为 1.2 mg/d;孕中期在同龄人群参考值基础上额外增加 0.2 mg/d、孕晚期和乳母各增加 0.3 mg/d。

(五)维生素 B_2

维生素 B_2 又称核黄素,由一个咯嗪环与一个核糖衍生的醇连接而成。维生素 B_2 常以黄素单核苷酸(FMN)和黄素腺嘌呤二核苷酸(FAD)辅酶的形式与特定蛋白结合形成黄素蛋白,发挥其生物学作用。

1.维生素 B_2 的生理功能

(1)以 FMN 和 FAD 辅酶的形式参与生物氧化和能量代谢,维持蛋白质、脂肪和碳水化合物的正常代谢,促进生长发育等。

(2)参与维生素 B_6 和烟酸的代谢。

(3)参与体内抗氧化防御系统和红细胞形成、糖原合成和药物代谢等。

2.维生素 B_2 的缺乏与过量

缺乏的临床表现以口腔、眼和皮肤的炎症反应为主。①口腔症状:口角炎、口唇炎、舌炎(典型改变为地图样改变);②眼部症状:眼球结膜充血、睑缘炎、角膜血管增生、畏光以及视物模糊等;③皮肤症状:鼻唇沟、眉间以及腹股沟等出现脂溢性皮炎。一般情况下,维生素 B_2 不会引起过量中毒。

3.维生素 B_2 的食物来源与参考摄入量

维生素 B_2 的良好食物来源是动物性食物如动物内脏、乳类、蛋类以及鱼类;植物性食物以蘑菇、豆类以及绿叶蔬菜中含量较多。中国营养学会建议维生素 B_2 的推荐摄入量(RNI)分别为成年男子 1.4 mg/d、女子 1.2 mg/d;孕中期在同龄人群参考值基础上额外增加 0.2 mg/d、孕晚期和乳母各增加 0.3 mg/d。

(六)叶酸

叶酸(FA)由蝶啶、对氨基苯甲酸和谷氨酸组成。在天然存在的叶酸形式中,只有四氢叶酸(THFA)具有生理活性。叶酸摄入量以膳食叶酸当量(DFE)表示。

1.叶酸的生理功能

作为一碳基团(甲酰基、亚甲基、甲基)的载体,THFA 参与嘌呤、嘧啶核苷酸的代谢;促进二碳和三碳氨基酸相互转化,并参与甲基化反应过程。

2.叶酸的缺乏与过量

典型缺乏症状是巨幼红细胞性贫血、舌炎和腹泻;孕早期叶酸缺乏可引起胎儿神经管畸形,主要表现为脊柱裂、无脑儿、脑膨出等中枢神经系统发育异常。此外,叶酸缺乏导致同型半胱氨酸向胱氨酸转化障碍,血中同型半胱氨酸水平增加,形成高同型半胱氨酸血症,后者是动脉粥样硬化形成的危险因素。过量摄入叶酸可影响锌的吸收、干扰维生素 B_{12} 缺乏的诊断结果。

3.叶酸的食物来源和参考摄入量

叶酸良好的食物来源有动物肝脏、蛋类、豆类、坚果、绿叶蔬菜、水果和小麦胚芽等。中国营养学会建议成人叶酸的推荐摄入量(RNI)为 400 μg DFE/d;孕妇在同龄人群参考值的基础上额外增加 200 μg DFE/d、乳母增加 150 μg DFE/d。成人叶酸可耐受最高摄入量(UL)为 1 000 μg DFE/d。

(七)维生素 B_6

维生素 B_6 是 2-甲基-3-羟基-5-羟甲基吡啶的含氮衍生物。天然存在的形式为吡哆醇、吡哆醛和吡哆胺,均具有维生素 B_6 的活性。在体内,维生素 B_6 以其磷酸化的形式,参与多种酶系反应。

1.维生素 B_6 的生理功能

(1)参与氨基酸代谢:如参与转氨、脱氨、脱羟、转硫和色氨酸转化等。

(2)参与糖原与脂肪酸代谢:如催化肌肉和肝脏糖原转化,还参与亚油酸合成花生四烯酸以及胆固醇的合成与转运过程。

(3)参与脑组织 5-羟色胺、多巴胺、γ-氨基丁酸和去甲肾上腺素等的合成。另外,参与血红素和一些抗体的合成。

2.维生素 B_6 的缺乏和过量

维生素 B_6 缺乏可以导致：①皮炎，眼、鼻、口腔周围甚至整个颜面部、阴囊、会阴等处出现脂溢性皮炎改变；②口腔炎，唇干裂和舌炎，也可伴有神经精神症状。维生素 B_6 的毒性相对较低，但高剂量的营养补充剂也可引起不良反应。

3.维生素 B_6 的食物来源和参考摄入量

维生素 B_6 来源于禽肉类、鱼类、肝脏、豆类、坚果及谷物等。中国营养学会建议维生素 B_6 推荐摄入量（RNI）18～49 岁为 1.4 mg/d、50 岁以上为 1.6 mg/d。孕妇在同龄人群参考值基础上额外增加 0.8 mg/d、乳母则增加 0.3 mg/d；成人维生素 B_6 可耐受最高摄入量（UL）为 60 mg/d。

（八）维生素 C

维生素 C 又称抗坏血酸，是一种含有 6 个碳原子的酸性多羟基化合物，以还原型和氧化型抗坏血酸形式存在于组织中，二者可相互转化，均具有生物活性作用。

1.维生素 C 的生理功能

（1）抗氧化作用：维生素 C 是一种强的抗氧化剂，维持氧化型谷胱甘肽和还原型谷胱甘肽平衡状态，促进铁的吸收和利用以及防止维生素 A、维生素 E 及不饱和脂肪酸的氧化。

（2）参与胶原合成过程：与创伤愈合和血管壁脆性密切相关；③促进类固醇代谢、拮抗毒物作用。

2.维生素 C 的缺乏与过量

严重缺乏可致坏血病，主要表现皮下瘀斑、牙龈出血和压痛、毛囊过度角化以及易疲劳；另外，缺乏可导致胶原蛋白合成障碍，伤口愈合延缓，甚至出现骨质疏松症等。维生素 C 毒性低，但一次性大量摄入（2～8 g），也可以引起腹痛、腹泻及尿草酸盐结石等中毒表现。

3.维生素 C 的食物来源和参考摄入量

新鲜的深色蔬菜（油菜、卷心菜、菜花、辣椒和西红柿等）、水果（樱桃、石榴、柑橘、柚子和草莓等）和野菜野果（苜蓿、刺梨、沙棘和猕猴桃等）是维生素 C 的重要来源。中国营养学会建议维生素 C 成人的推荐摄入量（RNI）为 100 mg/d，孕中期和孕晚期在同龄人群参考值的基础上额外增加 15 mg/d、乳母增加 50 mg/d；成人维生素 C 的建议摄入量（PI）为 200 mg/d；成人维生素 C 的可耐受最高摄入量（UL）为 2 000 mg/d。

三、矿物质

在参与构成人体组织结构、调节代谢以及维持生理功能的元素中，除了碳、氢、氧和氮主要构成蛋白质、脂肪、碳水化合物和维生素等有机化合物，其余的元素均称为矿物质。在体内含量大于体重 0.01％的矿物质为常量元素，而小于体重 0.01％的矿物质则为微量元素。常量元素为钙、钠、钾、镁、硫、磷和氯；根据目前的研究，微量元素分为 3 类。①必需微量元素：包括铁、锌、铜、碘、硒、铬、钴和钼；②可能必需微量元素：包括锰、镍、硅、硼和钒；③潜在毒性，但低剂量具有必需功能的微量元素：包括氟、镉、铅、汞、砷、铝、锡和锂。人体矿物质缺乏或过量与人群生活的地理环境、食物成分构成特点、食品加工的方式方法，以及人体自身因素（饮食习惯、健康状况等）密切相关。

（一）钙

成人体内 99％的钙存在于骨骼和牙齿中，其余则以游离或结合形式存在于软组织、细胞外液和血液中，这部分钙统称为混溶钙池。一般情况下，骨骼钙与混溶钙池的钙维持着一个动态平衡。

1.钙的生理功能

钙的生理功能：构成骨骼和牙齿成分；作为细胞内重要的"第二信使"促进细胞信息传递；维持神经肌肉的正常生理活动；调节细胞代谢酶（如腺苷酸环化酶、三磷酸腺苷酶、琥珀酸脱氢酶、脂肪酶和酪氨酸羟化酶等）的活性；参与血液凝固、激素分泌及维持酸碱平衡和细胞膜的稳定性。

2.钙的缺乏与过量

（1）长期钙缺乏合并维生素 D 的缺乏可导致儿童生长发育迟缓、龋齿，甚至形成 O 形或 X 形腿、肋骨串珠、鸡胸等佝偻病症状。

（2）成人缺钙易引起骨质疏松症，表现为骨脆性增加，脊柱变形和压痛，长骨易发生骨折，尤其是股骨颈骨折。长期摄入过量钙可增加患肾结石的风险，并干扰铁、锌、镁、磷的吸收。

3.钙的食物来源与参考摄入量

钙的良好食物来源为奶及奶制品、虾皮、海产品和豆类及其制品等。动物性食物含有乳糖和氨基酸，可与其形成可溶性钙盐，促进钙的吸收；此外，动物性食品及鱼肝油制剂中的维生素 D 也可诱导钙结合蛋白的合成，促进小肠对钙的吸收。植物性食物含有较多的草酸、植酸和磷酸，均可与钙形成难溶的盐类，影响钙的吸收；过多的膳食纤维、未被吸收的脂肪酸、过多服用制酸剂也是阻碍钙吸收的重要因素。中国营养学会建议成人钙的推荐摄入量（RNI）18～49 岁为 800 mg/d，50 岁以上为 1 000 mg/d，孕中、晚期和乳母均在同龄人群参考值的基础上额外增加 200 mg/d；成人钙的可耐受最高摄入量（UL）是 2 000 mg/d。

（二）铁

人体内的铁 60%～75% 存在于血红蛋白，3% 在肌红蛋白和 1% 在含铁酶（细胞色素酶类、过氧化氢酶及过氧化物酶等）中，其余 25%～30% 以贮备铁形式存在。食物铁以血红素铁和非血红素铁的形式存在，其中血红素铁的吸收利用率较高，而非血红素铁（高价铁）需还原成二价铁后方可吸收，且此过程受到多种膳食和机体因素的影响。

1.铁的主要生理功能

（1）参与氧运输和组织呼吸过程。

（2）维持正常的造血功能。

（3）维持正常的免疫功能。

（4）参与催化 β-胡萝卜素转化为维生素 A，促进嘌呤与胶原的合成、脂类在血液中转运，以及药物在肝脏解毒等过程。

2.铁缺乏

体内铁缺乏可分为 3 个期，即铁减少期（IDS）、缺铁性红细胞生成期（IDE）以及缺铁性贫血期（IDA）。在缺铁性贫血期，人血红蛋白和血细胞比容下降，临床表现为面色苍白、头晕、气短、心悸、乏力、食欲缺乏、毛发干燥、冷漠呆板，指甲变脆或反甲等。铁缺乏儿童则易出现烦躁不安、对外界刺激反应淡漠、学习能力下降、生长发育受阻等表现。

3.铁的食物来源与参考摄入量

血红素铁的良好食物来源是动物肝脏和血、畜瘦肉、禽类和鱼类。血红素铁以卟啉铁的形式直接被肠黏膜上皮细胞吸收，不易受到膳食因素的影响，吸收率接近 40%；食物中的柠檬酸、抗坏血酸、维生素 A、动物蛋白质和果糖等可以促进铁的吸收。植物性食物中含铁较多的食物有蘑菇、发菜、黑木耳和芝麻等。植物性食物来源的非血红素铁吸收过程易受到植酸、草酸及单宁酸的影响,铁的吸收率较低,一般为 5%～10%;胃酸缺乏或大量服用抗酸药物也是降低铁吸收的重要因素。中国营养学会建议铁的推荐摄入量(RNI)成年男性和 50 岁以上女性均为 12 mg/d,18～49 岁女性 20 mg/d;孕中期和乳母在同龄人群参考值基础上额外增加 4 mg/d,孕晚期则增加 9 mg/d;成人铁的可耐受最高摄入量(UL)是 42 mg/d。

(三)锌

锌主要存在于肌肉、肝脏、肾脏、视网膜、前列腺和皮肤中;血液中的锌 75%～85%分布于红细胞中,其余存在于白细胞和血浆中。

1.锌的生理功能

(1)参与含锌酶(超氧化物歧化酶、苹果酸脱氢酶、乳酸脱氢酶、碱性磷酸酶等)组成或作为酶的激活剂,调节组织呼吸、能量代谢及抗氧化过程。

(2)促进生长发育,参与蛋白质、核酸的合成代谢、维持骨骼的正常骨化和生殖器官的发育和功能。

(3)参与维护正常的味觉、嗅觉,视觉和皮肤健康。

(4)调节机体免疫功能。

2.锌的缺乏与过量

锌缺乏导致生长发育迟缓、食欲减退、味觉迟钝甚至丧失、异食癖、性成熟延迟、第二性征发育障碍、性功能减退、皮肤伤口不易愈合等。儿童长期缺乏锌可导致侏儒症。锌过量可干扰铁、铜等的吸收和利用,影响巨噬细胞和中性粒细胞的活力。

3.锌的食物来源和参考摄入量

富锌食物有海产品、动物内脏、牛肉、豆类和谷类胚芽等。其中,动物性食物来源的锌利用率为 35%～40%,而植物性食物来源的锌利用率低于 20%。中国营养学会建议锌的推荐摄入量(RNI)成人男性 12.5 mg/d,女性 7.5 mg/d;孕妇在同龄人群参考值基础上额外增加 2 mg/d,乳母增加 4.5 mg/d;成人锌的可耐受最高摄入量(UL)是 40 mg/d。

(四)碘

体内 70%～80%的碘分布于甲状腺组织内,甲状腺含碘量随年龄、膳食摄入量及腺体的活动性不同而有所不同。

1.碘的生理功能

碘主要参与甲状腺素的合成,通过甲状腺素发挥其生理功能,如维持蛋白质、碳水化合物和脂肪正常代谢、促进生物氧化、参与磷酸化过程、激活多种酶活性、调节水盐代谢和机体组织发育与分化过程。

2.碘的缺乏与过量

长期碘缺乏可引起甲状腺肿大,出现地方性甲状腺肿;胎儿和婴幼儿碘缺乏可引起生长发育迟缓、智力低下、甚至痴呆、聋哑,称为呆小症或克汀病。长期高碘摄入可引发高碘甲状腺肿。

3.碘的食物来源和参考摄入量

海产品(海带、紫菜、海参以及虾皮等)是碘的良好来源。中国营养学会提出碘的推荐摄入量(RNI)成人为 120 μg/d,孕妇和乳母在同龄人群参考值基础上额外增加量分别为 110 μg/d 和 120 μg/d;成人碘的可耐受最高摄入量是 600 μg/d。目前认为,食盐加碘仍然是预防和控制碘缺乏病较好的方法。

(吴松亭)

第三节　公共营养

公共营养是指通过营养监测、营养调查发现人群中存在的营养问题（如膳食结构不合理、营养缺乏和营养过剩）及其影响因素，并将营养研究的科学理论和技术应用于解决人群营养问题的综合性学科。公共营养主要工作包括居民营养监测和评估、营养调查以及食品经济调查、制定膳食营养素参考摄入量、发布中国居民膳食指南和平衡膳食宝塔、促进营养立法和制定营养政策、加强营养学科队伍建设和科普宣传与咨询，以及食物资源开发和利用等。总之，公共营养是一个社会实践性强、应用性强、多学科交叉且干预效果显著的学科领域。

一、合理营养

自然界中，任何一种天然食物都无法全面提供人体所需要的营养素，需要经过多种食物合理搭配才能全面满足机体的生理需要。合理营养是指通过膳食全面得到满足机体生理需要量的能量和营养素，且各种营养素之间达到平衡的营养。因此，合理膳食是合理营养的物质基础，也是达到合理营养的唯一途径。

(一)合理膳食的概念和意义

合理膳食又称平衡膳食是指能够给机体提供种类齐全、数量充足、比例适宜的营养素和能量，并与机体的需要保持平衡，进而达到合理营养、促进健康、预防疾病的膳食。

(二)合理膳食要求

1.提供种类齐全、数量充足、比例合适的营养素

平衡膳食由多种食物构成，因此，应提倡每天摄入的食物多样化（食物种类至少达到20种），还应该保证产能营养素供能比例的平衡、与能量代谢有关的 B 族维生素和能量消耗之间的平衡、必需氨基酸之间的比例合适、饱和脂肪酸与不饱和脂肪酸之间的平衡、钙与磷及各种矿物质之间的平衡。

2.确保食物安全

食物不得含有对人体造成危害的各种有害因素，且应保持食物的新鲜卫生，以确保居民的生命安全。

3.科学的烹调加工方法

食物的加工与烹调应最大限度地减少营养素的损失，提高食物的消化吸收和利用率，保持食物良好的感官性状，保证居民的生命安全。

4.合理的进餐制度和饮食习惯

合理的进餐制度有助于促进食欲和增强消化能力，使食物得到充分消化、吸收和利用。我国居民继续维持一日三餐制，并养成不挑食、不偏食、不暴饮暴食等良好的饮食习惯，有利于健康。

根据中国营养学会制定的《中国居民膳食指南和平衡膳食宝塔》，将食物分为以下几类。①谷类及薯类，谷类包括米、面、杂粮；薯类包括马铃薯、甘薯、木薯等；②动物性食物：包括畜禽肉类、鱼虾类、蛋类、奶及其制品等；③豆类及其制品：包括大豆及其他干豆类；④蔬菜与水果类：包括鲜豆、根茎、叶菜、茄果等；⑤纯能量食物：包括动植物油、食用糖、淀粉和酒类等。建

议每天膳食都应包含以上 5 大类食物,每类食物中选 2～4 种,每天以摄入食物种类达到 30 种以上为佳。

二、膳食指南与平衡膳食宝塔

(一)膳食指南概念、意义和内容

《中国居民膳食指南》简称《膳食指南》,是中国营养工作者根据现代营养学原理和科学证据,结合当前中国居民的营养需要及膳食中存在的实际问题而提出通俗易懂的指导性意见,旨在指导中国居民合理选择与搭配食物,达到合理营养、预防膳食营养相关慢性病和营养缺乏病、促进健康的目的。目前,应用的膳食指南是由中国营养学会组织专家根据我国实际的食物摄入和居民的健康状况修订并于 2022 年正式发布。

一般人群的《膳食指南》共 10 条:①食物多样、谷类为主,粗细搭配;②多吃蔬菜、水果和薯类;③每天吃奶类、大豆或其制品;④常吃适量的鱼、禽、蛋和瘦肉;⑤减少烹调油用量,吃清淡少盐膳食;⑥食不过量,天天运动,保持健康体重;⑦三餐分配要合理,零食要适当;⑧每天足量饮水,合理选择饮料;⑨如饮酒应限量;⑩吃新鲜卫生的食物。

一般人群的《膳食指南》适用于 6 岁以上的正常人群。《膳食指南》中每个条目下均有相关的提要和涉及的名词、概念及常见问题。

(二)平衡膳食宝塔的概念、意义和内容

为了实践《中国居民膳食指南》的主要内容,"中国居民膳食指南专家委员会"结合我国的膳食模式和饮食行为特点,将合理膳食的基本原则以各类食物的重量,通过宝塔的形式直观展示出每人每天应摄入的食物种类、合理数量以及适宜的饮水和身体活动量。膳食宝塔体现出理想的膳食模式、合理补水和适当运动在保证人群健康中的重要性,为居民在日常生活中如何进行合理调配膳食提供了一个可操作性的指导方案。

中国居民平衡膳食宝塔(图 9-1)共分 5 层,包含每人每天应摄入的主要食物种类和总量(食物可食部分的生重)。从塔底至塔尖算起,位居底层的是谷类、薯类及杂豆食物,应摄入 250～400 g/d;第二层为蔬菜和水果,应摄入蔬菜类 300～500 g/d 和水果类 200～400 g/d;第三层为鱼、禽、肉、蛋等动物性食物,应摄入鱼虾类 50～100 g/d,畜禽肉 50～75 g/d,蛋类 25～50 g/d;第四层是奶类和豆类食物,奶及奶制品 300 g/d 和大豆类及坚果 30～50 g/d;位居塔尖的是烹调油和食盐,烹调油 25～30 g/d,食盐不超过 6 g/d;饮酒的问题以白酒为例,成年男子饮酒的酒精量不超过 25 g/d,而成年女子则为不超过 15 g/d。

同时,膳食宝塔还强调足量饮水和增加身体活动的重要性。在温和气候条件下,轻体力活动成年人至少饮水 1 200 mL/d(约 6 杯/天);在高温或强体力劳动条件下应适当增加。建议成人累计的身体活动量相当于每天步行 6 000 步以上的身体活动,如果身体状况允许,最好进行 30 分钟或以上的中等强度的有氧运动。

三、膳食营养素参考摄入量

膳食营养素参考摄入量的概念膳食营养素参考摄入量(DRIs)是为了保证人体合理摄入营养素,防止营养不足、降低慢性病风险而设定的一组每天平均膳食营养素摄入量的参考值。随着人类膳食结构、饮食行为、疾病谱以及医学模式的改变,在原有的 DRIs 内容的基础上,增加了与预防慢性病相关的指标。中国营养学会(2014 年)发布了符合我国国情的《中国居民膳食营养素

参考摄入量(2013 版)》,其内容包括 7 个营养水平的指标,即估计平均需要量、推荐摄入量、适宜摄入量、可耐受最高摄入量、宏量营养素可接受范围、预防非传染性慢性病的建议摄入量和特定建议值。

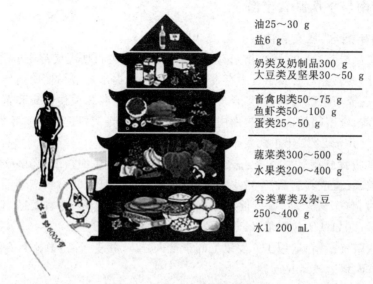

油25~30 g
盐6 g
奶类及奶制品300 g
大豆类及坚果30~50 g
畜禽肉类50~75 g
鱼虾类50~100 g
蛋类25~50 g
蔬菜类300~500 g
水果类200~400 g
谷类薯类及杂豆
250~400 g
水1 200 mL

图 9-1　中国居民平衡膳食宝塔

(一)估计平均需要量(EAR)

估计平均需要量是指某一特定性别、年龄及生理状况的群体中个体对某种营养素需要量的平均值。EAR 是根据个体需要量的研究资料制订的,某营养素摄入量达到这一水平即可满足群体中 50% 个体对该营养素的需要。

(二)推荐摄入量(RNI)

推荐摄入量是指可以满足某一特定性别、年龄及生理状况群体中绝大多数(97%~98%)个体的需要量的某营养素摄入水平。长期摄入 RNI 水平,可以满足机体对该种营养素的需要,维持组织中有适当的营养素贮备和机体健康。

(三)适宜摄入量(AI)

适宜摄入量是基于观察或实验所获得的健康人群某种营养素的摄入量,该值具有预防某种慢性病作用的摄入水平。对于纯母乳喂养的足月产 4~6 个月婴儿而言,母乳中的营养素含量就是婴儿的各种营养素的 AI。

(四)可耐受最高摄入量(UL)

可耐受最高摄入量是指对所有个体健康无任何不良反应和危害的某营养素每天最高的摄入量。当长期某营养素摄入量超过 UL 时,可增加发生毒副作用的危险性。因此,UL 不是建议的摄入水平。

(五)宏量营养素可接受范围(AMDR)

宏量营养素可接受范围是指产能营养素(包括脂肪、蛋白质和碳水化合物)理想的摄入量范围,该范围可以提供人体对这些营养素的需要,并有利于降低慢性病的发病危险,常常采用占能量摄入量的百分比表示。该值具有上限和下限值,即一个体的摄入量高于或低于推荐的范围,可能增加罹患慢性病的风险或增加导致必需营养素缺乏的可能性。

(六)预防非传染性慢性病的建议摄入量(PI-NCD)

PI-NCD 或简称建议摄入量(PI)是以慢性非传染性疾病的一级预防(病因预防)为目标,提出必需营养素的每天摄入量。当易感人群的某些营养素的摄入量接近或达到该值时,可降低发生该病的风险。

(七)特定建议值(SPL)

SPL 是指某些疾病易感人群膳食中某些膳食成分(如植物化学物等食物中的生物活性成分)的摄入量达到或接近这个建议值水平时,有利于维护人体健康。

四、营养调查及其评价

(一)概述

营养调查是指运用多种方法或手段准确地了解某人群或特定个体各种营养指标的水平,以判断当前人群膳食结构和营养与健康状况。到目前为止,我国先后已经进行了 5 次营养调查(1959 年、1982 年、1992 年、2002 年及 2010 年),其中 2002 年,在营养调查的同时,进行了肥胖、高血压和糖尿病等慢性病的调查;2010 年,将营养调查改变为居民营养与健康状况监测(历时 3 年),与以前调查的最大不同是将十年一次的营养调查变为连续的全国营养和健康监测,5 年为一个完成周期,目的在于能及时、准确地反映中国居民的膳食、营养及慢性病动态改变状况,为制定健康干预政策提供扎实的科学依据。

营养状况评价是通过膳食调查及营养评价、人体测量及其分析、营养相关疾病临床体征及症状检查和人体营养水平的生化检验方面,对人体进行营养与代谢状态的综合评定,旨在了解营养不良的类型及程度,确定相应的营养改善计划或方案,并监测营养治疗效果和预测营养相关疾病的转归。

营养调查包括 4 个部分,即膳食调查、人体测量、营养相关性疾病临床体征及症状检查、营养水平的生化检查。

1.膳食调查

膳食调查常用的方法有食物称重法、记账法、回顾法、化学分析法以及食物频数法。通过膳食调查的方法,了解被调查对象在一定时间内通过膳食摄取的能量、营养素的数量和质量,来评价被调查对象能量和营养素需求获得满足的程度(表 9-1)。

表 9-1　常用的膳食调查方法对比

方法	适用对象	方法优缺点	调查时间	关键参数
称重法	个人、家庭、集体单位、小范围研究	细致准确,资料可靠,耗费人力、物力和时间,不适合大规模调查	连续 3~7 天	1.称重:每餐主副食的生重、熟重和剩余食物 2.食物消耗量;3.生熟比值;4.用餐人数和标准人
记账法	有详细账目的集体单位、较大范围研究	过程简单,省人力、省物力,资料粗略	1 个月,四季各一次	1.查账得出食物消耗总量;2.进餐人数登记;3.用餐人数和标准人
回顾法	个人、特定人群、大范围研究	简单易行,资料比较粗略	连续 3 天,每 24 小时回顾	1.询问+回顾得出食物摄入情况;2 食物模具和图谱
化学分析法	个人,小样本研究	收集样品时间短、结果准确,分析过程复杂	1 天	1.全天膳食主副食品;2.营养素含量分析;3.双份饭菜法

方法	适用对象	方法优缺点	调查时间	关键参数
食物频数法	个人、家庭较大规模调查	过程简单,省时省力,资料粗略	数周、数月或数年	1.问卷得到食物消耗频本及消费量;2.食物摄入的种类和数量;3.膳食习惯;4.营养相关慢性病

注:标准人是指轻体力劳动的 60 kg 体重的成年男子。

2.人体测量及分析

人体测量资料(包括体格的大小和生长速度)可较好反映机体的营养与健康状况,是评价个体或群体营养状况的灵敏指标,尤其是学龄期儿童的生长状况。常用的指标有身高(身长)、体重、上臂围、腰围、臀围和皮褶厚度。

(1)体重和身高:机体蛋白质、脂肪和矿物质的贮备以及体内能量平衡变化均与体重密切相关,因此,用体重评价人体的营养状况,能较好地反映一定时期内的营养状况及疾病的严重程度和预后,而身高则可反映较长时间的营养状况。常用的评定指标有实际体重占理想体重的百分比和体质指数等。①实际体重占理想体重的百分比(%)=实际体重(kg)/理想体重(kg)×100%。Broca 改良公式:理想体重(kg)=身高(cm)-105。平田公式:理想体重(kg)=[身高(cm)-100]×0.9。评价标准:实际体重占理想体重百分比<80%为消瘦,80%~90%为体重偏轻,90%~110%为正常,110%~120%为超重,120%~130%为轻度肥胖,130%~150%为中度肥胖,>150%为重度肥胖。②体质指数(BMI)=体重(kg)/[身高(m)]²。中国肥胖问题工作组提出的评价标准:BMI 在 18.5~23.9 为正常,<18.5 则为消瘦,24~27.9 为超重,≥28 为肥胖。其中,17.5~18.4 为轻度营养不良,16.0~17.4 为中度营养不良,<16.0 为重度营养不良。目前,将 BMI 结合腰围界限值综合考虑与相关慢性病发生危险的关系,成为发生相关疾病危险因素的重要预测指标。

(2)皮褶厚度:采用皮褶厚度计检测肱三头肌皮褶厚度,以了解皮下脂肪的量及其变化,间接反映人体能量的变化。评价标准:正常参考值男子为 8.3 mm,女子为 15.3 mm。实测值介于 80%~90%为体脂轻度减少;介于 60%~80%为体脂中度减少;小于 60%为体脂重度减少。

(3)年龄别体重、年龄别身高和身高别体重:这组指标主要适用于儿童的生长发育与营养状况评价。年龄别体重主要适用于婴幼儿,年龄别身高反映长期营养状况及其造成的影响,身高别体重反映近期营养状况。

3.营养相关疾病临床症状或体征检查

临床营养缺乏病检查是根据临床症状及体格检查可以判断营养素缺乏和过剩所致营养相关疾病的发生

4.人体营养水平的实验室生化检查

通过实验室生化检查可早期发现营养缺乏或营养过剩的类型和程度,有助于得出客观的营养评价,为制订合理的预防或治疗营养相关性疾病方案提供直接的依据。检测项目包括血液、尿液、毛发和指甲等组织中的营养素及其代谢产物的含量、排出速率以及某些营养素相关酶活力等。

(二)营养调查结果的分析评价

完整的营养调查工作结束后,需要对调查结果进行合理的综合分析并得出符合实际的客观评价,为政府制定相关的营养改善政策、措施或营养立法等提供科学依据。主要从居民膳食结构、食物来源及分类、能量和营养素摄入量、产能营养素来源分配、三餐供能比及饮食行为、就餐方式及环境等来做出分析评价。

1.膳食结构

膳食结构是指膳食中各类食物的数量及其在膳食中所占的比重。膳食结构的影响因素是随着经济发展、生活节奏以及知识结构的改变而变化的,因此,膳食结构是处于动态的变迁中。但可通过调节各类食物所占比重的均衡,充分利用各种食物营养作用,最终达到合理膳食的目的。在实际应用中,常以"中国居民平衡膳食宝塔"为评价依据,对中国居民进行膳食结构评价。

2.食物来源及分类

膳食调查有助于了解或掌握居民每天各种食物的来源和分配比例。实际工作中,主要评价动物性食物、豆类提供的优质蛋白质占总蛋白质的比例、饱和脂肪酸与多不饱和脂肪酸的比例、高生糖指数的碳水化合物食物来源的比例,以及产能营养素提供能量占总能量的构成比。

3.能量和营养素摄入量

通过膳食调查数据库/软件等方法,可以得到能量及各种营养素的每人每天实际摄入量,将其与膳食营养素参考摄入量比较并评价满足机体需要的程度和可能带来的健康问题。需要指出的是,对居民个体而言,实际摄入量和参考摄入量只是一个估算值,还需要进行个体化营养评价;另外,全面评价个体的营养状况还需要结合人体测量、营养不良以及生化检测的结果。

4.三餐供能比

除外儿童和老年人等特殊人群,对于一般人群而言,三餐定时定量,其能量比约为30%:40%:30%。提倡每天早餐吃得好且保证营养充分,午餐要吃饱且注意荤素搭配,晚餐要适量且清淡少油。如果加餐,多选用低能量高营养素的食物,如奶及其制品、新鲜的果蔬等。

5.饮食行为、就餐方式及环境等

居民长期养成的饮食习惯(如喜食甜、咸、腌制品,暴饮暴食、经常在外就餐等)、食物烹调加工的方法以及食物贮存方式、进餐的环境或氛围等是否合理,均与个体营养缺乏或营养过剩导致的营养相关性疾病发生的风险有密切关系。

(吴松亭)

第四节 特殊生理状况人群的营养

不同年龄、性别、生理状态的个体或人群,其生理状况及营养需要、营养代谢等均有其各自的特点。因此,不同特殊生理条件下人群对营养的需求存在着差异,在膳食供应上需做出必要的补充和调整,以满足其各自的营养需要,达到促进健康、预防营养性疾病发生的目的。本节将主要针对孕妇、乳母、婴幼儿和老年人这几个特殊生理阶段中的生理变化,阐述其对营养的特殊需求以及合理的膳食指导原则。

一、孕妇和乳母的营养与膳食

女性怀孕期间,胎儿生长发育所需要的各种营养素均来自母体,而孕妇不仅要提供满足胎儿生长发育所必需的各种营养素,还要满足自身的营养需要,所以妇女在怀孕前期、怀孕期间以及产后哺乳期均需要合理地加强营养,从而达到预防可能出现的母体、胎儿和婴儿营养缺乏及某些并发症的目的。因此,保证妊娠期和哺乳期的合理营养对母体健康和下一代的正常发育有着重要的意义。

(一)孕妇的营养与膳食

1.妊娠期生理特点以及妊娠期营养对母体和胎儿的影响

为适应和满足胎体在宫内生长、发育的需求,母体在妊娠期间自身会发生一系列的生理性变化。妊娠期母体的体重发生明显变化,平均增重约 12 kg。妊娠期体重增长包括两部分:一是妊娠的产物,如胎儿、羊水和胎盘;二是母体组织的增长,如血液和细胞外液增加、子宫和乳腺的增大以及为分泌乳汁而储备的脂肪和其他营养物质的增加。体重增长是反映妊娠期妇女健康与营养状况的一项综合指标。若以孕前 BMI 为基准,孕期适宜增加的体重应有所不同。不同 BMI 妇女孕期适宜增重范围见表 9-2。

表 9-2　按孕前妇女 BMI 推荐的孕期体重增长适宜范围

	BMI(kg/m^2)	推荐体重增长范围(kg)
低	<19.8	12.5～18.0
正常	19.8～26.0	11.5～16.0
超重	26.0～29.0	7.0～11.5
肥胖	>29.0	6.0～6.8

孕期母体激素水平发生明显变化,例如人绒毛膜促性腺激素(HCG)在受精卵着床后水平开始升高,并在妊娠的第8～9周分泌达到顶峰;胎盘产生的人绒毛膜生长素(HCS)、雌激素、黄体酮等激素水平均明显升高。这些激素的变化也有可能给怀孕期间的母体带来相应的不良影响。

(1)早孕反应及消化系统不适:早孕反应(NVP)是指在妊娠早期(停经6周左右),由于孕妇体内 HCG 增多,胃酸分泌减少及胃排空时间延长,易出现头晕、乏力、食欲缺乏、喜酸食物或厌恶油腻、恶心、晨起呕吐等一系列反应。此外,妊娠期妇女受高水平雌激素的影响,牙龈肥厚,易患牙龈炎和牙龈出血。由于胆囊排空时间延长,胆道平滑肌松弛,胆汁变黏稠、淤积,易诱发胆石症。另一方面,由于消化系统功能的上述改变,延长了食物在肠道内停留时间,使一些营养素如钙、铁、叶酸和维生素 B_{12} 等的吸收都有所增加。

(2)营养不良性水肿:妊娠期蛋白质摄入严重不足可致营养不良性水肿。蛋白质缺乏轻者仅出现下肢水肿,严重者可出现全身水肿。此外,维生素 B_1 严重缺乏者亦可引起水肿。

(3)骨质软化症:妊娠期妇女缺乏维生素 D 可影响钙的吸收,导致血钙浓度下降。为了满足胎儿生长发育所需要的钙,母体必须动用自身骨骼中的钙。如果母体钙不足,则会引起脊柱、骨盆骨质软化和骨盆变形,重者甚至造成难产。此外,妇女生育年龄多集中在 25～32 岁,该时期正值骨密度峰值形成期,妊娠期若钙摄入量低,可能造成母体永久性的骨密度下降。

(4)营养性贫血:妊娠期贫血主要以缺铁性贫血为主,在妊娠末期患病率最高。主要原因是膳食铁摄入不足、来源于植物性食物的膳食铁吸收利用率差、母体和胎儿对铁的需要量增加以及某些其他因素引起的失血等。除此之外,妊娠期贫血还包括由于缺乏叶酸、维生素 B_{12} 引起的巨幼红细胞性贫血。重度贫血时,可因心肌缺氧导致贫血性心脏病,如胎盘缺氧易发生妊娠高血压及妊娠高血压性心脏病。贫血还可降低孕产妇抵抗力,易并发产褥期感染,甚至危及生命。

(5)妊娠高血压:妊娠期高血压是妊娠期特有的疾病,包括妊娠期高血压、子痫前期、子痫、慢性高血压并发子痫前期以及慢性高血压病。我国发病率为9.4%,国外报道为7%~12%。妊娠高血压严重影响母婴健康,是孕产妇和围生儿发病和死亡的主要原因之一。该病的主要临床表现为妊娠20周后出现高血压、水肿、蛋白尿。轻者可无症状或轻度头晕,血压轻度升高,伴水肿或轻度蛋白尿;重者头痛、眼花、恶心、呕吐、持续性右上腹痛等,血压升高明显,蛋白尿增多,水肿明显,甚至昏迷、抽搐。

(6)妊娠期糖尿病(GDM):是指妊娠前的糖代谢正常或有潜在糖耐量减退者,妊娠期均有可能出现糖尿病。糖尿病孕妇中80%以上为GDM。多数妊娠期糖尿病患者糖代谢可以在产后恢复正常,但此类患者后期患2型糖尿病的机会增加。妊娠期糖尿病对母婴均有较大危害,必须引起重视。

2.妊娠期营养不良对胎儿健康的影响

(1)胎儿生长发育迟缓:妊娠期,尤其是中、晚期的能量、蛋白质和其他营养素摄入不足时,易使胎儿生长发育迟缓,导致低出生体重儿(LBW),即新生儿出生体重小于2 500 g。LBW婴儿围生期死亡率为正常婴儿的4倍,不仅影响婴幼儿期的生长发育,还可影响儿童期和青春期的体能与智能发育。胎儿生长发育迟缓与成年期的多种慢性病发生有关,如心血管疾病、血脂代谢异常和糖代谢异常等。

(2)巨大儿:孕妇过量进食或进补,可能造成能量与某些营养素摄入过多,孕期增重过多,进而导致胎儿生长过度。新生儿出生体重>4 000 g称为巨大儿。巨大儿不仅在分娩中易造成产伤,给分娩带来困难,还与婴儿成年后部分慢性病(如肥胖、高血压和糖尿病等)的发生密切相关。

(3)先天性畸形:妊娠早期的妇女因某些矿物质、维生素摄入不足或摄入过量,常可导致各种各样的先天畸形儿。例如叶酸缺乏可能导致神经管畸形,主要表现为无脑儿和脊柱裂等;维生素A缺乏或过多可能导致无眼、小头等先天畸形。

(4)脑发育受损:胎儿脑细胞数的快速增殖期是从妊娠第30周至出生后1年左右,随后脑细胞数量不再增加而只是细胞体积增大。因此,妊娠期的营养状况,尤其是妊娠后期母体蛋白质和能量的摄入量是否充足,直接关系到胎儿的脑发育,还可影响婴幼儿以后的智力发育。

3.妊娠期的营养需要

(1)能量与蛋白质:适宜的能量和蛋白质对孕妇机体以及正在发育的胎儿都很重要。孕早期的基础代谢并无明显变化,到孕中期时逐渐升高,孕晚期增高15%~20%。中国营养学会建议妊娠期膳食能量需要量(EER)为孕中、晚期在非孕妇女能量推荐摄入量的基础上增加1.26~1.88 MJ/d(300~450 kcal/d)。由于地区、民族、气候、生活习惯以及劳动强度等不同,孕妇对能量的需要和供给也不同,一般建议根据体重的增减来调整。孕妇蛋白质推荐摄入量为孕中、晚期分别增加15 g/d、30 g/d。中国营养学会建议妊娠期膳食中优质蛋白质至少占蛋白质总量的1/3。

(2)脂类:脂类是胎儿神经系统的重要组成部分。脑细胞在增殖、生长过程中需要一定量的必需脂肪酸。孕妇膳食中应有适量脂类,包括饱和脂肪酸、n-3和n-6系列长链多不饱和脂肪酸,以保证胎儿和自身的需要。孕妇在妊娠过程中平均需要储存2~4 kg的脂肪,胎儿储存的脂肪可为其体重的5%~15%。中国营养学会推荐妊娠期膳食脂肪的供能百分比为20%~30%,其中亚油酸的供能百分比为4%,α-亚麻酸为0.6%,EPA+DHA的适宜摄入量为0.25 g/d。

(3)矿物质:由于我国居民膳食中钙摄入普遍不足,母体平时储存钙不多,而胎儿需从母体摄取大量的钙以供生长发育,故妊娠全过程都要补充钙。中国营养学会建议孕妇在孕中期和孕晚期钙的推荐摄入量应在同龄人群参考基础上额外增加 200 mg/d。建议奶类摄入较少的孕妇,宜补充钙制剂。孕期铁的需要量显著增多,中国营养学会建议孕妇铁的每天适宜摄入量需在同龄人群参考基础上额外增加,其中孕中期增加 4 mg/d、孕晚期 9 mg/d。孕早期、中期和晚期锌的推荐摄入量为同龄人群参考基础上额外增加 2 mg/d。碘能促进胎儿生长发育,因此孕期碘需要量增加,我国建议孕妇碘的推荐摄入量为同龄人群参考基础上额外增加 110 μg/d。

(4)维生素:维生素 D 缺乏可致婴儿佝偻病和孕妇骨质软化症,过量可致婴儿产生高钙血症,中国营养学会建议孕中期和孕晚期维生素 D 的推荐摄入量为 10 μg/d。维生素 B_1 具有维持孕产妇的食欲、正常的肠道蠕动和促进产后乳汁分泌的作用,如不足易引起便秘、呕吐、倦怠、肌肉无力,以致分娩时子宫收缩缓慢,使产程延长,分娩困难。中国营养学会建议孕妇维生素 B_1 的推荐摄入量为孕中期 1.4 mg/d,孕晚期 1.5 mg/d。维生素 B_2 是机体中许多重要辅酶的组成成分,这些辅酶与热能代谢有密切关系,故我国孕妇维生素 B_2 推荐每天摄入量分别为孕中期 1.4 mg/d,孕晚期 1.5 mg/d。我国孕妇维生素 A 每天推荐摄入量,在妊娠中期与晚期为同龄人群参考基础上额外增加 70 μg RAE/d。一般妇女维持叶酸正平衡的量为 400 μg/d,建议孕期增加 200 μg/d。胎儿生长发育需要大量的维生素 C,它对胎儿骨骼和牙齿的正常发育、造血系统的健全和机体的抵抗力等都有促进作用。孕妇缺乏维生素 C 时易患贫血、出血,也可引起早产、流产,新生儿有出血倾向。我国孕妇在孕中期和孕晚期维生素 C 的每天推荐摄入量应在同龄人群参考基础上额外增加 15 mg/d。

4.妊娠期的合理膳食原则

妊娠期膳食应根据妊娠期妇女的生理变化和胎体生长发育的状况而进行合理调配。中国营养学会在《中国居民膳食指南》中对孕妇的膳食特别提出:自妊娠第 4 个月起,保证充足的能量,妊娠后期保持体重的正常增长,增加鱼、肉、蛋、奶、海产品的摄入。

(1)孕前的膳食指导:育龄妇女至少应在孕前 3 个月开始补充叶酸 400 μg/d 或者多摄入富含叶酸的食物,以预防胎儿神经管畸形。孕前良好的铁储备是成功妊娠的必要条件,因此应储备足够的铁,常吃富含铁的食物。为了避免克汀病,建议孕前以及孕早期妇女每周摄入一次富含碘的海产品。

(2)妊娠早期的合理膳食:妊娠早期的营养需要与孕前没有太大差别。但此时大多数孕妇会发生恶心、呕吐、食欲下降等早孕反应,使孕妇的饮食习惯发生改变,并影响营养素的摄入。因此妊娠早期应尤其注意以下几点:选择清淡、易消化、增食欲的食物,不偏食;少食多餐,保证正常的进食量;早孕反应在晨起和饭后最为明显,可在起床前吃些含水分少而碳水化合物丰富的食物。建议每天服用适量叶酸和维生素 B_{12} 等,以预防胎儿神经管畸形的发生。

(3)妊娠中、晚期的合理膳食:自怀孕第 4 个月起,妊娠反应开始消失或减轻,食欲好转,必须增加能量和各种营养素的摄入,要做到全面多样,荤素搭配,以保证胎儿的正常生长。这一时期孕妇消化功能下降,抵抗力减弱,易发生便秘,因此应尽量食用新鲜和易消化的食物,及富含膳食纤维的食物。妊娠中晚期若出现水肿,应限食含钠盐多的食物。妊娠中、晚期要求膳食应尽可能包括以下各类食物并保证一定数量,但各类食物的数量应根据不同个体的具体情况做出适当的调整:①谷类(米、面及各种杂粮)每天应摄入 350~450 g,谷类是能量的主要来源,并能提供蛋白质以及 B 族维生素;②豆类及豆制品每天的摄入量为 50~100 g,提供植物来源的优质蛋白质和丰富的矿物质;③肉、禽、鱼等动物性食物摄入量应为 50~150 g/d,鸡蛋 1~2 个,保证优质蛋白质、矿物质和维生素的供应,有条件时还可经常食用动物肝脏和血以增加血红素铁的摄入;每周至少进食 1 次海产品,以补充碘、锌等微量元素;④鲜奶摄入量为 $250\sim500$ mL/d,提供优质蛋白质、钙及维生素,若食鲜奶出现腹胀等不适应者,可改食酸奶;⑤蔬菜摄入量为 $400\sim500$ g/d,水果为 $100\sim200$ g/d,保证膳食中矿物质、维生素和膳食纤维供应;⑥烹调植物油限制在 $15\sim20$ g/d,盐、糖适量。

(二)乳母的营养与膳食

胎儿娩出后,产妇便进入以自身乳汁哺育婴儿的哺乳期。母乳分为三期:产后第 1 周分泌的乳汁为初乳,呈淡黄色,质地黏稠。初乳富含免疫蛋白,尤其是分泌型免疫球蛋白 A 和乳铁蛋白等,但乳糖和脂肪较成熟乳少。产后第 2 周分泌的乳汁称为过渡乳,过渡乳中的乳糖和脂肪含量逐渐增多。第 2 周以后分泌的乳汁为成熟乳,呈乳白色,富含蛋白质、乳糖和脂肪等多种营养素。产后第一天的泌乳量约为 50 mL,第二天约分泌 100 mL,到第二周增加到 500 mL/d 左右,之后每天正常乳汁分泌量为 $750\sim850$ mL。通常将婴儿体重增长率作为衡量奶量是否足够的指标。泌乳量少是母亲营养不良的一个表现特征。

乳母的合理营养有利于母体自身健康的恢复,也有利于保证乳母有充足的乳汁喂养婴儿。乳母的营养状况好坏将直接影响泌乳量和乳汁的营养素含量,从而影响婴儿的健康状况。乳母膳食蛋白质质量差且摄入量严重不足时,将会影响乳汁中蛋白质的含量和组成。母乳中脂肪酸、磷脂和脂溶性维生素含量也受乳母膳食营养素摄入量的影响。

1.乳母的营养需求

乳母对营养的需求主要用于两个方面,除了满足母体恢复健康的需要外,更重要的是为乳汁分泌提供营养物质基础。

(1)能量:乳母对能量的需要量较大,一方面要满足母体自身对能量的需要,另一方面要供给乳汁所含的能量和乳汁分泌过程本身消耗的能量。根据哺乳期每天泌乳量 $700\sim800$ mL,每 100 mL 乳汁含能量 $280\sim320$ kJ($67\sim77$ kcal),母体内的能量转化为乳汁所含的能量其效率以 80％计算,则母体每天为分泌乳汁应增加能量为 $2\,450\sim3\,200$ kJ($582\sim762$ kcal)。由于乳母在孕期储存了一些脂肪,可用以补充部分能量。考虑到哺育婴儿的操劳及乳母基础代谢的增加,我国营养学会推荐的乳母能量的 RNI 应较正常妇女增加 $2\,090$ kJ/d(500 kcal/d)。衡量乳母摄入能量是否充足,应以泌乳量与母亲体重为依据。当母体能量摄入适当时,其分泌的乳汁量既能使婴儿感到饱足,又能使母体自身逐步恢复到孕前体重。

(2)蛋白质:乳母膳食蛋白质的摄入量,对乳汁分泌的蛋白质数量和质量的影响最为明显。乳母膳食蛋白质量少且差时,乳汁分泌将大为减少,并会动用乳母组织蛋白以维持乳汁中蛋白质含量的恒定。正常情况下,从乳汁中排出的蛋白质约为 10 g/d,乳母摄入的蛋白质变成乳汁中蛋白质的转换率约为 70％,蛋白质质量较差时,转换率降低。考虑到我国的膳食构成以植物性食物为主,膳食蛋白质的生物学价值不高,其转换率可能较低。中国营养学会建议乳母蛋白质的 RNI 为在非孕妇女的基础上增加 25 g/d。

(3)脂类:乳汁中脂肪的产能最高,可以为婴儿的生长发育提供足够的能量,而且由于婴儿中枢神经系统发育与脂溶性维生素吸收等的需要,乳母膳食中必须有适量脂肪,尤其是多不饱和脂肪酸。中国营养学会建议乳母的每天脂肪的推荐摄入量应占总能量的 20％～30％为宜。

(4)矿物质:人乳中钙的含量较为稳定,每天从乳汁中排出钙的量约为 300 mg。如乳母的钙供给不足就会动用自身骨骼中的钙来满足乳汁中钙含量的恒定。乳母缺钙可导致乳母出现腰腿酸痛、抽搐,甚至发生骨质软化症。为保证乳汁中正常的钙含量,并维持母体钙平衡,应增加乳母钙的摄入量。中国营养学会推荐乳母钙的 RNI 应在非孕妇女的基础上增加 200 mg/d。除多食用富含钙质的食物(如乳类和乳制品)外,也可用钙剂、骨粉等补充。为预防乳母发生缺铁性贫血,乳母的膳食中应注意铁的补充。中国营养学会推荐的乳母铁的 RNI 为同龄非孕妇女的基础上增加 4 mg/d。乳汁中碘和锌的含量受乳母膳食的影响比较大,且这两种微量元素与婴儿神经系统的生长发育及免疫功能关系较为密切。中国营养学会推荐的乳母碘和锌的 RNI 分别为同龄非孕妇女的基础上增加 120 μg/d 和 4.5 mg/d。

(5)维生素:维生素 A 能部分通过乳腺,所以乳母维生素 A 的摄入量可影响乳汁维生素 A 的含量,但膳食维生素 A 转移到乳汁中的数量有一定限度,超过这一限度则乳汁中维生素 A 含量不再按比例增加。中国营养学会推荐的乳母维生素 A 的 RNI 为同龄非孕妇女的基础上增加 600 μg RAE/d。维生素 D 几乎不能通过乳腺,故母乳中维生素 D 含量很低,中国营养学会推荐的乳母维生素 D 的 RNI 为 10 μg/d。维生素 E 具有促进乳汁分泌的作用,中国营养学会推荐的乳母维生素 E 的 AI 为同龄非孕妇女的基础上每天增加 3 mg α-TE。水溶性维生素大多可通过乳腺进入乳汁,但乳腺可调控其进入乳汁的含量,达到一定水平时不再增高。中国营养学会推荐的乳母维生素 B_1、维生素 B_2、烟酸和维生素 C 的 RNI 分别为同龄非孕妇女的基础上增加 0.3 mg/d、0.3 mg/d、3 mg NE/d 和 50 mg/d。

2.乳母的合理膳食原则

哺乳期的营养非常重要,要合理调配膳食,做到品种多样、数量充足、营养价值高,以保证婴儿与乳母都能获得足够的营养。《中国居民膳食指南》中关于乳母的膳食指南特别强调了保证供给充足的能量,增加鱼、肉、蛋、奶、海产品摄入。

(1)产褥期膳食:产褥期指从胎儿、胎盘娩出至产妇全身器官除乳腺外,恢复或接近未孕状态的一段时间,一般为 6 周。如无特殊情况分娩后 1 小时就可让产妇进食易消化的流质食物或半流质食物,如牛奶、稀饭、肉汤面、蛋羹等。次日起可进食普通食物,但应是富含优质蛋白质的平衡膳食。哺乳期要比平常增加蛋白质 25~35 g/d,同时要多喝汤,多食用富含水分和膳食纤维的食物以防便秘,餐次可每天 4~5 次。还要适量补充维生素和铁。

(2)乳母的合理膳食原则。①食物品种多样:不偏食,保证摄入全面足够的营养素,同时,摄入食物的数量也要相应增加;②供给充足的优质蛋白质:乳母每天摄入的蛋白质应保证 1/3 以上是来源于动物性食物的优质蛋白质,大豆及其制品也是优质蛋白质的良好来源;③多食含钙丰富的食品:乳母对钙的需要量增加,应注意钙的补充,奶制品、豆类、小鱼和小虾含有丰富的钙质;④增加新鲜蔬菜、水果的摄入:新鲜的蔬菜水果中含有多种维生素、矿物质、膳食纤维等,可促进食欲,防止便秘,并促进乳汁分泌;⑤少吃盐、腌制品和刺激性强的食物:以免有些不良成分通过乳汁进入婴儿体内,对婴儿产生不利影响;⑥注意烹饪方式:烹调方法应多用炖、煮、炒,少用油煎、油炸,如畜禽肉类、鱼类应以炖或煮为宜,食用时要同时喝汤,这样既可增加营养,还可促进乳汁分泌。

二、婴幼儿营养与膳食

(一)婴幼儿的营养需要

婴幼儿时期生长发育迅猛,代谢旺盛,需要供给足量优质的营养素以满足正常生理功能活动和生长发育的需要。如果喂养不当,容易引起消化功能紊乱和营养不良,影响婴幼儿的生长发育。婴幼儿的营养需要特点具体表现在以下几方面。

1.能量

婴幼儿在基础代谢、体力活动、食物热效应、能量储存、排泄及生长发育等方面需要能量。生长发育的能量消耗为婴幼儿所特有,与生长速度成正比,每增加 1 g 新组织需要能量 18.5～23.9 kJ(4.4～5.7 kcal)。如能量供给不足,可导致生长发育迟缓。出生后前几个月,生长所需能量占总能量消耗的 25％～30％。中国营养学会推荐婴幼儿每天能量摄入量为出生至 6 月龄,不分性别为 0.38 MJ/(kg·d),6 月龄至 1 岁为 0.33 MJ/(kg·d)。长期能量摄入不足可使生长迟缓或停滞,而能量摄入过多可导致肥胖。通常按婴儿的健康状况、是否出现饥饿的症状以及婴幼儿的体重增加情况判断能量供给量是否适宜。

2.蛋白质

婴幼儿正处于生长阶段,应供给足量优质的蛋白质,以维持机体蛋白质的合成和更新。婴幼儿是儿童时期发育最快的阶段,对各种氨基酸的需要量按单位体重计算较成人高。婴幼儿如喂养不当,尤其是膳食蛋白质供给不足时,可造成蛋白质缺乏症,从而影响生长发育,特别是大脑发育减慢、体重增长缓慢、肌肉松弛、贫血、免疫功能降低,甚至发生营养不良性水肿,即 Kwashiorkor 病。另一方面,因婴幼儿的肾脏及消化器官尚未发育完全,过高的蛋白质摄入也会对机体产生不利影响。婴儿的蛋白质需要量是以营养状态良好的母亲喂养婴儿的需要量为标准来衡量。在充足母乳喂养时,婴儿蛋白质摄入量相当于每千克体重 1.6～2.2 g,其他的食物蛋白质的营养价值低于母乳蛋白质,因此,需要量要相应增加。中国营养学会建议的婴儿蛋白质 RNI 为出生至 6 月龄,不分性别为 9 g/(kg·d),6 月龄至 1 岁为 20 g/(kg·d),1～3 岁幼儿为 25 g/(kg·d)。

3.脂类

脂肪是体内能量和必需脂肪酸的重要来源,摄入过多或过少对婴幼儿的生长发育都不利。脂肪摄入过多,会影响蛋白质和碳水化合物的摄入并影响钙的吸收;反之,脂肪摄入过低,会导致必需脂肪酸缺乏以及过量的蛋白质或碳水化合物摄入。中国营养学会推荐的婴幼儿每天膳食中脂肪提供的能量占总能量的适宜比例:6 月龄以内为 48％,6 月龄～1 岁为 40％,1～3 岁为 35％。

必需脂肪酸对婴幼儿神经髓鞘的形成、大脑及视网膜光感受器的发育和成熟具有非常重要的作用。婴幼儿对必需脂肪酸缺乏较敏感。膳食中缺乏必需脂肪酸易导致婴幼儿皮肤干燥或发生脂溶性维生素缺乏。二十二碳六烯酸(DHA)是大脑和视网膜中一种具有重要结构功能的长链多不饱和脂肪酸,在婴儿视觉和神经发育中发挥重要作用。婴儿缺乏 DHA,一方面可影响神经纤维和神经突触的发育,导致注意力受损,认知障碍;另一方面可导致视力异常,对明暗辨别能力降低,视物模糊。早产儿和人工喂养儿需要补充 DHA,这是因为早产儿脑中 DHA 含量低,体内促使 α-亚麻酸转变成 DHA 的去饱和酶活力较低,且生长较快需要量相对大;而人工喂养儿的食物来源主要是牛乳及其他代乳品,牛乳中的 DHA 含量较低,不能满足婴儿需要。中国营养学会推荐的婴幼儿每天膳食中,亚油酸的适宜摄入量为:6 月龄以内为总能量的 7.3％,6 月龄～1 岁为 6％,1 岁以上为 4％;α-亚麻酸的适宜摄入量为:6 月龄以内为总能量的 0.87％,6 月龄～1 岁为 0.66％,1 岁以上为 0.6％。

4.碳水化合物

碳水化合物是主要的供能营养素,有助于完成脂肪氧化和节约蛋白质作用,同时还是脑能量供应的主要物质。婴儿的乳糖酶活性比成年人高,有利于对奶类所含乳糖的消化吸收,但3个月以内的婴儿缺乏淀粉酶,故淀粉类食物应在3～4个月后添加。中国营养学会推荐的婴幼儿每天膳食中碳水化合物适宜摄入量为6月龄以内为总能量的60%,6月龄～1岁为85%,1岁以上为50%～65%。

5.矿物质

婴幼儿时期,较容易缺乏的矿物质有以下几种。

(1)钙:婴儿出生时体内钙含量占体重的0.8%,到成年时增加为体重的1.5%～2.0%,这表明在生长过程中需要储备大量的钙。母乳喂养的婴儿一般不会引起明显的钙缺乏。

(2)铁:在婴幼儿和学龄前儿童中缺铁性贫血发病率较高,患病高峰年龄主要是6月龄至2岁的婴幼儿。缺铁除了引起血液系统的改变以外,还可影响婴幼儿行为和智能的发育,严重贫血可以增加婴幼儿的死亡率。婴儿出生后体内有一定量的铁储备,可供3～4个月之内使用,母乳含铁不高,婴儿在4～6个月后即需要从膳食中补充铁。

(3)锌:锌对机体免疫功能、激素调节、细胞分化以及味觉形成等过程有重要影响。婴幼儿缺锌可表现为食欲减退、生长停滞、味觉功能异常或异食癖、认知行为改变等。

6.维生素

几乎所有的维生素缺乏时都会影响婴幼儿的生长发育,其中关系最为密切的有以下几种。

(1)维生素D:维生素D对于婴幼儿的生长发育十分重要。维生素D缺乏可导致佝偻病,我国婴幼儿佝偻病的患病率一直较高,主要原因就是膳食中维生素D的含量较低。因此,应给婴幼儿适宜补充维生素D,并且应多晒太阳。但应该注意的是如果长期过量摄入维生素D会引起中毒。

(2)维生素A:婴幼儿维生素A摄入不足可以影响体重的增长,并可出现上皮组织角化、眼干燥症和夜盲症等缺乏症状;但维生素A过量摄入也可引起中毒,表现出呕吐、昏睡、头痛、皮疹等症状。

(3)其他:B族维生素中的维生素B_1、维生素B_2和烟酸能够促进婴幼儿的生长发育,而且其需要量随能量需要量的增加而增高。人工喂养的婴幼儿还应该注意维生素E和维生素C的补充,尤其是早产儿更应该注意补充维生素E。早产儿产前维生素K储备不足,出生后肠道亦不能很好吸收,应适当补充维生素K。

(二)婴幼儿喂养

婴幼儿生长发育所需要的能量和营养素必须通过合理的喂养来获得,应该结合母亲的生理状态、婴幼儿生长发育特点以及胃肠道功能尚未完善的特点,确定科学的喂养方式。

1.婴儿喂养方式

婴儿喂养方式可分为三种:母乳喂养、人工喂养及混合喂养。

(1)母乳喂养:母乳是出生至6个月以内婴儿最适宜的天然食物,也是最能满足婴儿生长发育所需的食物。母乳喂养的优点:①含有大量免疫物质,有助于增强婴儿抗感染的能力。母乳中的免疫物质有各种免疫球蛋白,包括IgA、IgG、IgM、IgD,其中IgA占总量的90%,多为分泌型IgA,具有抗肠道微生物和异物的作用;乳铁蛋白是一种能与三价铁离子结合的乳清蛋白,通过与在繁殖中需要游离铁离子的病原微生物竞争铁,从而抑制这些病原微生物的代谢和繁殖;溶菌酶是一种由上皮细胞、中性粒细胞和单核巨噬细胞产生的低分子单链蛋白,其在母乳中的含量比牛乳中高300倍以上,可通过水解细胞壁中的乙酰氨基多糖而使易感菌溶解,发挥杀菌抗炎作用;免疫活性细胞,增强免疫功能;双歧杆菌因子是一种含氮多糖,能促进双歧杆菌生长,降低肠道 pH,抑制腐败菌生长。母乳中的多种免疫物质在婴儿体内构成了有效的防御系统,保护婴儿免受感染。②营养成分最适合婴儿的需要,消化吸收利用率高:母乳蛋白质含量低于牛奶,但利用率高。母乳以乳清蛋白为主,其在胃酸作用下形成的乳凝块,细小而柔软,容易为婴儿消化吸收。母乳中必需氨基酸比例适当,牛磺酸含量较高,是牛乳的 10 倍;母乳中含有的脂肪颗粒小,并且含有乳脂酶,比牛奶中的脂肪更易被消化吸收,且含丰富的必需脂肪酸、长链多不饱和脂肪酸及卵磷脂和鞘磷脂等,有利于中枢神经系统和大脑发育;母乳中富含乳糖,不仅促进乳酸杆菌生长,有效抑制大肠埃希菌等的生长,还有助于铁、钙、锌等吸收;母乳中的矿物质含量明显低于牛乳,可保护婴幼儿尚未发育完善的肾功能,钙磷比例适宜(2:1),钙的吸收率高,母乳铁和锌的生物利用率都高于牛奶。③不容易发生过敏:母乳喂养儿极少发生过敏。由于牛乳中的蛋白质与人乳蛋白质之间存在一定差异,再加上婴儿肠道功能的发育尚不完善,故牛乳蛋白被肠黏膜吸收后可作为变应原而引起变态反应。估计约有 2%的婴儿对牛乳蛋白过敏,表现为湿疹、支气管哮喘及胃肠道症状,如呕吐及腹泻等。④经济、方便、卫生:母乳自然产生,无须购买,故母乳喂养与人工喂养相比可节省大量的资源;乳母任何时间都可有温度适宜的乳汁喂哺婴儿,十分方便;母乳本身几乎是无菌的,且可直接喂哺,不易发生污染。⑤促进产后恢复、增进母婴交流:哺乳可帮助子宫收缩、推迟月经复潮以及促使脂肪消耗等。哺乳过程中母亲通过与婴儿的皮肤接触、眼神交流、微笑和语言以及爱抚等动作可增强母婴间的情感交流,有助于促进婴儿的心理和智力发育。母乳喂养除对婴儿和母亲近期的健康产生促进作用以外,对她们的远期健康也有一定的保护效应。如母乳喂养的儿童肥胖、糖尿病等疾病的发病率较低;哺乳可以降低母亲以后发生肥胖、骨质疏松症及乳腺癌的可能性。

(2)人工喂养:因疾病或其他原因不能进行母乳喂养时,则可采用牛乳或其他代乳品喂养婴儿。完全人工喂养的婴儿最好选择婴儿配方奶粉。对于一些患有先天缺陷而无法耐受母乳喂养的婴儿(如乳糖不耐症、乳类蛋白过敏、苯丙酮尿症等),需要在医师的指导下选择特殊婴儿配方食品:苯丙酮尿症患儿要选用限制苯丙氨酸的奶粉;乳糖不耐症的患儿要选用去乳糖的配方奶粉;对乳类蛋白质过敏的患儿则可选用以大豆为蛋白质来源的配方奶粉。

(3)混合喂养:母乳不足时,可用婴儿配方奶粉或其他乳品、代乳品补充进行混合喂养,其原则是采用补授法,即先喂母乳,不足时再喂以其他乳品;每天应哺乳 3 次以上。让婴儿按时吮吸乳头,刺激乳汁分泌,防止母乳分泌量的进一步减少。

2.断奶过渡期喂养

断奶过渡期又称断乳期,是指母乳喂养的婴儿随着月龄的增大逐渐添加除母乳外其他食物,减少哺乳量及哺喂次数,使婴儿从单纯靠母乳营养逐步过渡到完全由母乳外的其他食物提供营养的过程。这一过程通常从 4 月龄开始,持续 6~8 个月或更长,期间母乳照常喂养,直到断奶。断乳期的食品统称为断乳食品。随着婴儿生长至 4~6 个月时,母乳的数量和质量都无法满足他们的需要,同时婴儿的消化吸收功能则日趋完善,乳牙萌出,咀嚼能力增强,已可逐渐适应半固体和固体食物,所以自 4~6 个月起就可添加一些辅助食品,补充他们的营养需要,也为断乳做好准备。

3.幼儿膳食

幼儿膳食以乳类为主,逐渐过渡到以谷类为主,奶、蛋、鱼、禽、畜肉及蔬菜和水果为辅的混合膳食,但其烹调方法应与成人有差别,幼儿合理膳食原则包括以下三点。

(1)以谷类为主的平衡膳食:幼儿膳食应以含碳水化合物丰富的谷类食品为主,还应包括肉、蛋、禽、鱼、奶类和豆类及其制品,以供给优质蛋白质,每天供给牛奶或相应的奶制品不应少于350 mL。幼儿的每周食谱中应至少安排一次动物肝、动物血及一次海产品,以补充维生素 A、铁、锌和碘。

(2)合理烹调:幼儿主食以软饭、麦糊、面条、馒头、面包、饺子、馄饨等交替食用。蔬菜应切碎煮烂,瘦肉宜制成肉糜或肉末,易为幼儿咀嚼、吞咽和消化;坚果及种子类食物,如花生、黄豆等应磨碎制成泥糊状,以免呛入气管。幼儿食物烹调宜采用蒸、煮等,不宜添加味精等调味品,以原汁原味最好。

(3)膳食安排:每天 4~5 餐,除三餐外,可增加 1~2 次点心,进餐应该有规律。早餐安排含一定量碳水化合物和蛋白质的食物,提供一天能量和营养素的 25%;午餐的品种应丰富并富含营养,提供一天能量和营养素的 35%,每天 5%~10% 的能量和营养素可以零食或点心的方式提供,如午睡后可以食用少量有营养的食物或汤水;但晚饭后除水果或牛奶外应逐渐养成不再进食的良好习惯,尤其睡前忌食甜食,以保证良好的睡眠,预防龋齿。夏日的水分补充宜用清淡的饮料或冲淡的果汁,但不可过量,忌在餐前饮用以免影响正餐。

三、老年营养与膳食

(一)老年人的营养需要

1.能量

老年人对能量的需要降低,所以膳食能量的摄入主要以体重来衡量,以能达到并可维持理想体重为宜。

2.蛋白质

老年人容易出现负氮平衡,且由于老年人肝、肾功能降低,摄入蛋白质过多可增加肝脏、肾脏负担。因此,膳食蛋白质以优质蛋白质占 1/3 以上为宜。

3.脂类

由于老年人胆汁分泌减少和酯酶活性降低而对脂肪的消化功能下降,因此,脂肪的摄入不宜过多,脂肪供能占膳食总能量的 20%~30% 为宜。而且,由饱和脂肪酸、单不饱和脂肪酸、多不饱和脂肪酸提供的能量分别占膳食总能量的 6%~8%、10% 和 8%~10% 比较合适。一些含胆固醇高的食物如动物脑、鱼卵、蟹黄、蛋黄、肝、肾等食物不宜多食。

4.碳水化合物

老年人的糖耐量降低,血糖的调节作用减弱,容易发生血糖增高。过多的碳水化合物在体内还可转变为脂肪,引起肥胖、高脂血症等疾病。建议碳水化合物提供的能量占总能量的 55%~65% 为宜。而且老年人应降低单糖、双糖和甜食的摄入量,增加膳食纤维的摄入。膳食纤维可以增加粪便的体积,促进肠道蠕动,对降低血脂、血糖和预防结肠癌、乳腺癌,防治血管疾病有良好的作用,应适当增加其摄入量。

5.矿物质

(1)钙:老年人的钙吸收率低,一般低于 20%;对钙的利用和储存能力低、容易发生钙摄入不足或缺乏而导致骨质疏松症。中国营养学会推荐老年人每天膳食钙的 AI 男、女均为 1 000 mg/d。

(2)钠:中国营养学会推荐老年人每天膳食钠的 AI 为 1 400 mg。

(3)铁:老年人对铁的吸收利用率下降且造血功能减退,血红蛋白含量减少,易出现缺铁性贫血。老年人铁的 AI 男女均为 12 mg/d。铁摄入过多对老年人的健康也会带来不利的影响。

此外,每天膳食中亦需有一定的硒、铜、锌和铬,以满足机体的需要。中国营养学会推荐老年人每天膳食推荐摄入量或者适宜摄入量为 60 mg 硒,0.8 mg 铜,30 μg 铬,12.5 mg 锌(男性),7.5 mg 锌(女性)。

6.维生素

老年人对维生素的利用率下降,户外活动减少使皮肤合成维生素 D 的功能下降,加之肝、肾功能衰退导致活性维生素 D 生成减少,易出现维生素 A、维生素 D、叶酸及维生素 B_{12} 等缺乏。维生素 D 的补充有利于防治老年人的骨质疏松症;维生素 E 是一种天然的脂溶性抗氧化剂,有延缓衰老的作用;维生素 B_2 在膳食中最易缺乏;维生素 B_6 和维生素 C 对保护血管壁的完整性,改善脂质代谢和预防动脉粥样硬化方面有良好的作用;叶酸和维生素 B_{12} 能促进红细胞的生成,对防治贫血有利。叶酸有利于胃肠黏膜正常生长,有利于预防消化道肿瘤。叶酸、维生素 B_6 及维生素 B_{12} 能降低血中同型半胱氨酸水平,有防治动脉粥样硬化的作用。因此,应保证老年人各种维生素的摄入量充足,以促进代谢、延缓机体功能衰退、增强抗病能力。

(二)老年人的合理膳食原则

在《中国居民膳食指南》中,关于老年人的膳食指南特别强调食物要粗细搭配,易于消化;积极参加适度体力活动,保持能量平衡。老年人的合理膳食原则包括以下几点。

(1)平衡膳食:维持能量摄入与消耗的平衡,饮食饥饱适中,保持理想体重,预防肥胖,BMI 在 18.5～23.9 kg/m³ 为宜。

(2)控制脂肪摄入:脂肪产能占总能量的 20%～30%。

(3)蛋白质:要以优质蛋白质为主,荤素合理搭配,提倡多吃奶类、豆类和鱼类。每天摄入牛奶 200 mL,豆类或豆制品 25～50 g。

(4)碳水化合物:以淀粉为主,重视膳食纤维和多糖类物质的摄入。

(5)保证充足的新鲜蔬菜和水果摄入:补充老年人机体所需的抗氧化营养素(β-胡萝卜素、维生素 E、维生素 C 和硒等),摄入新鲜蔬菜 400～500 g/d,水果 100～200 g/d。

(6)重视补充钙、铁、锌等矿物质。

(7)食物选择:荤素搭配、粗细搭配,烹调要讲究色香味、细软易于消化。少吃或不吃油炸、烟熏、腌渍的食物。

(8)少食多餐,不暴饮暴食,饮食清淡少盐,不吸烟,少饮酒。

(吴松亭)

第五节 肠内营养

肠内营养是一种采用口服或管饲等途径经胃肠道提供代谢需要的能量及营养基质的营养治疗方式。存在营养风险/不良的患者,只要胃肠道有功能,应尽早开始肠内营养支持。早期接受肠内营养可以增加能量、蛋白和微量营养素摄入,改善厌食和乏力的状态,维持和改善营养状态,减少并发症。

肠内营养的营养物质经门静脉系统吸收输送至肝脏,有利于内脏(尤其是肝脏)的蛋白质合成及代谢调节;在同样热量与氮量的条件下,应用肠内营养的患者的体重增长、氮潴留均优于全肠外营养,而且人体组成的改善也较明显。

长期持续应用全肠外营养会使小肠黏膜细胞和营养酶系的活性退化,而肠内营养可以改善和维持肠道黏膜细胞结构与功能的完整性,有防止肠道细菌移位的作用。肠内营养较价廉,对技术和设备的要求较低,使用简单,易于临床管理。

一、肠内营养的途径

肠内营养的途径主要取决于患者胃肠道解剖的连续性、功能的完整性、肠内营养实施的预计时间、有无误吸可能等因素。根据途径不同可以将肠内营养分为口服营养补充和管饲营养支持。

(一)口服营养补充

口服营养补充是肠内营养的首选,适合于能口服摄食但摄入量不足者,是最安全、经济、符合生理的肠内营养支持方式。存在营养风险/不良时,在饮食基础上补充经口营养补充剂可以改善营养状况,但不影响饮食摄入量。经口营养补充可以减少卧床患者的营养风险和手术后并发症。蛋白质含量较高的口服营养补充剂,可以减少发生压疮的风险。

(二)管饲营养支持

如口服营养补充不能或持续不足,应考虑进行管饲营养支持。管饲的优点在于管饲可以保证营养液的均匀输注,充分发挥胃肠道的消化吸收功能。常见的管饲途径有鼻饲管和经消化道造口置管。

(1)鼻饲管在临床中较为常见,主要用于短期进食障碍患者(一般短于 4 周),优点是并发症少,价格低廉,容易放置。鼻饲管经鼻腔植入导管,管端可置于胃十二指肠或空肠等处。根据其位置不同,分为鼻胃管、鼻十二指肠管和鼻空肠管。

鼻胃管喂养适用于胃肠道连续性完整的患者,缺点是存在反流与误吸的危险。

鼻十二指肠管或鼻空肠管是指导管前端位于十二指肠或空肠,主要适用于胃或十二指肠连续性不完整(胃瘘、幽门不全性梗阻、十二指肠瘘、十二指肠不全性梗阻等)和胃或十二指肠动力障碍的患者。此法可一定程度上减少营养液的反流或误吸。

经鼻放置导管可导致鼻咽部溃疡,鼻中隔坏死、鼻窦炎、耳炎、声嘶以及声带麻痹等并发症。聚氨酯或硅胶树脂制成的细芯导管比较光滑、柔软、富有弹性,可以增加患者舒适度、减少组织压迫坏死的风险,能保证鼻饲管的长期应用,尤其适于家庭肠内营养患者。从鼻尖到耳垂再到剑突的距离即为喂养管到达胃部的长度,一般为 55 cm,再进 30 cm 则表示可能已进入十二指肠。置管操作可以在病患者床旁进行,也可在内镜或 X 线辅助下进行。床旁放置肠内营养管可以先放鼻胃管,然后让其自行蠕动进入小肠。置管前给予胃动力药有一定帮助。导管位置可通过注射空气后听诊、抽取胃液或肠液、X 线透视等方式加以确认。内镜或 X 线辅助下放置鼻肠管的成功率可达 85%～95%。

(2)经消化道造口管饲肠内营养避免了鼻腔刺激,而且可用于胃肠减压、pH 监测、给药等。适用于营养支持时间较长、消化道远端有梗阻而无法置管者,或不耐受鼻饲管者。消化道造口常见的有胃造口、经皮内镜下胃造口、空肠造口等。

胃造口可采取手术(剖腹探查术或腹腔镜手术)或非手术方式。

经皮胃镜下胃造口术无须全麻,创伤小,术后可立即灌食,可置管数月至数年,满足长期喂养的需求。

空肠造口可以在剖腹手术时实施,包括空肠穿刺插管造口或空肠切开插管造口。优点在于可减少反流与误吸,并可同时实行胃肠减压,因此尤其适用于十二指肠或胰腺疾病患者,以及需要长期营养支持的患者。为充分利用小肠功能并减少腹泻,插管部位以距屈氏韧带 15～20 cm 为宜。如患者经济条件允许,应尽量使用配套的穿刺设备。

二、肠内营养的配方

肠内营养配方同普通食物相比,化学成分明确;营养全面,搭配合理;更加易于消化、稍加消化、无须消化即可吸收;无渣或残渣极少,粪便数量显著减少;不含乳糖,适用于乳糖不耐受者。

根据组分不同,肠内营养制剂分为要素型、非要素型、疾病特异型、组件型四类。

(一)要素型肠内营养制剂

要素型肠内营养制剂主要是氨基酸或短肽类制剂,这两类制剂成分明确,无须消化即可直接吸收,不含残渣,适用于胃肠道消化和吸收功能部分受损的患者,但口感较差,更常用于管饲。

(二)非要素型肠内营养制剂

非要素型肠内营养制剂也叫整蛋白型肠内营养制剂,以整蛋白作为主要氮源,临床中较为常见,需要胃肠道部分或全部消化吸收,味道相对可口,渗透压接近等渗,口服与管饲均可,适用于胃肠道基本正常的患者。

(三)疾病特异型肠内营养制剂

非要素型肠内营养制剂从功能上又可分为糖尿病专用型、肿瘤适用型、低蛋白专用型、免疫增强型、肺病专用型等。

1.糖尿病专用型肠内营养制剂

配方符合国际糖尿病协会的推荐和要求,提供的营养物质符合糖尿病患者的代谢特点,处方的特点主要是碳水化合物来源于木薯淀粉和谷物淀粉,可改善糖耐量异常患者的血糖曲线下面积及胰岛素曲线下面积,因此能减少糖尿病患者与糖耐受不良患者的葡萄糖负荷。适用于患有糖尿病的患者,或一过性血糖升高者合并有营养不良,有肠道功能而又不能正常进食的患者。

2.肿瘤适用型肠内营养乳剂

肿瘤适用型肠内营养乳剂是一种高脂肪、高能量、低碳水化合物含量的肠内全营养制剂,特别适用于病癌症患者的代谢需要。其中所含 ω-3 脂肪酸以及维生素 A、维生素 C 和维生素 E 能够改善免疫功能、增强机体抵抗力。此外,内含膳食纤维有助于维持胃肠道功能。在体内消化吸收过程同正常食物类似。适用于癌症患者的肠内营养。

3.免疫增强型肠内营养制剂

富含精氨酸、ω-3 多不饱和脂肪酸和核糖核酸的高蛋白、不含乳糖和蔗糖。用于满足危重患者在应激状态的特殊营养和代谢需要。其在体内消化吸收过程同正常食物。

4.肺病专用型肠内营养混悬液

本品是专门用于肺部疾病患者的营养制剂,是高脂、低碳水化合物的肠内营养配方,可减少二氧化碳的生成,从而减少慢性阻塞性肺部疾病(COPD)或急性呼吸衰竭引起的二氧化碳滞留。适用于慢性阻塞性肺部疾病、呼吸衰竭、呼吸机依赖、囊性纤维化等。

(四)组件型肠内营养制剂

仅以某种或某类营养素为主的肠内营养制剂,可以作为某些营养素缺乏的补充,满足患者的特殊需求。

目前,临床上可以选用的肠内营养配方很多,成分与营养价值差别很大,选择配方时主要考虑患者的胃肠道功能。根据患者的消化吸收能力,确定肠内营养配方中营养物质的化学组成形式。消化功能受损(如胰腺炎、腹部大手术后早期、胆道梗阻)或吸收功能障碍(广泛肠切除、炎症性肠病、放射性肠炎)者,需要简单、易吸收的配方,如短肽或氨基酸等要素型配方;如消化道功能完好,则可选择非要素型肠内营养配方。

其次,要考虑到患者的疾病情况。糖尿病患者可以选择糖尿病专用配方;肾功能不全患者可以选择肾功能不全专用配方;免疫功能异常患者可以选择具有免疫调节作用的配方;不耐受高脂肪患者可以选择低脂配方;选择低渗或等渗的配方等。

还要根据患者的营养状态及代谢状况确定营养需要量,高代谢患者应选择高能量配方,需要限制水分摄入的患者应选择浓度较高的配方(如能量密度为 1.5 kcal/mL)。

三、肠内营养的实施

患者胃肠道功能减弱,不合适的肠内营养,特别是管饲营养容易出现并发症,所以,肠内营养应该让胃肠道有一个逐步适应、耐受的过程,在肠内营养刚刚开始的 1～3 天内,采用低浓度、低剂量、低速度的喂养方式,而后,根据患者的耐受情况,无明显腹泻、腹胀等并发症,逐步增量。若能在 3～5 天内达到维持剂量,即说明胃肠道能完全耐受这种肠内营养。患者肠内营养的实施需要考虑下面几个因素。

(一)速度

目前临床上多主张通过输液泵连续 12～24 小时匀速输注肠内营养液,特别是危重患者。也可以使用重力滴注的方法,来匀速滴注肠内营养液。速度建议从 20 mL/h 时开始,根据耐受情况逐步增量,如果患者在输注肠内营养液过程中出现腹胀、恶心、腹泻等表现,应及时减慢输注速度或暂停输注。对于采用注射器推注的家庭肠内营养患病患者,建议缓慢推注,且单次推注总量控制在 200 mL 以内。

(二)温度

输注肠内营养液的温度应保持在 37 ℃左右,过凉的肠内营养液可能引起患者腹泻。

(三)浓度

肠内营养初期应采用低浓度的肠内营养制剂,而后根据患者的耐受情况,选择合适浓度的配方。

(四)角度

对于长期卧床、吞咽功能不良、误吸风险高的患者,口服或者胃内管饲肠内营养时,应注意保持坐位、半坐位或者将床头抬高 30°～45°的体位,以减少反流误吸的风险。

(五)导管冲洗

所有肠内营养管均有可能堵管,含膳食纤维的混悬液制剂较乳剂型制剂更易发生堵管。因此,在持续输注过程中,应每隔 4 小时即用 30 mL 温水脉冲式冲洗导管,在输注营养液的前后、不同药物输注前后也应予以冲洗,尽量避免混用不同药物。营养液中的酸性物质可以引发蛋白质沉淀而导致堵管,若温水冲洗无效,则可采用活化的胰酶制剂、碳酸氢钠冲洗。

(六)其他注意事项

如记录患者的出入量、一般情况、生命体征等;注意避免营养液污染;维持水电解质和酸碱平衡等。

四、肠内营养的监测

患者进行肠内营养时,可能出现导管相关性、感染性、胃肠道、代谢方面等的并发症,所以,应进行相关的监测,了解营养支持的效果和重要脏器功能状态,以便及时调整营养支持方案,应对和处理相关并发症。

(1)监测胃潴留。评价肠内营养支持安全性及有效性的一个重要指标是胃肠道有无潴留。胃内喂养开始应定时监测胃残液量,放置鼻胃管的危重病者胃底或胃体的允许潴留量应≤200 mL,而胃肠造口管的允许潴留量应≤100 mL。如发现残余量过多,说明胃的耐受性较差,应暂停输注数小时或者降低输注速度。

(2)监测出入量。特别是对于高龄、心功能和肾脏功能不好的患者。

(3)监测肝肾功能和钾、钠、氯等电解质水平。

(4)营养评估。

(5)导管的定期更换。

五、肠内营养的适应证和禁忌证

(一)适应证

1.进食量不足

(1)经口进食困难:由炎症、手术、神经系统疾病、肿瘤等引起的咀嚼/吞咽障碍,或由严重恶心、呕吐、神经性厌食等引起的无法正常进食。

(2)经口进食量不能满足营养需要:因疾病导致营养素需要量增加,但进食量不足,如大面积烧伤、创伤、脓毒血症、甲亢等。

2.消化吸收障碍

肠内营养有利于肠道的代偿性增生与适应,可以防止肠道黏膜萎缩、改善肠黏膜屏障功能、防止菌群移位。即使消化道存在结构或功能上的病变,如炎症性肠病、短肠综合征、肠瘘、吸收不良综合征、胃瘫、急性胰腺炎恢复期、肝病等,也可以通过选择合理的途径来给部分有功能的肠道提供营养支持。肠内营养也适用于结直肠手术的术前肠道准备及术后营养支持。

3.其他

其他可引起营养风险或常伴营养不良的病症,如肿瘤放化疗、慢性肾衰竭、糖尿病、慢性阻塞性肺疾病、心功能衰竭等。凡是预计短期内经口进食量无法满足目标需要量者,只要肠道能够耐受,都应该首选肠内营养支持。肠内营养还可作为肠外营养的补充或向正常饮食的过渡。

(二)禁忌证

肠内营养的绝对禁忌证是肠道完全性梗阻,下列情况不宜应用肠内营养。

(1)重症胰腺炎急性期。

(2)严重应激状态、麻痹性肠梗阻、上消化道活动性出血且出血量大、顽固性呕吐、严重腹泻或腹膜炎。

(3)小肠广泛切除4~6周以内。

(4)年龄<3个月的婴儿。

(5)完全性肠梗阻及胃肠蠕动严重减慢的患者。

下列情况应慎用肠内营养支持:严重吸收不良综合征及长期少食衰弱的患者;小肠缺乏足够吸收面积的肠瘘患者;严重代谢紊乱的患者。

(吴松亭)

第六节 肠外营养

肠外营养是经静脉途径供应患者所需要的营养要素,包括碳水化合物、脂肪乳剂、必需和非必需氨基酸、维生素、电解质及微量元素。目的是使患者在无法正常进食的状况下仍可以维持营养状况、体重增加和创伤愈合,幼儿可以继续生长、发育。肠外营养分为完全肠外营养和部分补充肠外营养。

一、肠外营养的适应证

肠外营养适用于胃肠道功能障碍或衰竭的患者,如肠功能障碍(衰竭、感染、手术后消化道麻痹)、完全性肠梗阻、无法经肠道给予营养(严重烧伤、多发创伤、重症胰腺炎等)、高流量的小肠瘘、严重营养不良,无法耐受肠内营养等。

年龄本身并非肠外营养支持的禁忌证。通过肠内营养支持达不到能量需求者,可采用肠外营养支持,以达到能量需求。摄入不足超过 10 天,或禁食超过 3 天,或不能经口进食或进行肠内营养支持的病患者,建议进行肠外营养支持。肠外营养是病患者的有效营养支持方式,但不如肠内营养或经口进食更加符合生理。

二、肠外营养的禁忌证

对于生命体征或血流动力学不稳定;心血管功能或严重代谢紊乱需要控制者;需急诊手术、术前不可能实施营养支持者;不可治愈、无存活希望、临终患者;以及胃肠功能正常、适应肠内营养或 5 天内可恢复胃肠功能者,则不考虑肠外营养。

三、肠外营养的输注途径

选择合适的肠外营养输注途径主要取决于预期使用肠外营养的时间、肠外营养液的渗透压、患者的血管条件、凝血状态、护理的环境以及原发疾病的性质等因素。对于短期内输液、渗透压较低者可以选择外周静脉途径;对于输液时间>10 天,渗透压较高者,建议选择中心静脉导管或经外周置入中心静脉导管(PICC)。

(一)外周静脉置管

外周静脉输液临床上最为常见,适用于短期肠外营养;营养液渗透压低于 850 mOsm/L;中心静脉置管禁忌或不可行者;存在导管感染或有脓毒症者。穿刺方法简便易行,可避免中心静脉置管操作相关、感染相关等并发症;缺点是输液渗透压不能过高,需反复穿刺,易发生静脉炎,不宜长期使用。

(二)中心静脉导管

临床上,如预期肠外营养时间超过 10 天;或营养液渗透压>850 mOsm/L,考虑放置中心静脉导管。根据选择置入静脉不同可分为颈内静脉导管、锁骨下静脉导管、股静脉导管等;根据留置时间可分为短期、长期或永久导管;根据管腔的数量可分为单腔、双腔或三腔导管等。常见的并发症有手术并发症,如气胸、血胸、血肿等,以及感染并发症。

（三）经外周静脉置入中心静脉导管（PICC）

PICC与其他深静脉置管技术相比较，PICC放置更容易，并且并发症发生更少，导管放置后保留时间更长。对病患者输液＞1周以上的需要长期肠外营养治疗者可作为输液治疗的首选途径，特别当病患者及家属对其他深静脉穿刺有顾虑者。PICC需要每周定期维护，常见的并发症有导管异位、静脉炎、上肢静脉血栓形成和感染等。

（四）植入式静脉输液港

简称输液港，是一种新型输液管路技术，是完全植入人体内的闭合输液系统。该系统主要由供穿刺的注射座和静脉导管系统组成，可以用于输注肠外营养液。其优点是可减少反复静脉穿刺的痛苦和难度，同时可将各种药物直接输送到中心静脉处，防止刺激性药物对外周静脉的损伤；且该系统完全植入体内，降低了感染风险，患者生活质量较高。

四、肠外营养的配方

标准的肠外营养液组成包括葡萄糖、脂肪乳剂、复方氨基酸注射液、电解质、维生素、微量元素和矿物质等。碳水化合物、氨基酸、脂肪是肠外营养支持的三大要素，如果长期禁食输液治疗的患者，无论体内缺乏哪一种营养底物均可影响代谢失衡，增加并发症。因此，在有疾病的情况下营养底物的补充应适量，如若过多或过少对人体均不利。

（一）碳水化合物

碳水化合物制剂是肠外营养治疗中的主要能量来源，以葡萄糖最常用，可提供经济的能量、补充体液。目前肠外营养支持中最多的碳水化合物是葡萄糖注射液（GS）、葡萄糖氯化钠注射液（GNS）、复方乳酸钠葡萄糖注射液（有高氯酸中毒时可考虑用此制剂）、复方乳酸钠山梨醇注射液、木糖醇注射液。葡萄糖的基础供给量为 2～4 g/kg 体重，提供所需能量的 50%～60%。葡萄糖的输注速度不应超过每分钟 4 mg/kg，以减少高血糖的发生。

（二）脂肪乳剂

脂肪乳剂是肠外营养治疗中的重要能量来源，同时，也在肠外营养治疗中提供必需脂肪酸。目前临床上较常用的有长链脂肪乳剂、中长链脂肪乳剂、结构脂肪乳剂、ω-3 鱼油脂肪乳剂等。鉴于中长链脂肪乳剂氧化供能快、节氮效应显著、对肝功能影响小、较少影响免疫功能等特点，较适合病患者。脂肪乳的基础供给量为 1 g/kg 体重，当血清甘油三酯水平高于 3 mmol/L 时应慎用，休克未获纠正或氧供不足情况下不宜应用。而且需要注意，脂肪乳应该慢输，输注过快，可能引起脂肪超载综合征，出现发热、寒战等表现。

（三）氨基酸制剂

氨基酸的主要功能并不是为提供能量，而是维持机体的结构和生理功能。目前临床上较常用的有平衡型氨基酸、肝用氨基酸、肾用氨基酸、谷氨酰胺制剂等。一般情况下，氨基酸的需要量为 0.8～1.2 g/(kg·d)。处于高分解代谢状态的严重营养不良患者，在肝、肾功能许可的情况下，氨基酸的供给可提高到 1.5 g/(kg·d)。

（四）其他营养素

如电解质、多种维生素、矿物质等。患者要考虑多种维生素和矿物质的缺乏，需要定期补充。患者维生素的需要量与正常成年人无差异，肠外营养时可每天常规补充水溶性维生素和脂溶性维生素各一支。患者容易发生电解质紊乱，且机体自身调节能力差，临床上肠外营养时应定时监测，及时补充和调整。

患者常合并多种疾病，临床上进行肠外营养时，要根据其生化指标结果和异常脏器功能耐受的营养量而制定配方。例如,对于心功能衰竭的患者,要限制液体总入量,输液速度不宜过快,补液浓度高,多需要深静脉途径。对于肝功能衰竭的患者,氨基酸应选用肝用氨基酸,脂肪乳最好选择中/长链脂肪乳剂。对于肾衰竭的患者,要限制入量,应使用中/长链脂肪乳剂、肾用氨基酸、限蛋白入量、限镁、限磷。对于肿瘤患者,建议糖脂比 1∶1,补充特殊营养物质如 ω-3 脂肪乳剂,谷氨酰胺等。

五、肠外营养的实施

肠外营养应以全合一方式输注,全合一肠外营养液中各种营养成分同时均匀输入,代谢利用率好;由于采用合理的糖脂产能比、热氮比,所以能更快达到正氮平衡。目前临床上常见的方式有以下几种。

(一)单瓶输注
容易出现多种并发症,不提倡。

(二)多瓶串输
多瓶营养液可通过"三通"或 Y 型输液接管混合串输。虽简便易行,但弊端多,不宜提倡。

(三)即用型商品化全合一输注
新型全营养液产品(两腔袋、三腔袋)可在常温下保存 24 个月,避免了医院内配制营养液的污染问题。能够更安全便捷用于不同营养需求患者经中心静脉或经周围静脉的肠外营养液输注。缺点是无法做到配方的个体化。

(四)全合一(All-in-One)输注
由培训后的护士(国外是药师操作)严格按照标准操作规程在层流房间,洁净台内无菌的条件下进行混合配置成"全合一"营养液。全营养液无菌混合技术是将所有肠外营养日需成分(葡萄糖、脂肪乳剂、氨基酸、电解质、维生素及微量元素)先混合在一个袋内,然后输注。此法使肠外营养液输入更方便,而且各种营养素的同时输入对合成代谢更合理。

六、肠外营养的监测

肠外营养支持对患者有重要价值,但应用不当或监测不及时,可能导致明显的并发症,如再喂养综合征、高血糖、低血糖、肝胆并发症、代谢性酸中毒、高甘油三酯血症、二氧化碳产生过多、代谢性骨病、感染性并发症等。临床医师对此要有足够的警惕,应对患者严密监测以减少这些并发症的发生。

(1)患者输注肠外营养时,应严格监测出入量水平。

(2)长期处于半饥饿状态的慢性消耗性疾病的患者接受肠外营养时应密切监测血清磷、镁、钾和血糖水平。

(3)糖尿病患者或糖耐量异常者,糖的输入速度应减慢且必须严密监测尿糖、血糖。在营养支持实施的前三天,或胰岛素剂量有任何变化时,应每天监测血糖直至指标稳定。

(4)血清电解质(钠、钾、氯、钙、镁和磷)必须在营养支持的前三天每天监测一次,指标稳定后每周仍应随访一次。

(5)静脉输入脂肪乳剂的患者应监测其脂肪廓清情况,通常采用血浊度目测法,必要时可查血甘油三酯水平。

(6)完全肠外营养患者应每周监测肝肾功能,定期行肝、胆囊超声检查。

(7)长期完全肠外营养的患者应定期测骨密度。

(吴松亭)

参 考 文 献

[1] 王秀萍.临床内科疾病诊治与护理[M].西安:西安交通大学出版社,2022.

[2] 邹琼辉.常见内科疾病诊疗与预防[M].汕头:汕头大学出版社,2021.

[3] 冯明臣,金林.新编内科疾病综合治疗学[M].天津:天津科学技术出版社,2020.

[4] 胡品津,谢灿茂.内科疾病鉴别诊断学[M].北京:人民卫生出版社,2021.

[5] 费沛.内科常见病诊断与治疗[M].开封:河南大学出版社,2020.

[6] 冯念苹.常见内科疾病治疗与用药指导[M].北京:中国纺织出版社,2022.

[7] 马路.实用内科疾病诊疗[M].济南:山东大学出版社,2022.

[8] 玄进,边振,孙权.现代内科临床诊疗实践[M].北京:中国纺织出版社,2020.

[9] 徐玮,张磊,孙丽君,等.现代内科疾病诊疗精要[M].青岛:中国海洋大学出版社,2021.

[10] 方千峰.常见内科疾病临床诊治与进展[M].北京:中国纺织出版社,2020.

[11] 李春媚.临床疾病内科处置精要[M].北京:中国纺织出版社,2020.

[12] 李忠娥,丁玉红,王宁,等.内科常见病鉴别与治疗[M].哈尔滨:黑龙江科学技术出版社,2021.

[13] 李晓明,徐勇,吕沐瀚.内科临床医师手册[M].北京:北京大学医学出版社,2020.

[14] 刘新云.现代常见内科疾病诊治精要[M].长春:吉林科学技术出版社,2020.

[15] 赵淑堂.临床内科常见病理论与诊断精要[M].哈尔滨:黑龙江科学技术出版社,2021.

[16] 刘镜,郎晓玲,于文超.实用临床内科诊疗学[M].北京:中国纺织出版社,2020.

[17] 黄忠.现代内科诊疗新进展[M].济南:山东大学出版社,2022.

[18] 王蓓,彭飞,杨亚娟.内科疾病健康宣教手册[M].上海:上海科学技术出版社,2020.

[19] 陈强,李帅,赵晶,等.实用内科疾病诊治精要[M].青岛:中国海洋大学出版社,2022.

[20] 刘江波,徐琦,王秀英.临床内科疾病诊疗与药物应用[M].汕头:汕头大学出版社,2021.

[21] 高顺翠.临床内科常见疾病诊治[M].长春:吉林科学技术出版社,2020.

[22] 孙辉,庞如意,来丽萍,等.临床内科疾病诊断思维[M].北京:科学技术文献出版社,2021.

[23] 黄佳滨.实用内科疾病诊治实践[M].北京:中国纺织出版社,2021.

[24] 王庆秀.内科临床诊疗及护理技术[M].天津:天津科学技术出版社,2020.

[25] 孙京喜.内科疾病诊断与防治[M].北京:中国纺织出版社,2020.

[26] 王继红,安茹,李新平.内科临床诊疗技术[M].长春:吉林科学技术出版社,2021.

[27] 徐晓霞.现代内科常见病诊疗方法与临床[M].北京:中国纺织出版社,2021.

［28］刘丹,吕鸥,张兰.临床常见内科疾病与用药规范［M］.北京:中国纺织出版社,2021.

［29］赵晓宁.内科疾病诊断与治疗精要［M］.郑州:河南大学出版社,2021.

［30］陈晓庆.临床内科诊治技术［M］.长春:吉林科学技术出版社,2020.

［31］徐新娟,杨毅宁.内科临床诊疗思维解析［M］.北京:科学出版社,2021.

［32］刘雪艳,刘娜,沙俊莹,等.内科常见疾病临床诊断与治疗［M］.哈尔滨:黑龙江科学技术出版社,2021.

［33］孟亮,王菁,李永梅,等.内科常见病鉴别诊断与治疗［M］.哈尔滨:黑龙江科学技术出版社,2021.

［34］金琦.内科临床诊断与治疗要点［M］.北京:中国纺织出版社,2021.

［35］刘一柱,刘伟霞,李杰,等.现代内科常见病诊疗思维［M］.哈尔滨:黑龙江科学技术出版社,2021.

［36］王楠.急性脑出血患者的 CT 影像学特征及诊断分析［J］.中国冶金工业医学杂志,2023,40(01):124.

［37］吴洁,刘斌,王江君.布地奈德、特布他林雾化吸入联合阿奇霉素序贯治疗小儿支原体肺炎的临床疗效［J］.临床合理用药,2023,16(03):131-134.

［38］刘海萍,吴阳勋,刘雨琪,等.β受体阻滞剂对原发性高血压合并冠心病患者临床转归影响的真实世界研究［J］.中华老年心脑血管病杂志,2023,25(01):13-16.

［39］张丽萍,陈欣欣.奥美拉唑与兰索拉唑治疗胃食管反流病效果的 meta 分析［J］.中国现代应用药学,2023,40(02):254-260.

［40］潘洪丽.普萘洛尔联合甲巯咪唑对甲亢患者甲状腺激素水平的影响［J］.临床研究,2023,31(02):108-111.